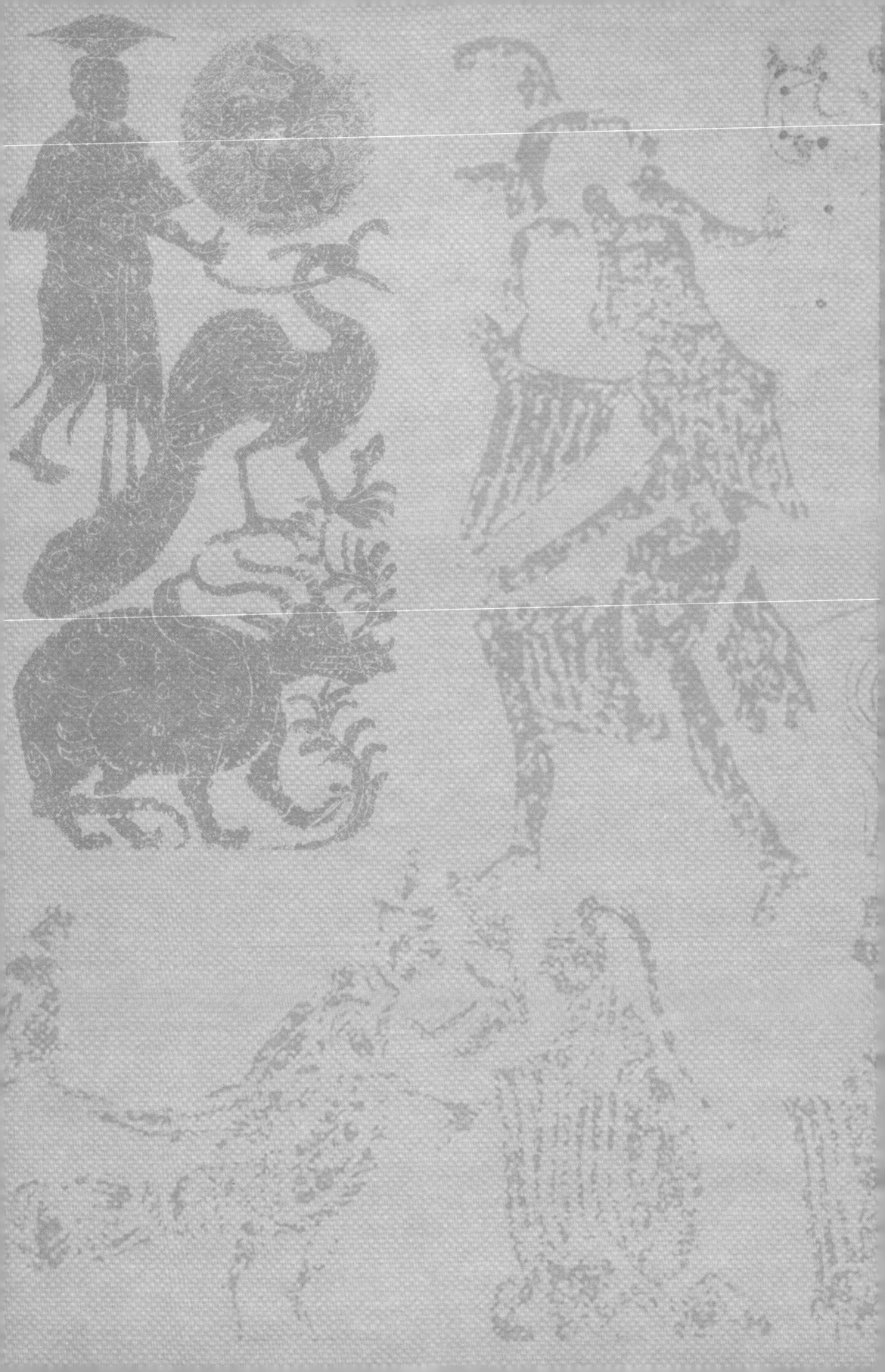

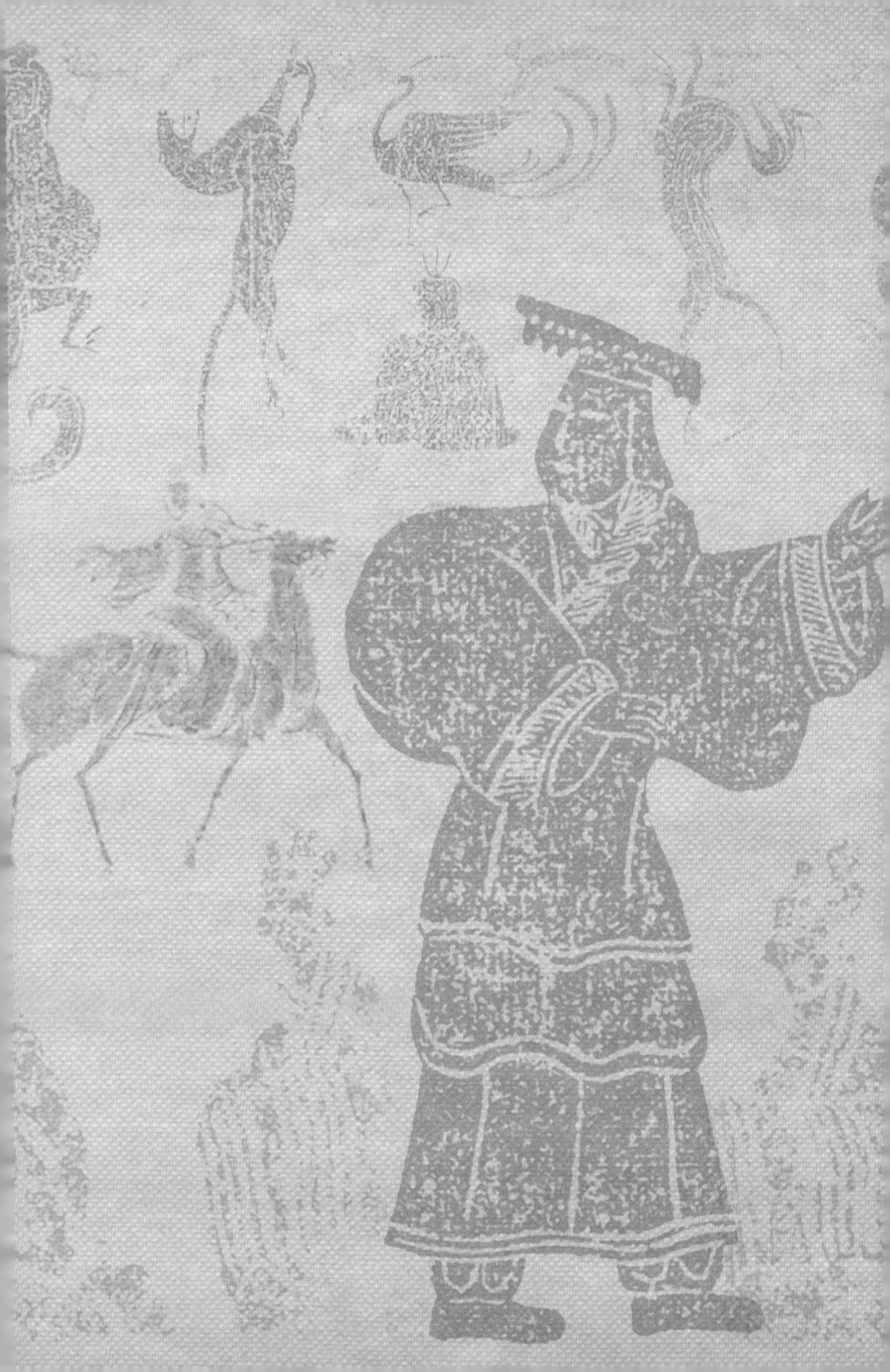

中国古医籍整理丛书

圣济总录

（第六册）

宋·赵佶　敕编

主　校　王振国　杨金萍

校注者（按姓氏笔画排序）

王飞旋　王春燕　田丹枫　刘鹏　李怀芝

李建业　李绍林　何永　张丰聪　陈聪

范磊　周扬　金秀梅　孟玺　郭君双

路明静　臧守虎

中国中医药出版社

·北　京·

图书在版编目（CIP）数据

圣济总录 /（宋）赵佶敕编；王振国，杨金萍主校 . —北京：中国中医药出版社，2018.12（2023.10重印）
（中国古医籍整理丛书）
ISBN 978 – 7 – 5132 – 3940 – 0

Ⅰ . ①圣⋯　Ⅱ . ①赵⋯②王⋯③杨⋯　Ⅲ . ①方书 – 中国 – 宋代　Ⅳ . ①R289.344

中国版本图书馆 CIP 数据核字（2016）第 312837 号

中国中医药出版社出版

北京经济技术开发区科创十三街31号院二区8号楼
邮政编码　100176
传真　010 64405721
保定市中画美凯印刷有限公司印刷
各地新华书店经销

开本 710×1000　1/16　印张 281.5　字数 3005 千字
2018 年 12 月第 1 版　2023 年 10 月第 2 次印刷
书号　ISBN 978 – 7 – 5132 – 3940 – 0

定价　2980.00 元
网址　www.cptcm.com

服 务 热 线　010–64405510
购 书 热 线　010–89535836
侵 权 打 假　010–64405753

微信服务号　zgzyycbs
微商城网址　https://kdt.im/LIdUGr
官 方 微 博　http://e.weibo.com/cptcm
天猫旗舰店网址　https://zgzyycbs.tmall.com

如有印装质量问题请与本社出版部联系（010 64405510）

第六册目录

卷第一百二十四

卷第九十四

诸疝门

阴疝门

诸疝门

诸疝统论

论曰：疝者，痛也。阴气积于内，复为寒气所加，使荣卫不调，血气虚弱，故风冷入腹而成疝也。或少腹痛而不得大小便，或手足厥，绕脐痛，白汗出，或冷气逆上抢心，令腹心痛，或里急腹痛。又有五疝七疝，其证非一，故云诸疝。当诊其脉弦而急者，是谓疝也。皆由腑脏虚弱，饮食不节，血气不和，寒温不调之所生也。

寒　疝

论曰：寒疝为病，阴冷内积，卫气不行，结于腹内，故遇寒则发。其状恶寒不欲食，手足逆冷，绕脐痛，白汗出。

治寒疝四肢逆冷，气弱汗出，**蓬莪茂汤方**

蓬莪茂一两。炮　干姜半两。炮　附子炮裂，去皮脐。一两　芎劳三分　桂去粗皮。一两　白术三分　槟榔一两　芍药一两

上八味，剉如麻豆。每服三钱匕，水一盏，煎七分，去滓温服，不拘时。

治寒疝攻注，胸胁满痛，汗出，**木香汤方**

---

① 阴卒肿痛：原作"阴疝肿痛"，明抄本、乾隆本、文瑞楼本同，据正文标题及日本抄文改。

木香三分　槟榔剉　细辛去苗叶　赤茯苓去黑皮　人参　芍药　当归切，焙　桂去粗皮　前胡去芦头　青橘皮汤浸，去白，焙。以上各一两

上一十味，粗捣筛。每服三钱匕，水一盏，煎七分，去滓温服，不拘时。

治寒疝手足逆冷，身体疼痛，冷汗自出，**乌头汤**方

乌头炮裂，去皮脐。二两　桂去粗皮。一两　细辛去苗叶。三分

上三味，剉如麻豆。每服三钱匕，水一盏，煎七分，去滓温服。

治寒疝来去，腰腹攻痛，**茱萸汤**方

吴茱萸汤浸，焙，炒。三分　生姜切，焙，微炒　豉微炒　桂去粗皮。各半两

上四味，粗捣筛。每服三钱匕，水一盏，酒少许，同煎七分，去滓温服。

治寒疝冷痛气弱，汗自出，不欲食，**人参汤**方

人参　白茯苓去黑皮。各一两　蜀椒去目并闭口者，炒出汗　干姜炮。各半两　附子炮裂，去皮脐　槟榔　白术　青橘皮汤浸，去白，焙。各一两。

上八味，剉如麻豆。每服三钱匕，水一盏，煎七分，去滓温服。

治寒疝，亦治阴疝，**走马汤**方

巴豆二枚。去皮心膜，炒　杏仁二枚。去皮尖、双仁，炒

上二味，取绵裹，椎令极碎，投热汤二合，绞取白汁服之，未差，更一服。

治寒疝来去疼痛，冷汗出，**牡丹丸**方

牡丹皮　桂去粗皮。各二① 两　乌头炮裂，去皮脐。二枚

上三味，捣罗为末，炼蜜丸如梧桐子大。每服二十丸，温酒下，空心日午卧时服。

治寒疝胸胁支满，食饮不化，脐腹疗痛，**桂心丸**方

---

① 二：日本抄本、文瑞楼本同，明抄本、乾隆本作"一"。

桂去粗皮。五分　吴茱萸汤洗，焙干，炒。三两　白薇一分　干姜炮。一两　乌头炮裂，去皮脐。半两　蜀椒去目并闭口者，炒。三分　芎藭一两　防葵半两　白芷三分

上九味，捣罗为末，炼蜜丸如梧桐子大。每服十丸，温酒下，食前。

治寒疝满逆，手足不温，遍身疼痛，**乌头汤**方

乌头实大者，五枚。去皮脐，生切　白蜜一斤　桂去粗皮。二两

上三味，先以慢火煎蜜及乌头，候蜜减半，滤去乌头，别就一处，以水三盏煮桂，候减半，滤去桂，将桂汁并前蜜汁共和，别煎取二盏许。每服半盏，温服，未知再服，其知如醉状得吐，为中病也。

治寒疝绕脐痛，结硬不消，**木香丸**方

木香　附子炮裂，去皮脐　硇砂飞，研。各一两

上三味，捣罗为末，酒煮面糊和丸如梧桐子大。每服三十丸，温酒下，空心食前。

治寒疝卒痛，积聚不散，上冲心腹①，与阴相引，痛则汗出，**高良姜汤**方

高良姜炒　槟榔生，剉　木香　当归切，焙。各一两半　吴茱萸汤浸，焙干，炒。一两

上五味，粗捣筛。每服三钱匕，水一盏，煎至七分，去滓温服。

心　疝

论曰：《内经》谓诊得心脉而急，病名心疝，少腹当有形也。心为牡脏，小肠为之使，故曰少腹当有形也。夫脏病必传于腑，今心不受邪，病传于腑，故小肠受之，为疝而痛，少腹当有形也。世之医者，以疝为寒湿之疾，不知心气之厥，亦能为疝。心疝者，当兼心气以治之。

治心疝心痛闷绝，**木香散**②方

---

① 腹：日本抄本、文瑞楼本同，明抄本、乾隆本作“胸”。
② 散：明抄本、乾隆本、日本抄本同，文瑞楼本作“汤”。

木香炮　陈橘皮汤浸，去白，炒。各一两　高良姜　干姜炮　诃黎勒皮　赤芍药　枳壳去瓤，麸焙　赤茯苓去黑皮。各半两　草豆蔻去皮　芎䓖　牵牛子炒。各三分①

上一十一味，捣罗为散。每服二钱匕，水一盏，煎至七分，温服，不拘时。

治心疝心痛，虚冷烦闷，**当归汤**方

当归切，炒　干姜炮　赤芍药　黄耆　蜀椒去目并闭口，炒出汗　半夏为末，姜汁作饼，暴干　人参　青橘皮汤浸，去白，炒　附子炮裂，去皮脐　甘草炙，剉。各一两　厚朴去粗皮，生姜汁炙。二两　桂去粗皮。半两

上一十二味，㕮咀如麻豆。每服三钱匕，水一盏，煎至七分，去滓温服，不拘时。

治心疝心痛，如锥所刺，**牡丹丸**方

牡丹皮　桂去粗皮　芍药　乌头炮裂，去皮脐　细辛去苗叶　甘草炙，剉　木香　吴茱萸汤浸，焙，炒　槟榔各一两

上九味，捣罗为末，炼蜜丸如梧桐子大。每服二十丸，温酒下，不拘时。

治心疝心痛，不可忍，**木香散**方

木香　羌活去芦头　槟榔生，剉　牡丹皮　当归切，炒　桂去粗皮　青橘皮汤浸，去白，切，炒　蓬莪茂煨。各一两

上八味，捣罗为散。每服二钱匕，沸汤或温酒调下，不拘时。

治心疝心胁②痛及绕脐痛，**芍药丸**方

芍药　桔梗去芦头，炒　细辛去苗叶　蜀椒去目并闭口，炒出汗　桂去粗皮　干姜炮。各三分　附子炮裂，去皮脐。半两

上七味，捣罗为末，炼蜜丸如梧桐子大。每服二十丸，温酒或米饮下，不拘时。

治心疝心痛，肢体虚冷，**蓬莪茂煮散**方

---

① 分：日本抄本、文瑞楼本同，明抄本、乾隆本作"两"。
② 胁：日本抄本、文瑞楼本同，明抄本、乾隆本无此字。

蓬莪茂煨　槟榔生，剉　附子炮裂，去皮脐　甘草炙，剉　桂去粗皮。各一两　胡椒半两　芎䓖　白术各三分

上八味，捣罗为散。每服二钱匕，水一盏，煎至七分。温服，不拘时。

治癞冷在内，阴气交攻，心痛如刺，**橘皮益智汤**方

青橘皮汤浸，去白，焙　益智去皮　乌头炮裂，去皮脐　威灵仙去土。各一两

上四味，剉如麻豆。每服三钱匕，水一盏，生姜三片，盐少许，煎至六分，去滓，食前温服，日三。

治阴冷交攻，心疝疼痛，**紫桂丸**方

桂去粗皮。半两　当归焙。三分　吴茱萸汤浸，焙，炒。一两

上三味，为细末，醋煮面糊，丸如梧桐子大。每服二十丸，炒生姜盐酒下，米饮亦得，日三。

治心疝冷痛不可忍，**三温散**方

附子炮裂，去皮脐　蓬莪茂煨，剉。各一两　胡椒半两

上三味，为细散。每服一钱匕，热酒调下，不拘时。妇人醋汤下。

厥　疝

论曰：《内经》谓黄，脉之至也，大而虚，有积气在腹中，有厥气，名曰厥疝，女子同法。得之疾使四肢汗出当风。夫疝脏疾，言隐而难见，阴沉而伏也。今脾虚风寒客于腹膜之间，不能与胃通行水谷之气，结而成积，使气道厥逆而痛，故谓之厥疝。

治厥疝腹中阴冷痛，积气上逆，**吴茱萸汤**方

吴茱萸汤洗，焙干，炒。二两　乌头炮裂，去皮脐　细辛去苗叶。各三分　高良姜剉，炒　当归切，焙　干姜炮　桂去粗皮。各一两

上七味，剉如麻豆大。每服五钱匕，以水二盏，煎取一盏，去滓温服，日二[①]。

---

① 二：明抄本、乾隆本、文瑞楼本同，日本抄本作"三"。

治厥疝上攻，腹痛无时，**蘹香丸方**

蘹香子炒　吴茱萸汤洗，焙干，炒　桂去粗皮　胡椒　楝实剉碎，麸炒　延胡索各半两　木香　虻虫去翅足，炒　海蛤　芫花醋炒焦　硇砂研　木通各一①分

上一十二味，捣罗为细末，酒煮面糊和丸如梧桐子大。每服十丸，盐酒下，食前服。

治厥疝上抢②，心腹冷痛，**山茱萸丸方**

山茱萸　吴茱萸汤洗，焙干，炒　食茱萸　楝实剉碎，麸炒　马蔺花　蘹香子炒　青橘皮汤去白，焙　陈橘皮汤去白，焙　干姜炮　京三棱炮。各三③分　附子一枚，重半两者。炮裂，去皮脐

上一十一味，捣罗为细末，醋煮面糊和丸如梧桐子大。每服二十丸，酒或盐汤下，空心服。

治厥疝腹中冷痛，**当归干姜汤④方**

当归切，焙　干姜炮　附子炮裂，去皮脐　人参　甘草炙，剉　细辛去苗叶　芍药各一两

上七味，㕮咀如麻豆。每服三钱匕，水一盏，煎七分，去滓温服，不拘时。

治厥疝逆上，攻腹冷痛，**木香汤方**

木香　槟榔生，剉　乌头炮裂，去皮脐　细辛去苗叶　当归切，焙　吴茱萸汤洗，焙干，炒　枳壳去瓤，麸炒　甘草炙。各一两

上八味，㕮咀如麻豆。每服三钱匕，水一盏，煎七分，去滓温服，不拘时。

治厥疝冷逆，攻心腹痛，**细辛丸方**

细辛去苗叶　芍药　吴茱萸汤洗，焙干，炒　人参　白术　桂去粗皮　干姜炮　甘草炙，剉　当归切，焙　附子炮裂，去皮脐。各一两

---

① 一：日本抄本、文瑞楼本同，明抄本、乾隆本作"三"。
② 抢：明抄本、日本抄本、文瑞楼本同，乾隆本作"攻"。
③ 三：明抄本、乾隆本、文瑞楼本同，日本抄本作"一"。
④ 当归干姜汤：日本抄本、文瑞楼本同，明抄本、乾隆本作"当归汤"。

上一十味，捣罗为细末，稀面糊丸如梧桐子大。空心米饮下三十丸，日三^①。

寒疝心腹痛

论曰：疝者痛也，本由寒气内积，阳衰阴盛，不得散释，寒邪因得攻击，或上抢心，或腹内疞刺，发即俱痛，故名寒疝心腹痛也。

治寒疝心腹痛，胸胁支满，不下食，汗出呕逆，**人参汤**方

人参　白茯苓去黑皮　槟榔剉　木香　芍药　芎劳　当归切，焙　桂去粗皮　青橘皮汤浸，去白，焙。各一两

上九味，粗捣筛。每服三钱匕，水一盏，煎至七分，去滓温服，不拘时。

治寒疝心腹痛，**柴胡汤**方

柴胡去苗。四两　大枣去核，焙。六枚　黄芩去心　人参　甘草炙，剉　半夏汤洗去滑，生姜汁制　桂去粗皮　芍药各一两半

上八味，粗捣筛。每服三钱匕，水一盏，生姜一枣大，切，煎至七分，去滓温服，不拘时。

治寒疝心腹痛，或逆抢心，烦满不得卧，恶风，惊惕不食，变发寒热，**吴茱萸丸**方

吴茱萸汤洗，焙，炒。一两　细辛去苗叶　芍药　柴胡去苗　旋覆花　黄芩去黑心　紫菀去苗、土　人参　白术　白茯苓去黑皮　干姜炮　桂去粗皮　附子炮裂，去皮脐　甘草炙，剉　半夏汤洗七遍，去滑　当归切，焙。各半两

上一十六味，捣罗为末，炼蜜丸如梧桐子大。每服二十丸至三十丸，温酒下，不拘时。

治寒疝心腹痛，不可忍，汗出闷绝，**椒附汤**方

蜀椒去目并闭口，炒出汗。二百粒　附子炮裂，去皮脐。一枚　粳米半盏　干姜炮。半两　半夏汤洗七遍，去滑，切。十二

枚　甘草炙，剉。一两

上六味，㕮咀如麻豆。每服五钱匕，水一盏半，入生姜半分，切，枣二枚，擘破，煎至一盏，去滓温服，空心食前。

治寒疝心腹痛，**附子丸方**

附子炮裂，去皮脐。二两　桃仁去皮尖、双仁，别研膏。三两　蒺藜子炒，去角。一升

上三味，捣研为末，炼蜜丸如梧桐子大。每服二十丸，温酒下，不拘时。

治寒疝心腹痛，汗出厥冷，**地黄汤方**

生干地黄焙。三两　甘草炙　白茯苓去黑皮　人参　当归切，焙。各二两　羊肉去脂，切。三斤

上六味，前五味细剉，将羊肉用水二斗煮取汁一斗，去羊肉，入诸药，煮取七升，入葱白一把，切，枣十四枚，擘破，再煮取六升，绞去滓。每温服一盏，不拘时。

治寒疝心腹痛，里急，**当归汤方**

当归切。三两　生姜切。五两　羊肉去脂膜，切作片。一斤

上三味，以水一斗，煮取五升。去滓，每温服一盏，不拘时，日三夜二①。

寒疝积聚

论曰：气之所积名曰积，气之所聚名曰聚。盖积者阴也，阴沉而伏，发则不离其部；聚者阳也，阳浮而动，上下无所留止，其痛无定处，令人洒淅恶寒，饮食不为肌肤。或吐利胀满，或心下如覆杯，腹中如人臂所横，皆寒疝积聚之证也。

治寒疝邪气往来，坚固积聚不散，多寒不得卧，苦汗出，大小便不利，**桔梗丸方**

桔梗剉，炒。半两　葶苈子纸上熬。一两一分　藜芦去芦头，炙。半两　厚朴去粗皮，生姜汁涂炙，剉。一两一分　杏仁去皮尖、

双仁，炒。五十枚　附子炮裂，去皮脐。一两一分　桂去粗皮　人参　沙参各三分　特生礜石一两。烧半日许

上一十味，捣罗为末，炼蜜和丸如梧桐子大。每服五丸或七丸，米饮或温酒下，日三。

治寒疝积聚，大如鳖形，小如杯状，乍来乍去，肠胃胀满，寒则肠鸣，心下寒，气上抢，胸胁支满，**芫花丸**方

芫花醋炒　蜀椒去目并闭口，炒出汗。各一分　大黄剉，炒。一两半　细辛去苗叶。一两半　桔梗炒。一两一分　乌头炮裂，去皮脐。一两　吴茱萸汤洗，焙干，炒　芍药　白茯苓去黑皮。各三分　龙胆半两　半夏汤洗七遍，去滑。一分

上一十一味，捣罗为末，炼蜜和丸如梧桐子大。每服十丸，米饮或温酒下，日三，利下毒物为效。

治寒疝积聚，邪气往来，厥逆抢心痛，羸瘦少气，胸胁满，不嗜食，**续命丸**方

食茱萸二两半。炒　芍药　细辛去苗叶　前胡去芦头。各一两一分　干姜炮　乌头炮裂，去皮脐。各二两半　紫菀去苗、土　黄芩去黑心　白术　白薇　芎䓖　人参　生干地黄焙。各一两一分　蜀椒去目并闭口，炒出汗　桂去粗皮。各二两半

上一十五味，捣罗为末，炼蜜和丸如梧桐子大。每服七丸，米饮或温酒下，食前服。

治寒疝积聚，来去攻击疼痛，不欲饮食，**木香汤**方

木香　诃黎勒皮炮　槟榔剉　厚朴去粗皮，涂生姜汁炙，剉　青橘皮汤浸，去白，焙。各半两　白术　人参　桂去粗皮。各一分　赤茯苓去黑皮。三分

上九味，粗捣筛。每服三钱匕，水一盏，生姜三片，煎七分，去滓温服，不拘时。

治寒疝积聚，胸腹坚急，胀满不食，**槟榔汤**方

槟榔生，剉　桃仁去皮尖、双仁，炒　郁李仁炒，去皮　木香　京三棱炮。各一两　桂去粗皮　青橘皮汤浸，去白，焙。各半两

上七味，粗捣筛。每服三钱匕，水一盏，生姜三片，煎至七

分，去滓温服，不拘时。

治寒疝积聚，心腹结痛，饮食不下，**鳖甲汤方**

鳖甲醋炙，去裙襕　京三棱炮，剉　大黄剉，炒①。各一两　当归切，焙　桂去粗皮　赤芍药　木香　枳壳去瓤，麸炒　诃黎勒炮，取皮　槟榔剉。各半两

上一十味，粗捣筛。每服三钱匕，水一盏，生姜三片，煎至七分，去滓温服，不拘时。

治寒疝凝结，积聚不散，攻注腹内疼痛，不下饮食，**白术汤方**

白术二两　赤茯苓去黑皮　枳壳去瓤，麸炒　人参　桔梗剉，炒　桂去粗皮　京三棱炮，剉　槟榔剉。各一两

上八味，粗捣筛。每服三钱匕，水一盏，煎至七分，去滓温服，不拘时。

治寒疝积聚结块攻注，心腹胀满，**槟榔汤方**

槟榔生，剉　芎䓖　桔梗剉，炒　当归切，焙　桂去粗皮　赤芍药　白术　木香各半两　大黄剉碎，微炒。一两

上九味，粗捣筛。每服二钱匕，水一盏，煎至六分，去滓温服，不拘时。

治寒疝积聚，心腹疼痛，结块不消，**桂心汤方**

桂去粗皮　大黄略炮　桔梗剉，炒　附子炮裂，去皮脐　木香　白术　当归切，焙　槟榔　赤芍药各一两　高良姜剉，炒　芎䓖　枳实去瓤，麸炒。各半两

上一十二味，㕮咀如麻豆。每服三钱匕，水一盏，煎至七分，去滓温服，不拘时。

治寒疝积聚，脐腹疼痛，两胁胀满，**蘹香子散方**

蘹香子炒　槟榔炮，剉　京三棱炮，剉　青橘皮汤浸，去白，盐炒黄。各半两　木香一分

上五味，捣罗为散。每服二钱匕，入盐少许，沸汤点服，不

① 炒：明抄本、乾隆本、日本抄本同，文瑞楼本作"炙"。

计时候。

七　疝

论曰：疝病有七，厥逆心痛足寒，饮食则吐者，名厥疝；腹中气满，心下尽痛，气积如臂者，名坚疝；寒饮则胁下腹中尽痛者，名寒疝；腹中乍满乍减而痛者，名气疝；腹中痛在脐傍者，名盘疝；腹中痛在脐下有积聚者，名胕疝；少腹与阴相引而痛，大便难者，名狼疝。凡此七疝，皆由寒气内积，血气凝涩，不得通利，冷剧则痛，故皆谓之疝。《难经》曰：任之为病，其内苦结，男子为七疝，女子为瘕聚。盖明此也。

治七疝诸寒在脐傍，痛上冲胸，中满少气，**椒姜丸方**

蜀椒去目及闭口，炒汗出。一两一分　干姜炮　厚朴去粗皮，涂生姜汁炙　黄芩去黑心　细辛去苗叶　芍药　桂去粗皮。各一两　桔梗炒。半两　乌喙炮裂，去皮脐。一分　柴胡去苗　白茯苓去黑皮　牡丹皮各一分①

上一十二味，捣罗为末，炼蜜和丸梧桐子大。每服二十丸，温酒或米饮下，日三服。

治诸疝，**桃仁汤方**

桃仁去皮尖、双仁，炒　吴茱萸汤洗，焙干，炒　陈橘皮汤浸，去白，焙　海藻洗去咸　白茯苓去黑皮　羌活去芦头　蒺藜子炒，去角。各三两

上七味，粗捣筛。每服三钱匕，水一盏，生姜一枣大，切，煎至七分，去滓温服，不拘时。

治七疝，或心腹厥逆，不得气息，痛达背膂，或心下坚痛，手不可近，或脐下坚痛，得寒冷食辄剧，或胁下坚痛大如手，或少腹胀满，引膀胱急痛，或女子月事不时，**椒附丸方**

蜀椒去目及闭口者，炒出汗。一两　桔梗剉，炒　芍药　干姜炮　厚朴去粗皮，生姜汁炙　细辛去苗叶　附子炮裂，去皮脐。各

① 分：日本抄本、文瑞楼本同，明抄本、乾隆本作"两"。

半两　乌头炮裂，去皮脐。一分

上八味，捣罗为末，炼蜜丸如梧桐子大。每服二十丸，米饮或温酒下，日三服。

治七疝脐腹坚痛，**蓬莪茂丸方**

蓬莪茂炮，剉　木香　大黄剉，炒　当归切，炒　芎藭　京三棱炮，剉　草豆蔻去皮　桂去粗皮　桃仁去皮尖、双仁，炒。各一两　肉豆蔻炮。半[①]两　干漆炒令烟出。一两

上一十一味，捣罗为末，醋面糊为丸梧桐子大。每服二十丸，温酒或生姜汤下，不拘时。

治七疝肢体寒，脐腹坚痛满闷，**厚朴丸方**

厚朴去粗皮，生姜汁炙　附子炮裂，去皮脐　茴香子炒　白术剉，炒　桂去粗皮　干姜炮　枳壳去瓤，麸炒　青橘皮汤浸，去白，焙　芎藭　乌头炮裂，去皮脐　木香炮　当归切，焙。各一两

上一十二味，捣罗为末，炼蜜为丸如梧桐子大。每服二十丸，温酒下，生姜汤亦得，不拘时。

蛊　病

论曰：《内经》谓脾风传之肾，病名曰疝瘕，少腹冤热而痛，出白，一名曰蛊。夫脾受风邪，传于肾经，邪热内烁，故其证少腹冤热而痛，真精不守，故其证溲出白液。病名曰蛊，以邪热内烁，真精不守，久而弗治，适以丧志也。水之精为志，志丧则精从之，《左传》谓惑以丧志为蛊者如此。

治蛊病少腹急痛，便溺失精，**大建中汤方**

黄耆剉　远志去心　当归去芦头　泽泻各三两　芍药　人参　龙骨　甘草炙。各二两

上八味，剉如麻豆。每服五钱匕，水二盏，生姜三片，枣二枚，擘破，煎至一盏，去滓温服，不拘时候。

---

① 半：日本抄本、文瑞楼本同，明抄本、乾隆本作"三"。

治蛊病少腹宪热而痛，精气不守，溲便出白，**泽泻丸方**

泽泻剉　补骨脂炒　巴戟天去心　五味子　石斛去根　芍药　人参　甘草炙。各一两

上八味，捣罗为末，炼蜜丸如梧桐子大。每服三十丸，温酒或盐汤下，空心日午临卧各一。

治蛊病少腹宪热而痛，便溺出白，**肉苁蓉丸方**

肉苁蓉去皴皮，酒浸，切，焙　白茯苓去黑皮　黄耆剉　泽泻　牡蛎火煅，研　五味子　龙骨　当归切，焙。各一两

上八味，捣罗为末，炼蜜丸如梧桐子大。每服三十丸，温酒下，空心日午临卧各一。

治蛊病少腹热痛，精液出白，**磁石丸方**

磁石火煅，醋淬七遍　龙骨各一两　白茯苓去黑皮　牡蛎火煅。各二两

上四味，捣罗为末，炼蜜丸如梧桐子大。每服三十丸，盐汤下，空心日午临卧各一。

治蛊病精气不守，便溺出白，少腹宪热而痛，**干地黄丸方**

熟干地黄焙。二两　钟乳粉半两　龙骨　菟丝子酒浸一宿，别捣　磁石火煅，醋淬七遍　芍药　黄芩去黑心。各一两

上七味，捣罗为末，酒煮面糊丸如梧桐子大。每服二十丸，温酒或盐汤下，空心日晚。

阴疝门

阴疝统论

论曰：疝者痛也，邪气聚于阴，致阴器肿大而痛者，阴疝也。一名癞疝，其类有四，即肠癞、卵胀、气癞、水癞是也。世俗云疝气，亦云小肠气，或曰膀胱气，原其病本缘肾气通于阴，与膀胱为表里。胞囊者，膀胱之候，此二经不足，下焦受寒，皆能致阴卵肿大，或发疝痛，故通称曰阴疝。若寒湿之气有连于小肠者，即少腹控睾而痛，阴丸上下，谓之肠癞；寒气客于经筋，足厥阴

脉受邪，脉胀不通，邪结于睪卵^①，谓之卵胀；肾虚之人，因饮食不节，喜怒不时，津液内溢，下流于睪^②，寒气结聚不散，谓之气癞；水气盛则津液内结，谓之水癞。水癞、气癞，病生于标，故针灸可治，其疾易愈；肠癞、卵胀，病生于本，邪气入深，其治难差。

阴 疝

论曰:《黄帝针经》曰：足厥阴之脉，环阴器，抵少腹，是动则病丈夫癞疝，即阴疝也。嗜欲劳伤，肾水涸竭，无以滋荣肝气，故留滞内结，发为阴疝之病。世俗论阴疝者，为肾余气，殊不知邪实又本于肝经也。治法宜泻邪气之实，补肝经之虚。

治阴疝牵引少腹痛，**桃仁汤**方

桃仁去皮尖、双仁，炒　吴茱萸汤洗，焙干，炒　陈橘皮去白，切，炒　桂去粗皮　海藻汤去咸，炙。各一两　白茯苓去黑皮　羌活去芦头　蒺藜子炒，去角。各一两半　槟榔十枚。剉

上九味，粗捣筛。每服五钱匕，水一盏半，生姜五片，煎至八分，去滓温服，不拘时。

治阴疝，**蒺藜汤**^③方

蒺藜子炒，去角　附子炮裂，去皮脐　山栀子仁各一两

上三味，㕮咀如麻豆。每服五钱匕，水一盏半，煎至八分，去滓温服，食前。

治阴疝牵引疼痛，**沙参散**方

沙参一两半　桂去粗皮。半两　桃仁四十九^④枚。去皮尖、双仁，炒，研

上三味，捣研为散。每服二钱匕，温酒调下，不拘时。

治阴疝疼痛，或上攻脐腹，**椒附丸**方

蜀椒去目并合口，炒出汗。一两　附子炮裂，去皮脐　桂去粗

---

① 睪卵：日本抄本、文瑞楼本同，明抄本、乾隆本作"阴卵"。
② 睪：日本抄本、文瑞楼本同，明抄本、乾隆本作"肾"。
③ 蒺藜汤：文瑞楼本同，明抄本、乾隆本、日本抄本作"蒺藜子汤"。
④ 四十九：日本抄本、文瑞楼本同，明抄本、乾隆本作"十四"。

皮　巴戟天去心　桃仁去皮尖、双仁，炒，研　芎䓖　当归切，炒。各半两

上七味，捣罗为末，炼蜜丸如梧桐子大。每服二十丸，空心日午夜卧，温酒下。

治阴疝肿大偏坠，**昆布丸方**

昆布洗去咸，炙　海藻洗去咸，炙　蒺藜子炒，去角　芜荑仁炒　槟榔剉。各一两半　枳壳去瓤，麸炒　大麻仁研。各二两　木香　黄耆剉　诃黎勒炮，去核。各三分　陈橘皮去白，炒　桃仁去皮尖、双仁，炒，研　菟丝子酒浸一宿，别捣。各一两

上一十三味，捣研为末，和匀，炼蜜丸如梧桐子大。每服三十丸，空心食前温酒或盐汤下。

治阴疝气攻肿痛，**黄耆丸方**

黄耆剉　桃仁去皮尖、双仁，炒，研　山茱萸　龙骨煅　蒺藜子炒，去角　槟榔剉。各一两　五味子二两　海藻洗去咸，炙　玄参各一两一分　牛膝酒浸，切，焙　白茯苓去黑皮　肉苁蓉酒浸，切，焙　枳壳去瓤，麸炒　人参　续断　桂去粗皮。各三分　远志去心　石南各半两

上一十八味，捣罗为末，炼蜜丸如梧桐子大。每服二十丸，空心食前温酒或盐汤下。

治疝气，**沙参丸方**

沙参二两　昆布洗去咸，焙　蘹香子炒。各半两

上三味，捣罗为末，酒煮面糊丸如梧桐子大。每服二十丸，空心食前温酒下。

治阴疝上而不下，脐腹疼痛，**二气丸方**

石硫黄研　黑铅各一两

上二味，先以铅于铫内熔成汁，次下硫黄，炒烟焰透，移下，候冷取出，研为细末，糯米糊和丸如梧桐子大。每服二十①丸，温酒下。

---

①　二十：日本抄本、文瑞楼本同，明抄本、乾隆本作"三十"。

治阴疝急胀，疼痛卵肿，**木香丸方**

木香　陈橘皮去白，炒　莱菔子炒　青橘皮去白，炒　桂去粗皮。各一两　牵牛子炒。二两

上六味，捣罗为末，炼蜜丸如梧桐子大。每服二十丸，温酒下，以利为度。

治小肠疝气，**巴戟散方**

巴戟天去心　楝实取肉，麸炒　木香　茴香子炒　附子炮裂，去皮脐。各一两

上五味，捣罗为散。每服一钱匕，空心温酒调下。

治小肠疝气，**楝实散方**

楝实取肉，麸炒　茴香子炒　京三棱煨，剉　蓬莪茂煨，剉

上四味，等分，捣罗为散。每服二钱匕，葱酒调下。

治阴疝攻痛，**胡芦巴煮散方**

胡芦巴　沉香　马蔺花　蓬莪茂煨，剉　茴香子炒。各一两半　楝实取肉，麸炒　木香　姜黄　槟榔剉　桂去粗皮。各一两　附子炮裂，去皮脐。三分　甘草炙，剉。半两

上一十二味，捣罗为散。每服三钱匕，水半盏，酒半盏，同煎至七分。空心食前，和滓温服。

治阴疝气攻疼痛，**胡芦巴丸方**

胡芦巴　补骨脂炒　白豆蔻去皮　草薢　青橘皮去白，焙　茴香子炒　附子炮裂，去皮脐　肉苁蓉酒浸，切，焙　牛膝酒浸，切，焙　桂去粗皮　防风去叉　菟丝子酒浸，捣。各一两

上一十二味，为细末，酒煮面糊为丸如绿豆大。每服二十丸，空心生姜盐汤下。

治小肠膀胱疝气疼痛，**茴香子散方**

茴香子炒　京三棱煨，剉。各一两　姜黄　马蔺花醋炒。各半两　没药研　干姜炮。各一分

上六味，捣罗为散。每服二钱匕，空心食前热酒调下。

治小肠气攻小腹疼痛，**芫花丸方**

芫花醋炒焦　木通剉　青橘皮去白，切　胡椒　大黄煨，

剉　桂去粗皮。各半两　楝实四枚。剉，炒　蘹香子炒。三分

上八味，捣罗为末，酒煮面糊，丸如小豆大，丹砂末为衣。每服十丸至十五丸，空心食前，生姜热酒下。

治阴疝撮痛，不可忍者，**应痛丸方**

韭子炒　芎䓖

上二味，等分为末，炼蜜丸如梧桐子大。每服三十丸，空心温酒下。

治阴疝腰腹疼痛，及不能食，食即呕吐，寒热往来，**吴茱萸丸方**

吴茱萸三分。汤浸七遍，微炒　半夏三分。汤洗七遍，去滑　细辛一两　紫菀一两。去苗、土　甘草半两。炙微赤，剉　附子一两。炮裂，去皮脐　旋覆花半两　前胡一两。去芦头　干姜三分。炮裂，剉　人参三分。去芦头　熟干地黄一两　赤茯苓一两。去皮　当归三分。剉碎，微炒　赤芍药三分　白术一两　桂心一两　诃黎勒一两半。用皮　木香一两

上一十八味，捣罗为末，炼蜜和捣五百杵，丸如梧桐子大。食前，生姜汤下二十丸。

治阴疝腰腹痛，手足逆冷，身体疼，**乌头散方**

川乌头十枚。炮裂，去皮脐　桂枝二两

上二味，捣罗为细散。每服二钱匕，水一盏，入生姜半分，煎至五分，次下蜜半合，更煎三沸，令熟。食前和滓温服。

治阴疝积聚，绕脐腹疼痛，**川乌头丸方**

川乌头一两。炮裂，去皮脐　吴茱萸半两。汤浸七遍，焙干，微炒　甘草半两。炙微赤，剉　京三棱一两。煨，剉　细辛半两　桂心一两　藁本半两　木香一两　郁李仁一两。汤浸，去皮，微炒

上九味，捣罗为末，炼蜜和捣三二百杵，丸如梧桐子大。每服二十丸，生姜汤下。

卒　疝

论曰：卒疝者，谓肾脏虚弱之人，形寒饮冷，暴受邪气，传

入经脉。盖足少阴肾经，与太阳膀胱，二经合为表里，卒然感寒热相薄，则筋脉不得流通，气道结涩而胀满，攻绕脐腹，牵引于阴，暴发疼痛，或白汗出，闷绝不省，难可堪忍，故曰卒疝也。

治卒疝心痛如刺，绕脐腹中尽痛，白汗出，气欲绝，**蜀椒散方**

蜀椒去目并闭口，炒出汗　半夏生姜汁制，暴干。半两　附子一枚。炮炙，去皮脐　干姜炮裂　甘草炙，剉　桂去粗皮。各半两

上六味，㕮咀如麻豆。每服三钱匕，水一盏，生姜一枣大，切，枣二枚，擘破，煎至七分，去滓温服，不拘时。

治卒疝攻脐腹痛，汗出闷绝，**茱萸汤方**

吴茱萸汤浸，焙干，炒。半两　细辛去苗叶　附子炮裂，去皮脐　人参　白茯苓去黑皮　桂去粗皮　半夏生姜汁制，暴干　当归切，焙。各一两

上八味，㕮咀如麻豆。每服三钱匕，水一盏，生姜一枣大，切，枣二枚，擘破，煎至七分，去滓温服，不拘时。

治卒疝腹痛里急，**四味当归汤方**

当归焙　生姜　芍药各二两　羊肉切去脂膜。半斤

上四味，将三味细剉，先以水五升煮羊肉烂熟，去肉，以汁煮药，候熟，去滓澄清。每温服一盏，不拘时。

治卒疝绕脐腹，卒暴疼痛，**干姜汤方**

干姜炮裂　白茯苓去黑皮　椒去目并闭口，炒出汗　附子炮裂，去皮脐　桂去粗皮　芎䓖　当归切，焙　芍药各一两

上八味，㕮咀如麻豆。每服二钱匕，水一盏，煎至七分，去滓温服，不拘时。

治卒疝攻少腹疼痛，**蘹香煮散方**

蘹香子炒　木香　芍药　陈曲　厚朴去粗皮，生姜汁炙，剉　枳壳去瓤，麸炒　桂去粗皮　青橘皮汤浸，去白，焙　干姜炮裂　人参　白茯苓去黑皮　京三棱煨。各半两　生干地黄焙。三分

上一十三味，捣罗为细散。每服三钱匕，水一盏，葱白二寸，盐少许，煎至七分，热服。

治卒疝腹痛不可忍，**木香丸方**

木香　桂去粗皮　槟榔剉　蘹香子炒　蓬莪茂煨，剉　桃仁去皮尖、双仁，研膏。各三分　莱菔子炒　青橘皮汤浸，去白，焙。各半两　厚朴去粗皮，生姜汁炙，剉。一两

上九味，将八味捣罗为末，入桃仁膏和匀，酒煮面糊，丸如梧桐子大。每服二十丸，空心食前温酒下。

治卒疝少腹与阴相引，疼痛不可忍，**姜术丸方**

苍术米泔浸，切，炒　干姜炮裂　马蔺花　芫花醋炒焦　五灵脂去土　乌头炮裂，去皮脐。各一两

上六味，捣罗为末，醋煮面糊，丸如梧桐子大。每服十丸，食前，温酒或盐汤下。

阴疝肿缩

论曰：阴疝肿缩者，寒邪客于厥阴之经，而阳气不能自温，故令诸筋拘急，阴器紧缩而肿痛也。肝者筋之合也，筋者聚于阴器而络于舌本，脉不营即筋缩急，筋缩急则引卵与舌，故舌卷卵缩者，皆厥阴为病也。

治阴疝肿缩疼痛，**狼毒丸方**

狼毒炙。二两　防葵炒　附子炮裂，去皮脐。各一两

上三味，捣罗为末，炼蜜丸如梧桐子大。每服十丸，温酒下，空心日午临卧服。

治阴疝肿缩，**鸡翅灰散方**

鸡翅左右俱用，不限多少。烧灰

上一味，细研为散。每服二钱匕，温酒调下，不拘时。

治阴疝肿缩，**黄连丸方**

黄连去须　熟艾炙　杏仁去皮尖，别研。各半两

上三味，捣研罗为末，炼蜜丸如梧桐子大。每服二十丸，盐汤下，空心服。

治阴疝肿缩疼痛，**硇砂丸方**

硇砂研　木香各半两　楝实去核，炒　蘹香子炒　京三棱炮。

各一两

上五味，捣罗为末，炼蜜丸如梧桐子大。每服二十丸，空心酒下。

治阴疝肿缩，**槐子丸方**

槐子炒。一两

上一味，捣罗为末，炼蜜丸如梧桐子大。每服二十丸，温酒下，空心服。

治阴疝肿缩疼痛，**莴苣熨方**

莴苣切。半斤　皂荚剉碎。三梃　蜀椒去目及闭口者，炒出汗。一两

上三味，少用水煮，令相得，不可太稀，乘热用布三两重裹熨肿处，冷即易，频熨自消。

治阴疝肿缩，**雄黄洗方**

雄黄研　甘草各一两　矾石研。二两

上三味，捣研为末。每用药一两，热汤五升，通手洗肿处，良久再暖洗。

治阴疝肿缩，**车前子涂方**

车前子不拘多少

上一味，捣罗为末。汤调涂肿处。

治阴疝肿缩，**蔓菁散涂方**①

蔓菁根②不拘多少。剉碎

上一味，捣罗为散。温水调涂肿处，或以绢帛傅之，以差为度。

阴卒肿痛 ③

论曰：阴卒肿痛者，肾气虚弱，暴受邪气，传入阴中，冷热相薄，故卒然而痛也。痛甚则邪胜，邪胜则热胜，热胜则肿，皆卒然而作也。

---

① 蔓菁散涂方：日本抄本、文瑞楼本同，明抄本、乾隆本作"蔓菁子散涂方"。
② 根：日本抄本、文瑞楼本同，明抄本、乾隆本作"子"。
③ 阴卒肿痛：日本抄本、文瑞楼本同，明抄本作"阴疝卒肿痛"。

治阴卒肿^①，**鸡翎散方**

鸡翎六茎^②。烧灰　蛇床子一两。炒

上二味，捣罗为散。每服一钱匕，温酒调下。如左边肿，即取鸡右翎，右边肿，即取左翎。

治阴卒肿痛不消，发歇疼痛，**沉香散方**

沉香三分　槟榔一两　丹参三分　赤芍药三分　白蒺藜三分。微炒　枳壳三分。麸炒微黄，去瓤　赤茯苓三分。去皮

上七味，捣筛为散。每服三钱匕，水一盏，煎至六分，去滓，食前温服。

治阴卒肿痛攻注，腹胀闷，**木香散方**

木香半两　赤茯苓一两。去皮　牡丹三分　防风半两。去芦头　槟榔一两　泽泻三分　郁李仁一两。汤浸，去皮，微炒

上七味，捣罗为散。每服二钱匕，温酒调下。

治阴卒肿胀，**丹参散方**

丹参一两　槟榔一两　青橘皮半两。去白　蘹香子半两

上四味，捣罗为散。每服二钱匕，温酒一盏调下，食前服之。

治阴卵卒肿痛涂傅方

桂去粗皮。一分

上一味，为末，煮稀面糊，调涂肿处，频易，以效为度。

治阴肿，**雄黄淋洗方**

雄黄　白矾　甘草炙。各一两

上三味，捣研为散。每用药一两，以水一斗，煎至三升，通手淋洗至冷，候汗出差。

治久坐卑湿，忽阴囊虚肿，气上筑，**黑豆熨方**

上以米醋炒黑豆，青布袋盛，熨心腹，更以椒葱汤淋渫腰胯，厚衣盖下部，然后服诸药。

治阴肿偏著一边，连小肠痛不可忍方

---

① 肿：日本抄本、文瑞楼本同，明抄本、乾隆本作"肿痛"。
② 六茎：日本抄本、文瑞楼本同，明抄本、乾隆本作"一大茎"。

上以蘹香苗叶，捣取汁一升服之，日三四服，其滓贴肿上。

控 睾

论曰:《甲乙经》曰：少腹控睾，引腰脊，上冲心肺，邪在小肠也。又曰小肠病者，少腹痛，腰脊控睾而痛。夫小肠者，连睾系，属于脊，贯肝肺，络心系，其经虚不足，则风冷乘间而入，邪气既盛，则有厥逆之证，其气上冲肝肺，客冷散于肓[①]，结于脐，控引睾丸，上而不下，痛引少腹，甚则冲于心胸，盖其经络之所系属然也。

治小肠受邪控睾，痛引少腹，**蘹香子散方**

蘹香子炒 荜澄茄 楝实剉 木香各一两半 胡芦巴 青橘皮汤浸，去白，焙。各一两 槟榔剉。半两

上七味，捣罗为散。每服一钱匕，温酒调下，空心食前，日二。

治小肠受邪控睾，上而不下，疼痛，**楝实散方**

楝实四两。十字剉开 巴豆椎令微破，二味用麸一升同炒，候麸色黑，药焦黄，去巴豆并麸，取楝实去皮用 蘹香子炒。一两 甘草炙，剉。一两 青盐别研。一分

上后三味，同前楝实，捣罗为散。每服一钱匕，热酒调下，空心服，病作不拘时。

治小肠受邪，控睾牵痛，**木香散方**

木香 马蔺花各半两 楝实 巴豆各三十枚。剥去皮，同楝实炒，候黑色，去巴豆，用楝实 蘹香子炒。一两 硇砂别研。半钱

上六味，除巴豆不用外，捣研为细散。每服二钱匕，煎葱酒调下，盐汤亦得，空心食前服。

治小肠疝气，牵引脐腹疼痛，腰曲不伸，**吴茱萸散方**

吴茱萸汤洗过，炒 楝实四十九枚 巴豆半两。椎令微破。三

---

① 肓：日本抄本、文瑞楼本同，明抄本、乾隆本作"胸"。

味同炒，候入楝实黄焦色，去巴豆茱萸不用，将楝实去核用　沉香半
两　木香　马蔺花炒　蘹香子炒。各一分

上七味，除巴豆、吴茱萸不用外，捣罗为散。每服二钱匕，
炒葱酒调下，空心夜卧发时服。

治小肠受寒控睾，少腹坚硬，疼痛不可忍，**延胡索丸方**

延胡索　青橘皮汤浸，去白，焙　胡芦巴　海藻酒洗去咸，焙
干　昆布酒洗去咸，焙干　马蔺花　蘹香子炒　楝实肉炒。各一
两　木香半两　巴戟酒浸，切，焙。一分

上一十味，为末，入硇砂、阿魏、安息香三味各一分，以醋
二升化开，去泥土，以重汤煮令成膏，和丸绿豆大。每服二十丸，
烧绵灰酒下，空心食前服。

治小肠受寒气，控睾牵痛，**木香丸方**

木香一两　石南　肉苁蓉酒浸，切，焙，别为末　牛膝酒浸，
切，焙，别为末　菖蒲　蘹香子炒　楝实炒。各二两

上七味，除苁蓉、牛膝二味别作末外，捣罗为末，以酒二升，
熬苁蓉、牛膝成膏，和药丸如梧桐子大。每服三十丸，空心食前，
以纸裹葱白一寸煨熟，细嚼，温酒下。

治控睾上而不下，痛引少腹，小肠受寒，**丁香丸方**

丁香　木香　狼毒　蜀椒去目并闭口，炒出汗。各一两　附子
炮裂，去皮脐　芍药　桔梗炒　干姜炮。各半两　细辛去苗叶。一
两半

上九味，捣罗为末，炼蜜和丸梧桐子大。每服三十丸，食前
炒蘹香子酒下。

治控睾小肠气痛，**硇砂丸方**

硇砂一两。别研细，水飞　蓬莪茂炮，剉　楝实麸炒　青橘皮
汤浸，去白，焙　木香　丁香　荜澄茄　肉豆蔻去壳，炮　槟榔
剉　附子炮裂，去皮脐　巴戟天去心　蘹香子炒。各半两

上一十二味，除硇砂外，捣罗为末，以酒一升，先取硇砂，
并飞硇砂水一盏，同熬及一升，入诸药再熬，频搅，候得所丸如
梧桐子大。每服二十丸，空心温酒下，加至三十丸。

治控睾痛引少腹，**乌药散方**

乌药 木香 蘹香子微炒 青橘皮汤浸，去白，焙 高良姜炒。各半两 槟榔剉。二枚 楝实十枚 巴豆七十枚。微炒，敲破，同楝实二味，用麸一升炒，候麸黑色，拣去巴豆并麸不用

上八味，除炒巴豆不用外，捣罗为散。每服一钱匕，温酒调下，空心食前服。痛甚，炒生姜热酒调下。

治小肠受邪，睾丸控引上下，脐腹痛，**乳香丸方**

丹砂研。半两 硇砂研。一分 胡椒半两 海蛤一分 楝实麸炒，去核。半两 当归切，焙。半两 蘹香子剉。一两 木通剉。半两 马蔺子炒。半两

上九味，捣研为细末，用乳香一分研细，以酒煮糊和诸药末，丸如梧桐子大。每服二十丸，温酒下，盐汤亦得，空心食前。

治小肠受邪控睾引少腹痛，**楝实丸方**

楝实麸炒，去核 蘹香子炒 山茱萸 食茱萸 吴茱萸汤洗，焙干，炒 青橘皮汤浸，去白，焙 陈橘皮汤浸，去白，焙 马蔺花醋炒。各一两 芫花醋炒。半两

上九味，为细末，醋煮面糊和丸如梧桐子大。每服二十丸，温酒下，空心食前。

卷第九十五

大小便门

大小便统论　大小便关格不通　小便不通　小便不禁

大小便门

大小便统论

论曰：脾胃大小肠膀胱者，仓廪之本，营之居也，名曰器，能化糟粕转味而出入者也。盖营受水谷之真精，荣卫之根源，大小肠膀胱得以变化，皆营为之本。是以小肠为受盛之官，水谷初未分也，及其化物，归于膀胱而为溺，传于大肠而为糟粕，必曰①气化则能出矣。或阴阳之气不平，寒热相胜，或气实塞而不通，或气虚损而遗泄，或燥而结，或热而秘，皆阴阳不和之病也。治此者，不概以寒热为法，寒剂荡涤，热剂枯燥，反伤和气，耗其津液②。若关格不通，三焦约病，专③以荣卫之否塞，乳④后便难，与夫老者秘涩之病，又以津液不足，止可滑以利之，润以滋之，苟荡以驶⑤剂，则糟粕不通，真气受弊，不可不知也。

大小便关格不通

论曰：大小便不通者，阴阳关格及三焦约之病也。阴阳和平，三焦升降，则水谷糟粕以时传导。今阴阳偏盛，气否于中，则荣卫因之以不行，故气结于腹内，胀满不通而大小肠俱闭塞也。

治关格不通妨闷，大小便秘涩，**大黄散方**

---

① 曰：日本抄本、文瑞楼本同，明抄本、乾隆本作"由"。
② 津液：日本抄本、文瑞楼本同，明抄本、乾隆本作"精血津液"。
③ 专：日本抄本、文瑞楼本同，明抄本、乾隆本作"责"。
④ 乳：日本抄本、文瑞楼本同，明抄本、乾隆本作"若产后"。
⑤ 驶：通"快"，迅速。

大黄剉。二两　桂去粗皮。三分　冬瓜子微炒。一合　滑石研。三两　朴消生铁铫子炒干，刮出，纸裹于黄土内，窨一宿，取出细研。二两半

上五味，先捣前三味，细罗为散，更与滑石、朴消同研匀细。每服二钱匕，浓煎白茅根汤调，空腹服之，至晚再服。

治大小便不通，**黄芩汤**方

黄芩去黑心。二两　赤芍药　白茅根　大黄生用。各三两　瞿麦穗一两半

上五味，粗捣筛。每服五钱匕，水一盏半，煎至一盏，去滓，入朴消①末半钱匕，更煎二沸，空心温服。

治关格不通，胕腹②妨闷，大小便不通，**芒消汤**方

芒消研。二两半　冬葵子微炒。三合　滑石碎。三两

上三味，除芒消外，㕮咀二味。每服五钱匕，水一盏半，煎至一盏，去滓，入芒消末半钱匕，更煎二沸，空心温服。

治腹胁胀满，关格，大小便不通，**茱萸汤**方

吴茱萸汤浸，洗去涎，暴干，微炒　大黄剉，炒　当归切，焙　桂去粗皮　赤芍药　甘草炙，剉　芎劳各二两　人参　细辛去苗叶。各四两　桃白皮去粗皮。一握　干姜炮。一两　雄黄三分　真珠末半两。与雄黄同研细

上一十三味，将一十一味粗捣筛。每服三钱匕，水一盏，煎至七分，去滓，下雄黄、真珠末一字，酒半盏，更煎三沸，空心服之。

治大小便不通，**滑石汤**方

滑石一两半　茅根　车前子各三分　天门冬去心，焙　冬瓜瓤　葳蕤子淘去浮者，煮令芽出，暴干，微炒。各一两

上六味，㕮咀。每服五钱匕，水一盏半，煎至一盏，去滓，食前温服，日三。

---

① 朴消：日本抄本、文瑞楼本同，明抄本、乾隆本作"芒消"。
② 腹：日本抄本、文瑞楼本同，明抄本、乾隆本作"肠"。

治大小便俱不通，**车前子汤**方

车前子五两。生用　木通剉。四两　黄芩去黑心　郁李仁汤浸，去皮尖、双仁，研如膏。各三两

上四味，将前三味粗捣筛，与郁李仁拌匀，每服五钱匕，水一盏半，煎至一盏，去滓，入朴消末半钱匕，更煎二沸，食前温服，日三。

治大小便俱不通，**榆白皮汤**方

榆白皮　甘草炙，剉。各一两半[①]　滑石三两　桂去粗皮。一两

上四味，咬咀。每服四钱匕，水一盏半，煎至一盏，去滓，食前服，日三。

治大小便不通，**芍药汤**方

赤芍药　桑根白皮剉。各三两　瞿麦穗　大黄剉，炒　榆白皮剉　防葵去芦头　麻子仁研如膏。各二两

上七味，将前六味粗捣筛，与麻子仁拌匀，每服五钱匕，水一盏半，煎至一盏，去滓，入芒消末半钱匕，更煎二沸，空腹温服，日晚再服。

治大小便不通，**木通汤**方

木通剉。二两　大黄剉，生用　滑石各三两　麻子仁一合。研如膏

上四味，将前三味粗捣筛，与麻子仁拌匀，每服五钱匕，水一盏半，煎至一盏，去滓，入芒消末半钱匕，更煎二沸，空心服之。

治大小便不通，**冬葵根汁**方

生冬葵根净洗。二斤。捣，绞取汁，三合　生姜四两。捣，绞取汁，一合

上二味，搅匀，分作两服，空腹一服，有顷再服，服尽即通[②]。

---

① 一两半：日本抄本、文瑞楼本同，明抄本、乾隆本作"一两"。

② 即通：日本抄本、文瑞楼本同，明抄本、乾隆本作"再服"。

治①气瘕，心腹胀，喘促，大小便不利，**甘遂散方**

甘遂煨　牵牛子炒　续随子去壳　大戟　葶苈子各等分

上五味，捣罗为散。每服半钱匕，浓煎灯心汤，空心调服，利下水为度。

治大小便不通，**紫金沙散方**

紫金沙不拘多少。蜂房蒂也

上一味，捣罗为散。每服一钱匕，温酒调下。

治大小便不通，**土马鬃汤方**

土马鬃不拘多少

上一味，走水淘，火上用新瓦煿②过，为粗末。每服二钱匕，水一盏，煎至七分，去滓温服。

治大小便不通，**猪脂酒方**

猪脂如半鸡子大。碎切

上一味，以酒一升微煮沸，投猪脂，更煎一二沸。分为两度，食前温服，未通再服。

治大小便不通，**冬葵子汤方**

冬葵子微炒。一两

上一味，粗捣筛。都用水二盏，煎至一盏，去滓，入人乳汁半合，和匀，空腹顿服。

治大小便不通，**发灰散方**

乱发一两。净洗，烧为灰

上一味，细研。每服三钱匕，温水调，食前服，日三，以通利为度。

治下焦③结热，肠胃燥涩，大小便不利，**牵牛子丸方**

黑牵牛淘洗令净，炊令气透便取出，摊令微冷，便杵取末。

---

① 治：日本抄本、文瑞楼本同，明抄本、乾隆本此前有"一方用冬葵子炒，水二盏煎一盏，去滓，入人乳半合，空心服"。

② 煿：日本抄本、文瑞楼本同，明抄本、乾隆本作"炼"。

③ 下焦：日本抄本、文瑞楼本同，明抄本、乾隆本作"三焦"。

三两　青橘皮焙，和白用　陈橘皮焙，和①白用　桑根白皮剉，炒　芍药焙。各一两　栝楼根一②两　木通剉。一两

上七味，捣罗为末，炼蜜拌和，杵至三五千下，丸如梧桐子大。每服十五丸，加至二十丸，茶酒任下。

治下焦③热，大小便不通，气胀④满闷，**木香饮方**

木香　黄芩去黑心　木通剉，炒　陈橘皮汤浸，去白，焙。各三分　冬葵子研　瞿麦穗各一两　槟榔　茅根　赤茯苓去黑皮。各半两

上九味，㕮咀如麻豆大。每服五钱匕，水一盏半，煎至八分，去滓温服。

治大小便不通，**茯苓丸方**

赤茯苓去黑皮　芍药　当归切，焙　枳壳去瓤，麸炒　白术　人参各五两　大麻仁　大黄剉。各三两

上八味，捣罗为末，炼蜜和丸如梧桐子大。每服十五丸至二十丸，空心煎茅根汤下。

治大小便不利，**芫花丸方**

芫花炒　滑石碎。各半两　大黄剉，炒。三分

上三味，捣罗为末，炼蜜和丸如梧桐子大。每服二十丸，葱汤下。

治中焦热实闭塞，关格不通，吐逆喘急，**大黄汤方**

大黄剉，微炒　前胡去芦头　半夏汤洗七遍，炒　人参各三分　黄芩去黑心　赤茯苓去黑皮　木香　槟榔剉。各半两

上八味，粗捣筛。每服五钱匕，水一盏半，入生姜五片，同煎至八分，去滓温服。

治大小便不通，腹⑤胁坚胀，**蒸下部方**⑥

---

① 和：日本抄本、文瑞楼本同，明抄本、乾隆本作"去"。
② 一：日本抄本、文瑞楼本同，明抄本、乾隆本作"二"。
③ 下焦：日本抄本、文瑞楼本同，明抄本、乾隆本作"三焦"。
④ 胀：日本抄本、文瑞楼本同，明抄本、乾隆本作"腹"。
⑤ 腹：日本抄本、文瑞楼本同，明抄本、乾隆本作"腰"。
⑥ 蒸下部方：明抄本、日本抄本、文瑞楼本同，乾隆本作"莲葱汤熏方"。

莲叶三两　葱三七茎。并须用，去叶，切　皂荚一梃。炙，
剉　生姜一两。切

上四味，以浆水一斗二升，煮十余沸，并滓分两度用，旋旋
盛入小口瓷缸中，坐缸口上熏蒸，冷则易之；未通，即倾药于桶
斛中，添热水，坐蘸下部即通。

小便不通

论曰：肾脏不足，气不传化，膀胱有热，水道不宣，故小便
不通也。令人少腹胀满，其气上冲，心腹膨痞，甚则喘急不能升
降。《内经》曰膀胱不利为癃者如此。

治膀胱积热，小便不通，**通关瞿麦汤** [1] 方

瞿麦穗　芍药　大黄剉，炒　当归切，焙　葵子　甘草炙　榆
白皮剉　栀子仁　木通剉　石韦去毛　大麻仁各一两

上一十一味，粗捣筛。每服五钱匕，水一盏半，入灯心少许，
煎至一盏，去滓温服。

治膀胱热结，小便不通，**立应散方**

井泉石　车前子　滑石各半两　葶苈纸上炒。一分　海金沙一钱

上五味，捣罗为散。每服一钱匕，新汲水食前调下，未通
再服。

治小便不通，气上冲心，胸满闷，**玉蕊丸方**

丹砂研　硇砂研　滑石研　瞿麦穗　海金沙各一分

上五味，捣研为末，别研蓖麻子仁，丸如梧桐子大。每服十
丸十五丸 [2]，葱白煎酒下，小儿减丸数服。

治小便不通，**葵子饮方**

木通剉　冬葵子　甘遂　瞿麦穗四味各半两。细剉，都微
炒　滑石研。二钱

上五味，粗捣筛。每服二钱匕，水一盏，入灯心，同煎至七

---

① 通关瞿麦汤：日本抄本、文瑞楼本同，明抄本、乾隆本作"瞿麦汤"。
② 十九十五丸：日本抄本、文瑞楼本同，明抄本、乾隆本作"十丸至十五丸"。

分，和滓温服，未通再服。

治小便不通，**蘹香子散**方

蘹香子炒　马蔺花炒　葶苈纸上炒。等分

上三味，捣罗为散。每服二钱匕，温酒调下，食前服，以通为度。

治小便不通，**瞿麦汤**方

瞿麦穗　滑石　木通剉。各半两　海金沙　冬葵子各一分

上五味，粗捣筛。每服五钱匕，水一盏半，入灯心二十茎，煎至七分，去滓温服，不拘时。

治小便卒不通，**滑石散**方

滑石碎　朴消研　木通剉。各一两

上三味，捣罗为散。每服二钱匕，温水调下，不拘时，以通为度。

治小便不通，脐腹胀痛①不可忍，诸药不效者，**续随子丸**方

续随子去皮。一两　铅丹半两

上二味，先研续随子细，次入铅丹，同研匀，用少蜜和作团，盛瓷罐内密封，于阴处掘地坑埋之，上堆冰雪，惟多是妙，腊月合，至春末取出，研匀，别炼蜜丸如梧桐子大。每服十五丸至二十丸，煎木通汤下，不拘时。甚者不过再服，要效速即化破服，病急即旋合，亦得。

治小便淋涩，疼痛不通，**滑石散**方

滑石碎　海金沙　木通剉。等分

上三味，捣罗为散。每服二钱匕，浓煎灯心汤调下，空心服。

治小便不通，或淋沥疼痛，**滑石丸**方

滑石碎　续随子去皮，研　湿生虫炒干　木通各一分

上四味，捣研为末，面糊丸如梧桐子大。每服五丸，煎灯心汤下，不拘时。

治小便不通，**松烟散**方

墨好者，水浓研汁。半盏　酒半盏　葱白三茎。拍破　腻粉研。

---

① 痛：日本抄本、文瑞楼本同，明抄本、乾隆本作"腰痛"。

半钱匕

上四味，同煎至七分。放温，去葱白，顿服即通。

治小便不通，脐下满闷，**海金沙散**方

海金沙一两　腊茶半两

上二味，捣罗为散。每服三钱匕，煎生姜甘草汤调下，不拘时，未通再服。

治小便不通，气满闷，**酸浆酒**方

酸浆草一握

上一味，研取自然汁，与醇酒相拌，和服，立通。不饮酒，用甘草三寸，生姜一枣大，剉，同研，用井华水五分盏，滤取汁，和服亦得。

治小便不通，膀胱热，**朴消散**方

朴消不拘多少

上一味，细研为散。每服二钱匕，温茴香酒调下，不拘时服。如热躁，以蜜水调服。

治小便不通，诸药无效，**蝼蛄麝香散**方

蝼蛄活者。一枚

上一味，生研，入麝香少许，新汲水调下，立通。

治饮水过多，心闷着热，小便不通，**茯苓散**方

赤茯苓去黑皮。三两

上一味，捣罗为散，冷水调下二钱匕。如男子小便中有余沥，漏精梦泄等，用温酒调，空心服妙。

治小便不通，**独蒜涂脐**方

独颗大蒜一枚　栀子仁三七枚　盐花少许

上三味捣烂，摊纸花子上，贴脐良久即通，未通，涂阴囊上，立通。

治小便不通，**通脐法**

上以白瓷瓶满盛水，以有字纸①七重，密封瓶口，于患人脐

---

① 有字纸：明抄本、日本抄本、文瑞楼本同，乾隆本作"桑皮纸"。

内，用盐一捻，倒置瓶口，覆在脐上，偃卧，如觉大段冷，小便即通。

治小便不通，**蜀葵子汤**方

上取黄蜀葵子三四十粒，细研，以汤冲，绞取汁一小盏，顿服，效。

治小便涩痛不通，**蚕灰散**方

上用蚕退纸，不拘多少，烧灰研细，入麝香少许和匀。每服二钱匕，米饮调下。

治小肠积热，小便不通，**葵根饮**方

葵根一大握　胡荽二两　滑石一两。为末

上三味，将二味细锉，以水二升，煎取一升，入滑石末，温分三服。亦治血淋。

治小便不通，久即成淋方

以琥珀捣研成粉。每服二钱匕，浓煎萱草根汁调下，空心服。

治小便不通，少腹急痛闷绝，**消石汤**方

消石碎　瞿麦穗　葵子　滑石碎　甘草炙，锉　大黄锉　木通锉。各半两

上七味，粗捣筛。每服五钱匕，水一盏半，葱白三寸，煎至七分。入生地黄汁半合，去滓，不拘时温服。

治卒不得小便，**杏仁散**方

杏仁去皮尖、双仁。二七枚

上一味，炒黄细研，米饮调下，立差。

治小便不通，茎中痛，及女人血结腹坚痛，**牛膝汤**方

生牛膝根并叶。一握　黄芩去黑心。半两　当归焙。一两

上三味，细锉。每服五钱匕，水一盏半，煎至七分，去滓温服，日三。

治膀胱积热，小便不通，**防己散**方

防己一两　海蛤　滑石　木香各半两

上四味，捣罗为散。每服二钱匕，浓煎木通汤调下。

治小便不通，**桑螵蛸汤方**

桑螵蛸炙。三十枚　黄芩去黑心。二两

上二味细剉，用水三盏，煎至二盏，去滓，分温二服，相次顿服。

又方

车前草半斤

上一味细剉，用水七盏，煎至四盏，分温三服即通。

治小便不通，**葵石汤方**

葵菜根剉。半升　滑石为末。半两

上二味，除滑石外，粗捣筛，用水三盏，煎至二盏，去滓，入滑石末，分温二服。

治小便不通，**秦艽散方**

秦艽去苗。一分　冬葵子一两

上二味，捣罗为散。每服三①钱匕，温酒调下，未通再服。

治膀胱积滞，风毒气胀，小便不通方

上取葱津一蛤蜊壳许，入腻粉调如泥，封脐内，以裹肚系定，热手熨，须臾即通。

治气壅关格不通，小便淋结，脐下妨闷，**石韦汤方**

石韦拭去毛，炙。三分　徐长卿炙。半两　茅根三分　木通剉，炒　冬葵子各一两　滑石二两　瞿麦穗半两　槟榔一分

上八味，㕮咀如麻豆大。每服五钱匕，水一盏半，煎至八分，去滓，下朴消末一钱匕，温服，空心食前，日二。

治膀胱热，小便不通，舌干咽肿，**滑石散方**

滑石碎　桑螵蛸炒　桂去粗皮　大黄剉，炒。各半两　黄芩去黑心　防己　瞿麦穗各三分　木香一分

上八味，捣罗为散。每服二钱匕，煎木通汤调下。

治小便不通，**茯苓汤方**

赤茯苓去黑皮　白芍药　瞿麦穗各一两　白术三分

上四味，粗捣筛。每服五钱匕，水一盏半，入葱白五寸，生

---

① 三：日本抄本、文瑞楼本同，明抄本、乾隆本作"二"。

姜一分，拍碎，同煎至七分，去滓，食前温服。

治小便不通，**木通汤方**

木通　石韦去毛　瞿麦穗各二两　冬葵子一升

上四味，剉如麻豆大。以水十盏，煎取三盏，去滓，内滑石末一两，分温三服，微利为度。

治小便不通，脐下急痛，胀闷欲绝，**盐熨方**

盐二升

上一味，铛中炒令极热，布帛裹熨脐下，以小便通快为度。

治小便不通，**鸡苏饮方**

鸡苏一握　石韦去毛。三分　冬葵子一两　杏仁汤浸，去皮尖、双仁，炒　滑石各一两半　木通　生地黄切，焙。各三两

上七味，剉如麻豆。以水十二盏，煎至四盏，去滓，分温四服，如人行四五里，未通再服。

治膀胱蕴热，小便不通，**石韦饮**[①]**方**

石韦去毛　瞿麦穗　木通剉　葛根剉　麦门冬去心，焙　黄芩去黑心　赤茯苓去黑皮　冬葵子　生干地黄焙　滑石碎。各一两　甘草炙，剉。半两

上一十一味，粗捣筛。每服五钱匕，以水一盏半，煎取八分，去滓，空心顿服。

治小便不利，**石韦散方**

石韦去毛　瞿麦穗　冬葵子各二两　滑石碎。五两

上四味，捣罗为散。每服三钱匕，温水调下，食前服。

治小便不通方

蓬莪茂剉，炒　藘香子炒　茶叶各半两

上三味，捣罗为散。每服三钱匕，以水一盏，盐二钱匕，葱白二寸，煎至六分，和滓空心服。

---

① 饮：明抄本、乾隆本、文瑞楼本同，日本抄本作“散”。

小便不禁

论曰：《内经》言膀胱不约为遗溺，亦肾虚不能约制水液，故小便利多，甚则下焦伤竭，真气不固，而小便不禁也。

治肾脏虚冷，腰膝无力，小便不禁，或溺白色，**苁蓉丸方**

肉苁蓉净刷去皱皮，酒浸两宿，薄切，焙干。二两半　黄耆细剉。三两　桂去粗皮。二两　杜仲去粗皮。二两半。炙紫色，横剉　牛膝去苗，酒浸，切，焙。二两　山茱萸二两　韭子水淘去浮者，焙干，炒。三两

上七味，捣罗为细末，炼蜜和剂，更臼内涂酥，杵令匀熟，丸如梧桐子大。每日空腹煎黄耆汤下三十丸，至晚再服。

治肾脏虚，腰脐冷疼，夜遗小便，**鹿茸散方**

鹿茸去毛，酥炙令黄，剉　乌贼鱼骨去甲，微炙。各三两　当归切，焙　人参　白芍药　龙骨研　桑寄生各一两　桑螵蛸一两半[1]。中劈破，慢火炙，令黄色

上八味，先捣罗前七味为细末，更与龙骨同研令匀细。每服一钱匕，温酒调服，空心日晚临卧各一。

治小便不禁，**菟丝子散方**

菟丝子酒浸两[2]宿，焙干，微炒，别捣，细罗为粉。一两　蒲黄微炒，细研　黄连去须。各一两半　肉苁蓉酒浸，切，焙。一两　五味子炒　鸡膍胵黄皮炙黄色，干。各一两半

上六味，先同捣四味为细散，再入菟丝子粉与蒲黄，同研匀细。每服两钱匕，酒调，食前服，日三。

治小便不禁，**黄耆散方**

黄耆细剉　狗脊去毛，剉　牡蛎煅　肉苁蓉酒浸，切，焙。各一两三分[3]　土瓜根三两　赤石脂研　草薢微炒，剉　牛膝去苗，酒浸，切，焙，微炒　山茱萸各二两半

---

① 一两半：日本抄本、文瑞楼本同，明抄本、乾隆本作"一两"。
② 两：日本抄本、文瑞楼本同，明抄本、乾隆本作"一"。
③ 一两三分：日本抄本、文瑞楼本同，明抄本、乾隆本作"一两"。

上九味，先捣罗八味为细散，更与赤石脂同研匀。每服一钱
匕，酒调食前服，至午间、夜卧各一服，渐加至两钱匕。

治小便不禁，日夜无数，**鸡肠散方**

黄雄鸡肠四具。切破净洗，炙令黄熟　肉苁蓉酒浸，切，
焙　苦参　赤石脂研　白石脂研　黄连去须。各五两

上六味，捣罗四味为细散，更与赤石脂、白石脂，同研匀细。
每服二钱匕，酒调食前服，日二夜一。

治小便不禁，**柏白皮汤方**

柏白皮焙干，剉。二斤　酸石榴枝一握。烧灰，细研

上二味，先捣柏白皮为粗末。每服四钱匕，水一盏半，煎至
一盏，去滓，下石榴枝灰一钱半匕，更煎至八分。空心服，至晚
再服。

治小便不禁，**牡蛎丸方**

牡蛎白者。三两。盛瓷合子内，更用盐末一两盖头铺底，以炭火
约五斤，烧半日取出，研如粉　赤石脂三两。捣碎，醋拌匀湿，于生
铁铫子内慢火炒令干，研如粉

上二味，再同研匀，酒煮面糊，丸如梧桐子大。每服十五丸，
空心盐汤下。

治小便不禁，**鹊巢散方**

重鹊巢中草一斤。烧作灰，细研如粉　蔷薇根皮去土。五两

上二味，先捣蔷薇根为粗散。每服三钱匕，水一盏，煎至七
合，去滓，调鹊巢灰两钱匕，空心服。

治小便不禁，**干姜饮方**

干姜炮裂。一两　附子炮裂，去皮脐。半两　芎䓖三分　桂去
粗皮。半两　麻黄去根节。半两

上五味，剉如麻豆。每服四钱匕，水一盏半，煎至一盏，去
滓，空心温服，至晚再服。

治气牵腰背及胁①内痛，小腹坚，小便不禁，**当归汤方**

---

① 胁：日本抄本、文瑞楼本同，明抄本、乾隆本作"肠"。

当归切，焙　大黄剉，炒　桂去粗皮。各三两　人参一两　干姜炮裂。一两　甘草炙，剉　白芍药各二两　吴茱萸水浸两宿，每日两度换水，洗去涎，焙干，微炒。二两半

上八味，粗捣筛。每服三钱匕，水一盏，煎至七分，去滓，食前温服，日三。

卷第九十六

大小便门

小便利多　小便赤涩　小便出血　大便不禁

大小便门

小便利多

论曰：肾者主水，膀胱为府，今肾气不足，膀胱有寒，不能约制水液，令津滑气虚，故小便利多。久不差，则肾气伤惫，真元耗损，腰脊酸疼，身体寒颤，羸乏之病生焉。

治肾脏虚惫，腿①膝无力，小便利多，**山茱萸丸方**

山茱萸　山芋　覆盆子　菟丝子酒浸一宿，捣，焙　巴戟天去心　人参　楮实　五味子微炒。各一两半　萆薢剉，炒　牛膝酒浸，切，焙　桂去粗皮　天雄炮裂，去皮脐。各一两　熟干地黄焙。二②两半

上一十三味，捣罗为末，炼蜜和捣五百杵，丸如梧桐子大。每服三十丸，空心食前温酒下。

治肾虚小便多，**阿胶汤方**

阿胶炙令燥，别捣末　人参各一两　干姜炮。二两　远志去心。四两　附子一枚。炮裂，去皮脐　甘草炙，剉。三两　大麻仁烂研。一升

上七味，粗捣筛五味，与麻仁拌匀，每服六钱匕，水二盏，煎至一盏，去滓，入阿胶末半钱匕，更煎两沸，食前温服，日三。

治小便利，饮水多者，又非淋疾，**黄耆丸方**

黄耆剉。三两　土瓜根　干姜炮。各二两　菝葜　漏芦去芦头　地骨皮去土。各一两半　栝楼根③二两半　桑螵蛸半两。中劈

---

① 腿：日本抄本、文瑞楼本同，明抄本、乾隆本作"腰"。

② 二：日本抄本、文瑞楼本同，明抄本、乾隆本作"一"。

③ 栝楼根：明抄本、乾隆本、文瑞楼本同，日本抄本作"栝楼"。

破，慢火炙

上八味，捣罗为末，以湿纸裹粟米饭，于煻火内烧过，和捣令匀，丸如梧桐子大。每服二十丸，微温牛乳汁下，早晚两服，渐加至三十丸，多饮乳汁为妙。

治元气虚冷，小便频滑，腰脊疼痛，益气，**紫金丸方**

沉香剉　木香　肉豆蔻仁　芎藭　没药研　乌药　荜澄茄　檀香剉。各一两　槟榔剉　蘹香子炒。各二两　腽肭脐酒浸，炙，剉　麝香研　桂去粗皮。各半两　丹砂研。二两半　苏合香三分。酒研

上一十五味，除苏合香外，捣研为末，合和，酒煮面糊和丸如梧桐子大。每服二十丸至三十丸，食前温酒下，米饮亦得。

治元脏虚弱，脐腹疠痛，膝胫少力，百节酸疼，昏倦多睡，小便频浊，头旋痰唾，背脊拘急，饮食无味。温顺脏气，补益下经，**覆盆子丸方**

覆盆子　肉苁蓉酒浸，切，焙　黄耆炙，剉　五味子　补骨脂炒　乌药　石斛去根　泽泻　荜澄茄　沉香剉　巴戟天去心。各一两　熟干地黄焙。一两半　芎藭　当归切，焙　赤芍药　山茱萸各三分　菟丝子酒浸三日，捣，焙。二两

上一十七味，捣罗为末，炼蜜和丸如梧桐子大。每服二十丸加至三十丸，食前温酒下，米饮、盐汤亦得。

固真气，止脐腹疼痛，脏腑不调，小便滑数，**沉香苁蓉煎丸方**

沉香剉　五味子微炒　鸡头实和皮用　桑螵蛸炒　金樱子　薰草去根，用茎叶　鹿茸去毛，酥炙　菟丝子酒浸三日，别捣　附子炮裂，去皮脐，剉，以青盐、黑豆同煮透，焙干，去盐、豆　牛膝酒浸，切，焙。各一两　肉苁蓉酒浸，切，焙，别捣末。八两

上一十一味，捣罗十味为末，先将肉苁蓉末，以好酒一升，慢火熬成煎，和前药，丸如梧桐子大。每服三十丸，空心食前，生姜盐汤下，温酒亦得。

治小便滑数，**八味补骨脂丸方**

补骨脂炒　巴戟天去心　桑螵蛸炒　菟丝子酒浸三日，别

捣　牛膝酒浸，切，焙　熟干地黄焙。各一两　干姜炮。半两　枳壳麸炒，去瓤。三分

上八味，捣罗为末，酒煮面糊和丸如梧桐子大。每服二十丸，空心食前温酒下，粟米饮亦得。

补水脏，壮筋骨，止小便，腹中雷鸣，脐下疗撮疼痛，**乌术丸方**

苍术东流水浸十日，去黑皮，切片，焙。半斤　乌头米泔浸五日，逐日换泔，炮裂，去皮脐　蜀椒口开者。烧砖令红，以醋泼砖，安椒盖出汗，取红用　青橘皮汤浸，去白，焙。各三两　青盐一两。研

上五味，捣罗四味为末，与盐拌匀，炼蜜和丸，捣一千杵，丸如梧桐子大。每服二十丸，空心食前盐酒下。

治下经虚寒，小便滑数，不欲饮食，腹胁胀满，或时疼痛，**补虚沉香丸方**

沉香剉　诃黎勒皮　人参　赤茯苓去黑皮　肉豆蔻仁　荜拨　干姜炮　胡椒　桂去粗皮　胡芦巴炒。各一两

上一十味，捣罗为末，炼蜜和丸如梧桐子大。每服二十丸，加至三十丸，空心食前温盐汤下，木香汤亦得。

治小便利多，**吴茱萸丸方**

吴茱萸汤洗，焙干，炒。三两　蜀椒去目并闭口，炒出汗。二两　干姜炮。一两

上三味，捣罗为末，酒煮面糊和丸如梧桐子大。每服二十丸，加至三十丸，空心温酒下。

治小肠虚冷，脐下急痛，小便滑数，**厚朴汤方**

厚朴去粗皮，姜汁炙。一两半　附子炮裂，去皮脐　芎劳各三分　白龙骨　当归切，焙。各一两

上五味，㕮咀如麻豆。每服三钱匕，水一盏，入生姜三片，枣二枚，擘破，煎至七分，去滓，食前温服。

治小便多利，**五味补骨脂丸方**

补骨脂炒，研。五两　附子炮裂，去皮脐　桂去粗皮。各二

两　胡桃仁汤去皮膜，研。三两　安息香二两。酒化，滤去滓，熬成膏

上五味，捣罗二味为末，与补骨脂、胡桃仁合研匀，用安息香膏和，捣千杵，丸如梧桐子大。每服二十丸，空心食前温酒下，盐汤亦得，加至三十丸。

治小便滑数，**雌黄丸方**

雌黄研如粉。一两半　干姜半两。剉，入盐四钱匕，同炒黄色

上二味，捣研为末，用干蒸饼为末，入水内拌和捣熟，丸如绿豆大。每服十丸，加至二十丸，空心盐汤下。

治小便滑数，腰膝少力，**石菖蒲丸方**

石菖蒲米泔浸半日，切片，焙。五两　肉苁蓉酒浸半日，切，焙　附子炮裂，去皮脐　蜀椒取红。各二两

上四味，捣罗为细末，酒煮面糊和丸如梧桐子大。每服二十丸，加至三十丸，空心食前温酒下，盐汤亦得。

治元脏虚冷，腹内雷鸣，夜多小便，**白术散方**

白术二两。米泔浸一宿，炒　芍药　厚朴去粗皮，姜汁炙　吴茱萸汤洗，焙，炒　陈橘皮汤浸，去白，焙　细辛去苗叶。各一两

上六味，捣罗为散。每服二钱匕，入盐沸汤点服。

治下元虚冷，少腹疼胀，小便滑数，妇人血海虚冷，经候不调，**正气丸方**

楝实麸炒　苍术米泔浸一宿，炒　薁香子炒　蜀椒去目并闭口者，炒出汗。各一两　石菖蒲　知母焙。各半两　附子一枚，大者。炮裂，去皮脐

上七味，捣罗为末，醋煮面糊和丸如梧桐子大。每服三十丸，空心食前温酒下，妇人醋汤下。

补益下元，壮强真气，疗膀胱虚冷，小便频数，**苁蓉牛膝丸方**

肉苁蓉酒浸一宿，切，焙　牛膝酒浸一宿，切，焙　补骨脂酒浸一宿，炒　巴戟天去心　羌活去芦头　附子炮裂，去皮脐　蜀椒去目并闭口，炒出汗。各一两

上七味，捣罗为末，用獭猪肾一只，去筋膜，细切研烂，取浸牛膝酒，同面煮糊和丸如梧桐子大。每服三十丸，空心临睡温酒下。

治膀胱久冷，小便数，泄精①不止，**肉苁蓉丸方**

肉苁蓉酒浸，切，焙　鹿茸去毛，酥炙　附子炮裂，去皮脐。各二两　萆薢　龙骨煅，醋淬　山茱萸各一两　补骨脂炒。一两半

上七味，捣罗为末，炼蜜和丸梧桐子大。每服三十丸，姜汤下，空心食前。

治膀胱虚寒，小便数，**牡蛎丸方**

牡蛎火煅　独活去芦头　狗脊去毛。各三分　肉苁蓉酒浸，切，焙。一两　龙骨半两

上五味，捣罗为末，炼蜜和丸如梧桐子大。每服三十丸，盐汤下，空心食前。

治小便频数，及引饮不止，**糯米糍方**

上取纯糯米糍一手大，临卧炙令软熟啖之，以温酒送下，不饮酒人，温汤下，多啖弥佳。行坐良久，待心空便卧，一夜十余行者，服之即止。或言假火气温水道，不然也，大抵糯稻工②缩水，凡人夜饮酒者，夜辄不溺，此糯米之力也。昔有人病渴殆死，有人用糯稻秆，斩去穗及根③，取其中心，净器中烧作灰，每用一合许，汤一碗，沃浸良久，澄去滓，尝其味如薄灰汁，乘渴令顿饮之，是夜减饮水七八升，此亦糯稻缩水之一验也。

小便赤涩

论曰：膀胱者，津液之府，与肾合而主水，共为表里，行于小肠，入于胞为溲便，今胞内有客热，入于膀胱，致水液不利，故小便赤涩也。

---

① 精：日本抄本、文瑞楼本同，明抄本、乾隆本无此字。

② 工：日本抄本、文瑞楼本同，明抄本、乾隆本作"止"。

③ 斩去穗及根：日本抄本、文瑞楼本同，日本抄本旁注"又斩去穗及根作及根斩去穗"，明抄本、乾隆本作"斩去穗"。

治小肠客热，小便淋涩赤痛，**木通汤**方

木通剉　冬葵子各半两　冬瓜子　滑石各一两半　瞿麦穗　黄芩各一两　白茅根一握。剉

上七味，粗捣筛。每服三钱匕，水一盏，入竹叶七片，煎至七分，去滓，食前温服^①。

治心与膀胱俱热，小便赤涩不利，**石韦汤**方

石韦去毛　瞿麦穗　虎杖　海金沙各半两　滑石一两

上五味，粗捣筛。每服二^②钱匕，水一盏，入灯心半握，煎至七分，去滓温服。

治心热小便赤涩不利，**石燕子散**方

石燕子一个　滑石末一分　冬葵子　续随子去皮，别研　海金沙别研。各一两

上五味，捣罗为散，与别研者和匀。每服二钱匕，煎木通汤放冷调下。

通利小肠，治小便赤涩，**透泉散**方

滑石末一两　甜消研　甘草末各半两　琥珀研。一分

上四味，同研匀细。每服二钱匕，煎灯心汤调下，空心食前服。

治心脾热壅，小便赤涩，皮肉发黄，目黄色，**白茅根汤**方

白茅根剉。三两　秦艽去苗、土　茵陈蒿　犀角镑　黄芩去黑心。各一两半　朴消研　赤芍药各二两　大黄一两　麦门冬去心，生用。二两半

上九味，粗捣筛。每服三钱匕，水一盏半，煎至一盏，去滓，空腹服，日二夜一。

治小便赤涩，额上汗出，手足烦热，**龙胆汤**方

龙胆去苗，洗　犀角镑　生地黄洗，切。各一两　麦门冬去心，生用。三分　升麻剉　甘草炙。各半两　牡蛎慢火炒。一两半

---

① 食前温服：明抄本此后有"一方用井华水紫草末"。

② 二：日本抄本、文瑞楼本同，明抄本、乾隆本作"三"。

上七味，哎咀。每服四钱匕，水一盏半，煎至八分，去滓，不拘时温服。

治膈上虚热，喉咽噎塞，小便赤涩，神困多睡，**酸枣仁丸方**

酸枣仁生用　薏苡仁炒　木通剉　黄耆剉　枳壳去瓤，麸炒　升麻剉　大黄剉，炒　麦门冬去心，焙　木香　赤茯苓去黑皮　坐拿草各一两

上一十一味，捣罗为末，炼蜜和丸如梧桐子大。每服二十丸，加至三十丸，煎麦门冬汤下。

治因有客热，积在脏腑，变为热劳，小便赤涩，四肢烦疼，心膈壅闷，面黄目赤，遍身壮[1]热，骨节[2]酸疼，饮食无味，**犀角汤方**

犀角镑　鳖甲去裙襕，醋炙　柴胡去苗　山芋　续断剉　熟干地黄焙　黄芩去黑心　紫菀洗，焙　甘草炙，剉　秦艽去苗、土　防风去叉。各半两　厚朴去粗皮，姜汁炙，剉。三分

上一十二味，粗捣筛。每服四钱匕，水一盏半，生姜三片，煎至八分，去滓，食前温服。

治风热小便赤涩，**滑石散方**

滑石二两　栀子仁微炒　木通剉　豉微炒。各一两[3]

上四味，捣罗为散。每服二钱匕，煎葱白汤调下，早晚食前夜卧各一服。

治小便不利，赤涩疼痛，**滑石散方**

滑石　木通剉　冬葵子微炒。各一两

上三味，捣罗为散。每服一钱匕至二钱匕，食前葱白汤调下，以小便利为度。

治头面浮虚，心胸[4]膨胀，小便赤涩，欲作水候，**槟榔汤方**

槟榔剉　枳壳去瓤，麸炒　桔梗炒。各一两　木香半两

---

① 壮：日本抄本、文瑞楼本同，明抄本、乾隆本作"肿"。
② 骨节：日本抄本、文瑞楼本同，明抄本作"骨"，乾隆本作"筋骨"。
③ 豉微炒各一两：日本抄本、文瑞楼本同，明抄本、乾隆本无。
④ 胸：日本抄本、文瑞楼本同，明抄本、乾隆本作"胁"。

上四味，粗捣筛。每服二钱匕，水一盏，生姜三片，枣二枚，擘，煎至七分，去滓温服，不拘时。

治小便赤涩疼痛，**蚕退散方**

蚕退纸烧灰

上一味，细研，入麝香少许和匀。每服一钱匕，米饮调下。

治小便赤涩疼痛，**酸浆饮方**

酸浆草

上一味，采嫩者，洗研，绞取自然汁。每服半合，酒半盏和匀，空心服之，未通再服。

治膀胱积热，小便赤涩，**榆白皮汤方**

榆白皮　车前子　冬葵根　木通炙。各一两　瞿麦穗　茅根　桑螵蛸炙。各半两

上七味，细剉。每服五钱匕，水一盏半，煎至八分，去滓温服。

治小便淋①涩不通，**葵子汤方**

冬葵子一合　朴消半两

上二味，同研匀。以水三盏，煎葵子至一盏半，去滓，下朴消，空腹分温二服。

治小便淋涩不通，**紫草散方**

紫草三分

上一味，捣罗为散。和井华水一盏半，顿服。

小便出血

论曰：《内经》谓悲哀太甚，则胞络绝，阳气动中，数溲血。又曰：胞移热于膀胱为癃、溺血，二者皆虚热妄溢，故溲血不止也。治宜去邪热，调心气。

治小便出血，水道中涩痛，**榆白皮汤方**

榆白皮剉。三两　冬葵子一合　滑石二两　石韦去毛　瞿麦用穗　生干地黄各一两

---

① 淋：日本抄本、文瑞楼本同，明抄本、乾隆本作"赤"。

上六味，粗捣筛。每服五钱匕，水一盏半，煎至六分，去滓，入笔头灰半钱匕，搅匀，食前温服。

治小便出血，水道中涩痛，**金黄汤**方

郁金剉　瞿麦穗　生干地黄　车前叶　芒消　滑石各一两

上六味，粗捣筛。每服五钱匕，水一盏半，同煎至七分，去滓温服，不拘时候。

治小便失血，面色萎黄，饮食不进，**木通汤**方

木通剉　冬葵子各半两　灯心切。一握

上三味，粗捣筛。每服五钱匕，水二盏，煎至一盏，去滓温服，不拘时候。

治小便出血，**槐金散**方

槐花炒　郁金剉。各一两

上二味，捣罗为散。每服二钱匕，煎木通汤调下，不拘时候。

治小便出血疼痛，**滑石丸**方

滑石　车前子　海蛤各一两　瞿麦穗　牡蛎烧　海金沙　木通　甘草炙。各半两

上八味，捣罗为末，炼蜜和丸如梧桐子大。每服二十丸，小蓟① 汤下，不拘时候。

治小便出血，**车前叶汤**方

车前叶干者　茜根洗，剉　黄芩去黑心　阿胶炒燥　地骨皮洗　红蓝花炒。各一两

上六味，粗捣筛。每服三钱匕，水一盏，煎至七分，去滓温服，不拘时候。

治小便出血，**人参汤**方

人参　生干地黄剉　芍药剉　桔梗剉　当归切，焙　甘草炙，剉　桂去粗皮　芎䓖剉。各一两　淡竹茹二两

上九味，粗捣筛。每服四钱匕，水二盏，煎至一盏，去滓温服，不拘时候。

---

①　蓟：乾隆本、日本抄本同，明抄本、文瑞楼本作"苏"。

治小便出血，**木通饮**^①方

木通剉。一两半　冬葵子炒。半两　滑石碎。二两　石韦去毛，炙。一两

上四味，粗捣筛。每服五钱匕，水二盏，煎至一盏，去滓温服，不拘时候。

治肾客热连心，小便出血疼痛，**阿胶汤方**

阿胶炒燥　黄芩去黑心。各三分　甘草炙。半两　生地黄绞取汁　车前叶生者，绞取汁　藕节绞取汁。各四合　生蜜一盏^②

上七味，将前三味粗捣筛，同后四味搅匀。每服一大匙，水一盏，煎至七分，去滓温服，不拘时候。

治小便出血，**木通散方**

木通剉　白茯苓去黑皮，剉。各一两　葶苈隔纸炒。一分

上三味，捣罗为散。每服二钱匕，煎粟米饮调下，不拘时候。

治小便出血不止，**柏叶汤方**

柏叶去梗，焙　甘草炙，剉　阿胶炒燥　黄芩去黑心，剉　竹茹切　生干地黄切。各一两

上六味，粗捣筛。每服四钱匕，水一盏半，同煎至八分，去滓温服，不拘时候。

治小便出血，**地黄丸方**

生干地黄焙　菟丝子酒浸一宿，暴，别捣　白芷　牡^③荆实去萼　冬葵子炒　当归切，焙　芎䓖　赤茯苓去黑皮　败酱　蒲黄各一两

上一十味，捣罗为末，炼蜜和丸如梧桐子大。每服二十丸，煎粟米饮下，日三。

治小便出血不绝，**鸡苏汤方**

鸡苏去土　石膏各二两　竹叶剉。一两

上三味，粗捣筛。每服四钱匕，水一盏半，煎至一盏，去滓

---

① 饮：日本抄本、文瑞楼本同，明抄本作"散"，乾隆本作"汤"。
② 盏：日本抄本、文瑞楼本同，明抄本、乾隆本作"盅"。
③ 牡：日本抄本、文瑞楼本同，明抄本、乾隆本作"蔓"。

温服，不拘时候。

治膀胱热，小便血不止，**蒲黄散方**

蒲黄微炒。二两　郁金剉。三两

上二味，捣罗为散。每服一钱匕，粟米饮调下，空心晚食前服。

治小便赤色，或小便鲜血，**车前子散方**

车前子　大通剉　泽泻　当归切，焙　桑螵蛸炙　桂去粗皮　滑石等分

上七味，捣罗为散。每服二钱匕，煎冬葵根汤下。

治小便出血，**黄芩汤方**

黄芩去黑心　阿胶炒燥　甘草炙，剉。各二两　柏叶一把。剉

上四味，粗捣筛。每服五钱匕，水一盏半，入生地黄一分，拍碎，同煎至八分，去滓温服，食前。

治小便血日夜不止，**鹿茸散方**

鹿茸酥炙，去毛　当归剉，焙　生干地黄焙。各二两　冬葵子炒。四两半　蒲黄一合

上五味，捣罗为细散。空腹温酒调三钱匕服，日二。

治小便出血，**地黄饮方**

地黄汁一升　生姜汁一合

上二味，并取自然汁相和，分作三服，每服煎一沸温服，自早至日中服尽。

治小肠尿血方

指甲半钱　头发一分

上二味，烧灰研匀。空心温酒调一钱匕，顿服。

大便不禁

论曰：大肠为传导之官，掌化糟粕，魄门为之候。若其脏寒气虚，不能收敛，致糟粕无所制约，故遗失不时。治之宜涩固津液，方论所谓涩可去脱是也。

治大便失禁，手足厥冷，面色青白，**救阳丸方**

吴茱萸汤浸，焙干，炒　干姜炮　赤石脂　龙骨　蜀椒去目并闭口者，炒出汗　桂去粗皮　附子炮裂，去皮脐　天雄炮裂，去皮脐　硫黄飞，研　阳起石煅，醋淬，研

上一十味等分，捣研为细末，稀糊丸如梧桐子大。每服十五丸，米饮下，空心食前，渐加丸数，盐汤亦得。

治虚损泄泻，大便失禁，**朝真丸方**

硫黄一两。研，飞　晋矾熬令汁枯，研。一两　青盐一钱。研

上三味合研匀，水浸炊饼，丸如绿豆大。每服十五丸至二十丸，温酒下，空心食前，或用丹砂为衣亦得。

治大便失禁并肠鸣，**福庭丸方**

附子去皮脐，剉。一两　厚朴去粗皮。二两。同附子用生姜汁浸一宿，于瓷器内炒

上二味，捣罗为末，用酒煮陈曲末为糊，丸如梧桐子大。每服十五丸，至二十丸，生姜盐汤下，空心食前。

治大便不禁，真气羸弱，**龙骨汤方**

龙骨　阿胶炙令燥　干姜炮　黄连去须，炒。各一两　粳米三合。炒熟　石榴一枚。大者切，别捣入　附子炮裂，去皮脐　甘草炙，剉　芍药　黄芩去黑心。各三分

上一十味，㕮咀如麻豆。每服五钱匕，以水一盏半，煎至一盏，去滓，空心温服，日再。

治虚冷大便不禁，气脱神昏，**石硫黄汤方**

石硫黄明者。细研　紫笋茶微火焙干，研末。各一两

上二味，以水一盏，下硫黄末半钱匕，茶一钱匕，煎至六分，去滓温服，不拘时候，日三。

治大便不禁，**地榆丸方**

地榆一两　白龙骨　赤石脂　没石子　熟艾去梗，微炒　橡实壳炒令黄色。各半两　黄檗去粗皮，炙。三分

上七味，捣罗为细末，炼蜜和丸如梧桐子大。每服三十丸，空心米饮下，日再。

治大便不禁，腹内疞痛，**陈曲丸方**

陈曲末炒　白茯苓去黑皮　黄连去须，微炒　黄檗去粗皮，炙　干姜炮　附子炮裂，去皮脐　龙骨各一两　赤石脂　甘草炙，剉　人参　当归切，焙。各半两

上一十一味，捣罗为细末，炼蜜为丸如梧桐子大。每服十五丸，空心米饮下，日再。

治虚寒客于下焦，肠滑洞泄，困极欲死，**石榴皮汤**方

酸石榴皮微炒　干姜炮。各一两　黄檗去粗皮，炙　阿胶炙令燥。各三分

上四味，粗捣筛。每服四钱匕，用水一盏，煎至四分，去滓，空心温服。或无黄檗，用黄连亦得。

治下焦虚寒，大便不禁，**附子汤**方

附子炮裂，去皮脐。半两　黄连去须，炒。二两　阿胶炙令燥。三分　甘草炙，剉　干姜炮。各半两　赤石脂　厚朴去粗皮，生姜汁炙。各一两

上七味，㕮咀如麻豆。每服五钱匕，用水一盏半，煎至一盏，去滓，空心温服，日再。

治大便不禁，**厚朴豆蔻汤**方

肉豆蔻去壳，炮。半两　龙骨　白术剉，炒。三分　厚朴去粗皮，生姜汁炙，剉。一两

上四味，剉如麻豆。每服五钱匕，以水一盏半，入生姜三片，同煎至一盏，去滓，空心温服，日再。

卷第九十七

大小便门

大便秘涩　大便不通　结阴

大小便门

大便秘涩

论曰：大便秘涩，盖非一证，皆荣卫不调，阴阳之气相持也。若风气壅滞，肠胃干涩，是谓风秘；胃蕴客热，口糜体黄，是谓热秘；下焦虚冷，窘迫后重，是谓冷秘；或因病后重亡津液，或因老弱血气不足，是谓虚秘；或肾虚小水[①]过多，大肠枯竭，渴而多秘者，亡津液也；或胃实燥结，时作寒热者，中有宿食也。治法虽宜和顺阴阳，然疏风散滞，去热除冷，导引补虚之法，不可偏废，当审其证以治之。

治大肠秘涩，疏风顺气，**木香丸方**

木香　槟榔生，剉　羌活去芦头　桂去粗皮　陈橘皮汤浸，去白，焙。各一两　大黄湿纸裹煨。二两　牵牛子用半斤，取末。四两

上七味，捣罗为末，炼蜜丸如梧桐子大。每服十五丸，以生姜紫苏汤下，渐加至三十丸。

治津液燥少，肠胃挟风，大便秘涩，气道不匀，**匀气丸方**

麻仁别研。二两　人参　诃黎勒皮　枳壳去瓤，麸炒　桂去粗皮。各一两　木香一两半　郁李仁汤去皮，别研　白槟榔　大黄炙微赤。各三两

上九味，捣罗七味为末，入麻仁等再研匀，炼蜜为丸如梧桐子大。每服三十丸，加至五十丸，温熟水下，不计时候。

治大肠风热秘涩，**牛黄丸方**

---

① 水：日本抄本、文瑞楼本同，明抄本、乾隆本作"便"。

牛黄细研。一分　大黄剉，炒。二两　巴豆去皮、心、膜，麸炒，研，新瓦上取霜。半两

上三味，捣研为末，酒煮面糊，丸如绿豆大。每服五丸，临卧米饮下，量虚实加减。

治大便涩秘，**牵牛散方**

牵牛子半生半炒　槟榔生，剉。各半两

上二味，捣罗为散。每服三钱匕，生姜汤调下。未利，良久，以热茶投，疏利为度。

治胃气虚弱，饮食无味，上膈寒壅冷积癥瘕癖气，食不消化，肺气积聚心胸，痰逆喘急，卒中风毒脚气，大肠秘涩，奔豚气痛，**木香槟榔丸方**

木香　槟榔剉　羌活去芦头　芎䓖　桂去粗皮。各一两　郁李仁去皮、双仁，研　大黄剉，炒。各二两

上七味，捣罗六味为末，与郁李仁同研匀，炼蜜丸如梧桐子大。每服二十丸，食前生姜汤下。或诸气痛，温酒下。

治诸风湿痹，筋挛膝痛，胃中积热，口疮烦闷，大便秘涩，**大豆䴸方**

大豆黄卷炒熟，捣末。一升　酥半两

上二味研匀，不拘食前后，温水调下一匙。

治热毒风大便秘涩，及心风健忘，肝风眼暗，**羚羊角丸方**

羚羊角镑　人参　羌活去芦头　苦参剉　防风去叉　玄参　丹参　大黄剉　大麻仁别研为膏　栀子仁　升麻　龙齿研　麦门冬去心，焙。各一两　茯神去木　枳壳去瓤，麸炒　黄连去须　犀角镑　菊花　天门冬去心，焙　郁李仁去皮、双仁，研　生干地黄各三分

上二十一味，捣罗十八味为末，与麻仁、龙齿、郁李仁膏同研令匀，炼蜜和杵，丸如梧桐子大。每服空腹温酒下二十丸，加至三十丸。

治风气壅滞，大肠秘涩，**地龙丸方**

地龙去土　牵牛子半生半炒　苦参各一两　乌头生，去皮尖。四两

上四味，捣罗为末，醋煮稀面糊，丸如梧桐子大。每服十五

丸至二十丸，空心夜卧米饮下。

治大便秘涩，五脏风壅，膈实不宣，**桃花汤方**

桃花干者。二钱　甘遂炒。一分　郁李仁去皮、双仁，别研膏　海蛤捣碎，炒　枳实去瓤，麸炒　大黄剉，炒。各半两　木香　陈橘皮汤浸，去白，炒。各一分

上八味，先粗捣七味为末，与郁李仁和匀。每服五钱匕，水二盏，煎至一盏，去滓，空腹温服，良久以干饭一匙压之，觉转动腹如雷鸣，即以热水洗足，宣下诸恶物，以縻粥助之。

治健忘多惊，大便难，口中生疮，羖①羊角饮方

羖②羊角镑　人参　赤茯苓去黑皮　羌活去芦头　附子炮裂，去皮脐　栀子仁炒　牡丹皮　黄芩去黑心　麦门冬去心，炒　蔷薇根皮　大黄炒。各一两　防己二两　胡黄连半两　甘草炙。三分

上一十四味，剉如麻豆。每服五钱匕，水二盏，入生姜半分，拍破，盐豉四十粒，同煎至一盏，去滓，更入淡竹沥少许，搅令匀，食前温服。

治胃实腹胀，水谷不消，溺黄体热，鼻塞衄血，口喎唇紧，关格不通，大便苦难，承气泻胃，**厚朴汤方**

厚朴去粗皮，生姜汁炙。三分　大黄剉，炒。二两　枳壳去瓤，麸炒　甘草炙。各半两

上四味，粗捣筛。每服五钱匕，水一盏半，煎至一盏，去滓，空心温服，取利为度。

治大便秘难，**麻仁丸方**

大麻仁别研膏　大黄剉，炒。各三两　厚朴去粗皮，生姜汁炙。二两　枳壳去瓤，麸炒。一两半

上四味，捣罗三味为末，与麻仁同研，炼蜜和杵令匀，丸如梧桐子大。每服二十丸，空心温水下，以利为度。

治反胃，大便难，肌肤干瘦，**鸡膍胵骨丸方**

---

① 羖：日本抄本、文瑞楼本同，明抄本、乾隆本作"羚"。
② 羖：日本抄本、文瑞楼本同，明抄本、乾隆本作"羚"。

鸡胵骨慢火炙。三两　大黄剉，炒。五两　大麻仁研如膏。
四两

上三味，捣罗二味为末，与麻仁同研，炼蜜和杵，丸如梧桐
子大。每服二十丸，食前米饮下，日三。

治强壮人热毒流入肠胃，骨节疼痛，腹中烦满，大便秘涩，
升麻汤方

升麻　大黄剉，炒。各四两　前胡去苗　栀子仁炒。各三两

上四味，粗捣筛。每服三钱匕，水一盏，煎至七分，去滓，
食前温服，未通再服。

治痃癖注气刺痛，大便秘涩，**京三棱丸方**

京三棱煨，乘热椎碎，别捣为末　木香　当归切，焙　桂去
粗皮　肉苁蓉酒浸，切，焙　牛膝去苗，酒浸，切，焙　羌活去
芦头　芎䓖　赤芍药剉　防风去叉　枳壳去瓤，麸炒　白术各半
两　槟榔生，剉　大黄剉，炒　郁李仁去皮、双仁，别研如膏。
各一两

上一十五味，除郁李仁外，捣罗为末，与郁李仁膏同研令匀，
炼蜜和杵，丸如梧桐子大。每服二十丸，空腹米饮或温酒下，以
利为度。

治三焦不和，脏腑虚结，胸膈痞闷，大便秘涩，**麻仁丸方**

大麻仁研膏。四两　大黄半生半熟。四两　白槟榔生，剉　桂
去粗皮　羌活去芦头　菟丝子酒浸一宿，别捣　山茱萸　山芋　枳
壳去瓤，麸炒　车前子　防风去叉。各一两半　郁李仁去皮，研膏。
四两　木香一两

上一十三味，捣研为末，炼蜜丸如梧桐子大。每服十五丸至
二十丸，温水下，临卧服。

治大肠虚冷风秘，**凌霄花根丸方**

凌霄花根去皮，洗，焙。三两　乌药剉　人参各半两　皂荚子
五十枚

上四味，捣罗为末，炼蜜丸如绿豆大。每服十丸至十五丸，
温水下，一日二服。老人多患此疾，服之半月渐调，亦不疏利。

治大肠冷秘，**威灵仙丸方**

威灵仙不以多少。洗，切

上一味，捣罗为末，炼蜜丸如梧桐子大。每服十五丸，至二十丸，生姜清米饮下，临卧服。

治气胀满，大便秘涩，腹肋刺痛，**牵牛子丸方**

牵牛子半生半炒。三两　槟榔生，剉。二两　木香一两

上三味，捣罗为末，炼蜜和丸如梧桐子大。每服二十丸，空心温酒或米饮下。

治里急后重，大便不快，服炒桃仁法

桃仁去皮。三两　吴茱萸二两　盐一两

上三味，同炒熟，去盐并茱萸，只以桃仁，空心夜卧不拘时，任意嚼五七粒，至一二十粒。

治大便冷秘，**附子散方**

附子一枚。炮裂，去皮脐

上一味，削去外面，留中心如枣大，碾为细散，蜜水调下一钱匕。

治年老虚弱，大便秘滞，**葱胶汤方**

阿胶十片　葱一握。切

上二味，以水二盏，同煎胶令烊。取一盏，温服之，立效。

治老人虚秘，**大腹汤方**

连皮大腹十五枚　木瓜一枚　葱白五茎

上三味，剉如麻豆，以水五盏，煎至二盏半，去滓，分温五服。

治大病后重亡津液，及老人津液不足，大便秘涩，**平胃煮散加青橘皮方**

厚朴去粗皮，姜汁炙。五两　苍术去粗皮，米泔浸一宿，焙。八两　陈橘皮汤浸，去白，焙。五两　甘草炙。三两

上四味，捣罗为散。每服三钱匕，水一盏半，加青橘皮末半钱匕，生姜二片，枣二枚，擘，煎至一盏，去滓温服。

治宿食不消，大便难，**涤中丸方**

大黄剉，炒。八两　葶苈隔纸炒。二两　杏仁去皮尖、双仁，炒，研　芒消研。各四两

上四味，捣研为末，炼蜜和杵，丸如梧桐子大。每服五丸至七丸，食后温水下，日三。未通，加至十丸。

治脾胃不和，内有虫滞，大便秘难，**大黄丸**方

大黄剉，炒　赤芍药各三两　厚朴去粗皮，姜汁炙。二两　枳实去瓤，麸炒。一两半　大麻仁别研如膏。五合

上五味，捣罗四味为末，与麻仁同研匀，炼蜜和杵，丸如梧桐子大。每服十丸至十五丸，食前温水下，以通利为度。

治大肠秘涩，冷热相攻，寒热如疟，**槟榔丸**方

槟榔剉。一两　羌活去芦头。一两　郁李仁汤浸，去皮，别研。二两　木香一两　大黄剉，炒。二两　牵牛子四两。捣细，取三两　青橘皮汤去白，焙。一两　大麻仁别研。二两

上八味，捣罗六味为末，入研药令匀，炼蜜和丸如梧桐子大。每服二十丸，生姜汤下。

治大肠风秘，结涩不通，**戟香散**方

大戟炒　木香　干姜炮　陈橘皮汤浸，去白，焙。各一两　牵牛子五两。取细末，二两　大黄剉，微炒　羌活去芦头　芎䓖各半两　陈曲微炒　诃黎勒皮各一分　桂去粗皮。三分

上一十一味，捣罗为散。每服二钱匕，生姜茶清调下，临卧服。

治大肠风壅，秘涩不通，**大麻仁丸**方

大麻仁研如泥。五两　芎䓖一两一分　附子生，去皮脐。半两　大黄剉碎，酥炒。二两　甜消半两

上五味，捣研为末，炼蜜和丸如梧桐子大。每服三十丸，温酒下。

治大肠有热，津液竭燥，里急后重，大便秘涩，**三仁丸**方

松子仁　柏子仁　大麻子仁各一两

上三味，同研匀，黄蜡半两，熔汁和丸如梧桐子大。每服二十丸，食前米饮下，未快，加丸数服。

大便不通

论曰：大肠者，传导之官，变化出焉，由荣卫津液，有以滋利也。若邪热相搏，津液枯燥，致糟粕内结而不得行，故肠胃否塞而大便不通，令人腰痛腹满，不能饮食。《经》所谓热结下焦则便难。然又有病后气血不足，内亡津液，或年高气涩，冷热相搏者，亦致大便难，治宜详之。

治大肠壅结不通，腹胁胀满膨闷，不下食，**枳壳汤方**

枳壳去瓤，麸炒　甘草炙，剉。各一分　大腹皮三钱。剉　百合　牵牛子炒　赤茯苓去黑皮。各一两　赤芍药　桑根白皮剉。各三分　郁李仁汤浸，去皮尖、双仁，阴干。半两

上九味，粗捣筛。每服五钱匕，水一盏半，煎至八分，去滓，空心食前温服，以通为度。

治虚①热痰实，三焦痞结，烦闷壮热，大便不通，**麦门冬汤方**

麦门冬去心，焙。三分　赤茯苓去黑皮　甘草炙，剉　黄芩去黑心　大黄剉，炒。各半两　赤芍药一两

上六味，粗捣筛。每服五钱匕，水一盏半，入竹叶十片，生姜一枣大，拍破，煎至八分，去滓，食前温服，日三。

治隔气痰涎，食不消化，大便不通，腹中雷鸣，**宣气木香饮方**

木香　桂去粗皮　昆布洗去咸，焙　槟榔一半生剉，一半炮剉　大黄剉，炒　半夏汤洗七遍，去滑，麸炒。各半两　莴苣　甘草炙，剉。各一分　诃黎勒煨，去核。三分

上九味，粗捣筛。每服五钱匕，水一盏半，生姜一枣大，拍碎，煎至八分，去滓，食后温服，日三。

治大肠秘涩不通，风结，**黑神丸方**

巴豆一两。麸炒，去皮、心、膜，出油　硫黄研。一分　干姜炮。半两　皂荚三梃，不蚛者。烧令烟绝，与硫黄同研

---

① 虚：日本抄本、文瑞楼本同，明抄本、乾隆本作"寒"。

上四味，捣干姜为细末，与三味同研令匀，用蒸饼去皮，汤浸搦干，纸裹煨透，和药捣匀，丸如梧桐子大。每服三丸，空心生姜汤下，加至四丸。

治大便不通，消除痞气，**牵牛子丸**方

牵牛子生，捣为末。一两半　甘遂剉，炒。半两　木香一两　京三棱煨，剉　陈橘皮汤浸，去白，焙　诃黎勒煨，去核。各三分

上六味，捣罗为末，用生姜四两，研绞取汁，白蜜五两，同煎成膏，和药为剂，捣五百杵，丸如梧桐子大。每服二十丸，夜卧时煎粟米饮下，未利，加至三十丸。

治大便不通，**麻仁丸**方

大麻仁研如膏　大黄剉，炒　葛根剉。各一两半　桑根白皮剉　芒消生铁铫子内炒干，纸裹，黄土内窨一宿，研。各一两一分

上五味，捣罗三味为末，与芒消、麻仁同研令匀，炼蜜和剂，捣熟，丸如梧桐子大。每服二十丸，空心煎粟米饮下，至晚再服。

治大便不通，小腹胀满，**芍药丸**方

赤芍药一两　黄芩去黑心　大黄剉，炒　杏仁汤浸，去皮尖、双仁，炒，研　芒消生铁铫子内炒干，纸裹，黄土内窨一宿，研。各二两

上五味，捣罗三味为末，与芒消、杏仁同研令匀，炼蜜和捣，丸如梧桐子大。每服十五丸，食前熟水下，日三，加至二十丸，以通为度，煎粟米饮下亦得。

治大便不通，疏风转气下痰，**半夏丸**方

半夏汤洗七遍，去滑，麸炒。一两　牵牛子四两。一半生一半炒　青橘皮汤浸，去白，焙　木通剉。各半两

上四味，捣罗为末，炼蜜和剂，捣熟，丸如梧桐子大。每服四十丸，夜卧时，淡生姜汤下。

治卒大便不通，或大肠热结风秘，**大黄汤**方

大黄剉，炒　黄芩去黑心　栀子仁　甘草炙，剉。各一两

上四味，粗捣筛。每服四钱匕，水一盏半，煎至八分，去滓，下消石半钱匕，更煎两沸，空心温服。

治大便不通，**甘遂散方**

甘遂一两。炒　木香一分

上二味，捣罗为散。每服一钱匕，温蜜酒调下，不拘时。

治风热气壅，大便不通，**雄黄丸方**

雄黄研　郁金末各一两　巴豆半两。去皮、心、膜，研如膏　生面二两

上四味，再同研细，滴水丸如梧桐子大。每服二丸至三丸，食后临卧生姜汤下，量虚实加减。

治风热大便不通，**槟榔散方**

槟榔二枚。剉　朴消研　大黄剉，炒　青橘皮汤浸，去白，焙。各一两

上四味，捣研为散。每服二钱匕，食后临卧葱蜜汤①调下。

治大便不通，**荆芥散方**

荆芥穗一两　大黄二两。并生用

上二味，捣罗为散。每服二钱匕，温生姜蜜汤调下，未通再服。

治大便不通，**商陆煮豆方**

商陆干者　大戟剉，炒。一分

上二味，粗捣筛。用水四盏，枣十枚，去核，煎至一盏半，下黑豆半合，同煎至水尽，拣取黑豆，初吞三粒，稍加之，以通利为度。

治大便不通，腹胀气急妨闷，**滑石散方**

滑石细研。二两。分两贴　手足指甲剪患人自身者，烧为灰，研细，分二贴

上二味，取滑石末一贴。以水一盏半，煎至八分，去滓，调爪甲灰一贴，空心服，至辰时再服。

治大肠壅结不通，**粉糖丸方**

腻粉秤半钱　砂糖如弹丸大，一块

---

① 汤：日本抄本、文瑞楼本同，明抄本、乾隆本作"酒"。

上二味，同研令匀，丸如梧桐子大。每服五丸，临卧温熟水下。

治大肠闭涩，大便不通，**葵酥汤方**

冬葵子二合　牛酥二两。如无，以猪脂代

上二味，将冬葵子粗捣筛，分四贴，每贴以水一盏，煎至五分，去滓，下酥半两，更煎一二沸。食前冷服。

治热结大便不通，**大黄汤方**

大黄剉，炒　黄芩去黑心　栀子仁　甘草炙。各一两

上四味，粗捣筛。每服五钱匕，水一盏，煎八分，去滓温服，食前。

治大便不通，**巴豆丸方**

巴豆十枚。去皮、心、膜

上一味，以醋一盏，煮一馈久，取出烂研，用饭半匙同研匀细，丸为七十粒。每服三粒，空心煎粟米饮下，良久呷热茶汤投即通。

治下部闭塞，大便不通，**蒴藋根汁方**

蒴藋根嫩新者，一把。烂捣

上一味，以水二盏，更同研，生布绞取汁，分三服，食前饮之，强人分二服。

治大便不通，腹胀，摩脐方

杏仁汤浸，去皮尖、双仁。三七枚。生用　葱白三茎。去须叶，细切　盐一分

上三味，同研如膏，每取如酸枣大许，涂手心，摩脐上三百转，须臾即利；如利不止，以冷水洗手即定。

治病后津液燥少，大便不通，肠结方

糯米二合。炒灰存性，研细　猪胆一枚。取汁　砂糖少许

上三味，和研如膏，内少许入下部，立通。

治荣卫否涩，蕴热不散，腹中烦满，大便不通，**大黄汤方**

大黄剉，炒　栀子仁炒。各四两　升麻　前胡去芦头。各二两

上四味，粗捣筛。每服五钱匕，水一盏半，煎至八分，去滓，

食前温服。

治大便不通，**皂荚散方**

猪牙皂荚去皮，酥炙。半两　蒺藜子炒，去角。一两

上二味，捣为细散。每服一钱匕，盐茶汤调下。

治大便不通，**麻仁大黄丸方**

大麻仁研。二两　大黄剉，炒。五两

上二味，捣研为末，炼蜜丸如梧桐子大。每服十丸，食后熟水下。

治大肠风热，结涩不通，**威灵仙丸方**

威灵仙去土，酒浸一昼夜，焙干，秤　大黄剉，炒　牵牛子炒半熟。各二两　独活去芦头，剉，焙　芎藭　槟榔剉　木通剉，焙。各一两

上七味，捣罗为末，炼蜜和丸如梧桐子大。每服空心熟水下十丸。

治卒大便不通，或热结，或风秘，及妇人产后，大便不通等方

皂荚二梃。去皮，炙令黄熟，为末　白梅肉五枚　蜜少许

上三味，将梅肉并蜜拌和皂荚末如枣大。以绵裹引内下部中，须臾即通。

治大便不通，**土瓜根内方**

上以生土瓜根，捣汁，少许水解之竹筒中，倾内下部即通。

治大便不通，**玄明粉散方**

玄明粉半①两

上一味，每服二钱匕，将冷茶磨木香入药，顿服，即通。

治大便不通，**郁李仁粥方**

郁李仁一两。去皮，细研，分两分②用

上一味，煮薄粥一碗，临熟时下郁李仁，煮三两沸，倾出空

---

① 半：日本抄本、文瑞楼本同，明抄本、乾隆本作"三"。

② 分：日本抄本、文瑞楼本同，明抄本、乾隆本作"服"。

心吃，便通，再服一分，以通利为度。

治大便久不通方

上取枣，去核，入腻粉，更以枣裹煨熟，研匀，丸如梧桐子大。每服五丸，淡姜汤下。

治大便七八日不通，服诸药未效，用**穿肠丸方**

猪胆汁一枚

上一味，以蜜二两，煮令可丸，入腻粉一钱匕，捏如中指长，内下部，立通。

治大便七八日不通，奔气上冲，**猪胆导方**

上取猪胆一枚，系口头，内下部，渐解开头，倒泻入肛门，须臾即通。

治大便不通，**蜜导方**

上取白蜜二升，于微火上煎令稠硬，投冷水中，须臾取出，撚丸如手指大，内下部，导之即通。

治下部窒塞，大便不通方

乌梅五枚

上一味，内汤中渍软，取肉熟捣之，丸如弹子，内下部中。

结　阴①

论曰：《内经》谓结阴者，便血一升，再结二升，三结三升。夫邪在五脏，则阴脉不和，阴脉不和，则血留之。结阴之病，以阴气内结，不得外行，血无所禀，渗入肠间，故便血也。

治结阴下血，**地榆汤方**

地榆粗者，剉。四两　甘草半生半炙，并剉。共三两

上二味，粗捣筛。每用五钱匕，水三盏，入缩沙仁四七②枚，同煎至一盏半，去滓，分温二服。

治结阴下血腹痛，**蘹香子汤方**

---

① 结阴：明抄本、乾隆本、文瑞楼本同，日本抄本作"结阴大便血"。
② 四七：日本抄本、文瑞楼本同，明抄本、乾隆本作"三四"。

蘹香子炒。三两　草乌头蛤粉同炒裂，去皮脐，剉。一两

上二味，拌令匀。每服三钱匕，水一盏，入盐少许，煎至八分，去滓，露至五更，冷服。

治结阴便血，及肠风不止，大效，**胜金丸方**

羊肉精者，去筋膜。一斤半。切如柳叶①，用硫黄末掺在肉中，以好醋一斗②，于银石器中浸一复时，慢火煎如泥，入白杵千下　硫黄滴生甘草水研三日，极细，候干，掺入肉中　胡芦巴　荜澄茄　沉香剉。各半两　巴戟天去心　补骨脂炒　牛膝　肉苁蓉与牛膝同用酒浸，切，焙　海桐皮剉　桂去粗皮　白茯苓去黑皮　甘草炙，剉　人参各一两　丁香一分　肉豆蔻去壳。三枚　附子炮裂，去皮脐。用大者二枚

上一十七味，除羊肉外，捣罗为末，以羊肉膏拌和令匀，更杵千余下，丸如梧桐子大。每服二十丸，空心温酒下，加至三十丸。

治结阴便血，**地黄煎丸方**

生地黄汁　小蓟汁各一升　砂糖一两。同上二味熬成膏　地榆根剉，焙　阿胶炙令燥　侧柏焙。各二两

上六味，除上三味外，捣罗为末，入膏中和丸如小弹子大。每服一丸，水一盏，煎至六分，和滓温服。

治便血如小豆汁，**阿胶芍药汤方**

阿胶炙令燥　赤芍药　当归切，焙。各一两　甘草炙，剉。半两

上四味，粗捣筛。每服五钱匕，水一盏半，入竹叶二七片，同煎至八分，去滓温服，食前。

治非时便血，**芍药汤方**

赤芍药一两半　桂去粗皮。三分　甘草炙，剉。半两

上三味，细剉如麻豆大。每服三钱匕，水一盏，入生姜二片，

① 柳叶：日本抄本、文瑞楼本同，明抄本、乾隆本作"细菜"。
② 斗：日本抄本、文瑞楼本同，明抄本、乾隆本作"斤"。

饧少许，同煎至七分，去滓温服。

治大便下血，腹内痛不可忍，**屋龙丸方**

屋龙尾 伏龙肝 墨烧令烟断 当归切，焙。各一两 皂荚子仁炒。半两

上五味，捣罗为末，面糊为丸如梧桐子大，阴干。每服三十丸，煎生姜艾叶汤下，空心食前服。

治大便下血，**立效汤方**

瞿麦穗一两 甘草炙，剉。三分 山栀子仁微炒。半两

上三味，粗捣筛。每服五钱匕，水三盏，入葱根连须三茎，劈破，灯心二十茎，生姜七片，同煎至一盏半，去滓，分温二服。

治便血无度，**神仙必效丸方**

阿胶炙令燥。二①两 当归切，焙 乌贼鱼骨去甲 白芍药 刘寄奴各一两

上五味，捣罗为末，炼蜜和丸如梧桐子大。空心米饮下三十丸，加至五十丸。

治脏毒便血不止，**龙骨饼子方**

龙骨 乌贼鱼骨去甲。等分

上二味，捣罗为末。每服一钱匕，入鸡子清一枚，用白面同和，捏作饼子三枚，煻火内煨熟。细嚼，用温米饮送下，空心食前服。

治结阴便血不止，疼痛无时，**鸡冠丸方**

鸡冠花 椿根皮并剉。等分

上二味，捣罗为末，炼蜜和丸如梧桐子大。每服三十丸，浓煎黄耆汤下，空心食前，日三服。

治久下血，**黑神散方**

藁本去土 乌头炮裂，去皮脐 皂荚酥炙，去皮子 密陀僧捣碎，研

上四味，等分，熨斗内用炭火烧黑，取出捣罗为散。每服二

----

① 二：日本抄本、文瑞楼本同，明抄本、乾隆本作“一”。

钱匕，入腻粉一筒子和匀，煎胡荽酒调下。

治结阴泻血不止，**石榴散方**

酸石榴皮　陈橘皮汤浸，去白　甘草微炙，剉　干姜炮

上四味，等分，焙干，捣罗为散。每服二钱匕，陈米饮调下，日三服。

治结阴泻血，**地榆散方**

地榆剉　桑耳　甘草炙，剉　赤芍药各三两　熟干地黄焙　伏龙肝各四两　艾叶炒。二两　黄耆剉。六两

上八味，捣罗为细散。每服二钱匕，米饮调下，食后临卧服，日三。

治结阴便血至二三升者，**桂芎汤方**

桂去粗皮　赤芍药　芎藭　当归切，焙　黄芩去黑心。各一两　甘草炙，剉。半两

上六味，粗捣筛。每服三钱匕，水一盏，入竹茹弹子大一块，同煎至七分，去滓，空心温服，日二服。

治便血，**紫参汤方**

紫参一两　黄芩去黑心。三分　茜根剉　赤芍药　阿胶炙令燥　蒲黄各一两　鸡苏叶　小蓟根去土。各三分　青竹茹一两

上九味，粗捣筛。每服三钱匕，水一盏，入生姜一块，半枣大，拍碎，同煎至七分，去滓，食后温服。

治下血，**芜荑丸方**

芜荑仁一两

上一味，捣研令细，用纸裹压去油，再研为末，用雄猪胆为丸如梧桐子。每服九丸，甘草汤下，日五六服，连三日可断根本。

治便血，一切血妄行，**金屑丸方**

叶子雌黄不计多少。入在枣内，满，线系定，煎汤，用黑铅一两半熔成汁，倾入汤内同煮，自早至晚不住添沸汤，取出，研令极细，其枣以盏盛饭上蒸过

上一味，以煮药枣取肉和丸如梧桐子大。每服三丸，煎黑铅汤下，便血甚者，只三服差。

治结阴便①血，**金虎丸**方

黄檗一两。去粗皮，用鸡子清涂炙

上一味，捣罗为末，滴水丸绿豆大。温水下七丸。

治大便下血，**猬皮灰散**方

猬皮烧灰存性　黄耆剉　熟干地黄焙　续断　柏叶　地榆

剉　白芷　黄连去须。各等分

上八味，捣罗为散。每服二钱匕，食前温汤调下。

---

① 便：日本抄本、文瑞楼本同，明抄本、乾隆本作"失"。

卷第九十八

诸淋门

诸淋统论

论曰：膀胱者，州都之官，津液藏焉，气化则能出矣。位处下焦，与肾为表里，分别清浊，主出而不内。若腑脏气虚，寒热不调，使气不化而水道不宣，故为淋闭之病矣，遂有诸淋之证。大体缘肾气虚，膀胱有热，唯冷淋为异，善治此者，当熟察之。

卒　淋

论曰：卒淋者，缘下焦有热，传入膀胱，其候卒然少腹急痛，小便淋数涩痛，故谓之卒淋。盖下焦在脐下，当膀胱上口，主分别清浊，主出而不内，以传导也。今热在下焦，故其病如此。

治卒淋沥，秘涩不通，**木通饮方**

木通剉　黄芩　滑石碎。各一两　甘草炙。一分　漏芦去芦头。三分　甜葶苈纸上炒。一分

上六味，粗捣筛。每服三钱匕，水一盏，煎七分，去滓温服，取小便利为度，未利，再一二服，食前。

治卒淋，通利小肠，**瞿麦汤方**

瞿麦去梗。半两　木通剉　赤茯苓去黑皮　陈橘皮汤去白，焙。各一两　滑石碎。一两半　冬葵子炒。一合　甘草炙，剉　桑根白皮剉。各半两

上八味，粗捣筛。每服三钱匕，水一盏，入葱白二寸，煎七

分，去滓温服，不拘时。

治卒淋结涩不通利，**茅根饮**方

茅根剉　木通剉。各三两　石韦拭去毛　黄芩去黑心　当归洗，切，焙　芍药　冬葵子打碎　滑石碎。各二两　乱发鸡子大，两枚。烧灰

上九味，粗捣筛。每服三钱匕，水一盏，煎七分，去滓温服，不拘时。

治卒淋小便不通，秘涩疼痛，**地肤饮**方

地肤子三①两　知母焙　猪苓去黑皮　瞿麦去梗　黄芩去黑心　升麻　木通剉。各二两　冬葵子一两半　海藻洗去咸，焙。一两

上九味，粗捣筛。每服三钱匕，水一盏，煎至七分，去滓温服，不拘时。

治膀胱虚热，小便卒暴淋涩，**黄耆饮**方

黄耆细剉　人参　白茯苓去黑皮　旱莲子　滑石研。各一两　桑根白皮剉。三分　黄芩去黑心　枳壳去瓤，麸炒　芒消各半两

上九味，粗捣筛。每服三钱匕，水一盏，煎七分，去滓温服，不拘时。

治小便卒暴淋涩不通，**榆皮饮**方

榆白皮洗，剉　瞿麦取穗　赤茯苓去黑皮　鸡苏　栀子仁　木通剉　郁李仁汤浸，去皮尖，炒。各半两

上七味，粗捣筛。每服三钱匕，水一盏，煎七分，去滓温服，不拘时。

治卒淋不通，**黑金散**方

好细墨烧。一两

上一味，为细散，每服一钱匕，温水调下，不拘时服。

治卒小便淋涩不通，**郁金散**方

郁金一两　滑石研。半两　甘草生。一分

---

① 三：日本抄本、文瑞楼本同，明抄本、乾隆本作"二"。

上三味，捣罗为散。每服一钱匕，热汤调下，不拘时服。

治卒淋，**石韦汤方**

石韦去毛　瞿麦取穗　冬葵子炒　车前子各一两

上四味，粗捣筛。每服三钱匕，水一盏，煎至七分，去滓温服，不拘时。

治小便卒淋涩不通，**海蛤丸方**

海蛤半两　白瓷定州者。研，水飞过。一两　滑石研　商陆切，焙　漏芦去芦头。各半两

上五味，捣研为细末，取生何首乌自然汁一升，煮面糊和丸如梧桐子大。每服二十丸，灯心汤下，食前服。

治卒淋，**木通饮方**

木通剉　茅根剉　瞿麦去梗　芍药各二两　滑石碎。三两　乱发鸡子大，两枚。烧灰

上六味，粗捣筛。每服三钱匕，水一盏，煎至七分，去滓温服，不拘时。

治小便卒淋涩，**茯苓汤方**

赤茯苓去黑皮。三两　滑石碎。四两　石韦去毛　瞿麦穗　蒲黄各二两　榆白皮切。三两　冬葵子二合

上七味，粗捣筛。每服五钱匕，水一盏半，煎至八分，去滓，食前温服。

冷　淋

论曰：肾与膀胱为表里，下通于胞，宣行水道，肾脏虚弱，冷气客于下焦，邪正交争，满于胞内，水道不宣，故其状先寒颤，然后便溺成淋，谓之冷淋也。

治冷淋小便涩，**榆皮汤方**

榆皮　桂去粗皮　芍药各半两　木通　瞿麦穗各一两　人参三分

上六味，剉如麻豆大。每服五钱匕，水一盏半，煎至八分，去滓温服，不拘时。

治冷淋寒颤，小便涩痛，**茅根饮方**

茅根　菝葜　䇶竹叶　五味子各一两半　乌梅去核，焙。十五枚　石膏五两　人参二两

上七味，剉如麻豆大。每服五钱匕，水一盏半，煎至一盏，去滓温服，不拘时。

治冷淋寒颤涩痛，**菝葜饮方**

菝葜　土瓜根　黄耆剉　地骨皮　五味子各二两　人参　牡蛎煅。各一两半　石膏碎。四两

上八味，粗捣筛。每服五钱匕，水一盏半，煎至七分，去滓温服，不拘时。

治冷淋溲便冷涩，**菟丝子散方**

菟丝子酒浸，别捣　肉苁蓉酒浸，切，焙。各一两　五味子　黄耆剉　鸡膍胵黄皮　蒲黄各一两半　消石研。半两

上七味，捣罗为散。每服二钱匕，温酒调下，不拘时。

治冷淋，**肉苁蓉丸方**

肉苁蓉酒浸，切，焙　熟干地黄焙　山芋　石斛去根　牛膝酒浸，切，焙　桂去粗皮。各半两　黄耆剉　附子炮裂，去皮脐。各一两　黄连去须。三分　甘草炙　细辛去苗叶。各一分　槟榔剉。五枚

上一十二味，捣罗为末，炼蜜丸如梧桐子大。每服二十丸，盐酒下，不拘时。

治肾虚膀胱冷，淋沥不利，**黄耆丸方**

黄耆剉　黄连去须　土瓜根剉。各二两半　玄参三两　地骨皮剉　菝葜剉　鹿茸去毛，酥炙。各二两　牡蛎熬。一两　人参　桑螵蛸炒　五味子各一两半

上一十一味，捣罗为末，炼蜜丸如梧桐子大。每服二十丸，盐酒[①]下，不拘时。

治冷淋，**菟丝石脂散方**

菟丝子酒浸，别捣　白石脂　牡蛎煅，研。各二两　桂去粗

---

① 酒：日本抄本、文瑞楼本同，明抄本、乾隆本作"汤"。

皮　土瓜根剉。各一两

上五味，捣研为散。每服二钱匕，煮大麦粥饮调下，空心食前。

治冷淋诸方不差者，**麝香散方**

麝香不拘多少

上一味，细研。每服半钱匕，空心温酒调下。

治冷淋小便涩痛，**泽泻散方**

泽泻　鸡苏　赤茯苓去黑皮　石韦去毛，炙　当归切，炒　蒲黄　槟榔剉　琥珀研。各一两　桂去粗皮。三分　桑螵蛸炒　枳壳去瓤，麸炒。各半两

上一十一味，捣研为散。每服二钱匕，煎冬葵子汤调下，木通汤亦得，不拘时。

治冷淋小便多，或不禁，宜服**菟丝子散方**

菟丝子酒浸一宿，别捣。一两　蒲黄　黄连去须。各一两半[1]　消石半两　肉苁蓉酒浸，去皱皮，切，焙。一两　五味子一两半　鸡腥胫黄皮炙。一两半

上七味，捣罗为细散。每空腹温酒调三钱匕服，日二。

治阴汗，小便多，冷淋等，**蜀椒丸方**

蜀椒去目及闭口者，炒出汗。三两[2]　杏仁汤去皮尖、双仁，炒黄，研。四两

上二味，先以醇酒一升半熬令酒尽，取椒焙为末，杏仁别研，相和为丸如梧桐子大。每日空心盐汤下二十丸，晚再服。

热　淋

论曰：三焦者，水谷之道路也，三焦壅盛，移热于膀胱，流传胞内，热气并结，故水道不利而成淋也。其状溲便赤涩，或如血汁，故谓之热淋。

治热淋小便赤涩疼痛，**滑石散方**

---

[1]　一两半：日本抄本、文瑞楼本同，明抄本、乾隆本作"一两"。

[2]　三两：日本抄本、文瑞楼本同，明抄本、乾隆本无。

滑石研。二两　栝楼根剉。三两　石韦炙，去毛。半两

上三味，捣罗为散。每服二①钱匕，煎小麦汤调下，不拘时候。

治热淋结涩不通，**车前子散方**

车前子炒　牛膝剉。各一两　桑根白皮切。三两　蒲黄一两

上四味，捣罗为散。每服二钱匕，煎葱汤调下，不拘时。

治热淋小便热涩，**石韦散方**

石韦炙，去毛　冬葵子炒。各二两　瞿麦取穗。一两　车前子炒　滑石碎。各三两

上五味，捣罗为散。每服二钱匕，米饮调下，不拘时候。

治热淋小便赤涩疼痛，**木通散方**

木通剉　白茯苓去黑皮。各二两　葶苈子纸上炒。一两

上三味，捣罗为散。每服二钱匕，温水调下，不拘时，以利为度。

治热淋小便赤涩疼痛，**四汁饮方**

蒲萄自然汁　蜜　生藕自然汁　生地黄自然汁。各五合

上四味和匀，每服七分一盏，银石器内慢火煎沸，温服，不拘时候。

治热淋小便赤涩热痛，**朴消散方**

朴消二两

上一味，研细。每服一大钱匕，蜜水调下，不拘时，以利为度。

治热淋小便涩痛，**葱白汤方**

葱白一握。细切

上一味，用淡浆水一升，煎取七合，去滓放温，服一盏，不拘时候。

治热淋小便赤涩热痛，**笔头灰散方**

故笔头五十枚。烧灰

上一味，研为细末。每服二钱匕，温水调下，不拘时候。

---

①　二：日本抄本、文瑞楼本同，明抄本、乾隆本作"一"。

治热淋小便赤涩热痛①，**滑石散**方

滑石四两

上一味，捣罗为散。每服二钱匕，煎木通汤调下，不拘时候。

治热淋小便赤涩，**麻根汤**方

麻根剉。五十茎

上一味，粗捣筛。每服五钱匕，水一盏半，煎取一盏，去滓温服，不拘时候。

治热淋，**车前子汤**方

车前子半升

上一味，粗捣筛。每服三钱匕，水一盏，煎至七分，去滓温服，不拘时候。

治热淋小便赤涩不通，**白茅根汤**方

白茅根细剉。五两

上一味，粗捣筛。每服五钱匕，水一盏，煎至七分，去滓温服，不拘时候。

治热淋小便赤涩疼痛，**车前子汤**方

车前子　葵根各一升　木通三两

上三味，剉如麻豆大。以水十二盏，煎取四盏，去滓，下芒消末半两，分温四服，如人行六七里，再进一服，微利为度。

治热淋小便涩痛，**滑石汤**②方

滑石研。四两　冬葵子二两

上二味，粗捣筛。每服五钱匕，水一盏半，煎至八分，去滓温服，食前。

治心经壅热，小便淋涩赤痛，**瞿麦汤**方

瞿麦穗三分　茅根　冬瓜子各半两　葵子二合　木通剉。一分　黄芩去黑心。六钱　竹叶剉。一把　滑石研。一分。为末，分作三贴

---

① 热痛：日本抄本、文瑞楼本同，明抄本、乾隆本无。

② 汤：明抄本、乾隆本、日本抄本同，文瑞楼本作"散"。

上八味，除滑石外，粗捣筛。分作三剂，每剂用水三盏，煎至二盏，去滓，入滑石末一贴搅匀，分温二服，食前。

气 淋

论曰：肾虚则不能制小便，膀胱挟热则水道涩，肾虚膀胱热，则胞内气胀，小腹坚满，而生淋涩之病也。其候出少喜数、尿有余沥是也。亦曰气癃。诊其脉，少阴脉数者，则为气淋。

治气淋小便不快，**大黄丸**方

大黄剉，炒。二两　赤芍药　黄芩去黑心　杏仁去皮尖，别研如膏　芒消各一两半

上五味，捣研为末和匀，炼蜜丸如梧桐子大。每服二十丸，温熟水下，食前。

治气淋结涩不通，**木通汤**方

木通剉。一分　木香半两。生　细辛去苗叶。一分　草豆蔻去皮。三枚　人参半两　赤茯苓去黑皮。三分　桃仁汤去皮尖。半两　肉豆蔻去壳。二枚

上八味，粗捣筛。每服三钱匕，水一盏，煎至七分，去滓温服，不拘时。

治气淋膀胱热结，小便不通，**瞿麦汤**方

瞿麦用穗。一两半　黄芩去黑心　鸡苏各一两　当归切，焙。三分　木通剉。一两半　白茯苓去黑皮　芍药　滑石研。各三分

上八味，粗捣筛。每服三钱匕，水一盏，煎至七分，去滓温服，不拘时。

治气淋脐腹满急，小便不利，**滑石汤**方

滑石研。二两　蒲黄　芒消各一两半　瞿麦用穗　石韦去毛。各一两一分　黄芩去黑心　白茯苓去黑皮　赤芍药各一两半　冬葵子二两　陈橘皮汤浸，去白，焙。一两

上一十味，粗捣筛。每服三钱匕，水一盏，煎至七分，去滓温服，不拘时。

治气淋小便不通，**芍药汤**方

赤芍药　大黄剉，炒　当归切，焙　芎䓖各二两　桂去粗皮　人参　细辛去苗叶。各三两　桃白皮一握。洗　真珠末半两　雄黄研。三分

上一十味，粗捣筛。每服三钱匕，水一盏，煎至七分，去滓温服，不拘时。

治气淋小便不利，胀①满，**石韦汤方**

石韦去毛。一两　鸡肠草三两

上二味，粗捣筛。每服三钱匕，水一盏，煎至七分，去滓温服，不拘时。

治气淋结涩，溲便不利，**桑白皮汤方**

桑根白皮剉。一两半　茅根剉。二两半　木通剉　干百合剉。各二两

上四味，粗捣筛。每服三钱匕，水一盏，煎至七分，去滓温服，不拘时。

治气淋脐下满急切痛，**榆枝汤**方

榆枝半两　石燕子三枚

上二味，粗捣筛。每服三钱匕，水一盏，煎至七分，去滓温服，不拘时。

治气淋结痛不通，**绵灰散方**

好白绵四两。烧灰存性，研　麝香研。半分

上二味，和匀。每服二钱匕，温葱酒调下，连服三服。

治气淋结涩不快，**海金沙散方**

海金沙别捣。二两　滑石研细　甘草炙，剉　山栀子仁各一两

上四味，将甘草、栀子仁捣罗为细散，入余药再研匀。每服一钱匕，茶清调下，不拘时。

治气淋结涩，小便不通，**白芷散方**

白芷醋浸，焙干。二两

上一味，为细散。煎木通酒调下二钱匕，连服三服。

---

① 胀：日本抄本、文瑞楼本同，明抄本、乾隆本作"腹"。

治气淋结涩不通，**通神散**方

粟米一合　故笔头二枚。烧灰　马蔺花七朵。烧灰

上三味，捣罗为细散。温酒调下二钱匕，痛不可忍者，连服三服。

治气淋涩滞，**瞿麦汤**方

瞿麦穗　黄连去须　大黄熬　枳壳去瓤，麸炒　当归切，焙　桔梗　牵牛子　大腹剉　木通剉　羌活去芦头　延胡索　射干各一两半　桂去粗皮。半两

上一十三味，粗捣筛。每服四钱匕，水一盏半，入生姜七片，煎取八分，去滓温服，不拘时。

治因气成淋，小便痛，或溲血，或如豆汁，**贝齿汤**方

贝齿研。一枚　冬葵子①研。半合　石膏一两半　滑石碎。一两

上四味，㕮咀如麻豆大。每服五钱匕，水一盏半，煎至八分，入猪肪脂少许，再煎数沸，去滓，空腹温服。

血　淋

论曰：心主血气，通小肠与膀胱，俱行水道，下焦受热，则气不宣通，故溲便癃闭而成淋也。热甚则搏于血脉，血得热则流行入于胞中，与溲便俱下，故为血淋也。

治血淋小便出血，热结涩痛，**羚羊角饮**方

羚羊角屑　栀子仁　冬葵子炒。各一两　青葙子　红蓝花炒　麦门冬去心，焙　大青　大黄剉，炒。各半两

上八味，粗捣筛。每服三钱匕，水一盏，煎至七分，去滓温服，不拘时候。

治血淋热结，不得通利，**瞿麦汤**方

瞿麦穗　生干地黄焙。各三两　郁金二两　车前叶切，焙。三两　滑石碎。五两　芒消一两

---

① 子：日本抄本、文瑞楼本同，明抄本、乾隆本作"花"。

上六味，粗捣筛。每服三钱匕，水一盏，煎至七分，去滓温服，不拘时候，日三服。

治血淋热涩疼痛，**黄芩汤方**

黄芩去黑心　甘草炙，剉　阿胶炙令燥。各二两　柏叶焙　生干地黄焙。各三两

上五味，粗捣筛。每服三钱匕，水一盏，煎至七分，去滓温服，不拘时候，日三服。

治血淋热痛不可忍，**大黄散方**

大黄略蒸熟，切，焙。二两　乱发烧灰。一两

上二味，捣罗为散。每服二钱匕，温熟水调下，日三服。

治血淋小肠涩痛，烦闷，**石韦汤方**

石韦去毛。三分　葛根剉　甘草炙，剉　桑根白皮剉　独活去芦头　防风去叉。各半两　冬葵子略炒。一两　木通剉。一两　滑石碎。三分

上九味，粗捣筛。每服三钱匕，水一盏，煎至七分，去滓温服，不拘时候。

治血淋疼痛，**木通汤方**

木通剉。二两半　鸡苏叶　石膏碎。各二两　刺蓟根一握。洗，切，焙　生干地黄切，焙。三两

上五味，粗捣筛。每服三钱匕，水一大盏，煎至七分，去滓温服，不拘时候。

治血淋，**旱莲子汤方**

旱莲子　芭蕉根细剉。各二两

上二味，粗捣筛。每服五钱匕，水一盏半，煎至八分，去滓温服，日二服。

治小便淋沥出血疼痛，**桑黄汤方**

桑黄剉　槲白皮去粗皮，炙，剉。各一两半

上二味，粗捣筛。每服三钱匕，水一盏，煎至七分，去滓温服。

治血淋小便出血疼痛，**白茅根汤方**

白茅根剉　芍药　木通剉　车前子各二^①两　滑石碎　黄芩去黑心。各一两半　乱发烧灰。半两　冬葵子微炒。半两

上八味，粗捣筛。每服三钱匕，水一盏，煎至七分，去滓温服，日三。

治小便血淋疼痛，**金黄散方**

大黄煨，剉　黄蜀葵花切，焙　人参　蛤粉

上四味等分，捣罗为散。每服一钱匕^②，煎灯心汤调下，日三服。

治血淋热痛，**榆皮汤方**

榆皮剉　滑石各二两　冬葵子一合半。炒　石韦去毛。一两　瞿麦穗一两半　笔头灰半两

上六味，粗捣筛。每服三钱匕，水一盏，煎至七分，去滓温服，不拘时候。

治血淋小肠内结痛，**石韦汤方**

石韦去毛。一两　甘遂炒。三分　木通剉。二两半　冬葵子一两半　车前子二两　滑石一两^③　蒲黄二两　赤芍药　当归切，焙。各一两半　大黄剉，炒。一两

上一十味，粗捣筛。每服三钱匕，水一盏，煎至七分。不拘时候，去滓温服。

治血淋石淋方

车前子一两

上一味，以水一升，煎取四合。空腹服。

治血淋，**鸡苏汤方**

鸡苏一两半　石膏碎　淡竹叶切　木通剉　甘草生，剉　滑石碎　小蓟根各一两　生地黄半斤。剉，焙

上八味，粗捣筛。每服六钱匕，水二盏，煎至一盏，去滓，空心温服。

---

① 二：日本抄本、文瑞楼本同，明抄本、乾隆本作"三"。
② 一钱匕：明抄本、乾隆本、日本抄本同，文瑞楼本作"一钱"。
③ 一两：日本抄本、文瑞楼本同，明抄本、乾隆本无。

治血淋不绝，**鸡苏饮方**

鸡苏苗　竹叶各二两　滑石碎　木通剉。各五两　小蓟根一两　生地黄切。六两

上六味，咬咀如麻豆大。每服五钱匕，水一盏半，煎至八分，去滓温服，不拘时，以利为度。

治血淋，**葵根汤方**

葵根一握　胡荽一握　淡竹叶一握　滑石末。三钱匕

上四味，将前三味剉细，分作三分。每服水一盏半，滑石末一钱匕，煎至八分，去滓温服，甚者不过两剂。

镇保心气，宁养神志，宣畅气血，解诸邪壅，黄疸鼻衄，小水淋痛，目赤暴肿，或作飞血证，**镇心丸方**

黄芩去黑心　大黄各一两。炙熟　荆芥穗　鸡苏去梗　甘草炙　芍药　山栀子各二两

上七味，同捣罗为末，水煮面糊为丸如梧桐子大。每服三十丸，温熟水下，不计时候。

治血淋方

车前子叶生，捣汁。三合　生地黄汁三合

上二味相和，煎三两沸，食前服。

膏　淋

论曰：膀胱为渗泄之府，肾气[①]均平则溲便清，肾气既虚，不能制其肥液，故与小便[②]俱出，色若脂膏，故谓之膏淋，又曰肉淋。

治膏淋小便肥如膏，**磁石丸方**

磁石火煅，醋淬三七遍　肉苁蓉酒浸，切，焙　泽泻　滑石各一两

上四味，捣罗为末，炼蜜丸如梧桐子大。每服三十丸，温酒

---

① 气：日本抄本、文瑞楼本同，明抄本、乾隆本无。
② 小便：日本抄本、文瑞楼本同，明抄本、乾隆本无。

下，不拘时。

治膏淋，**沉香丸方**

沉香剉　肉苁蓉酒浸，切，焙　黄耆剉　瞿麦穗　磁石火煅，醋淬三七遍　滑石各一两

上六味，捣罗为末，炼蜜丸如梧桐子大。每服三十丸，温酒下，不拘时。

治膏淋，**榆皮汤方**

榆皮洗，切，焙　黄芩去黑心　瞿麦穗　甘草炙，剉　滑石碎　泽泻剉　赤茯苓去黑皮。各一两

上七味，粗捣筛。每服三 [①] 钱匕，水一盏，煎至七分，去滓温服，不拘时。

治膏淋小便肥浊，**滑石汤方**

滑石碎　白茯苓去黑皮　白术　木通剉　赤芍药　熟干地黄焙　五味子各一两

上七味，粗捣筛。每服三钱匕，水一盏，煎至七分，去滓温服，不拘时。

治膏淋，**葎草饮方**

葎草取叶洗，切，捣自然汁

上一味，取汁一升，用醋一合和匀。每服半盏，连服三服，不计时。

石　淋

论曰：石淋者，淋病而有沙石从小便道出也。盖由肾气虚损，则饮液停聚，不得宣通，膀胱客热，则水道涩痛，胞内壅积，故令结成沙石，随小便而下，其大者留碍水道之间，痛引少腹，令人闷绝。

治沙石淋涩痛，**瞿麦饮方**

瞿麦穗半两　木通剉。一两　甘遂炒　青盐别研。各一分　槟

---

① 三：日本抄本、文瑞楼本同，明抄本、乾隆本作“二”。

榔剉。二枚　莎草根炒，去毛。一两

上六味，捣罗为细散。每服一钱匕，温熟水调下，不拘时候。

治沙石淋疼痛不可忍，**木通散方**

木通剉　干地黄切，焙　黄蜀葵花各半两　鲮鲤甲炙。一分　芫青去头、足、翅　斑猫去头、足、翅。各一钱　糯米一分。与芫青、斑猫慢火同炒，以米黄为度

上七味，捣罗为散。每服一钱匕，煎蜀葵根汤，放冷调下，空心食前。

治沙石淋，**人参散方**

人参　木通剉　青盐研　海金沙别研。各一分　莎草根炒，去毛。半两

上五味，除海金沙、青盐外，捣罗为散，合研匀。每服二钱匕，空心米饮调下。

治沙石淋痛不可忍，**乳香丸方**

乳香别研　斑猫去翅、足，炒　海金沙　硇砂别研。各一分　麝香别研。半钱　鲮鲤甲炙焦。半两　葵菜子炒。一合

上七味，除乳香、麝香、硇砂外，捣罗为末，合研匀。米醋煮面糊，丸如绿豆大，每服十丸，煎木通汤下。第二服，用续随子二七粒烂研，水、酒各半盏，同煎沸放温，并服三服，沙石即下。小儿量减丸数。

治沙石淋涩疼痛不可忍，**海金沙散方**

海金沙　滑石碎　石膏碎　木通剉　甘草炙，剉　井泉石碎

上六味等分，捣研为散。煎灯心汤调下二钱匕，不拘时候。

治沙石淋，**通神散方**

粟米炒。一合　故笔头烧灰。二枚　马蔺花烧灰。七枚

上三味，捣罗为散。温酒调下二钱匕，痛不可忍者，并三服。

治沙石淋，**海金沙散方**

海金沙　滑石碎。各一分　腻粉一钱匕

上三味，捣研为散，再研匀。每服一钱匕，温汤调下。

治沙石淋，**胜金散方**

甘草炙，剉　滑石碎　郁金各半两

上三味，捣罗为散。每服一钱匕，温水调下，日三。

治沙石淋，**车前子散方**

车前子　槟榔剉。各一两

上二味，捣罗为散。每服二钱匕，煎木瓜汤调下。

治小肠淋，沙石难出疼痛，**二拗散方**

胡椒　朴消各一两

上二味，捣罗为细散。温汤调下二钱匕，并二服。

治沙石淋重者，取出根本，**菝葜散方**

菝葜二两

上一味，捣罗为细散。每服一钱匕，米饮调下，服毕，用地椒煎汤浴，连腰浸，须臾即通。

治沙石淋，**独圣散方**

黄蜀葵花炒。一两

上一味，捣罗为细散。每服一钱匕，食前米饮调下。

治石淋疼痛淋沥，昼夜不利，**石韦散方**

石韦去毛　当归切，焙　木通剉　地胆去足、翅①，炒　钟乳粉　车前子　瞿麦穗　蛇床子炒　细辛去苗叶　露蜂房炙。各半两

上一十味，捣罗为散。煎冬葵子汤，调三钱匕，食前服。

治沙石淋，**木通汤方**

木通剉　滑石碎。各一两　冬葵子二两

上三味，粗捣筛。每服五钱匕，水一盏半，同煎至八分，去滓温服。

治沙石淋，**鳖甲散方**

鳖甲去裙襕，烧灰存性

上一味，捣罗为散。每服三钱匕，空心温酒调下。

治沙石淋，**茅根汤方**

茅根细切。一升　葛花为末。一两　露蜂房为末。二两

① 足翅：日本抄本、文瑞楼本同，明抄本、乾隆本作"头足"。

上三味，分作三服。每服以水三盏，煎取一盏，去滓，空心温服。

劳 淋

论曰：人因劳伤肾经，肾虚膀胱有热，气不传化，小便淋沥，水道涩痛，劳倦即发，故谓之劳淋。少腹引痛者，是其候也。

治劳淋水道不利，腰脚无力，虚烦，**人参饮方**

人参　熟干地黄切，焙　五味子　郁李仁汤浸，去皮尖，研　栀子仁　瞿麦穗　木通剉　木香各半两　榆皮三分　槟榔三枚

上一十味，粗捣筛。每服三钱匕，水一盏，煎至七分，去滓温服，不拘时。

治肾虚变劳淋，结涩不利，**黄耆汤方**

黄耆剉。二两　人参　滑石　五味子　白茯苓去黑皮　磁石煅，醋淬七遍　旱莲子各一两　桑根白皮三分　黄芩去黑心　枳壳去瓤，麸炒。各半两

上一十味，粗捣筛。每服三钱匕，水一盏，煎至七分，去滓温服，不拘时。

治劳淋结涩不通，**地黄汤方**

熟干地黄切，焙　人参　石韦去毛。各一两　滑石三分　王不留行　冬葵子炒　车前子　桂去粗皮　甘遂炒　木通各半两

上一十味，粗捣筛。每服三钱匕，水一盏，煎至七分，去滓温服，不拘时。

治肾虚劳，膀胱结①淋涩，**地黄丸方**

生干地黄切，焙　黄耆剉。各一两半　防风去叉　远志去心　栝楼子②　茯神去木　黄芩去黑心　鹿茸酥炙，去毛。各一两　人参一两一分　石韦去毛　当归切，焙。各半两　赤芍药　甘

---

① 结：日本抄本、文瑞楼本同，明抄本、乾隆本作"结热"。
② 子：日本抄本、文瑞楼本同，明抄本、乾隆本作"根"。

草炙　蒲黄　戎盐研。各三分^①　车前子　滑石各二^②两

上一十七味，为细末，炼蜜丸如梧桐子大。每服二十丸，食前温酒或盐汤下。

治肾劳虚损，溲便不利，淋沥不已，**菟丝子丸**方

菟丝子酒浸，别捣　人参　黄耆剉　滑石　芍药　木通剉　车前子各一两　黄芩去黑心。三分　冬葵子一合。炒

上九味，为细末，炼蜜丸如梧桐子大。每服二十丸，食前温酒盐汤任下，日二夜一。

治劳淋小便涩滞，少腹引痛，**木通汤**方

木通剉　石韦去毛　王不留行　滑石　白术　瞿麦穗　鸡苏　冬葵子　赤茯苓去黑皮　木香　当归切，焙　赤芍药

上一十二味，粗捣筛。每服三钱匕，水一盏，煎至七分。食前，去滓温服。

治劳淋阴中涩痛，**滑石散**方

滑石　冬葵子　钟乳粉各一两　桂去粗皮　木通剉　王不留行各半两

上六味，为细散。每服二钱匕，食前温酒调下。

治劳淋日夜数起，小便不利，引阴中痛，**石韦散**方

石韦去毛　滑石　瞿麦穗　王不留行　冬葵子各等分

上五味，为细散。每服二钱匕，食前葱白汤调下。

---

① 各三分：日本抄本、文瑞楼本同，明抄本作"各二两"，乾隆本无。

② 二：日本抄本、文瑞楼本同，明抄本、乾隆本作"三"。

九虫门

九虫门

九虫统论

论曰：虫与人俱生，而藏于幽隐。其为害也，盖本于正气亏弱，既食生冷，复感风邪，所以种种变化以至蕃息。初若不足畏，而其①甚可以杀人。善摄生者，薄滋味，节嗜欲，蚤去三尸，防患于未然，彼九虫亦将销烁于冥冥之中。惟未进此道，则攘孽剔②蠹，无使滋蔓，盖有药存焉。

九　虫

论曰：九虫，一名伏虫，长四分；二名蛔虫，长一尺；三名白虫，长一寸；四名肉虫，状如烂杏；五名肺虫，状如蚕；六名胃虫，状如虾蟆；七名弱虫，状如瓜瓣；八名赤虫，状如生肉；九名蛲虫，状如菜虫③，至微细也④。是九虫皆依乎肠胃之间，若腑脏气实，则不能为害，及其虚也，发动变化，侵蚀⑤气血，浸成诸病，不可不察。

治九虫动作，变生诸病，**贯众丸方**

贯众　石蚕微炒。各一两一分　狼牙剉　藋芦微炒　蜀漆　白僵蚕微炒　厚朴去粗皮，姜汁炙，剉。各三分⑥　雷丸炮。一两

---

① 其：明抄本、乾隆本、文瑞楼本同，日本抄本无，"而"字旁注"而下有其字"。
② 剔：日本抄本、文瑞楼本同，明抄本作"则"，乾隆本作"辟"。
③ 虫：日本抄本、文瑞楼本同，明抄本、乾隆本作"子"。
④ 也：日本抄本、文瑞楼本同，日本抄本旁注"也作者"，明抄本、乾隆本作"者"。
⑤ 蚀：日本抄本、文瑞楼本同，明抄本、乾隆本作"食"。
⑥ 分：明抄本、乾隆本、文瑞楼本同，日本抄本作"两"。

半 白芜荑炒。一两

上九味，捣罗为末，炼蜜和为剂，更于臼内入酥少许，杵令匀熟，丸如梧桐子大。每服十丸，空心温浆水下，午时临卧再服。

治九虫，**鸡子丸方**

鸡子去壳。两枚 好漆绵滤过。四两 蜡三两 粳米粉半升

上四味，先取漆、蜡入铜铛中，用慢火煎，搅令得所，次入粳米粉，又搅令匀，煎令凝，候可丸，即取铛置生黄土堆上，才候稍温，即下鸡子，又择令得所，再置火上煎令可丸，丸如小豆大，宿①勿食。于空腹煎粟米饮下二十丸，小儿五丸。

治九虫，**麝香丸方**

黄连去须。一两 白芜荑炒。二两 干虾蟆一枚。酥炙，令黄焦 干漆炒令烟出。一两 雷丸炮。半两 定粉研。一两半

上六味，捣研为末，入麝香少许，再研罗匀，用醋煮面糊和丸梧桐子大。每服温水下十丸，空心食前服。

治九虫动作，腹中刺痛，口吐清水，面色黑黄，及虫②心痛者，**石榴枝汤方**

东引石榴枝三两 木香 陈橘皮汤浸，去白，焙 吴茱萸汤洗，焙，炒。各一两半 大黄煨 芍药各二两 薏苡根③二两半

上七味，㕮咀如麻豆大。每服五钱匕，水一盏半，煎至八分，去滓温服，空心。

治大人小儿腹中虫动，痛发不止，**漆香散方**

干漆炒令烟出。二两 雄黄研。五钱 麝香研。一钱

上三味，先捣干漆为细末，次入雄黄、麝香，再同研匀，以密器盛之。每服一钱匕，煎苦楝根汤调下，食前，小儿以意加减。

治诸虫痛，**干漆散方**

干漆炒令烟出。半两 雄黄研。一分 槟榔一枚。㕮 诃黎勒

---

① 宿：明抄本、日本抄本、文瑞楼本同，乾隆本作"隔宿"。

② 虫：明抄本、日本抄本、文瑞楼本同，乾隆本此字后有"贯"。

③ 根：日本抄本、文瑞楼本同，明抄本、乾隆本作"仁"。

煨，去核。一分

上四味，捣研为散。每服半钱匕，入麝香少许，用葱汁、生油调下，空心服。

治诸虫发动，上连心痛，**青橘丸**方

青橘皮汤浸，去白，焙　芜荑微炒　贯众　雷丸炮。等分

上四味，捣罗为末，炼蜜和丸如梧桐子大。每服二十丸，食前橘皮汤下，加至三十丸，虫下为度。

治腹中诸虫，令人腹痛，多食泥土及油者，**南粉散**方

南粉二钱。细研

上五更初，用生油调下，至食时虫出尽。

治诸虫痛，**砒黄丸**方

砒黄细研。一两

上一味，用水浸炊饼心为丸如小豆大。每服二丸，用煮肉汤下，空心食前。

治诸虫发动，咬心痛，**芜荑丸**方

白芜荑微炒。一两

上一味，为末，用砂糖和丸如梧桐子大。每服十丸，米饮下，不计时服。

一方①

南粉二钱。细研

五更初用生油调下，少时虫尽出。

蛔　虫

论曰：蛔即《九虫叙》所谓长虫者，今此析而治之，盖较之它虫，害人为多。观其发作冷气，脐腹撮痛，变为呕逆，以至心中痛甚如锥刺，昔人谓蛔厥贯心能杀人，则所以治之不可缓也。

治蛔虫，**贯众散**方

贯众去须。一两　槟榔炮，剉。三两　当归切，焙。一两

---

① 一方：明抄本、乾隆本同，日本抄本、文瑞楼本无此方。

半　鹤虱去土，微炒。一两　白芜荑微炒　陈橘皮汤去白，炒。各一两半　雷丸炮。一两

上七味，捣罗为散。每服一钱半①，煎大枣汤空心调服，以利为度。

治蛔虫心痛，心中如锥刺，时吐白虫，**当归汤方**

当归切，焙。一两　桔梗剉，炒。一两半　陈橘皮去白，微炒　桂去粗皮　人参各半两　赤芍药三分　鹤虱去土，微炒。二分　槟榔炮，剉。一分　朴消别研。三分

上九味，除朴消外，粗捣筛，入朴消拌匀。每服三钱匕，水一盏，煎至七分，去滓，空心服，后半时辰再服。

治蛔虫痛发作，冷气先从两肋连胸背撮痛，欲变吐逆，**当归散方**

当归切，焙　鹤虱去土，微炒。各二两　陈橘皮去白，微炒　人参各一两半　槟榔炮，剉。三两　枳壳去瓤，麸炒黄色　芍药各一两半　桂去粗皮。一两一分

上八味，捣罗为散。每服二钱匕，空心煎枣汤调下，至晚再服。

治九种心痛，虫痛为先，**雷丸散方**

雷丸炮。一两　贯众去须。一两半　狼牙去芦头并土，剉。一两　当归切，焙。一两半　槟榔炮，剉。一两　桂去粗皮。一两半　鹤虱去土，炒。一两　陈橘皮去白，炒。一两

上八味，捣罗为散。每服二钱匕，空心煎粟米饮调下，晚食前再服，以大下蛔虫为度。

治虫心痛，**柴胡汤方**

柴胡去苗。一两半　当归切，焙　食茱萸去枝茎。各一两　芍药一两半　厚朴去粗皮，涂生姜汁炙熟，剉。一两　槟榔炮，剉。三枚　郁李仁汤浸，去皮。三分

上七味，粗捣筛。每服三钱匕，水一盏，煎至六分，去滓，

---

① 一钱半：日本抄本、文瑞楼本同，明抄本、乾隆本作“一钱”。

食前温服，日三。

治蛔虫攻心痛，**桔梗散方**

桔梗剉，炒　当归切，焙　芍药各三分　橘皮去白，微炒。半两　槟榔煨，剉　鹤虱去土，微炒　萆薢剉，炒。各一两

上七味，捣罗为散。每服二钱匕，空心煎生姜枣汤调下，至晚再服。

治蛔虫心痛，**桑根白皮汤方**

桑根白皮细剉。三两　醋石榴皮干者。一两　白芜荑微炒　槟榔炮，剉　厚朴去干粗皮，涂生姜汁炙熟。各半两

上五味，粗捣筛。每服三钱匕，水一盏，入生姜一小块，拍破，同煎至六分，去滓，空心服，至晚再服。

治蛔虫心痛，腹中疗刺，痛不可忍，往往吐醋水，**石榴皮汤方**

酸石榴皮三分　槟榔炮，剉。一分　桃符一两半。碎剉，分为五度用　胡粉一分。微炒，别研

上四味，先粗捣筛前二味，后以胡粉拌匀，分为五服煎。每服水一盏，入桃符一分，酒半盏，同煎至七分，去滓，空心温服，至晚再服。

治蛔虫发作，**萆薢散方**

萆薢剉，炒　白芜荑微炒　狗脊去毛，剉。各一分

上三味，捣罗为散。每服二钱匕，温酒调下，欲服药，先隔宿吃牛肉干脯一片，次日空心服药，虫下即差。

治痎蛔，寸白蛔虫等发作，心腹疗痛，**鹤虱散方**

鹤虱去土，微炒。三分　槟榔炮，剉。一两二分　楝根皮结子东南引者，以石灰如拳大，水两碗，浸两宿，暴干。二两半　陈橘皮去白，微炒。半两　大麦蘖炒。一两半　牵牛子一半生用，一半炒熟。三两　糯米一合

上七味，捣罗为散。每服二钱匕，空腹[1]煎粟米饮调下，如未转泻，即更服，仍时时煎姜蜜汤热投之。

---

[1]　腹：明抄本、乾隆本、日本抄本同，文瑞楼本作"心"。

治大人及小儿痟蛔，腹中虚胀，面目萎黄，**麝香散**方

麝香别研。一分　干蚯蚓慢火炙黄。半两　干虾蟆一枚。涂酥炙黄赤色，净剔去骨并腹中恶物

上三味，先捣蚯蚓等，细罗为散，与麝香同研令匀细。每服一钱匕，空腹煎薏苡根汤调下。

治虫蚀下部痒，谷道中生疮，**阿胶汤**方

阿胶炙燥　当归切，焙　青葙子炒。各一两

上三味，粗捣筛。每服五钱匕，水一盏半，入艾叶十余片，同煎至一盏，去滓，空腹服，午食前、近晚各一。

治蛔虫，**高良姜汤**方

高良姜剉。一分　苦楝根皮干者，剉。二两　胡椒三十粒

上三味，粗捣筛。每服三钱匕，水一盏，煎至六分，去滓空心服，服讫卧少时，未得吃食，或吐或泻即差。

治蛔虫懊憹，**藋芦散**方

藋芦炙黄，碎剉　干漆捣碎，炒令烟绝。各二两　萹蓄去根及土，干者。三分①

上三味，捣罗为散。每服一钱匕，煎粟米饮调，食前服，日三。

治蛔虫、蛲虫在胃，令人渐渐羸瘦，**漆煎丸**方

清漆绵滤过　白蜜　清酒各半升

上三味，同搅令匀，内于铜锅中，微火煎常令沸，不住手搅，候如膏可丸即止，丸如雀卵大。每服一丸，隔宿不食，空心温酒化破服之，虫即下，不下再服。亦可丸如梧桐子大，空心酒下二十丸。

治蛔虫，**薏苡根汤**方

薏苡根一握。去土，碎剉

上一味，粗捣筛。水三盏，煎至一盏半，去滓，分二服，空心先吃饧少许，然后温服。

---

① 分：日本抄本、文瑞楼本同，明抄本、乾隆本作"两"。

治蛔虫，**槟榔煎方**

槟榔炮，剉。五枚　酸石榴根皮入土五寸、东引者，去土，细剉。一升

上二味，先将槟榔粗捣，与石榴根各均分作三度用，每度用水二升半，煎至一升半，绞去滓，入粟米一合，煮如粥。平旦空心顿吃，利下虫即效。

治蛔虫，**蚕蛹汁方**

蚕蛹

上取缲丝蚕蛹两合，烂研，生布绞取汁。空心顿饮之。非缲丝时，即须依时收取蚕蛹，暴干，捣罗为末，用时以意斟酌多少，和粥饮服之。

治大便忽见虫，是腹中虫已多，宜服**桑根白皮汤**方

桑根白皮细剉。二两

上一味，粗捣筛，分三服。每服用水一盏半，煎至八分，去滓，空腹顿服。

寸白虫

论曰：寸白虫，乃九虫之一种，状似绢边葫芦子，因脏气虚，风寒湿冷伏于肠胃，又好食生脍干肉等，所以变化滋多，难于蠲治。说者谓食牛肉、饮白酒所致，特一端尔，亦未必皆缘此。

治寸白虫，**密陀僧丸方**

密陀僧煅。一两　硫黄研　木香各半两　附子一枚。生，去皮脐，别为末

上四味，先以酽醋一升，煎附子末为膏，次入三味药和丸如绿豆大。每服二十丸，空心晚食前冷茶下，不过数服，虫化为水，永除根本。

治葫芦虫，**香附丸方**

木香为末。一分　附子生，去皮脐，为末　硫黄研。各半两

上三味，先用密陀僧末半两入醋熬成膏，然后入三味药末一

处，和丸如小豆大。每服十五丸，温酒下，食前服。

治蛔虫、寸白虫，**槟榔散方**

槟榔剉。一两半　当归切，焙　鹤虱各三分　贯众剉　雷丸炮。各半两　芜荑仁微炒　陈橘皮汤浸，去白，焙。各三分

上七味，捣罗为散。每服二钱匕，空心煎枣汤调下，至晚再服，渐加至三钱匕。

治寸白虫，**石榴根散方**

醋石榴根东行者，去土。五两。碎剉，水二碗，煎至一小碗，去滓　槟榔一颗。生，剉为末　腻粉研。半钱匕　铅丹炒。半钱匕

上四味，先取槟榔末等三味，细研令匀，再温石榴根汁调药末。五更顿服。凡欲服药，侵早先食肥猪肉，次便[1]服药。

治寸白虫，**槟榔散方**

石榴根剉　陈橘皮汤浸，去白，焙　桑根白皮各一两

上三味，细剉，分作三服，每服水一盏半，煎取一盏，去滓，五更初调生槟榔末二钱匕，至天欲明不泻，至晓[2]又一服，如虫母未下再服，或泻不止，吃冷粥止之。

治寸白虫，令人羸瘦，**石榴根汤方**

醋石榴根东行者，一大握。剉　芜荑微炒。二两　牵牛子微炒，别捣末。半两

上三味，前二味粗捣筛。每服五钱匕，水一盏半，煎至一盏，去滓，下牵牛子末半钱匕，煎沸，空心温服，如人行十里再服，以快利虫下为度。

治寸白虫，**食榧实方**

生榧实四十九枚。去皮

上一味，于清旦空腹食七枚，七日食尽，其虫即化成水。

治寸白虫，**橘皮丸方**

陈橘皮汤浸，去白，焙干。二两　芜荑仁炒　狼牙去苗，剉。

---

① 便：日本抄本、文瑞楼本同，明抄本、乾隆本作“更”。
② 晓：日本抄本、文瑞楼本同，明抄本、乾隆本作“晚”。

各一两半

上三味，捣罗为末，炼蜜和为剂，更杵令匀，丸如梧桐子大。每服三十丸，食前温浆水下，日三服。

治寸白虫，**槟榔散方**

槟榔剉。二两　陈橘皮汤浸，去白，焙　桑根白皮剉。各三分　芜荑炒。一分

上四味，捣罗为散。每服一钱半，浓煎醋石榴根汤调，空腹服，欲服药，隔宿勿食，侵早先取干脯一片，细嚼咽汁，少顷即服药，至晚虫未下，煮桑白皮汁服之。

治寸白虫，**槟榔汤方**

槟榔剉。一十四枚　薤白细切。一盏许　盐豉一盏许

上三味，先将槟榔粗捣筛，与余物各分为三分煎，每分以水三盏，煎至一盏半。去滓，分三服，隔宿勿食，侵早空心一服，如人行六七里一服，虫未下再服。

治寸白虫，**干脯汤方**

干脯一片，如手大　石榴根东引者，一握

上二味并细剉，以水四升，浸一宿，明日平旦，煎至一升。去滓，分三服，空腹先嚼干脯一片，即服药，如人行十里许，又一服，每服药后，以手按患人腹上，药力易行，其虫自下。凡服药取月一日至五日以前，虫头向上服良。

治寸白虫，**槟榔散方**

槟榔一枚。剉　酸石榴皮一分。剉，焙

上二味，捣罗为散。分作三分，先用二分，以淡猪肉汁调下，五更初服，候半时辰再将一分服之，即时取下虫，永去根本。

治寸白虫累取不尽，久令人面黄，心中如饥，**黑铅散方**

黑铅沙子画家银涂是也

上一味，研极细。每服二大钱匕，五更初肉汁调，顿服，至平明取下虫，立差。

治寸白虫，**雷丸散方**

雷丸不拘多少。浸软，去皮，切，焙

上一味，捣为散。每服，五更初先吃炙肉少许，次用药一钱匕，稀粥半盏调服之。

治寸白虫，**玉粉散**方

定粉一两

上一味，研细。每服二钱匕，用生麻油调，于五更时顿服，至晚逐下虫，永差。

治寸白虫，**水银丸**方

水银　锡　白镴与上二味结沙子。各一分

上三味，熟研，以糯米粥丸如皂子大。每服温酒夜卧嚼下一丸，次日食前，取下虫母差。

治寸白虫，**槟榔散**方

槟榔如鸡心者，一枚。为末

上一味，欲服药，隔宿不吃，晚食放饥睡，先用盐、醋等炙杂肉脯一片香熟，次日五更令病人空腹嚼脯咽津，却吐出肉，用温米饮调槟榔末一钱匕，顿服即睡①，至午前取下虫方可食，甚者不过再服。月一至初五以前服，尤佳。

治寸白虫，**石榴根汤**方

醋石榴根一握　楝皮一两　槟榔三枚。剉捣为末

上三味，除槟榔末外，各细剉。以水三盏，煎至一盏半，去滓，入槟榔末搅匀，分温二服，空心相继服尽，当有虫出，次煮薤粥补之。

治寸白虫，年月深久，虫类滋蔓者方

锡沙作银涂者，无，即以黄丹代，油和如梧桐子大　芜荑仁　槟榔二物等分。为散

上煎石榴根浓汁半升，调散三钱匕，下五丸，中夜早晨皆可服。

治寸白虫，**石榴根汤**方

上以醋石榴根东引者一握，细剉。用水半碗，均作三分，煎

---

① 睡：日本抄本、文瑞楼本同，明抄本、乾隆本作"吐"。

卷第九十九
二二一三

取二分，更入冷水半盏同煎，去滓取汁，来日鸡鸣时，将槟榔一颗，用冷熟水磨一分，余二分为末，更入朴消半钱，同入研槟榔汁内拌匀，即入前石榴汁内温过，先嚼干脯一片咽汁，少顷顿服此药八分一盏，坐良久，待药行后方睡，睡觉腹痛，虫即出。

蛲 虫

论曰：蛲虫甚微细，若不足虑者，然其生化众多，攻心刺痛，时吐清水，在胃中侵蚀不已，日加羸瘦，甚则成痔、瘘、疥、癣、痈、疽、诸癞，害人若此。绝其本根，勿使能殖，则毒而治之，所不可忽。

治蛲虫，**芫花散方**

芫花择，醋浸一宿，炒令黄黑色　狼牙去苗、土　雷丸煨　桃仁去皮尖、双仁，炒，研。各一两

上四味，捣罗为散。每服一钱匕，宿不食，平旦煎粟米饮调下。

治蛲虫、蛔虫及痔蜃蚀下部生疮，**桃皮汤方**

桃木皮干者，去粗皮，剉　槐子微炒。各一两半　艾叶半两

上三味，粗捣筛。每服三钱匕，水一盏，枣一枚，擘破，煎至六分，去滓，空心食前夜卧各一服。

治蛲虫，**蜜香丸方**

密陀僧煅。一两　麝香研。半钱　硫黄研。一分　定粉研。半两

上四味，捣研为细末，醋煮面糊，丸如梧桐子大。每服十丸，空心芫荑汤下。

治蛲虫，**巴豆桃仁丸方**

巴豆五枚。和皮烧，令烟断，去皮心　桃仁去皮尖、双仁，炒。二十枚

上二味，同研极细，丸如大麻子大。每旦空心服，温浆水下，大人两丸，小儿一丸，虫未下再服。

治蛲虫，**石榴散方**

醋石榴根_剉 干漆碎，炒烟出 狼牙去苗、土 鹤虱 槟榔_剉。各一两

上五味，捣罗为细散。每服一钱匕，空心温酒调下。

治蛲虫攻心如刺，吐清水，**艾汁方**

生艾叶并嫩心，切。二升

上一味，捣研绞取汁两盏许。宿不食，平旦先嚼干脯少许后，顿饮汁，不能尽，即两日服。

又方

藿芦一两。微炒

上一味，捣罗为散。每服一钱匕，空心煮羊^①肉汁调下。

治蛲虫，**蒺藜散方**

蒺藜子并苗叶

上一味，七月七日采，阴干，烧存性，细研。每服二钱匕，食后煎芜荑酒调下，日三。

治蛲虫在胃，渐加羸弱，**槐皮丸方**

槐皮干者，剉 桃仁去皮尖、双仁，生用 楝实去核，生用。各半两

上三味，捣罗为末，炼猪膏丸如人指大。以绵裹导下部中。

治蛲虫咬人下部痒方

水银一两

上一味，用蒸枣膏和丸如人指。绵裹，临卧内下部中一宿，内药时，常留绵带子在外。

治蛲虫在胃，令人渐羸，**熬漆丸方**

好漆 醇酒 白蜜各半升

上三味，于铜器中和匀，微火熬令可丸，丸如鸡头大。每服一丸，宿勿食，空腹温酒下，虫未下再服。

治肾热四肢肿急，腹中有蛲虫，**贯众散方**

贯众三枚。炒 干漆炒烟出。二两 吴茱萸汤洗，焙干，炒。

---

① 羊：日本抄本、文瑞楼本同，明抄本、乾隆本作"猪"。

一两半　芜荑炒　胡粉研　槐白皮各一两　杏仁四十枚。去双仁、皮尖，炒

上七味，捣罗为散。每服三钱匕，空心井华水调下，日二服。

五脏虫

论曰：五脏虫者，缘脏真衰弱，热气熏蒸而成之，传所谓肉腐出虫，鱼枯生蠹，理固如此。其名状之异，见于《九虫叙》，可辨而察也。

治心脏劳热伤心，有长虫名曰蛊[①]，长一尺，贯心为病，**雷丸丸方**

雷丸灰火炮过　陈橘皮汤浸，去白，焙　桃仁去双仁、皮尖，麸炒。各一两一分　狼牙去连苗处，净刷去土，剉。一两半　贯众大者，去须。半两　白芜荑炒　青葙子炒　干漆炒令烟出。各一两　乱发如鸡子大一团。烧为灰

上九味，除乱发烧灰外，八味捣罗为末，然后与乱发灰同研令匀，炼蜜和，更于铁臼内涂酥杵令匀熟，丸如梧桐子大。每服空心，温酒下十五丸，至晚再服，米饮亦得。

治肺劳热生虫，其形如蚕，令人咳逆气喘，或谓忧膈、气膈、恚膈、寒膈、热膈，皆从劳气所生，名曰膏肓病，针灸不至，**麦门冬丸方**

麦门冬去心，焙。十两　蜀椒去目及闭口者，炒出汗。一两　人参一两一分　远志去心　附子炮裂，去皮脐　细辛去苗叶。各一两半　甘草炙。一两半　干姜炮。一两　桂去粗皮　百部焙　白术　黄耆剉细。各一两一分　杏仁去双仁、皮尖，焙干，麸炒令黄。半两

上一十三味，捣罗为末，炼蜜和，更于铁臼内涂酥杵令匀熟，丸如酸枣子大。含化，稍稍咽津。

治肺劳热生虫，在肺为病，**桑根白皮酒方**

---

① 蛊：明抄本、日本抄本、文瑞楼本同，乾隆本作"蛔蛊"。

桑根白皮东引者，取一升　狼牙去连苗处，净刷去土。三两　吴茱萸根皮东引者。净刷去土。五两

上三味细剉，用酒七升，煮至二升，去滓，分作三服，每日空腹一服。

治肝劳生长虫为病，恐畏不安，眼中赤，**茱萸根丸方**

东行[1]吴茱萸根去土，剉。三两　蜡三两　鸡子五枚。去壳，取黄用　粳米一盏

上四味，除蜡并鸡子外，各捣罗为末，先以铜锅内煎蜡熔，即下茱萸根末、米粉、鸡子黄，煎令可丸，即丸如小豆大。早晨煎粟米饮下五十丸，小儿服二十丸，虫出即差。

治脾劳有白虫长一寸，在脾为病，令人好呕，胸中咳，咳即呕而不出，**前胡汤方**

前胡去芦头　白术剉　赤茯苓去黑皮　枳壳去瓤，麸炒　细辛去苗叶　旋覆花去枝叶，炒　常山剉　松萝各一两半　龙胆去苗　杏仁去双仁、皮尖，麸炒。各一两

上一十味，粗捣筛。每服五钱匕，水二盏，入竹叶十片，净洗细切，同煎至一盏，去滓，空心服，吐之即差。若腹中热满，入芒消半钱匕、栀子仁一两、黄芩一两半、苦参一两。

治脾劳热有白虫在脾中为病，令人好呕，**茱萸根浸酒方**

吴茱萸根东引者，一尺。剉　麻子八升。净拣　陈橘皮汤浸，去白，炒。二两

上三味，先捣碎橘皮、麻子如泥，然后拌茱萸根，用酒一斗浸一宿，慢火上微煎，绞去滓，分作五服。每服空心温服，虫即下。凡欲合药时，忌言合煞虫药。

治肾劳热四肢肿急，有蛲虫如菜中虫生于肾中，**贯众散方**

贯众大者，三枚。去须　干漆炒令烟绝。二两　吴茱萸水洗七遍，焙干，炒。一两半　白芜荑炒　槐白皮干者，各一两。剉　杏仁去双仁、皮尖，麸炒，令黄色。半两　胡粉炒令黄色，研。一两

---

① 行：日本抄本同，明抄本、乾隆本、文瑞楼本作“引”。

上七味，除别研胡粉外，捣罗为散，更与胡粉同研令细。每服二钱匕，空腹用井华水调服，日晚再服。

三　虫

论曰：三虫亦九虫之数，曰蛔、曰赤、曰蛲是也。其发动诸病，较之它种为甚。蛔虫又曰长虫，长一尺，动则吐清水，心痛贯心则死；赤虫状似生肉，动则肠鸣；蛲虫至细微，形如菜虫，居胴肠间，多则为痔，极则为癞，或生诸痈、疽、癣、瘘、痫、疥，而其变甚多。三虫为患如此，古人必析而治之，意亦深矣。

治三虫发动心痛等疾，**白敛丸方**

白敛碎剉　狼牙去连苗处及土，剉碎　藋芦微炙　桃花　贯众择去心、须　陈橘皮汤去白，焙干，炒。各三分　白芜荑微炒。半两

上七味，捣罗为细末，炼蜜和为剂，更于铁臼内入酥杵令匀熟，丸如小豆大。每服二十丸，隔宿勿食，空腹浆水下，至晚再服，渐加至三十丸，妊娠妇人勿服。

治三虫发痛，面目黄，不下食，**鳖甲丸方**

鳖甲去裙襕，醋炙黄。二两　白术一两半　陈橘皮汤去白，焙。一两　木香　狗脊去毛。各一两半　槟榔炮。四两　吴茱萸水浸二宿，每日三次换水，洗去涎，焙干，微炒。一两

上七味，捣罗为细末，炼蜜和为剂，置臼内入酥，杵令匀熟，丸如梧桐子大。每日空腹，煎青橘皮汤下三十丸，晚食前再服。

治三虫，**芎劳散方**

芎劳　白芷　雷丸煨　桔梗炒。各一两

上四味，同捣罗为细散。每服二钱匕，用蜜并醋各少许解匀调服，或米泔汁调服亦可，每日空腹日午近晚各一，亦可蜜丸服之。

治三虫，**藋芦散方**

藋芦炙黄。四两　干漆炒令烟尽。二两　吴茱萸水浸两日，每三次换水，洗去涎，焙干，微炒。半两

上三味，捣罗为细散。每服二钱匕，煎粟米稀粥调，空心服。

治三虫，保定肺气，去寒热，养肌肤，益气力，利小便，及诸暴中偏风湿痹，强骨髓，**天门冬煎方**

天门冬去心，生用。十斤　白蜜七两

上二味，先取天门冬细切烂研如泥，用酒一斗，和绞取汁，并蜜搅令匀，铜器中重汤上煎，仍用竹篦搅候如饧。每服如弹丸大，空腹温汤服之，或用生地黄汁一盏同煎，妙。

治三虫，**乱发灰散方**

乱发净洗。如鸡子大。烧灰　丹砂研如面，水飞过。一两

上二味，同研极细。每服一钱匕，醋调，空腹服之。

治三虫，**雷丸散方**

雷丸炮。一两　苦荬一两

上二味，捣罗为细散。每服一钱匕，空腹煎粟饮调下，日午、近晚各一服。

治三虫，**鹤虱散方**

鹤虱微炒。二两　藋芦微炒。一两

上二味，捣罗为细散。每服一钱匕，用猪羊肉臛汁调服，空腹日午近夜各一服。

治脏腑内一切虫，令人偏好食生物，及面黄呕吐，或时心腹发痛，但是虫病悉治，**白金散方**

狼毒不拘多少

上一味，捣罗为细散。每服一钱匕，用饧一皂子大，砂糖少许，以温水同化下，临卧放腹空时服之，服药时，先服微动气食药一服，来日早取下虫为效。

治大人小儿诸虫为病，及骨蒸热劳羸瘦，飞尸遁尸鬼疰，室女经脉不行，五心烦热，怠惰少力，**寸金散方**

干漆不拘多少。炒令烟出

上一味，捣罗为细散。每服一钱匕，以生油、温水搅匀调服。若治小儿，每一斤再入白芜荑仁三两，捣罗取细末，更研雄黄半两，合研匀，量儿大小，亦用生油温水调服，清米饮亦得。如是室女经脉不行，服之必行，其余蛔虫、寸白虫，服无不效者。

治三虫，神效，**藿芦散**方

藿芦微炙。二两

上一味，捣罗为细散。每服二钱匕，隔宿勿食，于清旦用羊肉臛汁调服之，虫自下。

治三虫，**槟榔汤**方

槟榔三枚。灰火煨过

上一味，粗捣筛。用水三盏，煎至一盏半，去滓，分三服，空腹日午前近夜各一服，其虫尽下，或和葱白、盐、豉同煮饮之，亦佳。

治三虫，**鹤虱散**方

鹤虱微炒。一两半

上一味，捣罗为细散。每服一钱匕，用猪羊肉臛汁调，空心服之。

卷第一百

诸尸门

诸尸统论

论曰：人身中有三尸诸虫，与人俱生，常忌血而恶能，善与鬼神通，每接引外邪，与人为害，谓之尸病。其状沉沉默默，不的知所苦，而无处不恶，或心腹痛胀，或礧块踊起，或挛引腰脊，或精神错杂，变状不一。有飞尸者，有伏尸者，复有遁尸、沉尸、风尸之异，久不已，停注留滞，及死又注易傍人，则为尸注之病矣。

诸　尸

论曰：诸尸为病固不一，其最重者，唯五尸。若得之疾速如飞走状者，名飞尸；停遁不消者，为遁尸；沉痼在人脏腑者，为沉尸；冲风则发者，为风尸；隐伏积年不除者，为伏尸。唯此五尸之气，变态多端，各各不同，大率皆令人沉沉默默，痛无常处。五尸之外，复有尸气。虽各有证，然其为病，大同小异而已，治法①亦可通以一法治之。

治五尸瘕积，及中恶心痛，蛊注鬼气，**雄黄丸方**

雄黄研　丹砂研　礜石煅　牡丹皮　巴豆去皮、心、膜，麸炒，研出油尽　藜芦去芦头，炙　附子炮裂，去皮脐。各一两　蜈

---

① 治法：日本抄本、文瑞楼本同，明抄本、乾隆本无。

蚣去足，炒。一枚

上八味，捣研为末，炼蜜丸如小豆大。每服二丸，米饮下，食前服。

治五尸蛊注，中恶客忤，心腹刺痛，**丹砂丸方**

丹砂研。一两　巴豆去皮、心，麸炒，出油尽。三十枚　干姜炮　芎藭　芫花醋炒　乌头炮裂，去皮脐。各一两　赤芍药　桂去粗皮。各一两半　野葛　吴茱萸汤浸，焙，炒。各三分

上一十味，捣研为末，炼蜜丸如小豆大。每服二丸，米饮下，空心服。

治五尸蛊注，中恶客忤，心腹刺痛，**丹参丸方**

丹参微炒。一两　芍药一两半　芎藭　芫花醋炒　乌头炮裂，去皮脐　干姜炮。各一两　桂去粗皮。一两半　野葛皮炙黄。半两　吴茱萸汤浸，焙，炒。半两　蜀椒去闭口并目，炒出汗　栀子仁各一两　巴豆去皮、心，麸炒，研出油尽。一十枚

上一十二味，捣研为末，炼蜜丸如小豆大。每服三丸，米饮下，日三服。

治五尸注百毒恶气，飞尸客忤，无所不治，**雄黄丸方**

雄黄研　鬼臼去毛，炙　莽草各二两　蜈蚣去头足，炙。一枚　巴豆去皮、心、膜，炒，研出油尽。六十枚

上五味，捣研为末，炼蜜丸如小豆大。每服一丸至二丸，米饮下，得利即愈。

治卒中飞尸、遁尸、沉尸、风尸，腹痛胀急，不得气息，上冲心胸及攻两胁，或礧块踊起，或挛引腰脊，**雄黄丸方**

雄黄研　大蒜各一两。研

上二味，烂捣，和丸弹子大。每服一丸，热酒化下，须臾未差，更服。有尸疰者，常宜预收此药。

治五尸鬼注百毒，**恶气散方**

桂去粗皮　干姜炮。各一两

上二味，捣罗为散。每服三钱匕，用炒盐半钱匕，温水同调服之。

治中五尸，腹痛胀急，不得喘息，上冲心胸及攻两胁，或磈块踊起，挛缩引腰脊，**蒺藜子丸方**

蒺藜子炒，去角。二两

上一味，捣罗为末，炼蜜丸如小豆大。每服二十丸，食后熟水下，日三服。

遁 尸

论曰：遁尸谓尸埋伏染注连滞，在于胸腹肓膜之间，寻常如无病人，若因喜怒不节，饮食伤动其隐伏之疾，发则心腹胀痛，连及胠胁，气喘促急，不得安卧者，是其证也。

治遁尸注在傍人，或入腹中，化为蛊毒，有声，或在咽喉，或入诸脉，不在一处，入人腹内，蛊成，蚀人五脏，入心令人面赤，入肺令人面白少气，入肝令人面青善怒转筋，入肾令人呻吟面黑，腰痛耳聋，入脾令人面黄，不嗜食饮，羸瘦，小便数，胸中噎塞，嗔喜无常，及妖魅百注为病，**天雄散**方

天雄炮裂，去皮脐。一两　蜈蚣去足，微炒。一枚　莽草微炒。一两　雄黄研如粉。二两　干姜炮裂。二两　乌头炮裂，去皮脐。一两半　真珠研如粉。一两半　桂去粗皮。二两　蜀椒去目并闭口，微炒出汗。一两半　细辛去苗叶。一两半　芫青去足翅，微炒。四十九枚　丹砂研如粉。一两半　防风去叉。一两半　斑猫去翅足，微炒。三十五枚　犀角镑。一两　鬼臼去毛，微炒。一两

上一十六味，捣罗为散。每服一钱匕，空心以清酒调下，日再服。

治初得遁尸，及经年不差，心腹短气，**鹳骨丸方**

鹳骨炙。三寸　羊鼻炙微焦。二枚　干姜炮裂。一两　麝香研。半两　蚺蛇去头足，炙微焦。一枚　斑猫去翅足，微炒。十四枚　鸡屎白微炒。一两　巴豆去皮、心，麸炒，出油尽。二十枚　芫青去翅足，微炒。二十枚　藜芦去芦头，微炙。一两

上一十味，捣研为末，拌匀，炼蜜和丸梧桐子大。每服空心米饮下二丸，以吐利为度。

治遁尸经年不差，心腹刺痛，短气，**麝香丸方**

麝香研。半两　蛴螬去头足，微炙。一两　鹳骨微炒。三寸　羖羊鼻炙令焦黄。二枚　干姜炮裂。一两　鸡屎白微炒。二两　巴豆去皮心，麸炒，出油尽。五枚　芫青去翅足，微炒。二十枚　藜芦去芦头，微炙。一两　鬼臼去毛，微炙。一两　丹砂研如粉。一两　桂去粗皮。一两

上一十二味，捣研为末拌匀，炼蜜和丸如小豆大。每服空心以米饮下二丸，日二服，稍加至五丸，以吐利为度。

治初得遁尸鬼注，心腹中刺痛不可忍，**木香汤方**

木香三分　鬼箭羽一两　桔梗剉，炒。一两　丁香三分　桃仁汤浸，去皮尖、双仁，炒黄色。十四枚　陈橘皮汤浸，去白，微炒。一两　紫苏茎叶微炒。一两　当归焙干。一两　白槟榔慢火煨。十四枚。剉

上九味，粗捣筛。每服五钱匕，以水二盏，煎至七分，去滓温服，日二服，不计时候。

治初得遁尸鬼注，心腹中刺痛不可忍，**木香汤**方

木香一两　鬼箭羽　桔梗剉，炒　紫苏茎叶炒令焦　当归焙干。各一两半①　白槟榔微煨，剉。二两

上六味，粗捣筛。每服三钱匕，水二盏，入生姜一分，拍破，同煎至七分，去滓，空心温服，日三。

治遁尸鬼注，腹中刺痛不可忍，**桃枭汤方**

桃枭微炒。十四枚　鬼箭羽　木香　丁香各一两　桔梗剉，炒　陈橘皮汤浸，去白，微炒　紫苏茎叶微炙　当归焙干。各一两半　槟榔慢火煨，剉。十四枚

上九味，粗捣筛。每服五钱匕，水一盏半，生姜一分，拍碎，同煎取一盏，去滓，分温二服，相去数刻服之。

治遁尸飞尸，及暴风毒肿，流入头面四肢，**蒸熨方**

芥子蒸熟，焙。一升

---

① 一两半：日本抄本、文瑞楼本同，明抄本、乾隆本作"一两"。

上捣罗为末，以铅丹二两拌之，分作两处，用疏布袋盛之，更换蒸熟，以熨痛处。

飞 尸

论曰：飞尸者，其状令人心腹刺痛，气息喘急胀满，上冲心胸是也。此病发无由渐，忽然而至，疾如飞走，故谓之飞尸。

治一切飞尸鬼注风痹，身体皆痛，如针刀刺，呕逆痰癖。除五劳七伤万病，**附子散方**

附子炮裂，去皮脐　乌头炮裂，去皮脐　芫青去足翅，微炒　雄黄研　丹砂研　干姜炮裂　细辛去苗叶　人参　莽草微炙　鬼臼去毛，微炒　蜀椒去闭口并目，微炒出汗。各一两　蜈蚣去头足，微炙。一枚　蜥蜴去头足，微炙。一枚

上一十三味，捣研为散，再罗令匀。每服，空心温酒调下半钱匕，日再服。

治飞尸入腹，胀满刺痛，气息喘急，**走马汤方**

巴豆二枚。去皮、心　杏仁二枚。去皮尖、双仁

上二味，以绵缠，椎令极碎，投热汤二合，指捻取白汁。分三服饮之，食顷当下，老小量减之。

治一切飞尸鬼注，身痛如刺，**雄黄散方**

雄黄研　甘草炙，剉　黄芩去黑心。各半两　栀子去皮　芍药剉碎，微炒。各一两

上五味，捣罗为散。每服，以温酒调下二钱匕，日再服，不拘时候。

治飞尸在人皮肤中，又名恶脉，亦名贼风，发时急，头痛不在一处，针灸则移，发时一日或半日微差，须臾复发，**细辛散方**

细辛去苗叶。一分　桂去粗皮。三分　附子炮裂，去皮脐。一两　雄黄研。半两　乌头炮裂，去皮脐。一两　天雄炮裂，去皮脐。一分　干姜炮。一两　莽草微炒。一分　真珠末研。三分

上九味，捣研为散。每服，空心米饮调下一钱匕，日二服。

一方酒服。

治飞尸病肿，光如油色，无常定处，**三黄散方**

黄连去须　黄檗去粗皮，微炙　陈橘皮汤浸，去白，炒。各一两

上三味，捣罗为散，入丹砂少许，合研令匀。每服二钱匕，沸汤点服，不拘时候。

治飞尸腹痛胀急，冲心攻胁方

上取鸡子一枚，破，取白生吞之，困者摇头令下。

治飞尸心痛，气急胸满，宜取吐，**瓜蒂散方**

瓜蒂　赤小豆　雄黄各一分[1]。研

上三味，捣研为散，拌匀。每服，空心温酒调一钱匕，取吐恶物。

尸 注

论曰：尸注者，尸病注易于人也。多因哭泣感染尸气，流注身体，令人寒热淋沥，沉沉默默，不的知所苦，而无处不恶，或腹痛胀满，喘急不得息，上冲心胸，傍攻两胁，或磈块踊起，或挛引腰脊，或举身沉重，精神不爽，每更节令，愈加顿滞，不治者死，死则注易傍人，故名尸注。

治尸注发作无时，腹胀喘急，上冲心胸，傍攻两胁，**茯苓汤方**

赤茯苓去黑皮　桂去粗皮。各三分　芍药　当归切，焙　生干地黄焙　木香　芎藭各半两　鬼箭羽　桃仁去皮尖、双仁，炒。各三分

上九味，粗捣筛。每服三钱匕，水一盏，煎至七分，去滓温服，不拘时候。

治尸注心乱如醉，狂言惊悸，梦与鬼交，精神错谬，疾势数变，**阿魏丸方**

---

① 分：日本抄本、文瑞楼本同，明抄本、乾隆本作"两"。

阿魏半两。醋化，去砂石，面和作饼，炙，研　安息香一两。酒化细研　木香　甘草炙，剉　槟榔剉。各半两　皂荚十四梃，如猪牙者。酥炙，去皮子　天灵盖酥炙　麝香研　人中白研。各一分　豉微炒。一合^①

上一十味，将六味捣为细末，与别研四味和匀，炼蜜丸如梧桐子大。用童子小便一盏，入乌梅三枚，葱白三寸，浸一宿，煎数沸，五更初下二十丸。

治尸注发歇无时，心腹切痛，**桂香汤**方

桂去粗皮　芍药　木香　柴胡去苗。各一两　芎䓖　鳖甲去裙襕，醋炙　干姜炮　吴茱萸汤浸，焙干，炒　常山各三分

上九味，粗捣筛。每服三钱匕，水一盏半，煎至八分，去滓温服，不拘时。

治尸注寒热，不思食味，心腹刺痛^②，**虎掌丸**方

虎掌　丹砂研。各半两　白茯苓去黑皮　龙齿各一两　当归焙　蓬莪茂煨，剉。各三分

上六味，捣罗为末，用酒煮阿魏面糊丸如梧桐子大。每服二十丸，生姜乌梅汤下。

治尸注恶气，兼治百病，**鹳骨丸**方

鹳骨一寸。炙　桂去粗皮。半两　虻虫　斑猫各十四枚。去翅足，炒　巴豆三十枚。去皮、心、膜，炒

上五味，捣研为细末，炼蜜丸如小豆大。每服二丸，温水下，日三。

治尸注鬼邪，日渐沉顿，**獭肝散**方

獭肝一具。阴干

上一味，捣罗为散。每服一钱匕，水调下，日三。如一具未差，更作服。

---

① 合：日本抄本、文瑞楼本同，明抄本、乾隆本作"分"。
② 尸注……刺痛：此12字日本抄本、文瑞楼本同，日本抄本旁注《纂要》作尸注寒热往来，不思食，心腹刺痛"，明抄本、乾隆本作"尸注寒热往来，不思饮食，心腹刺痛"。

治尸注鬼注，变动多端，**丹砂丸方**

丹砂研　雄黄研。各一两　鬼臼　莽草各半两　蜈蚣二条，赤足者。生用　巴豆四十粒。去皮、心、膜，不出油，研

上六味，将三味捣罗为末，与别研三味和匀，炼蜜丸如梧桐子大。每服二丸，温酒下，不拘时。

治临尸哭泣，尸气入腹，沉滞脏腑，有时发动，取劳积神效，**密陀僧散方**

密陀僧半斤。煅，醋淬，淘，研，控干。取六两　京三稜煨，捣末。二两　诃黎勒不去核，生用，捣末。一两

上三味，合研令匀。每服二钱匕，用煮面浓汤调下，当晚不食，临卧一服，余时勿服，并服三夜，次夜当下恶物。不下，第三夜加生牵牛子末一钱匕，同调下。

治尸注，**杏仁丸方**

杏仁去皮尖、双仁，炒，研　乱发灰各一分

上二味，研匀和丸如小豆大。每服五丸，猪膏酒调下。

治尸注，**蜀椒熨方**

蜀椒一斤

上一味，帛裹于注上，以熨斗盛火，熨椒令热，汗出，神效。

治五尸蛊注，中恶客忤，心腹刺痛，**丹砂丸方**

丹砂研　干姜炮　芎䓖　乌头炮裂，去皮脐。各一两　赤芍药　桂去粗皮。各二两　野葛　吴茱萸汤浸，焙，炒。各三分　巴豆去皮、心，熬出油。二十粒　芫花醋浸半日，炒焦色。半两

上一十味，捣研为末，炼蜜丸如梧桐子大。每服五丸，米饮下，日二服。

治尸注邪气流传，忽然闷绝，时发寒热淋沥，或腹痛胀满，**鹳骨丸方**

鹳骨酒炙　雄黄研。各一两　桂去粗皮　大黄剉，炒。各三分　麝香研。半两　丹砂研。一分　赤足蜈蚣酒浸，炙。一条

上七味，捣罗为末，炼蜜和丸如梧桐子大。每服二十丸，桃枝煎汤下。

诸注门①

诸注统论

论曰：诸注者，邪气所注也，皆因精神衰弱，经络空虚，伤于风寒暑湿，饮食劳倦，或感生死之气，或挟鬼物之精。初为中恶、客忤、卒死诸尸之类，虽或暂差，必有邪气伏于经脉，流传腑脏，深挟②骨髓，经久不已，皆成注病。变状多端，时发时差，令人昏闷，无不病处。若因风寒暑湿之邪所注者，则为风注、寒注、凉注、冷注、温注、湿注之病；若因饮食劳倦之邪所注者，则为食注、饮注、酒注、水注之病；若因感生死之气而为其邪所注者，则为丧注、哭注、转注之病；若因挟鬼物之精而为其邪所注者，则为鬼注、邪注、尸注、殃注之病；犯土禁成③注者，为土注；产后得注者为产注；虚劳所成者为劳注；邪气外侵为邪注。凡此诸注，以受病之因为名也。邪注于肺则为气注；邪注于荣则为血注；久注不已，伤损骨髓则为骨注。凡此诸注，以病之所在为名也。又有石注者，言其牢强如石；走注者，言其游走无常。凡此诸注，以病之形变为名也。名类虽多，各有形证，合而言之，皆注病也。治注病者，欲辨是非，但复纸于痛处，烧发令焦，投于纸上，若发黏纸者，注气引之也，不黏者非注也。审知其因，随证治之，无专门者，通用诸注法调之。诸注之脉，浮大者可治，细而数者难治，

诸　注

论曰：诸注者，邪气停住而为病也。盖由经络空虚，伤于风寒暑湿，或因饮食劳倦，或因大病后气虚，邪气流注，或感死气，或犯鬼邪，皆致是疾。其状变易不同，各循其本而治之。

---

① 诸注门：明抄本、乾隆本、文瑞楼本无，据日本抄本及目录补。
② 挟：日本抄本、文瑞楼本同，明抄本、乾隆本作"入"。
③ 成：日本抄本、文瑞楼本同，明抄本作"为"，乾隆本作"得"。

治五注卒中贼风，遁尸鬼邪，心腹刺痛胀急，**大黄饮方**

大黄煨　桂去粗皮。各一两半　赤芍药　甘草炙，剉。各一两　乌头炮裂，去皮脐。五枚

上五味，剉如麻豆。每服五钱匕，水一盏半，入生姜一分，拍碎，蜜一匙头，同煎至七分，去滓，空腹温服。

治中恶五注五尸入腹，胸胁急痛，鬼击客忤，停尸垂死者，此药入喉即愈。若口噤则斡开，不可斡者，扣一齿折，以竹管下药，先以少许汤或水内药竹管泻喉中，**五注丸**①方

丹砂研　甘遂微煨　附子炮裂，去皮脐　雄黄研。各一两　豆豉暴干　巴豆去皮、心，压出油尽。各六十枚

上六味，除巴豆外，捣研为末，将巴豆同研匀，炼蜜丸如梧桐子大，密器贮之。每服二十丸，米饮下，以知为度，未知加丸数服。若不发者，以粥饮投之，利不止者，与酢饭一两匙止之。

治五尸注，**赤芍药丸方**

赤芍药剉。一两　吴茱萸汤浸，焙干，炒　丹砂研　蜀椒去目并闭口者，炒出汗　乌头炮裂，去皮脐。各半两　干姜炮。三分　桂去粗皮。一两

上七味，捣罗为末，炼蜜丸如小豆大。每服十丸，空腹温酒下，日三。

治五注瘦病伏连诸鬼气，**丹砂丸方**

丹砂研。一两　麝香研。三分　桃仁汤浸，去皮尖、双仁，炒，研。七十枚

上三味，各研细，再和研匀，入少炼蜜，丸如小豆大。每服十丸，米饮下，日三。

治诸注令人沉默，不知所苦，累年积月，以至全家流注，**备急獭肝散方**

獭肝一具。阴干

上一味，捣罗为散。每服一钱匕，熟水调下，日三服。

---

① 五注丸：乾隆本、日本抄本、文瑞楼本同，明抄本作"丹砂雄黄丸"。

治五注伏连，及亲近死尸，致恶气入腹，终身不愈者方①

阿魏研。一分

上一味，以头醋和面半两，入阿魏裹作小馄饨，熟煮，作三次吞之，一日令尽服，满三七日永差。

治五注积年心痛，鬼气蛊毒，百病悉疗，**麝香丸方**

麝香研。三分　牛黄研　藜芦炙　赤朱②　鬼臼去毛，炙。各半两　当归切，焙。三分　蜈蚣炙，去头足。一枚　芍药剉　雄黄研。各半两　白茯苓去黑皮　桔梗炒　金牙碎　桂去粗皮　人参各三分　干姜炮　吴茱萸汤浸，焙，炒　贯众各半两　丹砂研。三分　鬼箭羽半两　巴豆去皮、心、膜，出油。一两　蜥蜴炙，去头足。一枚　獭肝炙熟。一具

上二十二味，捣研为末，炼蜜丸如小豆大。每服五丸，空心米饮下，日再服，稍加至七丸。

治五注伏尸等病，**杀鬼丸方**

虎头骨酒炙。三两　藜芦六两　猪牙皂荚炙　鬼臼　雄黄研　芫荑仁　天雄炮裂，去皮脐。各一两

上七味，捣研为末，炼蜜丸如小弹子大，每夜烧一丸，五月五日午时合佳。

治五劳七伤，尸注所侵，心腹疗痛，饮食不化③，两胁鼓胀，皮肤挛缩等病，**万病丸方**

远志去心　泽泻　石斛去根　柏子仁别研　云母水飞　石韦去毛　杜仲去粗皮，炙　天雄炮裂，去皮脐　牛膝去苗，酒浸，切，焙　白茯苓去黑皮　菖蒲　山芋　熟干地黄焙　肉苁蓉酒浸，切，焙　续断　干姜炮　甘菊花　桂去粗皮　五味子　蛇床子炒　山茱萸各半两　桔梗炒　防风去叉　白术各一两　附子炮裂，去皮脐。四枚　天门冬去心，焙。一两半　细辛去苗叶。三分

上二十七味，捣罗为末，炼蜜和杵千下，丸如梧桐子大。每

---

① 方：明抄本、日本抄本、文瑞楼本同，乾隆本作"阿魏醋馄饨方"。
② 朱：日本抄本、文瑞楼本同，明抄本、乾隆本作"米"。
③ 化：日本抄本、文瑞楼本同，明抄本、乾隆本作"下"。

服二十丸，空心温酒下，春秋日再服，夏季日一服，冬季日三服，如久服，即减天雄、附子各一半。

治诸注，**麝香散方**

乌雌鸡一只。笼罩，勿与食三日，只与水吃，至第四日后，日以活蜣螂与鸡食之，饱后便下粪，焙干。取一两　麝香一分　獭肝炙熟，干。一两

上三味，以獭肝捣罗为散，次入麝香、鸡粪，再研极细。每服三钱匕，以米饮调下，日三。

治五注，与鬼神、狐狸、精魅、鬼疰交通，**野狐丸方**

野狐鼻七枚　豹鼻七枚。炙　狸头骨一枚。炙　雄黄一两　阿魏二两　鬼箭羽一两　露蜂房一两。炙　白术一两　大虫头骨一两。炙　驴马狗驼牛毛各四分。烧作灰，若用骨，加妙　故人脑骨一两。炙

上一十五味，捣罗为末，搅和令调匀，又以水煮松脂，候烊接取，以和之时，勿以手搅，将大虫爪和搅为丸，用水磨下一丸，分一半，别捣雄黄末为衣，以床下火烧之，衣被覆之，勿令泄药烟并气。未汗出，水磨二丸，分饮一半，须臾候等时，如汗不通，约行十里，再暖余一服，温吃服后，平身坐，少时平身卧，热烘衣被，和头通身盖，卧令厚暖，服药处，须在暖房中，无令风入。如汗出，以灯烛①照，手足指及节间，当有毫毛生出，如青黄白色，即一服见效，如赤色，须三次服。如毛黑色，必死之证。如汗出，以青绢拭遍身，日出时，于黑漆盆内洗，当有虫如麸片是验，大肠取下黑水紫黯恶黄白脓涎，如诸般虫等物是效，次即服和气药。

治尸注传尸，服逐下药后，补虚，**防己散方**

防己　人参　白茯苓去黑皮　鬼臼　鬼箭羽　附子炮裂，去皮脐　曲炒。各一分

上七味，捣罗为散。每服二钱匕，以桃仁研泔一盏，煎至六分，温服，日五服。

---

① 灯烛：明抄本、乾隆本、日本抄本同，文瑞楼本作"烛灯"。

治诸注，**皂荚丸方**

猪牙皂荚去黑皮，酥炙，研　白马夜眼炒令黑色，研　安息香炒令黑色，研　斑猫以糯米炒，令米黑色，去米并翅足不用，余即研之　蜈蚣一条。炙令黄色　蛇蜕一条。炒令黑焦，研　粉霜二钱，面二钱，水滴和为饼子，煨令黄色，研。以上各秤二钱　雄黄研　丹砂研　硇砂研　牛黄研　犀角屑　胡黄连各一钱

上一十三味，同研令匀，以黄狗胆汁为丸如梧桐子大，别以丹砂末为衣。每服五十丸，四更尽，以桃仁煎汤下。

风　注

论曰：风注者，由体虚，风邪之气客于荣卫，邪气行游，连滞停住，故名风注。其状皮肉瘈振，痛无常处，一年之后则有头发堕落，颈项瘈痛，骨拉解鸣，目疼鼻酸牙蚛之证。又十二风所注不同，温风所注，头痛欲解发却中[1]；汗风所注，头痛体热，骨节两强；柔风所注，游肿在腹，或在手脚；水风所注，唉食眠卧汗出；九风所注，脑转肉裂，目系痛，恶闻人声；绝风所注，暴倒仆，口有白沫；颠风所注，被发狂走，遇物击破；狂风所注，叫呼骂詈，独语谈笑；寄风所注，口噤面㖞，四肢不随；斜风所注，体生疮，眉毛堕落；蚝风所注，痛痹如蚝螫，疮或痒或痛；罩风所注，举身战动，或鼻塞。其状虽异，其为邪气停注则一也。

治一切风注痛，**安息香丸方**

安息香研　乳香研。各一分[2]　白胶香研　地龙去土，炒，捣为末。各半两　桃仁汤浸，去皮尖、双仁，研。二七[3]枚　没药研。一分　胡桃仁研。三枚

上七味，同研匀为细末，酒煎为丸如弹丸大。每服一丸，温酒化下。

---

①　却中：日本抄本、文瑞楼本同，明抄本、乾隆本无。《诸病源候论》卷二十四"注病诸候"作"却巾"，义胜。

②　分：日本抄本、文瑞楼本同，明抄本、乾隆本作"两"。

③　二七：日本抄本、文瑞楼本同，明抄本、乾隆本作"七"。

治风邪注气及南方百毒，瘴气疫毒，脚弱肿痛湿痹，**金牙散**方

金牙碎。一两　芫青去翅足，炒。二七枚　斑猫去翅足，炒　亭长去翅足，炒。各七枚　蜥蜴去头足，炙。一枚　蜈蚣去头，炙。一枚　雄黄研　丹砂研　龙胆去芦头　防风去叉　茛枝微炙　大黄剉，醋拌，炒　曾青研　白茯苓去黑皮　桂去粗皮　松脂研　干姜炮　乌头炮裂，去皮脐　细辛去苗叶　消石　野葛剉，炒　大戟煨　商陆炙　蛇蜕皮炒　芫花醋炒　鹳骨炙　附子炮裂，去皮脐　寒水石碎　蜀椒去目及合口者，炒出汗　人参　贯众　龙骨炒　露蜂房炒　巴豆去皮心，出油尽　礜石炼　天雄炮裂，去皮脐　狸骨微炙　石胆研　莽草炙。各一两

上三十九味，捣研为细散。以绛囊盛半两带之，男左女右，食前以浆水或酒随意调下一字，以知为度。

治风邪注气，并瘴疠疫气脚弱，**小金牙散**方

金牙碎。一两一分　牛黄研。一分　天雄炮裂，去皮脐　草薢炒。各半两　蜈蚣一枚，长五六寸。去头足，炙焦　黄芩去黑心　细辛去苗叶。各半两　萎蕤三分　蜀椒去目并闭口者，炒出汗　由跋汤浸，去骨，炒。各半两　桂去粗皮。三分　莽草微炙。半两　犀角镑。三分　雄黄研　丹砂研　麝香研。各半两　干姜炮裂。三分　乌头炮裂，去皮脐。半两　黄连去须。一两

上一十九味，除研者外，捣罗为散，后入研药捣三五百下，令极细。温酒调服二钱匕，日三夜二，以差为度。以绛囊盛半分，男左女右带，省病问孝，不避夜行，涂鼻人[①]中，晨昏雾露亦涂之。一方，无萎蕤、由跋，有女萎、虎杖。

治风邪气注入脏腑，闷绝，目眩痛，身冷，或飞尸鬼注恶气，肿起周身，流移无常处，惊悸腹胀，气满心痛，恍惚悲惧，不能饮食，阴下湿痒，大便有血，或小便赤黄，房中劳极，**细辛散**方

细辛去苗叶　黄芩去黑心　乌头炮裂，去皮脐　甘草炙，剉　麻黄去根节　芎藭　石南　莽草微炙　牛膝酒浸一宿，焙

① 人：日本抄本、文瑞楼本同，明抄本、乾隆本无。

干　天雄炮裂，去皮脐。各三分　附子炮裂，去皮脐。一枚　秦艽去苗、土　人参　牡蛎熬　干姜炮裂　桂去粗皮　白茯苓去黑皮。各一两　桔梗炒　白术剉。三两　当归切，焙　独活去芦头　柴胡去苗。各一两　栝楼去皮　杜仲去粗皮，炙，剉　椒去目并闭口者，炒出汗。各半两　防风去叉。一两一分

上二十六味，捣罗为细散。空心温酒调下三钱匕，服讫半时辰，更饮酒半升。

治风注心腹刺痛，上引^①胸背，**羌活汤方**

羌活去芦头。三分　大豆炒。一合　桑根白皮炙，剉。一两半　陈橘皮汤浸，去白，焙。三分　芎䓖一两　大腹并子煨。三分

上六味，粗捣筛。每服三钱匕，水一盏，煎至七分，去滓温服，良久再服。

走　注

论曰：走注者，风邪客于卫气也，风善行而数变，卫气之行，慓疾滑利，邪气相搏，则淫溢皮肤，去来击痛，游走无常，故名走注也

治久患走注气疼痛，**乌头散方**

乌头炮裂，去皮脐　曼陀罗子炒　地龙炒　牛膝酒浸，切，焙。各半两

上四味，捣罗为散。温酒调半钱匕，日再服。

治恶风走注，**天雄散方**

天雄炮裂，去皮脐　莽草　桂去粗皮　蜀椒去目及闭口，炒出汗　虎头骨涂酥炙　丹砂研　雄黄研。各一两　木香半两

上八味，捣研为散。每服一钱匕，温酒调下，不拘时候。

治走注风毒疼痛，流移不定，蒸熨方

芥子一升。蒸熟，暴干，为末　铅丹二两

上二味和匀，以疏布袋盛，分两处，更互蒸熨热薄痛处。

---

① 引：日本抄本、文瑞楼本同，明抄本、乾隆本作"攻"。

治走注恶气偏僻，皮肤疼痛如锥刺，背胛牵强，伏连羸瘦发渴，**牛黄丸方**

牛黄研。一两　人参　沉香剉　木香　枳壳去瓤，麸炒　前胡去苗。各一两半　麝香研　黄连去须　犀角镑。各一两　胡黄连三分

上一十味，捣研为末，炼蜜为丸如小豆大。每服空心米饮下二十丸，日再服。

治走注疼痛，如锥刺皮肤，风气心腹四肢疼痛，**枳壳丸方**

枳壳去瓤，麸炒　厚朴去粗皮，姜汁炙。各一两　犀角镑。半两　桑根白皮炙，剉。一两　槟榔煨。二枚　柴胡去苗。一两半　半夏汤洗，焙干，为末，姜汁和作饼，暴干　大黄剉，醋拌，炒。各一两

上八味，捣罗为末，炼蜜为丸如小豆大。空心酒下二十丸。

治五尸鬼邪，走注疼痛及风气，**五香散方**

沉香剉　丁香　木香　麝香研　薰陆香研　鬼箭羽　当归切，焙　没药研　肉豆蔻仁各一两　牛黄研　桂去粗皮　鬼臼　陈橘皮汤浸，去白，焙　金牙各三分　犀角镑　羚羊角镑　大黄煨　人参　升麻　桔梗　桃仁去皮尖、双仁，麸炒　丹砂研　安息香研。各一两一分　附子炮裂，去皮脐。一枚，正者

上二十四味，捣研为细散。汤饮或酒调服一钱匕，日再服。

治久患走注疼痛，**蛇床子散方**

蛇床子炒　茛菪子炒　芸薹子炒　胡荽子　芫花醋炒。各一两

上五味，捣罗为细散，生姜自然汁煮面糊调，先用白矾汤洗痛处，后贴之。

鬼　注

论曰：鬼注者，忽因鬼邪之气排击，当时即病，心腹刺痛，闷绝倒仆，如中恶状，余势不歇，停积弥久，有时发动，连滞不已，乃至于死，死则注易旁人，故谓之鬼注。

治鬼注风冷，饮食不消，心腹胀满，攻刺心痛，大便不通，

玉壶丸方[①]

雄黄研　丹砂研　礜石煅　附子炮裂，去皮脐　藜芦剉，炒　巴豆去皮、心，炒，研压出油。各一两

上六味，捣研为末，炼蜜丸如小豆大。每服二丸三丸，米饮下，取快利为度，小儿以意减之。

治鬼注入腹，面目青黑不知人，及心腹坚积结聚，胸胁逆满呕吐，宿食不消，**千金丸方**

雄黄研　鬼臼去毛，炙　徐长卿炒　礜石煅　雌黄研　干姜炮　蜀椒去目及闭口，炒出汗。各半两　地胆去翅足，炒。八枚　野葛三分　斑猫去翅足，炒。十枚　射罔一分

上一十一味，捣罗为末，炼蜜丸如小豆大。每服一丸，空心米饮下，日三，不知加丸数，以知为度。若百毒所螫、牛马踏伤、痈肿瘰疬，用一丸于掌中，津唾和涂痛处，立愈[②]。岁旦以椒酒，长幼各服一丸，终岁无病。一方加丹参半两、瓜蒂四枚。

治鬼注中恶心痛，积癖蛊注鬼气，**八毒丸方**

雄黄研　真珠研　礜石煅　牡丹皮　巴豆去皮心，炒出油。各一两　藜芦去芦头。二两　附子炮裂，去皮脐。三分　蜈蚣去头足，炙。一枚

上八味，捣研罗为末，炼蜜丸如小豆大。每服米饮下二丸，得吐利为效。

治鬼注恶风入中肌肤，淫淫跃跃，流无常处，四肢不仁，牵引腰背，腹胁胀满，心痛气逆，不得饮食，吸吸短气，寒热羸瘦善怒，梦鬼交通，咳唾脓血，**犀角丸方**

犀角镑　桂去粗皮。各半两　羚羊角镑　牛黄研　鬼臼去毛，炙　附子炮裂，去皮脐　獭肝炙熟。各一分　巴豆去皮心，出油。十五枚　蜈蚣去头足，炙。一枚　麝香研。一分　真珠研　雄黄研　丹砂研。各半两　射罔一分　贝齿烧。十枚

①　玉壶丸方：日本抄本、文瑞楼本同，明抄本、乾隆本此后有"治万病。详《千金方》《外台秘要》"。

②　愈：日本抄本、文瑞楼本同，明抄本、乾隆本作"效"。

上一十五味，捣研为末，炼蜜丸如小豆大。每服空心酒下二丸，日二。

治初得遁尸鬼注，心腹刺痛不可忍，**木香汤方**

木香　丁香各一两　鬼箭羽去茎　桔梗去芦头，剉，炒　陈橘皮汤浸，去白，炒　紫苏叶　当归切，焙。各一两一分　桃枭微炒。七枚　槟榔剉。七枚

上九味，粗捣筛。每服五钱匕，水一盏半，入生姜一分，拍破，同煎至一盏，去滓温服，日三。如人行五七里再服，以利为度。

治中恶鬼注，解一切毒，**至宝丹方**

玳瑁镑　雄黄研　丹砂研　安息香酒化，重汤熬成煎　白芥子各一两

上五味，除安息香外，捣研为末，以安息香煎丸如绿豆大。温酒研下十丸。

治鬼注如中恶，气急腹胀满如鼓，攻心即不可救，**回生丸方**

巴豆去皮、心、膜，出油。十枚　雄黄水飞，研。半两

上二味同研，面糊丸如鸡头实大，阴干。每服一丸，新汲水下。

治鬼注传尸，五劳七伤六极，**鳗鲡鱼煎方**

鳗鲡鱼寸切，洗净。三斤　附子炮裂，去皮脐。一两　柴胡去苗。三分　芎䓖　知母切，焙　贝母去心　当归切，焙　鳖甲去裙襕，醋炙　荆芥穗各一两　芜荑仁一分　木香三分　秦艽去苗、土　青蒿子小便浸一宿，焙　黄耆剉　木通剉。各一两

上一十五味，除鳗鱼外，捣罗为末，分作三贴，每贴以鳗鱼一斤，法酒三升，于银石器内煮烂，去滓，入药末一贴，重煎如稀饧，以净器盛。空心温酒调下一匙匕，服了，衣被盖出汗，加至二匙匕。

治尸注鬼注，一切劳疾，**千金汤方**

青蒿酒浸一宿，焙　柴胡去苗　秦艽小便浸一宿，焙　柳枝　桃枝　茯神去木　麻黄去根节　桂去粗皮　知母切，焙　白茯苓去黑皮　鳖甲去裙襕，醋炙　枳壳去瓤，麸炒　常山各一两　天

灵盖一枚。小便酒共和浸，炙　槟榔剉。半两

上一十五味，粗捣筛。每服五钱匕，水一盏半，童子小便半盏，薤白五寸[①]，豉五粒，同煎至一盏，去滓热服，十服后，十指甲中生毛为候，或青白色者不治。

气　注

论曰：气注者，邪气传注，蕴伏于肺也。肺主气而通行表里，若为注气所传，则其病随气游走，冲击掣痛，上喘奔急，饮食不下，是为气注之候。

治一切气注，大肠结涩，背膊刺痛，气注四肢，及食物不消，奔豚气逆，**厚朴丸方**

厚朴去粗皮，姜汁炙。三两　桂去粗皮　大黄剉碎，醋炒。各二两　桃仁汤浸，去皮尖、双仁，炒。三两

上四味，捣罗为末研匀，炼蜜为丸如小豆大。每服三十丸，米饮下，食后临卧服，微利即效。一方加附子一两，炮裂，去皮脐。

治气注刺痛，**白芜荑散方**

白芜荑微炒　附子炮裂，去皮脐　白槟榔煨，剉　陈橘皮汤浸，去白，焙　干姜炮　桂去粗皮　零陵香各一两　安息香研。半两　蘹香子三分

上九味，捣研为散。每服三钱匕，空心热酒调下。

治气注羸瘦，历年停滞，胸满结痞，饮食或吐，宿食不下，中风鬼注，**千金丸方**

野葛炙。四寸　斑猫十枚。去翅足，炒　雄黄研　雌黄研　干姜炮　鬼臼去毛，微炙　瓜蒂炒　丹砂研　礜石煅　沙参　莽草　椒目炒。各半两　地胆八枚。去翅足，炒

上一十三味，捣罗为末，炼蜜为丸如小豆大。每服酒下五丸，日二服。卒中恶，闷绝不知人，服二丸，老小一丸。牛马骶践，猪犬所啮，痛肿若虫毒所啮，用一丸于掌中，唾和涂疮口毒上，

---

① 五寸：日本抄本、文瑞楼本同，明抄本、乾隆本作"五十茎"。

立愈。正月旦，以酒服，家中大小各一丸，一年中不病。若欲视病人，先服一丸，佳。

治注气胸膈满塞，心背撮痛欲绝，**柴胡汤**方

柴胡去苗 甘草炙，剉。各一两半 木香二两 槟榔煨，剉。十枚 当归切，焙。一两半 犀角镑。二两 麝香研，旋入

上七味，除麝香外，粗捣筛。每服五钱匕，水一盏半，煎至一盏，去滓，入麝香少许，再煎至八分，温服，日再。

治注气肩膊刺痛不移，**桃仁饮**方

桃仁汤浸，去皮尖、双仁，炒 酸枣仁炒 人参 赤茯苓去黑皮 桂去粗皮 丁香 甘草炙，剉

上七味，等分，粗捣筛。每服五钱匕，水一盏半，煎至八分，去滓，临卧顿服。

治风冷注气刺痛胸膈，转动不得，四肢厥冷，面目青黄，又如鬼气状，**延胡索散**方

延胡索 橘核炒 人参各半两 乳香研 地龙去土，炒。各一分

上五味，捣研为散。每服一钱匕，温酒调下，日再。

治注气背膊疼痛，心胸烦闷，**调气汤**方

京三棱煨，剉 木香各一两 槟榔煨，剉。三分 草豆蔻去皮 高良姜各一两半 当归切，焙 芎劳各半两 桂去粗皮 人参各三分 芍药 陈橘皮汤浸，去白，焙 白茯苓去黑皮。各半两 陈曲微炒。一两 阿魏面裹煨，研。半两

上一十四味，除阿魏外，粗捣筛再和匀。每服三钱匕，水一盏，煎至七分，去滓，入盐温服。

治注气兼冷气心腹痛，或卒得注痛，如鬼祟，**牛黄丸**方

牛黄研 阿魏研。各半分 丹砂研 安息香研。各半钱 肉豆蔻去壳。一枚 桂去粗皮 木香 当归切，焙。各一分 槟榔炮，剉。二枚 桃仁汤浸，去皮尖、双仁，炒。四十九枚

上一十味，捣研为末，用糯米饭为丸如麻子大。每服十丸，空心温酒下，日三。

治卒注气，**木香散方**

木香　当归切，焙　白术　桂去粗皮　白茯苓去黑皮。各一两

上五味，捣罗为散。每服二钱匕，沸汤点服，不拘时，日三。

卒魇不寤

论曰：其寐也魂交，其觉也形开。若形数惊恐，心气妄乱，精神愔郁，志有摇动，则有鬼邪之气乘虚而来，入于寝寐，使人魂魄飞荡，去离形干，故魇不得寤也。久不寤以致死，必须得人助唤，并以方术治之乃苏。若在灯光前魇者，是魂魄本由明出，唤之无忌。若在夜暗处魇者，忌火照，火照则神魂不复入，乃至于死。又人魇须远呼，不得近而急唤，恐神魂或致飞荡也。

治心气怯弱，常多魇梦，恍惚谬忘，**镇心丸方**

紫石英二两。研　丹砂一两。研　雄黄研　白茯苓去黑皮　茯神去木　银屑　菖蒲　桔梗去芦头，炒　人参　干姜炮　远志去心　甘草炙，剉。各二两　防风去芦头　防己　当归切，焙　桂去粗皮　铁精　细辛去苗叶。各一两

上一十八味，捣研罗为末，炼蜜丸如梧桐子大。每服十丸，食后熟水下，日三，稍增之。

治形体虚赢，心气怯弱，多魇善忘，**小定心汤方**

茯神去木。一两　甘草炙，剉　芍药　干姜炮　远志去心　人参　桂去粗皮。各二两

上七味，剉如麻豆大。每服五钱匕，水一盏，入枣二枚，擘，煎取七分，去滓温服，日三。

治卒魇不寤方

上捣薤取汁，吹两鼻孔，冬月取韭，绞汁灌口中。

又方

以芦管吹两耳，并其人头发二七茎作绳，内鼻孔中，割雄鸡冠取血，以管吹喉咽中，大良。

治卒魇方

以盐汤灌之，多少任意。

治魇及恶梦方

用麝香不以多少，安头边佳，又灌香少许在口中。

又方

以雄黄如枣核，系在腋下，令人终身不魇。

治卒魇不寤方

伏龙肝末，或末雄黄，或末桂心，以芦管吹入两鼻孔中。

又方

凡卒魇之人，多语声不出，不必高叫，但敲卧床，其人当自寤。

治卒魇寐不寤，魂魄外游，为邪所执录，欲还未^①得，切忌火照，治之方

皂荚一两。去皮子，生用

上一味，捣罗为散。每用一字许，吹两鼻窍中，魇至死三四日犹活。

治卒魇死方

上以井底泥泥^②死人目，令垂头就井，呼姓名即活。此法灵异莫测。

又方

勿以火照，但痛啮其足后跟及足大指爪甲即活，啮其踵不觉者，宜用礜石散，方见鬼击^③门。

中　恶

论曰：志弱心虚，精神失守，忤犯邪恶，令人心腹暴痛，闷乱如死，无所觉知，故曰中恶，又曰卒忤。盖阴阳否隔，气道厥逆，上下不通，阳气散乱，故令不知人^④也。气还则生，不还则

---

① 未：日本抄本、文瑞楼本同，明抄本、乾隆本作"永"。
② 泥：日本抄本、文瑞楼本同，明抄本、乾隆本作"涂"。
③ 鬼击：明抄本、乾隆本、日本抄本、文瑞楼本同，日本抄本旁注"作卒死"。
④ 不知人：日本抄本、文瑞楼本同，日本抄本旁注"作人不知"，明抄本、乾隆本作"人不知"。

死，久不已则变注。

治卒中恶客忤，五尸入腹，鬼刺鬼排及中蛊毒注，吐血下血，及心腹卒痛，腹满寒热毒病，**备急散方**

雄黄研。二两　丹砂研。一两　附子炮裂，去皮脐。一两一分　桂去粗皮　藜芦各一分　巴豆仁三十五个。去心，熬　蜀椒去目并闭口，炒出汗。半两　野葛三分　芫花醋炒。四钱

上九味，将巴豆别治如脂，余为细散，以巴豆合捣令匀，瓷器贮之，密封勿泄气。遇急病，水服一字许，加至半钱匕，老幼减半。病在头当鼻衄，在膈上则吐，在膈下则利，在四肢则汗出而愈。

治中恶心痛，胸胁疗刺喘急，**桃皮汤方**

桃东行枝白皮剉。一握　丹砂研。一两　栀子仁十四枚　当归切，焙。三两　桂去粗皮。三两　附子炮，去皮脐。一两　香豉炒　吴茱萸汤洗，焙干，炒。各五两

上八味，除丹砂外，剉如麻豆，和匀。每服五钱匕，水一盏半，入生姜半分，切碎，煎取七分，去滓，入丹砂末半钱匕，温服。

治卒中恶心腹刺痛，去恶气，**麝香散方**

麝香研。一分　犀角屑　木香各半两

上三味，捣研为散，拌匀。每服二钱匕，空心熟水调下，日再，未止更服。

又方

韭根一握。切　乌梅十四枚。碎　吴茱萸汤洗，焙干，炒。二两半

上三味，以潦水五升煮之，以病人栉内其中，三沸，栉浮者生，沉者死。煮取三升，时饮之。

治中恶心腹痛欲绝方

伏龙肝五合　盐一撮

上二味和研。每服一钱匕，水一盏调下。

治中恶喘急，**桃皮汤方**

桃皮　白杨皮各一握　栀子仁十四枚　真珠研　当归切，焙　桂去粗皮。各三两　附子炮裂，去皮脐。一两　吴茱萸汤洗，焙，炒　香豉各半两

上九味，除真珠末外，剉如麻豆，每服五钱匕，水一盏半，入生姜一枣大，切，煎至一盏。去滓，内真珠末半钱匕，搅匀温服。

治中恶遁尸，心腹及身体痛，甚者短气不语，以手按之，得其痛处，则病人色动，恐人近之，宜**艾叶傅方**

取生艾小叶按碎，傅痛上厚寸余，以沸汤和灰作泥，令热，傅艾上，冷则易之，不过[①]再傅，愈。

治中恶气欲绝不省方

皂荚，生，为细末，内鼻孔中。一方用细辛等分，取屑如胡豆大，吹两鼻中。

治中恶气欲绝方

取新牛粪绞汁服[②]，无新者，即以干者浸汁服。

又方

仰卧，以物塞两耳，以两竹筒内病人鼻中，使两人吹之，塞口傍无令气得出，半日病人即噫噫，则勿复吹也。

卒　死

论曰：卒死者，缘人有三虚，一谓乘年之衰，二谓逢月之空，三谓失时之和。贼风鬼邪之气，乘虚而入，故令阴气偏竭于内，阳气阻隔于外，二气壅闭，不得升降，厥气上行而暴绝也。气还则复生，不还则死。《内经》曰：出入废则神机化灭，升降息则气立孤危。盖谓是也。

治卒死及中恶尸厥，**葱刺耳方**

上以葱中央心刺耳中，令入七八寸无苦，使目中血出立活，亦可男左女右，刺鼻内，一云耳中血出佳。

又方

令二人以衣拥口，以笔管强力吹两耳，困即易人吹之。

又方

---

① 过：日本抄本、文瑞楼本同，明抄本、乾隆本作"通"。

② 服：日本抄本、文瑞楼本同，日本抄本旁注"服作若"，明抄本、乾隆本作"若"。

以绵渍好酒，手挼令入鼻中，并持两手，勿令惊动。

扁鹊治卒死方

湿牛马粪绞取汁，灌口中，令入喉，若口噤者，斡开灌之，不可斡者，扣折一齿下之。若无新马粪，以水或人尿和干者绞取汁用之。

又方

半夏末如大豆许，吹鼻中。

又方

捣薤若韭取汁，以灌口鼻中。

又方

猪膏如鸡子大，苦酒一升，煮沸，灌喉中。

治卒死而壮热者方

白矾半斤，煮令消，渍脚令没踝。

治卒死而目闭者方

骑牛临其面，捣薤汁灌耳中，又末皂荚吹鼻中。

治卒死四肢不收，失便者方

马粪一升，以水三斗，煮取二斗，洗足，又取牛粪一升，温酒和绞去滓，灌口中。

尸 厥

论曰：《内经》谓邪客于手足少阴太阴足阳明之络，五络俱竭，令人身脉皆动而形无知，其状若尸，故曰尸厥。盖五络皆会于耳中，苟为邪所客，则其气逆厥，上下暴隔，五络闭结而不通，故俱竭而令人状若尸焉。治法当先刺其足大①指内侧爪甲上，去端如韭叶，后刺足心，后刺足中指爪甲上，各一痏，后刺手大指内侧，去端如韭叶，后刺手心主少阴锐骨之端，各一痏，立已。不已，以竹管吹两耳，使气脉疏通，内助五络，然后以药石治之。

治五络闭竭，病发尸厥不知人，**通微丸方**

营实根五两。蔷薇根是也　白薇三两　虎骨　獭肝微炙　五灵

---

① 大：日本抄本、文瑞楼本同，明抄本、乾隆本作"中"。

脂各二两　丹砂别研　消石别研　雄黄别研　代赭别研。各一两

上九味，捣罗为末，炼蜜和丸如弹子大。温木香酒化下一丸，日三，以知为度，不计时。

治尸厥之病，卒死而脉犹动，听其耳中，循循有如啸声，而股①**间暖是也，耳中虽无啸声而脉动，亦当以尸厥救之方**

上以竹管吹其左耳极三度，复吹其右耳三度，即起。

又方

捣菖蒲末，如枣核大，著舌下，又内下部中。

治尸厥脉动而无气，气闭不通，故冥然如死方

上以菖蒲末吹入两鼻孔中，又以桂末著舌下。

治尸厥方

剃左角发方寸烧灰，以醇酒一杯饮之，不能饮者，灌之立已。

又方

以绳围两臂腕，男左女右，伸绳从大椎度，下行当脊上，灸绳头五十壮，即活。

治尸厥方

熨两胁下，又取灶中墨如弹丸，以浆水和饮之，须臾可三四度，又取梁上尘，如小豆许，竹管吹入鼻孔中。

鬼魅

论曰：心者精之合，神之舍也。心气不足，精神衰弱，邪气乘虚而感，则为鬼魅。其状令人喜怒不常，情思如醉，或狂言惊怖，向壁悲啼，梦寐多魇，与鬼交通，病苦乍寒乍热，腹满短气，不能食。诊其脉人迎气口，乍大乍小，乃鬼魅所持之候也。

治感鬼魅邪气，惊怖悲啼，休作有时，**九精丸方**

牛黄研　荆实　曾青研　玉屑研　雄黄研　空青研　赤石脂研　玄参　龙骨各一两

上九味，捣研为末，炼蜜丸如小豆大。每服一丸，食前温酒

---

① 股：日本抄本、文瑞楼本同，明抄本、乾隆本作"腹"。

下，日三，以知为度。

治邪气鬼魅所持，妄言狂走，恍惚不识人，**煞鬼五邪丸方**

丹砂研　雄黄研　龙骨　鬼臼去毛，炙　鬼箭羽去茎。各二两半　赤小豆一两半　芫青炒，去翅足。三十枚　桃仁汤浸，去皮尖、双仁，炒，研。五十枚

上八味，除研者外，捣罗为细末，入雄黄、丹砂，再研拌匀，熔蜡和丸如弹子大。囊盛之，男左女右，系于臂上，小儿系于头上。合药时，勿令妇人鸡犬见。亦可用蜜和为丸，梧桐子大，每服一丸，米饮下，日三。

治邪气鬼魅，脉见人迎气口时大时小，**黄环丸方**

黄环五两　琥珀研。三两　丹砂研　生银水磨细　龙胆各二两　白颈蚯蚓微炒　玄参去心　大黄剉，炒　茴茹各一两

上九味为细末，酒煮面糊和丸如绿豆大。鸡鸣及日中时，用温麝香酒下十丸，稍加至二十丸，以知为度。

治鬼魅，四物鸢头散方

东海鸢头汤洗七遍，焙干。由跋是也　莨菪炒　金牙石研　防葵炒。各一两

上四味，捣罗为细散。每服一钱匕，温酒调下。

治妖魅，病人不言鬼方

鹿角镑屑

上一味，捣罗为细散。水服方寸匕，自言则差。

治精魅感著，语言狂乱，悲怖不常，不饮食方

水银一两

上一味，入浆水一盏，炭火上煎取三分，去火，取水银，如豌豆大。空腹温水下三丸，晚再服一丸，日三。

辟鬼魅方

虎爪烧。二两　丹砂研细　雄黄研细　蟹^①爪烧。各一两

上四味，除研者外，捣罗为细末，再入研者拌匀，熔蜡为丸，

---

① 蟹：日本抄本、文瑞楼本同，明抄本、乾隆本作"螯"。

如梧桐子大。每至正旦及有狐魅处焚之，甚效，以熏巫人即神去。

治鬼迷不寤方

雄黄研如粉

上一味，吹入病人两鼻中，差。

辟诸邪祟附著，及小儿惊哭恐悸方

安息香

上一味，取一皂子大，焚烧令烟起，邪自去。

鬼 击

论曰：精全①则神王，精耗则神衰，精神耗衰，血气虚弱，则邪气易袭，故邂逅鬼邪，相遇则为鬼击之病，其得之无渐，卒著人如矛戟所伤，令人胸胁腹满急痛，不可按抑，或即吐血，或衄或下血，轻者获免，重者或至不救。治宜符禁之法，兼以辟邪安正之剂。

治鬼气排击，心腹刺痛，吐下血，死不知及卧魇，啮踵不觉者，**礜石散方**

特生礜石炼　皂荚去皮子，炙　雄黄研如粉　藜芦去芦头，微炒。各一两

上四味，捣罗为散。以竹筒吹大豆许入鼻中，得嚏则气通，气通则活，未嚏者复吹之。又一方，加丹砂、麝香各半分。

治卒得鬼击如刀刺，胸胁腹内急痛，不可按抑，或即吐血，或鼻中出血，或下血，**升麻散方**

升麻　独活去芦头　桂去粗皮。各半两

上三味，捣罗为散。每服一钱匕，温酒调下。一方去桂，加犀角屑半两。又一方去独活，加大黄半两。

治鬼排击方

熟艾鸡子大，三枚

---

① 全：日本抄本、文瑞楼本同，日本抄本旁注"全作定"，明抄本、乾隆本作"足"。

上一味，以水五盏，煎取两盏，去滓，顿服之。

又方

以浓酒吹灌鼻中，

又方

以盐一两，水二盏和，搅饮之，并以冷水潠之，须臾得吐即差。

治卒中鬼击及刀兵所伤，血漏腹中不出，烦满欲绝，**雄黄散方**

雄黄一两

上一味，研为散。温酒调一钱匕服，日三，血化为水。

治卒鬼击如中箭，忽然一点痛如注，不可忍方

上以桃皮一片，将里面湿处贴痛上，取一匙头安桃皮上，紧搓艾一团如胡桃大，安匙头上灸之，须臾痛微彻。

治卒中鬼击方

鸡冠血

上一味，沥口中令下咽，仍破此鸡以搨心下，冷即弃于道傍，得乌鸡佳。

又方

猪脂

上一味，取鸡子大，服未差，再服。

又方

鸡屎白微炒。一两　青花麻一握

上二味，以酒三升，煮取一升，去滓热服，须臾汗出。若不汗，即以火灸两胁下，使热得汗乃愈。

卷第一百一

面体门

头风白屑

论曰：头生白屑，不问冬夏令人瘙痒，世呼为头风。此本于
肺热也，肺为五脏之盖，其气上冲头项，肺寒则脑液下而多鼻涕，
肺热则熏蒸而多白屑，复以风热鼓作，故痒而喜搔。

治诸风及沐发未干致头皮肿痒，多生白屑，**防风荆芥散方**

荆芥穗　莎草根去毛。各半斤　甘草炙，剉。三两半　甘菊花
拣。半两　芎䓖　白芷　羌活去芦头　防风去叉。各三两

上八味，捣罗为细散。每服一钱匕，茶酒任调下，不拘时。

治诸风头多白屑，**天麻饼方**

天麻　芎䓖　白芷各五两

上三味，捣罗为细末，炼蜜和匀，每一两分作三十饼。每服
一饼，细嚼，茶酒任下，不拘时。

治诸风白屑，长发令黑，**龙脑丸方**

白龙脑二两。用鼎盛水五升，入龙脑并糯米五十粒，以石灰泥
固济鼎口，文火煮半日，候冷，取出研如粉　真珠二两。先用大纸
二张，以皂荚津渍过为贴，盛之。又用帛裹定，入粟糠五斗，安
瓶中，蒸一昼夜后，取捻得破即研如粉，暴干　雄黄一两。研如
粉　丹砂二两。形如芙蓉者，研如粉，并雄黄粉同入银锅中，用醋
三升，以文火煮一复时出之，却以温水淘去醋味，暴干　琥珀二两。

拾得芥①子者，捣研如粉

上五味，共九两，和匀，内留三两，每夜临卧，漱口了，揩齿咽津。余六两，再用白面四两作饼子，纸二张裹煨熟，取出研细，与前药六两，炼蜜和捣，丸如梧桐子大。每日空心取两丸含化咽津，后饮温酒三五合。若年四十以上，更加白龙骨一两研如粉，以水飞过暴干，帛裹蒸一饭久，次入桑螵蛸一两，煨熟捣末，并前药末同以炼蜜丸。

治头风②白屑，沐头，**麻子汤**方

大麻子　秦椒各一盏　皂荚末。半盏

上三味，熟研，内米泔中渍一宿，去滓，木匕搅百遍，煎沸，稍温沐头，良久别作皂荚汤濯之。

治头风③白屑，沐头，**菊花汤**方

菊花　独活去芦头　茵芋　防风去叉　细辛去苗叶　蜀椒去目并合口　皂荚　杜蘅　莽草　桂去粗皮。各半两

上一十味，为末，每用一两煮汤沐头。

治头风白屑，长发令黑，**旱莲膏**方

旱莲子草十斤。捣绞，取汁二升　桐木白皮四两　松叶　防风　芎䓖　白芷　辛夷仁　藁本　沉香　秦艽　商陆　犀角屑　青竹皮　细辛　杜若　牡荆子　零陵香各二两　甘松　天雄　白术　升麻　柏木白皮　枫香脂各一两　生地黄十斤。捣绞，取汁五升　乌麻油四升　马脂一升　熊脂二升　猪脂一升　蔓菁子油一升　枣根白皮三两

上三十味，除脂油外并细剉，以旱莲子、地黄等汁入瓷瓶内浸一宿，取出，与脂油同入大锅内，微火煎，候白芷黄色膏成，去滓，贮入不津器中。先洗发令净，候干，用药涂摩。明旦取桑根白皮二两细剉，以水一斗五升，煮取一斗，放温洗发。每夜涂药一次。

---

① 芥：明抄本、乾隆本、日本抄本同，文瑞楼本作"苡"。
② 头风：日本抄本、文瑞楼本同，明抄本、乾隆本作"诸风"。
③ 头风：日本抄本、文瑞楼本同，明抄本、乾隆本作"诸风"。

治头风痒，白屑，长发令黑，**龙脑膏方**

龙脑　沉香　白檀香　苏合香　鸡舌香　零陵香　丁香　甘松　木香　藿香　白芷　白附子　细辛　当归　芎𦻁　天雄　辛荑　甘菊花　乌喙　防风　蔓荆实　杏仁汤浸，去皮尖　秦椒去目及闭口。各一两　乌麻油五斤

上二十四味，除油外并细剉，以新绵裹，内锅中入油同煎，候白芷黄色药成，去滓，以瓷合收，旋取以手摩头顶发际。

治头风[1]痒，白屑，长发令黑，**松脂膏方**

松脂　白芷各四两　天雄　莽草　踯躅花各一两　秦艽　独活　乌头炮裂　辛荑仁　甘松　零陵香　沉香　牛膝　木香各三两　松叶　杏仁汤浸，去皮尖，研　藿香叶　莎草根　甘菊花　蜀椒去目并闭口　芎𦻁各二两

上二十一味，除杏仁外并细剉，以醋三升，都入瓷瓶内，浸一宿，取入大铛。用生麻油一斗[2]，与药同以微火煎，候醋气尽膏成，去滓，贮入不津器中。每日三度，匀涂发根。

治头风白屑，瘙痒发落，**蔓荆实膏方**

蔓荆实半升　附子二两。生用　羊踯躅花　荨苈各二两　零陵香一两　旱莲子草一握

上六味，㕮咀，以绵裹，用油二升，渍七日，每梳头用之。

面野黵

论曰：野黵[3]之状，点如乌麻，斑如雀卵，稀则棋布，密则不可容针。皆由风邪客于皮肤，痰饮浸渍，其形外著，或饱食安坐，无所作为，若《养生方》所谓积聚不消之病，使人面目黎[4]野是也。散之固有常剂，若乃涂泽蠲除，朝夕从事者，又安可

---

①　头风：日本抄本、文瑞楼本同，明抄本、乾隆本作"风头"。

②　斗：日本抄本、文瑞楼本同，明抄本、乾隆本作"斤"。

③　野黵（gǎn zèng 感赠）：脸上的黑斑。

④　黎：明抄本、文瑞楼本同，乾隆本作"黑"，日本抄本作"黧"。按"黎"后作"黧"，黑也。

已耶。

治面䵟䵟，令光白润泽，**白瓜子丸方**

白瓜子炒令黄。二两　藁本去苗、土　远志去心　杜蘅　车前子炒　白芷　当归切，焙　云母粉各一两　天门冬去心，焙。二两　细辛去苗叶　陈橘皮汤浸，去白，炒　柏子仁　栝楼根　铅丹各半两　白石脂一分

上一十五味，捣研为细末。炼蜜为丸如梧桐子大，每服二十丸，温酒下，早晚食后服。

治面䵟䵟，涂之能令光润，**防风膏方**

防风去叉　藁本去苗、土　辛荑　芍药　当归切，焙　白芷　牛膝切，焙　商陆　细辛去苗叶　密陀僧细研　芎䓖　独活去芦头　萎蕤　木兰皮　蕤仁各二两　杏仁汤浸，去皮尖　丁香　鸡舌香　零陵香　真珠屑　麝香各一两　油一斤　獐鹿髓各一升。如无，猪骨髓亦得　牛髓一升。如无，脂亦得　蜡四两。炼过者

上二十六味，先将髓以水浸令白取出，除真珠屑、麝香外，余药并剉碎，次将油、髓、蜡入锅中，熬令销①，入诸药，用文火煎之。若白芷黄色，量稀稠得所，以新绵滤去滓，方将真珠屑、麝香别研为细末，入前汁中，熬成膏，贮瓷器内。临卧涂面上，旦起以温水洗去，避风日，妙。

治面䵟䵟，令面白悦泽，**白附子膏方**

白附子　青木香　丁香各一两　商陆根一两　细辛三两　酥半两　羊脂三两　密陀僧一两。研　金牙三两

上九味，捣筛为散。酒三升，渍一宿，煮取一升，去滓，内酥，煎一升成膏。夜涂面上，旦起温水洗，不得见大风日，差。

治面䵟䵟方

鸡子一枚。去黄　朱砂末一两

上二味，先研朱砂为末，入鸡子中，封固口，与鸡卵同令鸡伏，候鸡雏出，即取涂面，效。

---

① 销：溶化。唐·韩愈《苦寒》："雪霜顿销释，土脉膏且黏。"

治面鼾䵟方

沉香三分　牛黄三分　薰陆香三分　雌黄各半两[1]　丁香一分　玉屑三分　鹰屎半两　水银一分

上八味，先将三味香捣罗为末，次将玉屑、雄黄[2]、雌黄入乳钵中研令细，方入水银及诸药，同研令极细，入白蜜调和，令稀稠得所，入瓷合中盛。每至临卧时，涂面鼾䵟处。

治面鼾䵟，涂之令光白润泽，**杏仁膏方**

杏仁汤浸，去皮尖、双仁。一两半　雄黄一两　瓜子一两　白芷一两　零陵香半两　白蜡三两

上六味，除白蜡外并入乳钵中，研令细，入油半升并药内锅中，以文火煎之，候稠凝即入白蜡，又煎搅匀，内瓷合中。每日先涂药，后傅粉，大去鼾䵟。

治面鼾䵟，涂之令光白润泽，**羊髓膏方**

羖羊胫骨髓二两　丹砂研。半两　鸡子白二枚

上三味，先将髓并丹砂入乳钵中，研令极细，以鸡子白调和令匀，入合中盛。每用时，先以浆水洗面，后涂之。

治面鼾䵟，涂之令光白润泽，**丹砂方**

丹砂一两。研细

上一味，入白蜜少许，更研如膏，入合中盛。每至临卧涂面，明旦以浆水洗之。

治面鼾䵟，令光白润泽，**益母草涂方**

益母草灰一升[3]

上一味，以醋和为团，以炭火煅七度后，入乳钵中研细，用蜜和匀，入合中。每至临卧时，先浆水洗面，后涂之，大妙。

---

① 雌黄各半两：明抄本、乾隆本、日本抄本、文瑞楼本同。既云各半两，雌黄前当另有他药，又制法有雄黄，疑为雌雄黄各半两，然又有"上八味"，待考。

② 雄黄：日本抄本、文瑞楼本同，明抄本、乾隆本无。

③ 一升：明抄本、乾隆本同，日本抄本作"二两"，文瑞楼本作"二升"。

点黡子方

取落藜灰少许，淋取灰汁于铜器中，重汤煎如黑饧。以针微拨破黡子，令药得发动点之^①，大^②者不过一点。

点黡子方

取糯米十余粒，于湿石灰中埋之，以烂为度。针挑破黡子傅之，经宿即落。

面皯疱

论曰：面皯疱者，面生皱疱，细起如粟谷状，由风热相搏而生。盖诸阳在于头面，风热乘之，结而不散，故成皯疱。《养生方》说醉不可露卧，及饮酒热未解，冷水洗面，令人面发疮，轻为皱疱，正谓此也。

治面皯疱，令光白，**黄连散方**

黄连去须。十五两　木兰皮十两　大猪肚一个。去筋膜

上三味，将二味捣罗为末，内猪肚中，缝合口，入五斗米甑内，蒸令熟，取出细切，暴干，捣罗为散。每服二钱匕，温水调，空心临卧服。

治面皯疱，令光白，**冬葵子散方**

冬葵子炒，研　柏子仁别研　白茯苓去黑皮。各三两

上三味，捣研为散。每服二钱匕，温酒调下，食后临卧。

治面皯疱，令光白，涂面，**玉屑膏方**

玉屑　珊瑚　木兰皮各三两　辛夷去毛　白附子炮　芎䓖　白芷各二两　冬瓜子　牛脂　猪脂腊月收者。各十八两　商陆切碎。五^③两　桃仁汤浸，去皮尖，别研。五两

上一十二味，除牛猪脂入锅中化成油外，诸药同捣研为细末，入脂油内，以文火煎，令稀稠得所，滤去滓，瓷合中盛。每洗面后涂药，大去皯疱。

---

① 点之：明抄本、日本抄本、文瑞楼本同，乾隆本此后有"效"。
② 大：日本抄本、文瑞楼本同，明抄本作"大小"，乾隆本作"小"。
③ 五：日本抄本、文瑞楼本同，明抄本、乾隆本作"二"。

治面皯疱，令光白，涂面，**麝香膏方**

麝香研。半两　附子炮裂，去皮脐　当归切，焙　芎䓖　细辛去苗叶　杜蘅　白芷　芍药各一两　腊月猪脂一斤。以水浸去赤汁

上九味，先将猪脂入锅中化成油，余药并剉如小麦大，入脂油中，以文火煎，稀稠得所，滤去滓，入麝香搅匀，倾入瓷合中收。每涂药，先以浆水洗面。

治面皯疱，令光白，涂面，**白芷膏方**

白芷　白敛各三两　白术三两半　白附子炮。一两半　白茯苓去黑皮。一两半　白及　细辛去苗叶。各三两

上七味，捣罗为末。用鸡子白搜和匀，丸如弹子大，瓷合中盛。每卧时先洗面，后取一丸，以浆水研化涂面，明旦井华水洗之，不过七日大效。

治面皯疱，令光白，涂面，**矾石散方**

矾石烧令汁尽　白石脂各一分　白敛三分　杏仁汤浸，去皮，研。半两

上四味，并研为散。以鸡子白调令匀，入瓷合中盛。临卧时先用浆水洗面，后涂药，明旦以井华水洗之。

治面皯疱，令光白，**浮水膏方**

水萍暴干。五两

上一味，捣罗为末。以白蜜调和，稀稠得所，入瓷合中盛，每卧时涂面。

面皰疱

论曰：诸阳皆会于面，风邪热气客于肤革[1]，不能流通，因发为皰疱，形似米粟，色有赤白。亦有缘醉酒露卧，及饮酒未解，以冷水洗濯而得之者。率由风热在皮肤间，外感冷气，击搏而成。

治面皰疱，**柏子仁散方**

---

① 革：文瑞楼本同，明抄本、乾隆本、日本抄本作"腠"，日本抄本旁注"腠作革"。

圣济总录

二二五六

柏子仁研　冬瓜子炒　冬葵子炒　白茯苓去黑皮。各三两

上四味，捣研为散。每服二钱匕，以温酒调服，食后日午、临卧各一服。

治面皯疱，**木兰膏方**

木兰皮　防风去叉　白芷留两小块子，验药熟　辛夷去毛　木香　牛膝酒浸，切，焙　独活去芦头　藁本去土　芍药　白附子炮　杜蘅　当归切，焙　细辛去苗叶　芎䓖各一两　麝香研。半两　腊月猪脂二斤。以水浸去赤汁

上一十六味，除麝香、猪脂外并剉碎，先将猪脂入锅中令销，下诸剉药，以文火煎三上三下，候白芷块子黄色膏成，用新绵滤去滓，入麝香搅匀，稀稠得所，瓷合盛。每临卧时，先以温浆水洗面，后涂膏，日三次。

治面皯疱，**白芷膏方**

白芷留两①小块子，验所煎膏　白芜荑　木兰皮　细辛去苗叶　藁本去苗、土　白附子炮。各三分　芎䓖半两　防风去叉。半两　丁香　零陵香　松花　麝香研。各一分②　熊脂三斤。如无以酥代

上一十三味，除麝香、熊脂外并剉碎，入净器中，以酒二升浸一宿，先将熊脂入铜铛中化令销，次下酒中诸药，以文火煎之，三上三下，候白芷黄色膏成，用新绵滤去滓，入麝香搅匀，稀稠得所，瓷合盛。每临卧时，先以澡豆温浆水洗面，后涂膏，大效。

治面皯疱，**杏仁膏方**

杏仁汤浸，去皮尖，研。半两　硫黄研。一分　密陀僧研。半两　硇砂研。一钱　白鹅脂炼成油。二③两

上五味，除鹅脂外再同研如粉，入鹅脂油，更研令匀，倾入瓷合子，坐煻灰火中养之，搅令稀稠得所成膏。每临卧，以纸拭疱令干，涂之。

---

① 两：日本抄本、文瑞楼本同，明抄本、乾隆本作"一"。
② 分：日本抄本、文瑞楼本同，明抄本、乾隆本作"两"。
③ 二：日本抄本、文瑞楼本同，明抄本误作"爪"，乾隆本作"八"。

治肺脏风毒，及过饮成皶疱，**防风散方**

防风一两。去芦头 石膏二两。细研，水飞过 小荆子一两 栀子仁一两 荆芥一两 枸杞子一两。微炒 白蒺藜一两。微炒，去刺 甘草半两。炙微赤，剉

上八味，捣罗为末。每服二钱匕，温水调下，食后日二。

面 皶

论曰：面皶者，是粉刺也，面上有皶如米粒。此由肤腠受于风邪，搏于津脉之气，因虚而作。亦云傅胡粉散①入虚肌，使之然也。

治妇人面上粉皶，**赤膏方**②

光明砂四分。研 麝香二③分 牛黄半分 水银四分。以面脂和研 雄黄三分

上五味，捣研如粉。面脂一升，内药中和搅令匀。如傅面脂法，香浆水洗，涂药避风，经宿粉皶如蔓菁子状自落，大效。

治面粉皶，**白蔹膏涂方**

白蔹 白石脂 杏仁汤浸，去皮尖、双仁，研。各半两

上三味，捣罗为末，更研极细。以鸡子白调和，稀稠得所，瓷合盛。每临卧涂面上，明旦以井华水洗之，良。

治面粉皶如麻子，**丹砂散方**

丹砂研 桃花阴干。各五两

上二味，先将桃花研令如膏，次入丹砂，同研极细。每服一钱匕，空心井华水调下。

治面粉皶，**菟丝汁涂方**

菟丝苗一握

---

① 云傅胡粉散：日本抄本、文瑞楼本同，明抄本作"去傅胡粉散"，乾隆本作"邪"。

② 治妇人……赤膏方：此10字文瑞楼本同，明抄本无，乾隆本作"胡粉散方"，日本抄本作"治面上粉皶赤膏方"。

③ 二：日本抄本、文瑞楼本同，明抄本、乾隆本作"三"。

上一味，捣绞取自然汁，涂面上，不过三五次效。

治面粉皶瘟瘟①，**萱草膏涂方**

萱草花暴干。七②两　白蜜三两

上二味，捣罗萱草花极细，与蜜调研令匀，入瓷合中，每旦洗面后，看多少涂面上。

治面粉皶瘟瘟，**土瓜膏涂方**

土瓜根二两

上一味，捣罗为细散。以浆水和研成膏，入瓷合中盛，每临卧以浆水洗面后，涂少许。

治面粉皶瘟瘟如麻子，**石粟膏涂方**

石灰二两　粟米二合

上二味，将石灰罗细，同粟米内瓶中，以水浸经三宿，取出研如膏，暴干，重研如粉，以面脂调匀，入瓷合中盛，每洗面讫，拭面涂之。

面体疣目

论曰：风邪入于经络，气血凝滞，肌肉弗泽，发为疣目。或在头面，或在手足，或布于四体，其状如豆如结筋，缀连数十，与鼠乳相类，故谓之疣目。

去疣目方

松脂　柏脂

上等分，合和涂之，一宿失矣。

又方

猪脂

上一味，于痒处揩之，令少出血即差。

又方

石灰二两

---

① 瘟瘟（pèi lěi 配磊）：皮肤上的小疙瘩。
② 七：日本抄本、文瑞楼本同，明抄本、乾隆本作"三"。

上一味，以苦酒渍七日，滴汁点疣上即落。

又方

牛口中涎

上一味，数涂疣上自落。

又方

艾

上一味作炷，于疣目上灸之，三壮即除。

又方

杏仁二十枚

上一味，烧令黑，研如膏，涂疣目上。

狐　臭

论曰：阴阳之在人，血与气尔，两者调适则行流散徙，莫或底滞[1]，达于形色，畅于肤理，无不得其和。苟失其宜，血气从而凝积，此所以有狐臭之病。其候不一，有曰狐臭，有曰体臭，有曰漏腋。狐臭者指其腋间，体臭者举其大概，漏腋则又言其湿而生疮者，不可不辨也。

治腋气累医不退，至效，**石绿散方**

石绿三钱。细研　腻粉一钱半

上二味，同研令匀。先疏疏拔去腋下毛，然后以醋和药末，熟摩令热，立效。

治丈夫妇人腋气不可近者方

上以开通钱四十九文，用铜箸穿入炭火内，烧赤醋浸四十九次，碾罗为细末，入麝香一分，研和匀。先用热酒洗腋下，后将药末揸腋下七次，永除臭气。

治腋气人不可近者方

石灰二两　桑柴灰一两　炭灰一两　雌黄二[2]两

---

① 底滞：停止。《淮南子·原道训》："所谓后者，非谓其底滞而不发，凝竭而不流，贵其周于数而合于时也。"

② 二：日本抄本、文瑞楼本同，明抄本、乾隆本作"一"。

上四味，同研为末。水调涂于腋下，可一食久，即以柳木篦子刮药，其腋下毛并落，然后用四灰散。

治腋气，**四灰散方**

粉霜　艾人灰　矾石灰　铅灰无即用胡粉、密陀僧代之

上四味，唯艾人灰稍多，余并等分，研令极细。先以醋浆水洗，拭干即傅之，不过三五上，永除臭气。如要试，但傅药蒜上，良久自无臭。兼治脚汗。

治血气蕴积成狐臭，**蝉壳膏方**

蝉壳四十九枚　乌梅七枚。去核，微炒　绿矾一两　茧卤一合　青古钱七文　杏仁七枚。汤浸，去皮

上六味，除钱外捣罗极细，入卤中调之。先以皂荚水洗拭干，用钱腋下摩之，候热稍拔去腋下毛，即以药涂之，仍用腻粉覆其上，三两度便愈。

治腋下湿汗不止，及足心手掌、阴下股里常如汗湿臭者方

干蔷薇根剉　干枸杞根剉　甘草炙。各半两　商陆剉　胡粉研　滑石研。各一两

上六味，先将四味捣罗极细，即入研者二味拌匀，以苦酒少许和涂，当微汗出，易衣①复更涂之，不过三傅愈。

治腋下手掌足心常如汗出而臭者，**银粉膏方**

水银　胡粉各一分②

上二味，研令极细，以面脂研和涂之。

治七窍臭气，**丁沉丸方**

沉香一两　丁香半两　甘草炙。半两　白瓜子仁一两　藁本去土。三分　当归切，焙　芎䓖　麝香研。各半两

上八味，捣罗七味为细末。后入麝香拌匀，炼蜜和丸如小豆大，每服温酒下二十丸，日三③。

---

① 易衣：日本抄本、文瑞楼本同，明抄本、乾隆本作"夜"。

② 分：明抄本、日本抄本、文瑞楼本同，乾隆本作"两"。

③ 日三：日本抄本、文瑞楼本同，明抄本、乾隆本此后有"含化令遍体俱香"。

含化令人遍体俱香^①，**十香丸方**

沉香剉　白檀香剉　木香　零陵香　甘松去土　藿香　白
芷　细辛去苗叶　芎䓖　槟榔剉　肉豆蔻去壳。各一两　龙脑
研　麝香各一分。别研　丁香　鸡舌香各半两

上一十五味，除别研外同捣罗为末，入脑、麝拌匀，炼蜜和
丸如鸡头大。每日三四度，用绵裹一丸，含化咽津。

灭瘢痕

论曰：风热诸毒，留于腑脏，发于肌肉，而为疮疖，病折疮
愈，余毒未疹，故疮痂虽落而瘢痕不灭。治法既有涂泽膏润之剂，
亦须赖荣卫平均，肌温气应，外宜慎风冷也。

治面上瘢痕，涂**白僵蚕膏方**

白僵蚕炒。半两　白鱼十枚　白石脂　白附子炮　鹰屎各一
分　腊月猪脂二两

上六味，除猪脂外捣罗为末，细研。以猪脂和令匀，瓷合中
盛，旋取傅瘢痕上，避风。

治面上瘢痕，涂**辛夷膏方**

辛夷一两　鹰屎白　杜若　细辛去苗叶。各半两　白附子三分

上五味，除鹰屎外并剉碎。以酒两盏浸一宿，别入羊髓五两，
银石锅中以文火煎得所，去滓，将鹰屎研如粉，内膏中搅匀，再
以微火暖，入合中，每日三涂疮瘢上，避风。

治面上瘢痕，涂**当归膏方**

当归　白芷　乌鸡粪以猪脂三斤，饲鸡三日令尽，收其粪。各
一两　鹰屎白半两。与鸡屎同研细

上四味，先将当归、白芷剉碎，酒浸一宿，别熔猪脂一斤，
消后入浸药并酒，文火煎之，候白芷黄色，去滓，将鸡屎、鹰屎
内膏中，搅匀，倾入瓷合中，每日三涂瘢痕上，避风。

---

① 含化令人遍体俱香：日本抄本、文瑞楼本同，明抄本无，乾隆本作"治
七窍臭气"。

治面上瘢痕，涂**腊脂膏方**

腊月猪脂四升　大鼠一枚

上二味，入铛中，以文火煎之，待鼠销尽，以新绵滤去滓，入瓷合盛。每用先以布拭令瘢痕色赤，次以膏涂之，三五度差，避风。

治疮瘢痕，无问新旧，涂**鸡子膏方**

鸡子五七枚

上一味，熟煮取黄，于铛中炒如黑脂膏。以物先揩瘢痕，然后涂膏，日三，久即自灭。

治面上瘢痕凸，涂**麦麨散方**

上秋冬以小麦麨，春夏以大麦麨，细捣为散，以酥和，封瘢痕上。

治面上瘢痕，**真玉磨方**

真玉

上取平处一面，磨瘢痕，久则无痕。

髭发门

眉髯髭发统论

论曰：足太阳血气盛则眉美，足少阳血气盛则髯美，足少阴血气盛则发美，手阳明血气盛则髭美，夫经络所至不同，血气各有所属。眉、髯、发、髭，率本于经络之血气，或黑或绀，或黄或白，可以知盛衰。盖血气在人，犹水之津也，髭发犹津之有乡也，津之槁泽而乡随之，则髭发本血气可知矣。

乌髭发

论曰：发本于足少阴，髭本于手阳明，二经血气盛则悦泽，血气衰则枯槁。容貌之间，资是以贲饰，则还枯槁为悦泽，法乌可废[1]？

① 法乌可废：文瑞楼本同，明抄本、日本抄本作"法焉可废乎"，乾隆本作"法焉可废乎。益血补气，润泽颜色，乌髭发鬓"。

润颜色，乌髭鬓①，**天麻丸方**

天麻二②两　木香　玄参　地榆　乌头炮裂，去皮脐　附子炮裂，去皮脐。各半两　血竭一钱

上七味，捣罗为末。用白沙蜜一盏、河水一盏一处熬沸，去沫，蜜熟和药，丸如小豆大，每服二十丸，空心木香酒下。

治髭发枯槁，**桂心丸方**

桂去粗皮　旱莲子草　香白芷　菊花　旋覆花　巨胜子　荜澄茄　牛膝酒浸，切，焙。各一两

上八味，捣罗为末。炼蜜和丸如梧桐子大，每服三十丸，盐汤下，不拘时。

治髭发黄悴，**秦椒丸方**

秦椒去目及闭口，炒出汗　生干地黄焙　旋覆花　白芷各一两

上四味，捣罗为末，炼蜜和丸如梧桐子大。每服三十丸，米泔水下。

染髭黑方

荞面　针沙醋炒为末。各二钱

上二味，先用醋和浆水洗髭，后用药涂毕，外用荷叶裹之，约一更时却洗去，再用后方。

无食子　诃黎勒皮各二两

上二味，捣罗为末。每用二钱，大麦面二钱，醋和浆水调涂髭上，外以荷叶裹，至晓洗去。

乌髭发，**地黄丸方**

生地黄汁一升　生姜汁五合　巨胜子　熟干地黄焙　旋覆花　干椹子各一③两

上六味，除二味汁外，捣罗为末。先将前二味汁用银器煎熟，看稀稠将药末和丸，如弹子大，每夜饮酒半酣后，含化一丸。

---

① 润颜色乌髭鬓：日本抄本、文瑞楼本同，明抄本作"润颜色，乌髭发鬓"，乾隆本作"治髭发枯槁"。

② 二：日本抄本、文瑞楼本同，明抄本、乾隆本作"一"。

③ 一：日本抄本、文瑞楼本同，明抄本、乾隆本作"二"。

乌髭方

晚蚕砂一升　麻糁①心七两　大栝楼一枚。去瓤　肥皂荚一挺　青盐三两半

上五味，以瓷罐子一枚盛药，盐泥固济，顶上留一眼子出烟，用炭十斤，烧尽烟绝，候冷取出，入苦参末五两，同捣罗为末。每洗漱及临卧时，用一钱揩牙。

乌髭鬓揩牙法

升麻一两　诃黎勒二②枚。去核为末　白盐花半两③　麻糁末四合。取第一遍打者　生干地黄十二分。肥者，细切　粟馈饭一合　丹砂一两。研，临烧时以沙牛粪汁调之，免飞上

上七味，拌匀，于净砂瓶中盛，密封头遍泥，阴干，入炉中，四畔以炭火周回烧，半时辰收之，研为末，每用揩齿。揩齿法：欲使药时，先用生姜一块如杏仁大烂嚼，须臾即吐却滓，以左手揩三五遍，就湿点药末，揩十数遍，含津不得吐，以两手取津，涂髭鬓，待辛辣定④，细细咽之。此药兼治脚气、肠风，驻颜益气，若能勤⑤行一生，白髭鬓一百日却黑，赤者五十日黑，用药二十日便见效。若能空心三遍用，食后更用之，见效尤速。

揩牙乌髭方

栝楼实一枚，大者　杏仁以填实栝楼为度

上将栝楼实于蒂畔切开，不得切断。入杏仁填实，用盐泥固济，木炭火煅存性，去泥，细研。早晨及临卧揩齿，良久用温盐汤漱口，不必漱尽。半年见功，至老不复白。

揩牙乌髭方

皂荚怀州者。十条

上以地黄自然汁、生姜自然汁各半盏和匀，旋刷皂荚于火上

---

① 麻糁（shēn 身）：芝麻榨油后的渣滓。
② 二：日本抄本、文瑞楼本同，明抄本、乾隆本作"三"。
③ 两：日本抄本、文瑞楼本同，明抄本、乾隆本作"分"。
④ 定：日本抄本、文瑞楼本同，明抄本、乾隆本作"尽"。
⑤ 勤：日本抄本、文瑞楼本同，明抄本、乾隆本作"常"。

炙，以二药汁尽为度，碾细为末，入青盐拌匀。逐日如齿药用，经旬见功。

须发黄白

论曰：足少阴血气盛，则发润泽而黑；足太阳血气盛，则须润泽而黑。二经血气虚乏，则须发变为黄白。然则还其润泽，复其绀黑，虽有傅染之法，曾不如益血补气为常服剂。盖血气调适则滋泽外彰，其视傅染之功远矣。

治髭发黄白，可变令黑，**菟丝子丸方**

菟丝子酒浸三日，别捣 地骨皮各三两 枳壳去瓤，麸炒。八两 生牛膝捣绞取汁。半升 生地黄捣绞取汁。半升

上五味，将前三味捣罗为末，以牛膝、地黄汁和作饼子，暴干，再捣罗，炼蜜丸如梧桐子大。每服十五丸，早食后温酒下。如心中热，米饮下。

治髭发白，能变令黑，**人参丸方**

人参五两 熟干地黄焙 天门冬去心，焙 白茯苓去黑皮。各十两 胡麻仁汤浸，去皮，炒。五升[①]

上五味，捣罗为末，炼蜜丸如梧桐子大。每服十丸，早食后温酒下。

治髭发白，可变令黑，**胡麻丸方**

胡麻仁炒 杏仁去皮尖、双仁，炒，研。各三两 黑豆黄二两 桂去粗皮。一两 生地黄捣绞取汁。一升

上五味，先将地黄汁入银锅中，煎三两沸，次入杏仁膏，余药并捣罗为末投入，同煎令稠，丸如梧桐子大。每服十丸，早食后温酒下，临卧再服。

治髭发白，可以变黑，**干漆丸方**

干漆炒令烟尽 柏子仁微炒 生干地黄焙 熟干地黄焙。各一两

---

① 升：日本抄本、文瑞楼本同，明抄本、乾隆本作“勺”。

上四味，捣罗为末，研糯米饭和，捣三五百杵，涂酥丸如梧桐子大。每服二十丸，空心温酒下。

治髭发白，可还黑色，**蜀椒丸方**

蜀椒去目并闭口者　杏仁去皮尖、双仁。各八两　熟干地黄一斤

上三味，先剉地黄入净瓷器中，以酒一升浸一宿取出，与杏仁同研如膏，次用炭火烧地令赤，以酽醋泼，乘热将椒置其上，以盆覆之，四向泥涂，令勿透风，候冷取出，捣罗为末，合和前膏，入糯米饭一升，同捣三百杵，丸如梧桐子大。每服三十丸，空心温酒下。

治人年四十髭发俱白，还黑，**地黄丸方**

生地黄肥者。剉。五斤　五加皮剉　牛膝酒浸，焙。各五两

上三味，先将地黄入净瓶[1]中，以酒五升浸一宿，取出，暴干，入甑中，九蒸九暴后，同后二味捣罗为末，炼蜜丸如梧桐子大。每服二十丸，空心温酒下。

治须发黄白，令还黑色，**醋榴浆方**

醋石榴

上五月内，于东南枝上拣平坐不侧而大者一枚，于顶上箸扎眼子，深一寸余，用水银半两灌于眼子内，不得封闭，从风日雨露，至十月叶落尽时取下，壳内尽成水。每用时，以鱼胞裹指头，点药捻之。

治须发黄白，**一宿乌方**

定粉　石灰各一两　铅丹半两　腻粉五钱匕

上四味，研极细，临卧以酒浆调涂，仍以荷叶包，平旦，温浆水洗。

治须黄白，揩牙，**槐枝散方**

槐枝如箸大者　青盐　胡麻子仁炒黑色　生干地黄各一两　皂

荚不蚰者，去皮子。二挺①

上五味，剉碎，入瓷瓶中，用瓦片盖，纸箸泥固济，仍盖上留一穴如钱眼大，候干，以文武火烧烟尽，放冷为末。每旦揩牙毕，余药涂须上，少顷洗之。

治须发黄白，变令黑色，**倒行油方**

上取银三两，作小合子，盛汞一两，以干水蛭七枚为末，同入合内，用蚯蚓泥固济，约半指厚，深埋在马粪中，四十九日取出，已化为黑油矣。用鱼胞裹指头，点药捻之。

治须黄白，揩牙，**栝楼散方**

上取栝楼实一枚，开顶作盖子，取出瓤并子，用青盐一两细研，杏仁去皮尖三七粒，同栝楼瓤并子纳入栝楼内，却将顶盖盖了，麻线系定，盐泥固济，炭火煅烟尽，去泥，取药为末，早夜揩牙。

荣养髭发

论曰：肾主骨髓，脑为髓海。发者，脑之华，髓之所养也。冲脉为经络之海，其浮而外者，循腹上行，会于咽喉，别络唇口，血盛则渗灌皮肤生毫毛，此髭发所本也。若髭发不生，或生而黄悴，则以脑虚冲脉衰，无以荣养故也。

荣养髭发，固②牙齿，补益血气，**三倍丸方**

丹砂研。一两 磁石煅，研。二两 陈曲炒，研。三两

上三味，捣研为末，细罗，别以猪肾三只去脂膜，用浓酒二升熬肾烂，去肾取酒和药末，丸如绿豆大。空心温酒或熟③水下二十丸。

荣养髭发，坚齿牙，补血气，益颜色，延年，**地黄丸方**

生地黄三十斤。捣取汁 杏仁三升。去皮尖、双仁，点地黄汁，研如膏 乌麻油一升。点地黄汁，研，绞取汁 胡桃瓢一斤。同杏

---

① 挺：乾隆本、日本抄本、文瑞楼本同，明抄本作“枚”。
② 固：明抄本、日本抄本、文瑞楼本同，乾隆本作“坚固”。
③ 熟：明抄本、乾隆本、文瑞楼本同，日本抄本作“热”。

仁，别研　大麻油一升　丁香　木香　牛膝切　人参　白茯苓去黑皮。各三两　笺香　沉香剉　安息香捣如棋子，水煮烂。各二两　无食子　诃黎勒皮各五两　柳枝皮炙干　盐花各三两　松脂以布袋盛，汤煮，精好者自化出汤，冷自凝，如未白，更换布袋煮极白。取八两　龙脑研。一分　白蜜一升　酥一斤

上二十一味，将捣研药令极细，同诸药与地黄汁调如膏，瓷瓶盛，分三瓶，每瓶约七分，不欲令满，坐炉中砖上，四面用火，候瓶中药沸，即以柳枝搅，欲干，旋添地黄汁尽为度，时时抄看，可丸乃止，候冷收药，以蜡纸盖头，勿令泄气。每食后含化一丸，如弹丸大，咽津，日三夜一。十日觉，百日大效。初服药处净室一月，忌莱菔[①]、藕、蒜，常食少生姜即速效。

治脑虚髭发枯悴，目暗，**槐实膏方**

槐实去皮取黑者，炒，捣末。一合　马牙消研。三钱　生地黄捣取自然汁。一合　酥炼。一两

上四味，以银石器盛地黄汁，文武火上，先下槐实末，次下马牙消，不停手搅，常令如鱼眼沸，候煎减一半即下酥，更煎三二十沸，倾出，置瓷合中。每临卧，以枣核大内鼻中，取去枕，仰卧展足，脑中出恶水勿怪。

荣养髭发，**槐桃膏方**

瓦松半生半烧灰　铁粉铧铁醋淬十遍，捣研　羊[②]粪半生半烧灰　槐枝细剉。各一两　胡桃仁一斤

上五味，除瓦松等三味外，将胡桃仁与槐枝捣作一团，填小瓶中令实，又取槐枝斫长二寸密插于瓶中，与瓶口齐。更取一瓶子，须盛得前药瓶子者，勘合，然后穿地坑，陷空瓶子与地面齐。其向上瓶子即拥马粪火烧一宿，候冷开之，其向下瓶子满[③]中有油清，则取此油，调前三味涂头，每日净洗，再换药。

荣养髭发，**汞蛭油方**

① 莱菔：日本抄本、文瑞楼本同，明抄本、乾隆本作"菜"。
② 羊：日本抄本、文瑞楼本同，明抄本、乾隆本作"牛"。
③ 满：文瑞楼本同，明抄本、乾隆本、日本抄本作"漏"。

汞一两　干水蛭七枚。为末

上二味，以银三两作一小合，盛汞与水蛭，以蚯蚓土和泥固济，约半指厚，深埋在马粪中，四十九日取出，化为黑油。用鱼胞作指袋，时蘸少许，捻髭上，其油自然倒行至髭根，变黑。

荣养髭鬓，牢牙，**乌金散方**

草乌头四两　青盐二两

上二味，将青盐为末，同入藏瓶内，用瓦子一片盖，瓦上钻一窍，外用纸筋泥固济，仍留元窍候干，用火煅黑烟尽青烟出为度，以新黄土罨一宿，取出为末。逐日未洗面前揩牙，候洗面了方漱，日三。

荣养髭鬓，**石榴浆方**

每于五月内，拣取新生醋石榴东南枝上拣平坐不侧大者，于顶上用箸扎眼子，深一寸已上，用水银半两灌眼子内，更不封闭，从风日雨露，直至十月叶落尽方取下，壳内尽成水。每用以小猪胞袋指，于汁内旋蘸捻之，随手以水灈，其色不落，可百日不变也。

荣养髭发，**三物膏方**

柳枝　桑枝　槐枝各剉。一升

上三味，以水二斗同煮至一斗，去滓，入好盐一斤，熬成膏，瓷合盛，临卧揩牙。

荣养髭发，**胡桃膏方**

新小胡桃三枚

上一味，和皮捣细，用乳汁二盏，于银石器内文武火熬，竹篦搅成膏。每用时净洗髭发，以笔蘸点髭发上。

白　秃

论曰：蛲之为害，因血气虚乘风而上，则能生疮疽癣瘑疥，无不为也，疮痂不去而痒，鬓发秃落，无复生荣，是为白秃。

治头疮有虫，变成白秃，**细辛膏方**

细辛去苗叶　乌喙　莽草　续断　石南　辛夷仁　皂荚　泽兰去苗　白芷　防风去叉　白术　松叶　竹叶各二两　猪脂半斤　生麻油一斤

上一十五味，除脂油外细剉，以醋五升，入瓷瓶中，水浸一宿取出，用大铛先下脂油，微火煎一两沸，次下诸药煎，候白芷黄即膏成，去滓，以瓷合盛。临卧时，先以热浆水洗头，后用药涂匀，如痒勿搔动，经宿即洗去再涂。

治白秃，**杜蘅膏方**

杜蘅　雄黄研　木兰皮剉　矾石研　附子炮裂，去皮脐　大黄剉，炒　石南　秦艽去苗、土　真珠研　苦参　水银　松脂各六两　猪脂去膜。五斤

上一十三味，先将草药捣罗为细末，次将石药及水银合研如粉，方熬猪脂、松脂化，次下诸药，文武火煎令稀稠得所，以新绵滤去滓，瓷合盛贮。每用先以泔浆水洗头，净后涂药。

治白秃发落，**五味子膏方**

五味子　肉苁蓉切，焙　松脂　蛇床子　远志去心。各三两　菟丝子五两。以酒浸一宿，焙　雄黄研　鸡粪白　雌黄研　白蜜各一两　猪脂二升

上一十一味，先将草药捣罗为细末，次将石药及鸡粪白再研令如粉，下猪脂、松脂入锅中，同熬化后，下诸药，文火煎稀稠得所，以新绵滤去滓，瓷合盛。每用先以桑柴灰汁洗头，令净后涂药，不过三次发生。

治白秃发落，**防风丸方**

防风去叉　黄连去须　生干地黄焙。各四两　蔓荆实九两　柑皮焙。一两半　萎蕤二两半　茯神去木。三两半　大黄剉，炒　甘草炙，剉。各二两

上九味，捣罗为末，炼蜜丸如梧桐子大。每服二十丸，空心粥饮下。

治白秃发落，**升麻膏方**

升麻　茺苨　莽草各二两　白芷一两　防风去叉。三两　蜣螂

四枚①。别研　马鬐脂　熊脂　豹骨髓各半升②

上九味，先将草药捣罗为细末，次将三味脂熬消后，下诸药，以文火煎令稀稠得所，绵滤去滓，瓷合盛。每用先以泔浆水洗头，净后涂药。

治白秃发落，**桃皮汤**沐发方

桃皮去粗黑色者，剉。三两　面炒　豉炒，研。各半两　白米研。一合

上四味，以水一斗，煮取八升，去滓，放温沐头，每日用之。

治白秃发落，**桃皮膏方**

桃皮去粗黑者。五两　剉，以水一斗煮取五升，去滓。先温吃半盏，余留洗头　豉炒，研。半两　白面炒。半两

上三味，先以桃皮汁洗头并吃③讫，后以水调豉面末傅之。

赤　秃

论曰：诸阳脉皆在于头，风热乘之，则阳邪炽盛，发于头皮脑络之间，细疮遍密，赤色有汁，痒痛侵淫，乃至发落，故名赤秃。

治赤秃发落，涂**旱莲汁方**

旱莲草三两　铁粉一分

上二味，先将旱莲草捣绞取汁，次入铁粉，研令极细，入合中。每用先以泔浆洗头，次涂之。

治赤秃发落，涂**牛羊角灰方**

牛、羊角等分。烧灰

上二味，研如粉，以猪脂调傅之。

治赤秃发落，涂**马蹄灰方**

马蹄烧灰

上一味，研如粉，用腊月猪脂调涂之。

---

①　枚：日本抄本、文瑞楼本同，明抄本、乾隆本作“两”。
②　升：文瑞楼本同，明抄本、乾隆本、日本抄本作“两”。
③　并吃：明抄本、日本抄本、文瑞楼本同，乾隆本无。

治赤秃发落，涂椹汁方

黑椹二^①斗

上一味，内瓷瓶中密封，于北檐下埋之，一百日即变为水。每用净洗头，次涂发即生。

治赤秃发落，涂楸叶汁方

楸叶一两

上一味，捣绞取汁，傅之。

卷第一百二

眼目门

眼目门

眼目统论

论曰：《内经》曰：肝主目。又曰：在脏为肝，在窍为目。《难经》曰：肝气通于目，目和则知五色矣。《内经》又曰：心者，五脏专精也；目者，其窍也。夫目既为肝之窍矣，又为心之窍，何也？曰：目者，五脏之精华，固不专于肝也。所谓骨之精为瞳仁，筋之精为黑睛，血之精为络脉，气之精为白睛，肉之精为约^①束是也。析而言之则通乎五脏，合而言之则主于肝。夫惟通乎五脏，故曰精明五色者，气之华于此乎。观五脏有余不足，六腑强弱，形之盛衰，以此参伍，决死生之分。夫惟主于肝，故肝虚寒，则目眈眈^②视物生花；肝实热，则目痛如刺；肝中寒，则目昏而瞳子痛；肝热冲睛，则目眦赤痛，生瘜肉。不特如此，神志俱悲而泣下，则以水火相感故也。一水不胜五火而目盲，则以阴阳各并故也。夫五脏阴阳，其变动俱感于目，又况摄养失宜，动过生疾者耶。或多热食，或嗜五辛，或喜怒不时，或房室不节，以至凌寒冒暑，处湿当风，哭泣不寐，凡过用目力，皆致疾病，其候不一，养生者不可不知也。

肝虚眼

论曰：肝虚眼，其证不一。巢氏析之，有忽然发肿者，有泪

---

① 约：原误作"钩"，文瑞楼本同。明抄本、乾隆本、日本抄本作"约"，按《灵枢》云"肌肉之精为约束"，于义为顺，据改。

② 眈眈（huāng 荒）：目不明也。

出不止者，有睛生翳①晕者，有视物漠漠不能远视者，有精彩昏浊、黑白不明而晕者。盖肝开窍于目，腑脏精华之所聚也，气血既衰，不足以荣养，故证状之异如此。《龙木论》有肝脏②虚热外障，谓其证忽发昏涩，泪出痒痛，摩隐瞳仁黑睛③，渐生翳障，视物不明者，宜审治之。

治肝肾久虚，积热风毒，攻注两眼内，恶翳遮睛，睑赤痒痛，风泪隐涩难开，**圣饼子方**

川芎四两 香附子三两 藁本荸 甘草炙 小椒出汗。各二两。去目 苍术一斤。米泔浸，切，炒干，末 薄荷叶四钱 蝉壳一两 蛇退皮一两

上九味，捣筛为散，炼蜜和匀，杵一千下，丸如弹子，捻作饼。每服一饼，芝麻一捻同细嚼，茶酒送下，一日三服，一月必效。

治肝虚风毒气，眼目昏，多泪涩痛，**菊花散方**

菊花半两 牛蒡子半两。炒 甘草半两。炙微赤，剉

上三味，捣罗为末。每服二钱匕，温水调下。

治肝肾久虚，眼目昏暗，**五倍丸方**

紫巴戟去心。一两 枸杞子二两 菊花三两 旋覆花四两 蕤仁五两。汤浸，去皮，别研细

上五味，捣研为末，用陈粟米粥和丸如梧桐子大，临卧好茶下二十丸。冷泪多，赤目④，翳膜昏暗，可一两服效。气晕不睹物，可半剂。

治肝虚眼昏涩，泪出翳生，或散或聚，初时即轻，**青葙子丸方**

青葙子二两 车前子 细辛去苗叶 生干地黄焙 泽泻 菟丝

---

① 翳：日本抄本、文瑞楼本同，日本抄本旁注"又翳下有膜字"，明抄本、乾隆本此后有"膜"。

② 肝脏：明抄本、日本抄本、文瑞楼本同，乾隆本作"腑脏"。

③ 黑睛：明抄本、日本抄本、文瑞楼本同，乾隆本此后有"肿痛"。

④ 目：日本抄本、文瑞楼本同，明抄本、乾隆本作"白"。

子酒浸，别捣。各一两半　防风去叉　赤茯苓去黑皮　芜蔚子　五味子　人参各一两

上一十一味，捣罗为末，炼蜜丸如梧桐子大。每服空心茶汤下十五丸，加至二十丸。

治积热不散，目赤肿痛，或生障翳，**泻肝汤方**

柴胡去苗　芍药　决明子微炒　青葙子　桂去粗皮　升麻各二两　栀子仁一两

上七味，粗捣筛。每服五钱匕，水一盏半，入竹叶七片，煎取七分，去滓，入芒消半钱匕，放温，食后服，取利为度。

治肝气不足①，两胁拘急痛，寒热，目不明，**甘草汤方**

甘草炙，剉　防风去叉。各一两　乌豆一②合　桂去粗皮　细辛去苗叶。各半两　柏子仁　白茯苓去黑皮。各二两　蕤仁去皮。一两。烂研

上八味，粗捣筛。每服五钱匕，水一盏半，枣二枚，擘破，同煎至七分，去滓，食后临卧服。

治肝虚风眼睛疼，风眩目如欲脱，视物不得，眉间疼重，**前胡汤方**

前胡去芦头　防风去叉　决明子炒　黄连去须　枳壳去瓤，麸炒　细辛去苗叶　车前子　升麻各一两　苦参二两　菊花三分

上一十味，粗捣筛。每服五钱匕，水一盏半，煎至八分，去滓，食后临卧服。

治肝虚受风，筋脉拘急，手足瘸③痹，目视不明，**五加皮汤方**

五加皮剉　玄参　独活去芦头　桑根白皮剉。各一两　茯神去木　麦门冬去心，焙。各二两

上六味，粗捣筛。每服五钱匕，水一盏半，煎至八分，去滓，

---

① 不足：日本抄本、文瑞楼本同，明抄本、乾隆本作"乏"。

② 一：日本抄本、文瑞楼本同，明抄本、乾隆本作"三"。

③ 瘸（qún 群）：麻木。

投荆沥半合，再煎三两沸^①，空心晚食前温服。

治肝虚中风头痛，目眩昏暗，胸中客热，心烦闷，**升麻汤方**

升麻　羚羊角镑　葛根剉　前胡去芦头　酸枣仁　地骨皮各一两

上六味，粗捣筛。每服五钱匕，水一盏半，煎至七分，去滓，入竹沥半合，食后临卧温服。

治肝虚寒，眼目昏暗，胁下痛胀满气急，**槟榔汤方**

槟榔剉，生用　陈橘皮汤浸，去白　桔梗各一两　白茯苓去黑皮。一两半　附子炮裂，去皮脐　吴茱萸汤洗，焙干，炒　桂去粗皮。各半两　白术二两

上八味，粗捣筛。每服五钱匕，水一盏半，入生姜一枣大，拍碎，煎至八分，去滓温服，不拘时候。若气喘急，加半夏半两，姜汤洗去滑，芎䓖、甘草各一两。

治肾虚眼目昏暗，及风毒上冲，脑脂流下，变为内障，**摩顶膏方**

生麻油二大升　酥三两　莲子草汁一大升。七八月采　淡竹叶一握　长石别研。一两半。一名理石　槐子一两一分　曾青研。一两　盐花三两　栀子叶　朴消碎　蒌蕤　大青　吴蓝各一两半

上一十三味，除油、酥外细剉，以厚绵裹，先下油并酥在铛内煎，后下绵裹药并莲子草汁，文火养，经三日渐加火急煎，以莲子汁尽为度，膏成，绞去滓，用瓷瓶盛。每夜卧时，取半匙许涂顶上，渐渐不住手摩，令消散入发内，觉脑中清凉为度。轻者不过五六度差，重者半剂即愈。

治肝虚视物漠漠，不能远见，睛轮昏暗涩痛，翳晕时聚时散，补肝元，**柏子仁丸方**

柏子仁研　薏苡仁　乌麻仁　车前子　枸杞子　蕉蔄子　菟丝子酒浸，别捣末。各一两　牡荆子　青葙子　五味子　蛇床子　桂

---

① 再煎三两沸：文瑞楼本同，明抄本、乾隆本无，日本抄本作"再煎二两沸"，旁注"二疑一"。

去粗皮　菊花　山芋各半两　熟干地黄焙　肉苁蓉酒浸，切，焙　白茯苓去黑皮。各一两

上一十七味，捣罗为末，炼蜜和丸如梧桐子大。每服二十丸，空心温酒下。

治肝虚血弱，目久昏暗，**石决明丸方**

石决明　菟丝子酒浸一宿，别捣末　五味子各一两　熟干地黄焙　细辛去苗叶　知母焙　山芋各一两半①

上七味，捣罗为末，炼蜜和丸如梧桐子大。每服三十丸，空心米饮下。

治肝虚泪出不止，翳晕侵睛，视物不远，或睛昏浊，黑白不明，**干地黄丸方**

熟干地黄焙　五味子　菟丝子酒浸一宿，别捣　蕤仁去皮，研　车前子各一两　细辛去苗叶　甘草炙，剉　防风去叉　白茯苓去黑皮　柏子仁研。各半两

上一十味，捣研为末，炼蜜和丸如梧桐子大。每服二十丸，空心温酒下。

治肝脏虚血弱，不能上助目力，视物昏暗，**还睛丸方**

茺蔚子　防风　人参　细辛　决明子　车前子　芎藭各一两

上七味，捣罗为末，炼蜜为丸如梧桐子大，空心茶下十丸。

治肝脏风虚，时多冷泪，眼目昏暗，**龙脑青葙子丸方**

龙脑半两。细研　青葙子一两　人参一两。去芦头　车前子一两　牛黄半两。细研　白茯苓一两　旋覆花三分　芎藭一两　羌活一两　细辛一两　天麻一两　麝香一分。细研　防风一两。去芦头　黄耆一两。剉　石决明一两。细研，水飞　曾青半两。烧，细研

上十六味，捣罗为末，入研了药都拌令匀，炼蜜和捣三二百杵，丸如梧桐子大。每于食后，煎羌活汤嚼下十丸。

---

① 一两半：日本抄本、文瑞楼本同，明抄本、乾隆本作"一两"。

肝实眼

论曰：肝气通于目，其气和平，则诸疾不生。过实则生患，乃有肝实眼之证，令人目痛如刺。久不已，则目赤而生淫肤息肉，治宜泻之。又当视其老壮，凡人五十以前，可服泻肝汤，过五十则不可，或有是疾，当不得已而用之。

治肝脏风热，目赤痒痛，宜服**镇肝丸**方

决明子　地肤子　赤茯苓去黑皮　远志去心　茺蔚子　防风去叉　蔓荆实去皮　人参各一两　青葙子　山药　玄参　车前子　地骨皮　柏子仁　甘草炙，剉　甘菊花　柴胡去苗。各半两　细辛去苗叶。一分

上一十八味，捣罗为末，炼蜜丸如梧桐子大。每服二十丸，食后米饮下。

治肝实热，目赤干涩，泻肝，**前胡汤**方

前胡去芦头　秦皮去粗皮　细辛去苗叶　栀子仁　决明子微炒　黄芩去黑心　枳壳去瓤，麸炒　升麻　蕤仁　甘草炙，剉。各一两

上一十味，粗捣筛。每服五钱匕，水一盏半，煎至八分，去滓，食后临卧温服。

治一切眼疾，肝热上攻，羞明畏日，泪出，**菊花散**方

菊花一两　密蒙花　甘草生　栀子仁　芎䓖　大黄各半两　蒺藜子炒，去角　防风去叉　当归切，焙。各一两

上九味，捣罗为散。每服二钱匕，食后临卧麦门冬熟水调下。

治肝实热，眼热痛不止，**生地黄汤**方

生地黄汁　蜜　车前汁三味各二盏①。和匀　玄参　升麻　栀子仁各一两　细辛去苗叶。半两　芍药一两半

上八味，捣罗五味为末，每服五钱匕，水一盏半，煎至一盏，

---

① 盏：日本抄本、文瑞楼本同，明抄本、乾隆本作"两"。

入前三汁共半盏，再煎沸，去滓温服。

治肝气实，胁下妨痛，筋脉痠疼，眼常昏浊，视物不明，**秦皮汤**方

秦皮去粗皮　羚羊角镑。各一两半　桔梗炒　细辛去苗叶。各半两　薏苡仁　伏翼炙干。各一两

上六味，粗捣筛。每服五钱匕，水一盏半，大枣二枚，擘破，煎至七分，入荆沥^①半合，再煎三两沸，食后临卧服。

治肝实热，目暗不明，**升麻汤**方

升麻　大青　蔷薇根皮去黑皮。各一两　黄檗去粗皮。三分　射干　玄参各二两

上六味，粗捣筛。每服五钱匕，水一盏半，煎至八分，去滓，入蜜半合，再煎三两沸，食后临卧温服。

治目赤，泻肝热，**大麻仁汤**方

大麻仁　人参　决明子微炒　车前子　黄连去须。各三分　诃黎勒皮　秦皮去粗皮　大黄剉，炒。各一两

上八味，粗捣筛。每服五钱匕，水一盏半，煎至七分，去滓，食后临卧服。

治肝实热，目眦热痛，**点眼煎**方

栀子仁　蕤仁去皮　决明子微炒。各一两　石膏二两。研　竹叶二握。洗　车前叶切。三合　秦皮去粗皮。三分　白蜜三两。后入

上八味，剉碎七味，以井华水五升煎取汁一升，去滓，入蜜调匀，瓷器中重汤煮如稀饧，每点如大豆许。

治肝实热，多食壅物，毒气伤眼昏暗，**苦参丸**方

苦参洗　车前子洗　枳壳去瓤，麸炒。各二^②两

上三味，捣罗为末，炼蜜丸如梧桐子大。每服三十丸，空心米饮下。

---

① 荆沥：日本抄本、文瑞楼本同，明抄本、乾隆本作"竹沥"。
② 二：乾隆本、日本抄本、文瑞楼本同，明抄本作"一"。

治积热不散，目赤肿痛，或生障翳，**泻肝汤方**

柴胡_{去苗} 芍药 决明子_{微炒} 青葙子 桂_{去粗皮} 升麻各二两 栀子仁一两

上七味，粗捣筛。每服五钱匕，水一盏半，入竹叶七片，煎取七分，去滓，入芒消半钱匕，放温食后服，取利为度。

治肝脏实热，眼目昏暗，时多热泪，**羚羊角散方**

羚羊角_镑 羌活_{去芦头} 玄参 车前子 黄芩_{去黑心} 栝楼 山栀子_{去皮。各半两} 胡黄连 菊花各三分 细辛_{去苗叶。一分}

上一十味，捣罗为散。每服二钱匕，食后竹叶熟水调下。

治肝脏实热，目眦生赤肉涩痛，**决明子汤方**

决明子_炒 柴胡_{去苗} 黄连_{去须} 防风_{去叉} 升麻 苦竹叶各三分 甘草_{炙，锉} 菊花各半两 细辛_{去苗叶。一分}

上九味，粗捣筛。每服五钱匕，水一盏半，煎至八分，去滓，食后温服。

治肝脏实热，目痛如刺，渐生淫肤息肉，**石膏散方**

石膏_碎 菊花各二两 牛黄_研 枳壳_{去瓤，麸炒} 独活_{去芦头} 柴胡_{去苗} 白附子_炮 大黄_{锉，炒} 漏芦_{去芦头。各一两} 木香 干蝎_炒 槟榔_{锉。各半两}

上一十二味，捣罗为散。每服二钱匕，薄荷汤调下。

治肝实眼，目生淫肤息肉，肿痛，**石决明丸方**

石决明一两 黄连_{去须} 车前子 细辛_{去苗叶} 栀子仁 大黄_{锉，炒} 子芩各半两 菊花一两半

上八味，捣罗为末，炼蜜和丸如梧桐子大。每服三十丸，食后淡浆水下，临卧再服。

治肝实，目生赤脉息肉，磣^①痛，**决明子丸方**

决明子 车前子 苦参 黄连_{去须} 黄芩_{去黑心} 大黄各一两

---

① 磣（chěn）：本义为食物中夹杂着沙子，《玉篇·食部》：“磣，食有砂。”此引申为眼中有异物。

半　蒺蔾子　人参各一两

上八味，捣罗为末，炼蜜和丸如梧桐子大。每服二十丸，食后以淡浆水下，临卧再服。

治肝脏实热，眼赤疼痛，**竹叶汤方**

淡竹叶　犀角屑　木通剉，炒　黄芩去黑心。各一两　玄参　黄连去须　车前子各一两一分①　大黄微炒　栀子仁各一两半　芒消二两

上一十味，粗捣筛。每服五钱匕，水一盏半，煎至八分，去滓，食后温服，日二。

治肝实眼，洗②肝汤方

人参　赤茯苓去黑皮　山栀子仁　黄芩去黑心　菊花　地骨皮　芎䓖　柴胡去苗　桔梗炒。各一两　黄连去须　甘草炙，剉。各半两

上一十一味，粗捣筛。每服三钱匕，水一盏，入苦竹叶七片，煎至七分，食后临卧温服。

治肝气壅实，目痛如刺，**黄连丸方**

黄连去须　大黄剉，炒令香熟。各一两　防风去叉　龙胆去土　人参　黄芩去黑心。各三分　细辛去苗叶。半两

上七味，捣罗为末，炼蜜为丸如梧桐子大。每服三十丸，食后温水下，临卧再服。

治肝实热，毒气上熏，目赤痛痒，**麦门冬汤**方

生麦门冬去心　萎蕤　秦皮去粗皮　赤茯苓去黑皮。各一两半③　大黄生用　升麻各一两

上六味，剉如麻豆大。每服五钱匕，水一盏半，入竹叶十片，煎至八分，去滓，下朴消末一钱匕，更煎令沸，空腹温服。

治肝实眼，**黄连丸方**

黄连去须。三两

---

① 一两一分：日本抄本、文瑞楼本同，明抄本、乾隆本作“一两”。

② 洗：明抄本、日本抄本、文瑞楼本同。乾隆本作“泻”，于医理为顺。

③ 一两半：日本抄本、文瑞楼本同，明抄本、乾隆本作“一两”。

上一味椎碎，用新汲水一碗浸至六十日，绵滤去滓，于重汤上熬，不住手以匙搅，候干，即穿地坑子，深一尺，以瓦铺底，将熟艾四两安瓦上，火燃如灸法，然后以药碗覆之，四畔泥封，开窍，令烟出尽即止，取出刮下，丸如小豆大。每服十丸，煎甜竹叶汤下。

肾肝虚眼黑暗

论曰：天一生水，在脏为肾，天三生木，在脏为肝。肾藏精，肝藏血，人之精血充和，则肾肝气实，上荣耳目，故耳目聪明，视听不衰。若精血亏耗[1]，二脏虚损，则神水不清，瞻视乏力，故令目黑暗。

治肝肾气虚，风毒上攻，两眼赤痒，肿痛昏涩，迎风多泪，及有努肉，或头风内外障，青盲攀睛，翳膜，悉治，**填睛育婴丸方**

石决明一枚。洗刷　阳起石饭上炊五度　白芷　白茯苓去黑皮　桂去粗皮　防风去叉　杏仁去皮尖、双仁，炒　陈橘皮浸去白，焙　栀子花　肉苁蓉酒浸，去皱皮，焙　生姜切，焙　甘草炙，剉　厚朴去粗皮，拌生姜炒令烟尽　磁石毛[2]饭上炊五度　人参各二两　青葙子　蕤仁水浸。各三[3]两　升麻剉　熟干地黄焙。各八两　龙脑一分　车前子　黄檗去黑皮　槐子　麦门冬去心，焙　黄连去须　乳香各四两　乌贼鱼骨去甲　黄芩去黑心　苦参各一两

上二十九味，捣罗为末，炼蜜为丸如梧桐子大。每服六丸，空心白汤下，食后更服十丸，渐加二十丸。

治肝虚膈热，眼目昏暗，渐成障蔽，或见黑花，不能远视，**决明丸方**

决明子　青葙子　茺蔚子　车前子　地肤子　五味子炒　枸杞子去茎蒂　细辛去苗叶　麦门冬去心，焙　生干地黄焙　赤茯苓

---

① 亏耗：日本抄本、文瑞楼本同，明抄本、乾隆本作"耗乏"。

② 磁石毛：日本抄本、文瑞楼本同，明抄本作"磁石英"，乾隆本作"磁石"。

③ 三：日本抄本、文瑞楼本同，明抄本、乾隆本作"二"。

去黑皮　桂去粗皮　泽泻　甜葶苈纸上炒紫色　防风去叉　芎劳各一两

上一十六味，捣罗为末，炼蜜为丸如梧桐子大。每服二十丸，食后良久米饮下，日三。

治肝肾久虚，目暗，渐生翳障，**空青丸方**

空青研，水飞过　真珠末各一分　犀角屑　防风去叉　羚羊角屑　升麻剉　防己各半两　人参　麦门冬去心，焙　茺蔚子　阳起石细研　前胡去芦头。各一两　虎睛一对

上一十三味，捣罗为末，炼蜜为丸如梧桐子大。每服五丸，加至十丸，煎麦门冬汤下，温椒汤亦得。

治眼视物不明，茫茫昏暗，补肾，**续断丸方**

续断　杜仲剉，炒　牛膝切，酒浸，焙　陈曲炒熟　山芋　巴戟天去心　菟丝子酒浸，研，碾末　山茱萸酒浸　人参切　肉苁蓉酒浸，切，焙。各一两半　桑寄生切，焙　熟干地黄焙。各三两

上一十二味，捣罗为末，炼蜜为丸如梧桐子大。每服二十丸，加至三十丸，温酒下，早晚服。

治元脏久虚，明目，调气进食，**椒红丸方**

椒红　附子炮裂，去皮脐　巴戟天去心　补骨脂炒　木香　肉苁蓉去皴皮，酒浸，切，焙。各一两　青盐别研。一分　蘹香子洗，焙。半①两

上八味，捣罗为末，又用羊腰子一对，去筋膜，湿纸裹煨，半生半熟，切，细研，与青盐并药末和匀，炼蜜为丸如梧桐子大。每服二十丸，空心日午温酒下。

治眼目昏暗，补益，**猪肾丸方**

附子炮裂，去皮脐　黄耆切，酒浸，焙　牛膝切，酒浸，焙。各一两　肉苁蓉切，酒浸，焙　黄蜡各半两　蜀椒去目并闭口，炒出汗　白蒺藜炒。各三分

上七味，除蜡外捣罗为末，用猪肾一对、葱白五茎，各细切，

---

① 半：日本抄本、文瑞楼本同，明抄本、乾隆本作"一"。

以法酒炒欲熟，入蜡令溶尽，捣烂，搜和药末丸如梧桐子大。每服二十丸，空心食前盐汤下。

治肾虚眼目昏暗，**金髓煎丸方**

生地黄二斤。一斤生，暴干；一斤于甑中蒸一饭时①，取出暴干　杏仁半斤。去皮尖，炒令黄黑，捣为末，用纸三两重裹压去油，又换纸，油尽，令如粉白　石斛去根，剉　牛膝切，酒浸，焙　防风去叉　枳壳去瓤，麸炒。各四两

上六味，捣罗为末，炼蜜丸如梧桐子大。每服三十丸，空心豆淋酒下。

治肝肾俱虚，补暖水脏，明目，**椒红丸方**

椒红四两　巴戟天去心　楝实炒　蘹香子炒　附子炮裂，去皮脐。各一两

上五味，捣罗为末，别用干山芋三两为末，酒煮糊和为丸，如梧桐子大。每服二十丸，食前盐汤下。

治肝肾气虚上攻，眼目昏暗，远视不明，时见黑花，渐成内障，补肾，**磁石丸方**

磁石烧通赤，用醋淬七次　肉苁蓉酒浸，切，焙　菟丝子酒浸一宿，慢火焙干　甘菊花　石决明各一两

上五味，捣罗为末，用雄雀十五个，去毛、嘴、足，留肠肚，以青盐二两、水三升同煮，令雄雀烂，水欲尽为度，取出先捣如膏，和药为丸如梧桐子大。每服二十丸，温酒下，空心食前服。

治元脏虚冷，目黑暗不明，**煎椒法**

蜀椒去合口并目。四两　无灰酒三升　附子炮裂，去皮脐，为末。二两　沉香一两。为末

上四味，先将椒用酒熬至二分，入附子、沉香末，以匙搅匀成膏为度，瓷合子盛。每服半匙，空心温酒化下。

治肾脏虚冷，肝膈浮热上冲，两目生翳黑花，**青盐散方**

青盐研　苍术米泔浸三日，切，焙　木贼童子小便浸三日，焙

---

① 一饭时：日本抄本、文瑞楼本同，明抄本、乾隆本作"一伏时"。

干。各一两

上三味，捣罗为散。空心熟水调下一钱匕，如不见物者，不过十服。

治肝肾虚，风攻眼目黑暗，时见虚花，**蜀椒丸方**

蜀椒去目并闭口者，炒出汗　熟干地黄焙。各一两　苍术米泔浸一宿，切，焙干。五两

上三味，捣罗为末，炼蜜和丸如梧桐子大。每服二^①十丸，温酒或盐汤下。

治目黑暗，暖水^②脏，**椒沉丸方**

椒去目并闭口者，炒出汗。四两　沉香一两

上二味，捣罗为末，以无灰酒煮面糊为丸如梧桐子大。每服三^③十丸，盐汤下，空心食前服。

治虚劳^④眼暗，**彻视散方**

蔓菁花三月采，阴干。三两

上一味，捣罗为散。每服空心井华水调下二钱匕，久服可夜读细书。

治肾肝风虚，目昏暗，视物不明，**青葙子丸方**

青葙子　桂去粗皮　葶苈隔纸炒　熟干地黄焙　细辛去苗叶　茺蔚子　枸杞子　决明子　五味子　白茯苓去黑皮　黄芩去黑心　防风去叉　地肤子各一两　泽泻　麦门冬去心，焙。各一两半　车前子　菟丝子酒浸一宿，别捣为末。各半两　兔肝慢火炙令干。一具

上一十八味，捣罗为末，炼蜜和丸如梧桐子大。每服三十丸，食后米饮下，临卧再服。

治肝虚两目昏暗，冲风泪下，**还睛补肝丸方**

白术　细辛去苗叶　当归切，焙　决明子微炒　芎䓖　白茯

---

① 二：日本抄本、文瑞楼本同，明抄本、乾隆本作"三"。
② 水：日本抄本、文瑞楼本同，明抄本、乾隆本作"肾"。
③ 三：日本抄本、文瑞楼本同，明抄本、乾隆本作"二"。
④ 虚劳：日本抄本、文瑞楼本同，明抄本作"虚荣"，乾隆本作"荣虚"。

苓去黑皮　羌活去芦头　五味子　人参　菊花　防风去叉　地骨皮　苦参　玄参　甘草炙，锉　车前子微炒　桂去粗皮　黄芩去黑心　青葙子

上一十九味，等分，捣罗为末，炼蜜和丸如梧桐子大。每服三十丸，米饮下，加至四十丸，不拘时候。

治肝肾虚，目黑暗，或见黑花飞蝇，**决明子丸方**

决明子　蕤仁　地肤子　白茯苓去黑皮　黄芩去黑心　防风去叉　麦门冬去心，焙　泽泻　茺蔚子　杏仁去皮尖、双仁，炒黄。各一两半　枸杞子　五味子　青葙子　桂去粗皮　细辛去苗叶。各一两　车前子　菟丝子酒浸。别捣　熟干地黄焙。各二两

上一十八味，捣罗为末，炼蜜丸如梧桐子大。每服二十丸，温浆水下，日再服。

治肾劳眼目昏暗，**磁石丸方**

磁石火煅，醋淬一十遍　车前子各三两　羚羊角镑　茯神去木　防风去叉　菟丝子酒浸一宿　牛膝酒浸，切，焙　山芋　山茱萸　白茯苓去黑皮　覆盆子　槟榔煨，锉　枸杞子　芎藭各一两半　熟干地黄焙。二两　甘菊花一两

上一十六味，捣罗为末，炼蜜和丸如梧桐子大，空心煎黄耆汤下四十丸。

治肝肾虚，眼见黑花，或似蝇翅，**羚羊羌活汤方**

羚羊角屑　羌活去芦头　黄芩去黑心　人参　附子炮裂，去皮脐　泽泻　山茱萸　秦艽去苗、土　决明子微炒　车前子　青葙子各一两半　甘草微炙。一两　黄耆锉。二两　柴胡去苗。二两半

上一十四味，粗捣筛。每服五钱匕，水一盏半，煎至八分，去滓温服，不拘时，日再服。

治肝肾气虚，风热上攻，目赤肿痛，**决明子丸方**

决明子一两　地肤子三分　车前子一两半　黄连去须　人参　玄参　槐子各一两　青葙子三分　地骨皮二两　升麻　白茯苓去黑皮　沙参各一两　苦参三分

上一十三味，捣罗为末，炼蜜和丸如梧桐子大。每服二十丸，

食后以米饮下，临卧再服。

治肝肾气虚，眼目昏暗，视物不明，**苁蓉丸方**

肉苁蓉洗净，切，焙　山芋　续断　人参　独活去芦头　牛膝酒浸，切，焙　山茱萸　陈曲炒黄　杜仲去皱皮，涂酥炙　巴戟天去心　菟丝子酒浸一宿，焙干，别捣。各一两　熟干地黄焙　桑寄生炒。各二两

上一十三味，捣罗为末，炼蜜和丸如梧桐子大。每服二十丸，空心盐酒下，加至三十丸。

治肝肾虚，目黑暗不明，冷泪时出，**兔肝丸方**

兔肝慢火炙干。二具　柏子仁　熟干地黄焙　防风去叉。各一两　五味子　车前子　细辛去苗叶　菟丝子酒浸一宿，别捣为末。各半两　芎䓖　枸杞子　山芋各一两

上一十一味，捣罗为末，炼蜜丸如梧桐子大。空心酒下二十丸，日二服，渐加至三十丸。

治肝肾虚，眼黑暗，视物不明，**菟丝子丸方**

菟丝子酒浸，别捣　肉苁蓉酒浸，切，焙。各三两　五味子　续断　远志去心　山茱萸　泽泻各一两半　防风去叉。二两　巴戟天去心。一两

上九味，捣罗为末，用山鸡子白和丸如梧桐子大。每服三十丸，空腹温酒下。家鸡子亦可用。

治肝虚两胁满痛，筋脉拘急，不得①喘息，眼目昏暗，面多青色，**补肝汤方**

防风去叉　细辛去苗叶　白茯苓去黑皮　柏子仁　桃仁汤浸，去皮尖、双仁，炒　桂去粗皮　甘草微炙，剉　山茱萸　蔓荆实去浮皮

上九味，等分，粗捣筛。每服五钱匕，水一盏半，入大枣三枚，擘破，同煎至八分，去滓温服，不拘时，日再服。

治肾肝虚，目昏暗，不能远视，**菟丝子丸方**

---

① 得：明抄本、日本抄本、文瑞楼本同，乾隆本作"时"。

菟丝子酒浸一宿，别捣末　白茯苓①去黑皮　山芋　人参　防风去叉　车前子　熟干地黄焙　黄耆剉　石决明各一两

上九味，捣罗为末，炼蜜和丸如梧桐子大。每服二十丸，空心温酒下，临卧再服。

治肾肝虚，风热冲目，昏暗多泪，**石钟乳丸方**

石钟乳研　磁石煅，醋淬七遍，捣研为粉，水飞　鹿茸酒浸，炙，去毛　石斛去根　细辛去苗叶　白茯苓去黑皮　云母粉研　远志去心。各一两

上八味，捣研为末，炼蜜和丸如梧桐子大。每服二十丸，空心酒下，渐加至三十丸。

治肝肾不足，眼目昏暗，**圣明散方**

羌活去芦头　青盐研。各半两　蜀椒去目及闭口，炒出汗　恶实炒　苍术米泔浸一宿，切，焙　蔓荆实　木贼各一分②

上七味，捣研为散。每服二钱匕，茶酒任调下，不拘时，日三服。

治肝虚眼目昏暗，及一切眼病，**还睛丸方**

恶实炒。半升　蜀椒去目及闭口者。一两半　青盐半两　醋石榴二个。去皮。以上四味，用好酒一升，于银石器内慢火煎，酒干取出　附子炮裂，去皮脐。一枚　木贼半两

上六味，以木臼内捣罗为末，醋煮面糊丸如梧桐子大。每服十五丸，至二十丸，空心食后盐汤下。

治肝气不足，翳膜昏暗，久不见物者，**梦灵丸方**

羊子肝去皮膜，薄批作片，线串，日中晒七叶　大阴玄精石研　石决明洗净　黄连去须。各一两　蕤仁研。半两

上五味，捣研为末，用陈粟米粥和丸如梧桐子大，临卧好茶下二十丸。

治肝肾风虚眼暗，**附子丸方**

---

① 白茯苓：乾隆本、日本抄本、文瑞楼本同，明抄本作"白茯神"。
② 分：日本抄本、文瑞楼本同，明抄本、乾隆本作"两"。

附子生，去皮脐　干姜炮　蜀椒捣取红。各一两　硫黄研。一分　猪肾二对。去脂膜，切，细研为膏

上五味，并生用，除猪肾外捣罗为末，以猪肾膏和匀，丸如梧桐子大。每服二十丸，空心盐汤下，渐加至三十丸。

治肝肾气虚，眼目昏痛不可忍，**酸枣仁丸方**

酸枣仁生用　菟丝子酒浸一宿，暴干　蒌蕤　槐子各一两　车前子一两半

上五味，捣罗为末，以羊胆汁和丸如梧桐子大。每服二十丸，食后温水服，临卧再服。

治肝肾虚目暗，兼治耳聋，**补虚汤方**

赤芍药一分　木香半两　黄连去须。半分

上三味，粗捣筛。每服三钱匕，水一盏，煎至六分，去滓温服。

治肝肾俱虚，精华不能上荣，使目昏暗，**菟丝子丸方**

菟丝子汤浸一宿，刬，捣末　车前子　熟干地黄焙。各三两

上三味，捣罗为末，炼蜜和丸如梧桐子大。每服三十丸，空心温酒下，日再服。

目胎赤

论曰：目胎赤者，缘在胎时，母嗜五辛及饵热药，传移胞脏，内禀邪热，及至生长，两目赤烂，至大不差，故名胎赤。又人初生，洗目不净，秽汁渍①坏者亦有之，但内外之治小异也。

治胎赤眼久不差，昏暗漠漠，瞳仁胀痛，**羚羊角汤方**

羚羊角屑三两　防风去叉　芍药　蕤仁去皮　麦门冬去心②，焙　地骨皮　决明子微炒　甘草炙。各二两　茯神去木。三两

上九味，粗捣筛。每服三钱匕③，水一盏，煎至五分，去滓放温，食后临卧服。

---

① 渍：日本抄本、文瑞楼本同，明抄本、乾隆本作"溃"。
② 心：原无，明抄本、乾隆本、文瑞楼本同，据日本抄本补。
③ 三钱匕：日本抄本、文瑞楼本同，明抄本、乾隆本作"五钱"。

治眼胎赤烂，日夜涩痛，畏①日怕风，久医不差，**青葙子散**方

青葙子一两　黄连去须　郁金　栀子仁　射干　芎䓖　防风去叉　地骨皮各三分　甘草炙。一两

上九味，捣罗为散。每服一钱匕，煎防风汤调，食后临卧服，日三。

治胎风赤烂，**芦根汤**方

芦根剉　黄耆剉　大黄剉，炒　黄芩去黑皮　防风去叉。各一两　玄参一两半　芒消汤成下

上七味，除芒消外粗捣筛。每服二钱匕，水一盏，煎至六分，去滓，投芒消半钱匕，放温，食后服，临卧再服。

治胎赤眦烂，**黄连丸**方

黄连去须　防风去叉。各一两　龙胆　大黄剉，炒　细辛去苗叶。各半两

上五味，捣罗为末，炼蜜丸如梧桐子大。每服二十丸，临卧温水下。

治三二十年风赤，及胎赤眼，**乌麻油膏**点眼方

生乌麻油半鸡子许。着铜器内，以细砺石磨之使浓，不能流乃止　熟艾一②升　杏仁一升　黄连去须。一两　鸡粪一升　盐一合　乱发如小盏大一块

上七味，穿地作一坑子，其形如瓶口，外小里大，先以火烧令干，于别处开一小风孔，以前六味药一重重布着坑中，状如艾炷，用火烧之令烟，却将前所磨铜器盖坑口，烟尽即取铜器刮取烟，研令细如粉，瓷合中盛。每以铜箸点如黍米，在目眦头，临卧点之甚妙。

治胎赤眼连睫，赤烂昏暗，服药久无应者，**妙应膏**方

蝎虎活者，数枚

上一味，用一水罐盛黄土，按令实，入蝎虎在罐内，不令损

---

① 痛畏：原作"畏痛"，文瑞楼本同。据明抄本、乾隆本、日本抄本乙转，于义为顺。

② 一：文瑞楼本同，明抄本、乾隆本作"二"，日本抄本作"三"。

伤，仍爱护其尾，用纸系罐口，于纸面上着箸引数眼子令出气，后有粪数粒，不要粪上一头黑者，只要一头白者。如有病，每用津唾研成膏，涂在眼睫毛周回，不得揩拭，候来日早，以温浆水洗过眼，使三次立效。

治胎赤眼，点眼，**梨汁煎方**

梨汁绞汁。一盏　古字铜钱二七文　胡黄连末。二钱　青盐半两　龙脑一钱

上五味，先将古钱二七枚，重重着青盐隔，每一重钱着一重盐，叠之填满钱孔中，入火烧令通赤，去灰尘，投入前梨汁中，浸一复时，去钱，将汁煎三五沸，以新绵滤，入瓷瓶内，入胡黄连末，浸七日，去黄连滓，内龙脑末令匀。每用以铜箸点少许，在目眦头。

治风赤胎赤眼，年月深远，点眼，**铜青散方**

铜青一钱　腻粉一钱　龙脑半钱　干地龙细研。一条

上四味，研令细如粉。每用半小豆大，点在目眦头，日一两度点即差。

治眼风胎赤烂，**蕤仁膏方**

蕤仁去皮。半两。研　石胆研末。一钱　腻粉半钱　黄蜡半两

上四味，除蜡外研如粉，后以蜡入油少许，煎如面脂，内药三味，搅为膏，每日点两①上如小豆大。

治风赤及胎赤，**乌梅煎点眼方**

乌梅七枚　浆水一升　古字铜钱二七文　青盐半两

上四味，先将乌梅入浆水内浸七日，次将古钱每一重钱着一重青盐，叠钱重重，填钱孔中令满足，将入火中，烧之通赤，取出，去灰尘，投入前乌梅浆内，入瓷瓶子中盛，用油纸封瓶头，掘地中埋三七日后取出，以新绵滤去滓。每以铜箸点少许在目眦头，日三度。

---

① 两：明抄本、乾隆本、日本抄本、文瑞楼本同。《普济方》卷七十二"眼目门"此后有"眼"，于义为顺。

二二九二

治胎赤眼，点眼，**龙脑膏方**

龙脑研。一钱 蕤仁去皮。一分。研 杏仁七枚。汤浸，去皮尖、双仁，研

上三味，研如膏，用人乳汁调和令匀，瓷合中盛。每用以铜箸点少许在目眦头，日两度。

治胎赤兼晕，疼痛不可忍，点眼，**秦皮煎方**

秦皮去粗皮。一两 黄连去须。二两 升麻一两

上三味，细判，以水一升，煎取二合，澄取一合半，绵裹铜箸点入眼中，日三两度。

治胎赤，不计久近，无不差者，**铅丹膏**点眼方

铅丹四两 杏仁二七枚。汤浸，去皮尖 白蜜四两

上三味，先将杏仁研如膏，次入铅丹及蜜，更研令极细，用绢袋盛，入瓷瓶子内盛，坐在汤中煮，如人行五里许为度，去滓。临点时，以少许井华水于碗中，蘸铜箸点少许在目眦头。

治积年赤眼胎赤，点眼，**古字钱煎方**

古铜钱三十文 食盐末。二①分 酽醋一升

上三味，将钱重以食盐末填孔中令满，以五月五日午时，于石上用炭火烧令极赤，然后投醋中，候冷，倾向小瓷瓶中盛，用纸三十九重封瓶口，一日去一重。去尽，每以铜箸蘸如黍米，点目眦中。

治眼胎赤，点眼，**杏仁膏方**

杏仁油半鸡子壳许 食盐末。一钱

上二味，用银石器，着盐末并杏仁油相和，以柳枝一握，紧束缚一头，研三日色黑，又取熟艾如鸡子大，掘地作坑子，置瓦于坑，上安艾，烧令通气②，火尽即成，更和令匀，常盖头。每以绵缠杖头，点少许在两眦头，夜卧时点，顿用甚效。

治久患胎赤眼，点眼，**胡粉膏方**

---

① 二：乾隆本、日本抄本、文瑞楼本同，明抄本作"一"。
② 气：日本抄本、文瑞楼本同，明抄本、乾隆本作"赤"。

胡粉一两半　蕤仁去皮。一两

上二味，先将蕤仁研令烂，次下胡粉，更研熟，又捣生麻子为烛燃着，别取猪肪脂于烛焰上烧，使脂流下，滴入蕤仁、胡粉中，更同研令匀如饧。以绵缠细杖子头，内药中，乘温点目两眦头。药须夜用。如冷，还放烛焰上暖之。

治目胎赤痛，点眼，**盐绿膏方**

盐绿一分[①]　蜜半两

上二味，于蚌蛤[②]壳内相和，每夜临卧时于火上炙令暖，点目眦头，立差。

---

① 分：日本抄本、文瑞楼本同，明抄本、乾隆本作“两”。
② 蚌蛤：明抄本、日本抄本、文瑞楼本同，乾隆本作“活蚌蛤”。

卷第一百三

眼目门

目赤痛　目赤肿痛　目热磣痛赤肿

眼目门

目赤痛

论曰:《内经》谓心主血，又曰肝受血而能视。盖肝开窍于目，若肝气壅盛，心经热实，热气既炽，血乃涌[1]溢而上冲于目，故令目赤痛也。《难经》所谓痛者为实，宜散壅滞，决邪实，则病可已。

治目赤痛，**青葙子散方**

青葙子　决明子炒　黄连去须　秦艽去苗、土　前胡去芦头　大黄剉，炒。各一两　黄芩去黑心　升麻　栀子仁　秦皮去粗皮　枳壳去瓤，麸炒　地骨皮　玄参　赤芍药各半两　羚羊角　车前子各三分[2]　菊花　甘草炙。各半两

上一十八味，捣罗为散。每服二钱匕，食后温熟水调下，临卧再服。春夏加白芷一两，秋冬加防风一两。

治眼赤痛，生障翳，乍差乍发，多泪羞明，隐涩肿痒，心神烦躁，**麦门冬汤方**

麦门冬去心，焙　防风去叉　玄参　地骨皮　远志去心　大黄剉，炒　车前子　茺蔚子　决明子炒　蔓荆实去白皮　细辛去苗叶　黄芩去黑心　黄连去须　犀角屑　甘草炙。各一两

上一十五味，粗捣筛。每服三钱匕，水一盏，煎至七分，去滓，食后温服。

治目昏赤痛，宜服洗肝胆**车前子散方**

---

① 涌:日本抄本、文瑞楼本同，日本抄本旁注"涌作滂"，明抄本、乾隆本作"滂"。

② 分:日本抄本、文瑞楼本同，明抄本、乾隆本作"两"。

车前子二两　石决明炒。一两半　蕤仁去皮。一两半　龙胆半两　青葙子一两　地肤子半两　前胡去芦头。三分　菊花　甘草炙。各半两　栀子仁一两

上一十味，捣罗为散。每服三钱匕，空心以粟米饮调下，食后临卧再服。

治肝心风热，目赤痛，**羚羊角汤**方

羚羊角镑　蔓荆实去白皮　菊花各三分　防风去叉　芍药各一两半　黄芩去黑心。一两　玄参半两

上七味，粗捣筛。每服三钱匕，水一盏，煎至七分，去滓，入马牙消半钱匕，食后温服，临卧再服。

治目赤痛，**黄芩汤**方

黄芩去黑心。一两　栀子仁三分　大青　黄连去须　决明子炒。各半两　地骨皮一两半　木通剉　秦艽去苗、土。各三分　大黄剉，炒。一①两半　甘草炙。半两

上一十味，粗捣筛。每服五钱匕，水一盏半，煎至一盏，去滓，入马牙消半钱匕，食后温服，临卧再服。

治目赤疼痛如脱，视物不明，**前胡汤**方

前胡去芦头。二②两　决明子炒　防风去叉　车前子各一两　甘菊花　黄连去须。各半两　细辛去苗叶　苦参各三③两　枳壳去瓤，麸炒　升麻各二两

上一十味，粗捣筛。每服五钱匕，水一盏半，煎至一盏，去滓，入马牙消半钱匕④，食后温服，临卧再服。如已疏利，即不用入消。

治目赤涩疼痛，**栀子汤**方

栀子仁半两　黄连去须。一两半　黄芩去黑心。一两　枳实麸

① 一：原无，日本抄本、文瑞楼本同，据明抄本、乾隆本补。
② 二：日本抄本、文瑞楼本同，明抄本、乾隆本作"一"。
③ 三：日本抄本、文瑞楼本同，明抄本、乾隆本作"一"。
④ 半钱匕：日本抄本、文瑞楼本同，明抄本、乾隆本作"五分"。

炒。三分　龙胆①一两　甘草炙。三分　芍药一两　大黄剉，炒。一两半

上八味，粗捣筛。每服五钱匕②，水一盏半，煎至一盏，去滓，食后温服，临卧再服。

治目赤痛，**旋覆花汤**方

旋覆花　升麻　秦艽去苗、土　防风去叉　羚羊角镑　葳蕤各一两　黄连去须　柴胡去苗。各一两半　黄檗去粗皮　甘草炙。各半两

上一十味，粗捣筛。每服五钱匕，水一盏半，煎至一盏，去滓，食后温服，临卧再服。

治目赤痛，见明不得，**葳蕤汤**方

葳蕤　黄连去须　秦皮去粗皮　决明子炒。各一两半　甘菊花　防风去叉　栀子仁　甘草炙。各一两

上八味，粗捣筛。每服五钱匕，水一盏半，煎至一盏，去滓，食后温服，临卧再服。

治风毒攻注，眼目赤疼，大退翳膜，去瘀肉，及能洗去风沙等，**洗轮散**方

仙灵脾去梗　秦皮去粗皮　黄连去须　槐花炒。等分　生犀少许。镑

上五味，捣罗为细散。每用半钱匕，以新水调，澄清洗之。沙末等只三两上，自退在水中。如风毒眼，每用一钱，水一盏，煎至七分，乘热淋洗。

治赤眼肿痛，**黄连汤**方

黄连去须　栀子仁　马牙消各一两　甘草炙。一分

上四味，粗捣筛。每服一钱匕，水一盏，竹叶十片，同煎至七分，去滓温服，日三。

治目赤痛，**地骨皮汤**方

---

① 龙胆：乾隆本、日本抄本、文瑞楼本同，明抄本作"龙脑"。
② 五钱匕：日本抄本、文瑞楼本同，明抄本、乾隆本作"一钱"。

地骨皮　茺蔚子各一两半　防风去叉　黄芩去黑心　玄参　大黄剉，炒　细辛去苗叶。各一两　芒消二两

上八味，粗捣筛。每服三钱匕，水一盏，煎至七分，去滓放温，食后临卧服。

治目赤痛，心躁口干，**甘草汤方**

甘草炙。一两　地骨皮五两　荠苨五两　葛根剉。一两

上四味，粗捣筛。每服五钱匕，水一盏半，竹叶七片，煎至七分，去滓，放温，食后临卧服。

治目赤痛，泻肝，**防风汤方**

防风去叉　茺蔚子　大黄剉，炒　桔梗剉，炒。各二两

上四味，粗捣筛。每服五钱匕，水一盏半，煎至一盏，去滓，入芒消半钱匕[①]，食后临卧温服。如已疏利，即不用入芒消。

治赤眼，**黄连丸方**

黄连去须。一两　蒺藜子炒，去角。一两半　枳壳去瓤，麸炒　石决明炒。各一两　豉炒。一合

上五味，捣罗为末，炼蜜丸如梧桐子大。每服二十丸，食后温浆水下，加至三十丸。

治赤眼肿痛，退晕，**凉肝散方**[②]

芎䓖　栀子仁　槐蛾炒。各一两　荆芥穗二两　甘草炙。半两

上五味，捣罗为散。砂糖水调下一钱或二钱匕，食后服。

治目赤痛，**苍术散方**

苍术一两　蝉蜕　木贼剉　黄芩去黑心。各半两

上四味，生捣为散。每服一钱匕，新汲水调下，食前服，服后仰卧少时。

治赤眼疼痛，不可忍者，**当归散方**

当归切，焙。一分　防己　龙胆各半两

上三味，捣罗为散。每服一钱匕，温水调下，食后服。

---

① 半钱匕：日本抄本、文瑞楼本同，明抄本、乾隆本作"五分"。

② 治……凉肝散方：此11字日本抄本、文瑞楼本同，明抄本无，乾隆本作"芎䓖散方"。

治赤眼肿痛，**玉柱膏方**

蓬砂　龙脑　马牙消　青盐　轻粉　雄胆各一钱。并研令极细　杏仁汤浸，去皮尖、双仁，出油。五枚　蕤仁四十九粒。去皮出油

上八味，一处再研细，炼蜜为膏。每点粟米大，目眦上。

治目赤痛，**黄连煎点眼方**

黄连去须，捣末。半分　大枣三枚。擘破　灯心擘碎。一握

上三味，以水一盏半银石器内煎至五分，以新绵滤去滓，内瓷合中。每用铜箸点少许目眦头，日三五上，临卧再点。

治目赤痛，点眼，**竹叶煎方**

竹叶洗净，切。二握　大枣擘破。五枚　古字铜钱七枚　黄连去须，捣末。半两

上四味，合和内铜石器中，以水一升，煎至五合，滤去滓，又重煎取三合，内瓷瓶中。每以铜箸点少许目眦头，日三五次。

治赤眼肿痛，退翳膜，**水龙膏方**

黄连去须。一分　当归切，焙　乳香研　青盐研　蓬砂研。各一钱①　硇砂皂子大一块　枯矾皂子大一块　龙脑

上八②味，捣研为末，一处和匀，炼蜜四两，与药共入竹筒内，以蜡纸密封，重汤内煮令蜜熟，取出以绵滤过。点粟米大目眦头，不拘时。

治目赤痛，昼夜不定，点眼，**枸杞煎方**

枸杞叶研取汁。半升　杏仁去皮尖、双仁。七枚　黄连去须，捣末。一分　腻粉一钱　青盐研。半钱

上五味，将后四味研为末，以新绵裹，内净瓷合中，将枸杞汁调，候至一复时，绞去滓。以铜箸点少许目眦头，日三五度。

治肝热，眼目赤痛，**黄连丸方**

黄连一斤。去须，水洗净，细剉，用水五升浸五宿，用绵滤过，银石器熬成膏　龙脑研。一钱　蓬砂研。一分

① 钱：日本抄本、文瑞楼本同，明抄本、乾隆本作"两"。
② 八：原误作"九"，明抄本、乾隆本同，据日本抄本、文瑞楼本改。

上三味，后二味细研，入前黄连膏内，旋丸如绿豆大。每用一丸，新汲水浸过，点目眦内。

治肝热目赤痛，**乳汁煎点眼方**

人乳汁半合①　古字铜钱十文

上二味，以乳汁于铜器中磨钱令变色，稀稠成煎即止，内瓷瓶中盛。每以铜箸点少许目眦头，日三五度。

治赤眼昏涩肿痛，**神锦散方**

桑灰一两　黄连半两

上二味为末，每用一钱匕，沸汤浸，澄清洗之。

治赤眼肿痛，**犀角膏方**

犀角末半两　秦艽去苗、土。二两　黄连去须　滑石碎　马牙消各一两　杏仁汤浸，去皮尖、双仁。半两。出油

上六味，捣研为末和匀，以砂糖水一处入药熬成膏。每用皂子大，沸汤化洗之。

治赤眼肿痛，**通顶散方**

苦葫芦子四十九粒　谷精草一钱　瓜蒂十四枚。烧灰　乳香研。半钱　薄荷叶一钱

上五味，捣研为末，入龙脑少许，鼻内搐一字，立效。

治目赤热痛，羞明泪出，或生翳障，**青葙子丸方**

青葙子　五味子　菟丝子酒浸，别捣为末　地骨皮　生干地黄焙　决明子炒　葶苈子隔纸炒。各三②两　车前子　麦门冬去心，焙　地肤子　萎蕤　赤茯苓去黑皮　子芩　泽泻　防风去叉。各二两半　兔肝一具。炙干　杏仁去皮尖、双仁，炒，研　细辛去苗叶　桂去粗皮。各一两

上一十九味，捣研为末，炼蜜丸如梧桐子大。每服二十丸，食后米饮下，日三服。

治目赤多眵，碜痛，**寒冰散方**

---

① 合：文瑞楼本同，明抄本、乾隆本作"两"，日本抄本作"分"。
② 三：日本抄本、文瑞楼本同，明抄本、乾隆本作"二"。

马牙消三两。研，入新竹筒中密封，入地埋四十九日，取出更研

上一味，每用一字，用黑豆末少许，以水调如糊，后同药调匀，摊纸花子上，贴太阳穴，及半月其目必差。

治目赤热痛，障翳不退，**黄连点眼方**

黄连去须。四两　铅丹研。二两　蜜四两

上三味同和，先蒸一次，再暴一日，绵裹鸡头实大，冷水浸，点眼。

治目脉暴赤，邪热攻睑膜隐肿，瘀成疮，眦烂，乍差乍发，**祛风退热汤**方

防风去叉　当归剉，焙干，去土　芍药　甘草炙　人参各一两　山栀子仁半两　大黄半两。炙　柴胡去苗。一两

上八味，粗捣筛。每服三钱匕，水一盏，煎至七分，去滓温服，不计时候。

治眼赤涩，障翳侵睛，磣痛，**马牙消点眼方**

马牙消研。半两　蕤仁去皮，研。七粒　杏仁去皮尖、双仁，炒，研。三七枚　石胆研。两绿豆大　乌贼鱼骨去甲，研。半分　赤石脂研。一绿豆大　黄连去须，为末　象胆研。各一分　真珠十粒。黄泥裹烧，去泥，研

上九味，同研极细，瓷合内盛。每取黍米许大，旋用清水和点。

治上焦壅热，目赤口干，**石膏散方**

石膏碎　甘菊花　羌活去芦头　白附子炮　白僵蚕炒　玄参　黄连去须

上七味，等分，捣罗为散，研匀。每服二钱匕，生姜茶清调下。

目赤肿痛

论曰：目赤肿痛者，以心肺①壅滞，积热不散，风邪毒气干于

---

① 肺：日本抄本、文瑞楼本同，明抄本、乾隆本作"肝"。

足厥阴之经，风热交作，上攻于目及两睑间，故其色赤肿痛。宜祛风邪，蠲热气，疏瀹壅滞。

治肝脏风毒上冲，眼赤肿痛难开，头额偏疼，**羚羊角饮**方

羚羊角屑。一两　细辛去苗叶。一分　甘菊花　萎蕤　芎
劳　人参各三分　赤芍药　黄芩去黑心　栀子仁　防风去叉　甘草
生。各半①两

上一十一味，粗捣筛。每服三钱匕，水一盏，煎至六分，去滓，食后温服。

治赤眼及目睛肿痛，不得眠睡，**祛毒散**方

射干　山栀子去皮　当归去苗，切　防己　龙胆　黄芩去黑
心　芎劳　黄连去须　石决明各一两

上九味，捣罗为散。每服一钱匕，温酒调下，食后，茶调亦得。

治肝经邪热攻眼，赤涩肿痛，畏日羞明，**大黄汤**方

大黄剉，炒　山栀子去皮　黄连去须　龙胆　郁金　黄檗各半
两　甘草一两

上七味，粗捣筛。每服三钱匕，水一盏，入竹叶七片，同煎至六分，去滓，放温，食后服。

治眼暴赤肿痛，**竹叶汤**方

柴胡去苗　蛇衔去根。各二两　黄连去须　细辛去苗叶。各
一两

上四味，粗捣筛。每服五钱匕，水一盏半，入竹叶七片，煎取七分，去滓，投芒消一字，食后温服。如利，去消。

治眼赤肿疼痛，**萎蕤汤**方

萎蕤去皮　桔梗炒　羚羊角屑　木通剉碎　黄芩去黑心　黄耆
剉碎。各三分　麦门冬去心，焙。一两

上七味，粗捣筛。每服五钱匕，水一盏半，煎七分，去滓，投芒消一字，空心放温服，食后再服。得利，去芒消。

---

① 半：日本抄本、文瑞楼本同，明抄本、乾隆本作"一"。

治眼赤肿痛，**前胡汤**方

前胡去芦头。二两　芍药　青葙子　决明子微炒　细辛去苗叶　车前子　栀子仁各一两

上七味，粗捣筛。每服五钱匕，水一盏半，入竹叶七片，煎取八分，去滓，入芒消一字，食后放温，临卧再服。取利为度，既利即去芒消。

治眼赤肿疼痛，**半夏汤**方

半夏汤洗七遍，去滑　细辛去苗叶。各一两　枳壳去瓤，麸炒令黄　前胡去芦头。各二①两　乌梅肉细切。半两

上五味，粗捣筛。每服五钱匕，水一盏半，入生姜一枣大，拍碎，同煎七分，去滓食后，临卧再服。

治目赤肿痛，**车前子散**方

车前子　决明子微炒　蒺藜子　枳壳去瓤，麸炒。各一两

上四味，捣罗为散。每服二钱匕，温水调下，食后，临卧再服。

治目赤痛及涩肿，通膈，**荠苨汤**方

荠苨四两　石膏　地骨皮　甘草微炙。各二两　葛根剉。三两　黄芩去黑心。一两

上六味，粗捣筛。每服三钱匕，水一盏，入竹叶七片，煎至六分，去滓放温，食后，临卧再服。

治眼赤肿痛，**大黄汤**方

大黄剉，炒令香　细辛去苗叶　甘草炙　黄芩去黑心。各一两　芍药二两

上五味，粗捣筛。每服五钱匕，水一盏半，煎七分，去滓，食后，临卧再服。

治眼赤肿痛，**甘草汤**方

甘草炙　甘竹茹细切。各一两　芦根二②两。剉　新粟米三合

---

① 二：日本抄本、文瑞楼本同，明抄本、乾隆本作"一"。
② 二：日本抄本、文瑞楼本同，明抄本、乾隆本作"一"。

上四味，粗捣筛。每服五钱匕，水一盏半，煎七分，去滓，食后，临卧再服。

治风热面赤肿痛，**地肤子散方**

地肤子二升。焙过，捣末　生地黄十斤

上二味，捣地黄绞汁，和地肤末，日暴令干，更捣罗为散。每服三钱匕，空心酒调，临卧再服。

治目肿赤痛，**防风丸方**

防风去叉　决明子　人参　车前子各一两半　黄连去须　菊花　槐实炒　蓝实各一[1]两

上八味，捣罗为末，炼蜜和丸如梧桐子大。每服食后温浆水下二十丸，临卧再服，渐加至三十丸。

治眼肿赤痛，**石决明丸方**

石决明刮削，净洗　地肤子　黄连去须　青葙子　大黄剉，炒　茺蔚子各一[2]两　皂荚去黑皮，涂酥炙　人参　黄芩去黑心　甘草炙。各三分

上一十味，捣罗为末，炼蜜为丸如梧桐子大。每服食后淡浆水下三十丸，临卧再服。

治眼赤肿热疼痛，**秦皮汤方**

秦皮　蕤仁各一两半　甘草炙　细辛去苗叶。各一两　栀子七枚。去皮　苦竹叶五十片　青盐一分

上七味，剉碎，以淡浆水四升煎取二升，去滓。每用一合，微温洗眼，避风少时。

治目赤肿痛，翳膜遮障，时多热泪方

杏仁二十一[3]枚。口中去皮细嚼　乳香一块，皂子大　蓬砂一块，皂子大　轻粉炒。一钱匕

上四味，旋入口中细嚼，候满口生津，吐于瓷盏中，坐灰火中熬，令四边皆沸，即用熟绢滤于别盏中盛，入生龙脑一皂

---

① 一：日本抄本、文瑞楼本同，明抄本、乾隆本作"二"。
② 一：日本抄本、文瑞楼本同，明抄本、乾隆本作"二"。
③ 二十一：日本抄本、文瑞楼本同，明抄本、乾隆本作"二十"。

子许，细研，再滤过，以小^①瓷瓶贮。遇眼昏赤泪涩生翳，频频以银铜箸点之。

治眼赤肿疼，**大黄膏方**

大黄三两　玄参　芒消　黄芩去心　白敛　木香　射干各二两

上七味，捣罗为末，以鸡子清和如膏，贴眼上下睑。干易之，不计度数。

治目赤肿痛，**地黄膏方**

生地黄　粟米饭淀极醋者

上二味，等分，烂研，相和如膏，匀摊于薄纱绢上，方圆可二寸，用贴熨眼，干热即换。

治目赤肿痛，**秦皮汤方**

秦皮一两　黄连去须。两半^②　苦竹叶三握

上三味，剉碎，以水三升，煮取一升半，滤过，微热淋洗，不计度数。

治目赤侵黑睛，热毒眼，**生犀饮方**

犀角镑　黄芩去黑心　蕤蕤　防风去叉　地肤子　羚羊角镑　甘草炙，剉。各一两　麦门冬去心，焙　黄连去须。各一两半

上九味，剉如麻豆。每服三钱匕，水一盏，煎取七分，去滓，入马牙消半钱匕，食后温服。

治赤眼涩痛，不可忍，**点眼方**

诃子核中仁十粒。以浆水研如粉　蛇蜕皮三寸许。净洗，细剉　黄连去须，细剉　淡竹叶细剉。各一分^③　青州枣去核。三枚

上五味，用水七合，银石器内煎取二合，绵滤去滓，重汤内暖令如人体，以铜箸点眼中，夜卧再用。

治热毒攻眼，小眦偏赤，**黄芩汤方**

黄芩去黑心　枳壳去瓤，麸炒。各一两　蕤蕤　木通　甘草炙。各一两半

---

① 小：原误作"少"，文瑞楼本同，据明抄本、乾隆本、日本抄本改。

② 两半：日本抄本、文瑞楼本同，明抄本、乾隆本作"一两"。

③ 分：日本抄本、文瑞楼本同，明抄本、乾隆本作"钱"。

上五味，剉如麻豆。每服五钱匕^①，水一盏半，煎至一盏，入地黄汁半合、芒消一钱匕，再煎取沸，去滓，食后良久，分温二服。

治积热不散，目赤肿痛，或生障翳，**泻肝汤方**

柴胡去苗　芍药　决明子微炒　青葙子　桂去粗皮　升麻各二两　栀子仁一两

上七味，粗捣筛。每服五钱匕，水一盏半，入竹叶七片，煎取七分，去滓，入芒消半钱匕，放温食后服，取利为度。

治热毒攻眼，黑睛通赤，**黄耆汤方**

黄耆剉　芍药　知母　升麻　犀角镑。各一两半　苦竹叶五十片

上六味，剉如麻豆大。每五钱匕，水一盏半，煎至一盏，入芒消一钱匕，再煎至沸，去滓，食后温服。忌炙煿热面。

治眼暴赤，热冲上，疼痛，赤肿生翳，**仙灵脾丸**

仙灵脾一两　甘菊花一两　黄芩一两　车前子一两　石膏一两。细研，水飞　玄参一两　决明子一两　蛇蜕皮一分^②。烧灰　羚羊角屑一两

上九味，捣罗为细末，炼蜜和捣三二百杵，丸如梧桐子大。食后温水下二十丸。

治眼赤肿痛，洗眼，**黄连散方**

黄连一两。去须　蕤仁一两。去皮　甘草一两半　细辛一两　栀子仁一两　苦竹叶二握　生干地黄一两　青盐一分

上八味，捣罗为散。以水三升，煎取一升，去滓，稍热，细细洗眼，不计时度数，冷即暖用之。妙矣。

治眼热毒赤肿所攻，眉骨及头痛，壮热不止，贴眼，**大黄饼子方**

大黄一两三分　大麦面半合　鸡子五枚。去黄

---

① 五钱匕：日本抄本、文瑞楼本同，明抄本、乾隆本作"一钱"。
② 分：日本抄本、文瑞楼本同，明抄本、乾隆本作"钱"。

上三味，捣罗二味为末，以鸡子白和作饼子，傅肿上，干即易之。

治眼痛赤微肿，眦烂多眵，洗眼，**三黄汤方**

黄檗去粗皮　黄连去须。各一两半　栀子仁七枚

上三味，㕮咀如麻豆大，以淡浆水二升，煎取六合，去滓，微温，少少洗眼。

治目赤肿痛，烦热昏暗，并障翳等，**黄连点眼方**

黄连宣州者，去须。一分。捣末　马牙消研。一钱　蜜绵滤过。半匙。与上二味和匀

上三味，取消梨一颗，割顶作盖，去核如瓮子，将诸药内于梨中，以盖子覆之，冬月半月，夏月一日，倾出，以绵绞去滓，以汁点之。

明目凉脑，**青莲膏方**

莲子草七月七日拣，剉，捣绞取汁，一斗煎取一升　生麻油一升　胡桐泪一两。绵裹

上三味，以水煎取一升二合，去胡桐泪，瓷器盛，七日后用。每夜以铜箸点鼻中，每孔三点，去枕仰头卧良久。如此一月日，目明，发生，脑凉。

治目赤肿痛，点眼，**黄连散方**

黄连末。半分①　鸡子一枚。去黄取白

上二味，先将黄连末研极细，和鸡子白却内壳中，纸固塞，勿令尘秽入，挂沟中浸二日，不令没，时取点眼。

治热毒风攻眼赤痛，并睑浮肿，**熨眼方**

黑豆拣择。一升

上一味，分作十处，将软绢帛各裹定，于沸汤内蘸过，乘热更互熨之。每一分三度入汤用，豆尽当愈。

治积年风赤眼方

上取长明灯盏内油少许，以铜钱一文，于乳钵内细细磨之，

---

① 分：日本抄本、文瑞楼本同，明抄本、乾隆本作"两"。

令油凝钵底，覆却以艾烟熏一夜，每以铜箸点之。

治目赤堆眵肿痛，**洗眼方**

桑条十二月者，烧灰。一斤　童子小便一斗

上二味，取灰安瓷器中，用童子小便浸，候干泣尽可丸，即丸如钱大，捏为饼子，厚三二分，暴干。每用一饼子，热汤化，澄清洗眼，依下项日辰洗之，正月、二月初八日，三月、四月初六日，五月五日，六月初二日，七月七日，八月二十日，九月、十月十二日，十一月初二日，十二月晦日。

治赤目，**栀子汤方**

上取山栀子七枚钻透，入煻灰火煨熟，以水一升半，煎至八合，去滓，入大黄末三钱匕，搅匀，食后旋旋温服。

治热毒赤眼方

炒盐令黄，入熔蜡，捏作饼子，贴眼上差。

治热毒乘肝，上冲于目，堆眵赤肿，碜涩疼痛，**黄连点眼方**

黄连去须，捣末。半两

上一味，以生竹筒一个留节，可长六七寸，以水二大合，将黄连末用新绵裹，内竹筒中，著古铜钱一文，盖筒口，于炊饭甑中密盖之，待下馈即取出，以绵滤过，候冷内瓶中。每以铜箸点少许，著目眦头，日三度，不可过多，一两日差。若治眼暗，不过一七日差。

目热碜痛赤肿

论曰：五脏六腑之精华，皆上注于目。若风热搏于腑脏，毒气乘肝，冲发于目，则热气外泄，泪下眵多，目液暴燥，故热碜痛赤肿也。

治风毒气攻注，头目昏眩，碜涩疼痛，及治皮肤瘙痒，瘾疹赤肿，**羌活散方**

羌活去芦头　独活去芦头　前胡去芦头，并剉　人参去芦头　桔梗去芦头　芎䓖　细辛去苗　防风去芦头　荆芥穗　甘菊花　土蒺藜　茯苓去皮　枳壳麸炒，去瓤　石膏细捣研，水飞　甘

草炙。各一两

上十五味，除石膏外同杵为散，再入石膏和令匀。每服二钱匕，不计时候，茶酒调下。

治肝脏风热，眼目赤烂，肿痛碜涩，**龙脑散方**

龙脑一分。细研　牛黄一分。细研　朱砂一分。细研　天竺黄半两。细研　赤芍药半两　玄参半两　犀角屑一两　羚羊角屑一两　细辛一分　甘菊花半两　车前子半两　决明子半两　胡黄连半两　柴胡半两。去苗　川升麻半两　川大黄一两。剉，炒　甘草三分。炙，剉

上十七味，捣罗为细散，都研令匀。食后煎竹叶汤，调下一钱匕。忌炙煿、热面，毒滑、鱼肉不食。

治眼燥涩痛，状如眯碜，**决明汤方**

石决明洗净，焙　细辛去苗叶　防风去叉　车前子　人参　白茯苓去黑皮　大黄剉，炒令香熟　桔梗炒。各一两　茺蔚子二两

上九味，粗捣筛。每服五钱匕，以水一盏半，煎至一盏，去滓温服，食后临卧，日三服。

治肝肾虚热，气壅攻冲，眼碜涩赤脉[1]，**羚羊角汤方**

羚羊角镑屑。半两　木通细剉　玄参　防风去叉。各一两　山栀子仁三分　枳壳去瓤，麸炒。半两　芍药一两　马牙消研为末，汤澄下　甜竹叶洗

上九味，除消并竹叶外粗捣筛，每服五钱匕，以水一盏半，入竹叶十片，煎取一盏，去滓，入消末一钱匕，放温食后服，临卧再服。

治肝肾风热，目赤肿碜痛，生努肉，**车前子丸方**

车前子　人参　决明子微炒　黄连去须　黄芩去黑心　大黄剉，炒　细辛去苗叶。各一两　甘草炙，剉。半两

上八味，细剉，焙过，捣罗为末，炼蜜丸梧桐子大。食后温浆水下三十丸，临卧再服。

---

[1]　脉：日本抄本、文瑞楼本同，明抄本、乾隆本作"痛"。

治脾胃热，眼赤涩疼痛，**中黄汤方**

犀角镑屑。一两半　石膏碎　甘草炙。各一两　淡竹叶五十片　生地黄二合①　地骨皮二两　生麦门冬去心　芦根各一两半

上八味，㕮咀如麻豆大。每服三钱匕，水一盏半，煎至一盏，去滓，食前温服。煎药不得犯铁器。

治风毒冲眼，赤痛干碜，**地骨皮汤方**

地骨皮去土　甘菊花择　升麻　黄连去须　防风去叉　决明子微炒　细辛去苗叶。各一两　竹叶洗

上八味，除竹叶外粗捣筛，每服五钱匕，以水一盏半，入竹叶七片，煎至一盏，去滓温服，食后临卧服。

治眼碜涩，并针刺血痛昏暗，**龙烟汤方**

生麦门冬去心。一两半　木通一两　熟干地黄焙。三两　旋覆花　大青　茯神去木。各一两　黄连去须。半两

上七味，剉如麻豆大。每服三钱匕，水一盏半，煎至一盏，去滓，入芒消半钱匕搅匀，食前温服，食后再服。

治风毒气上攻，两眼碜涩疼痛，及暴赤眼，**地骨皮散方**

地骨皮去土　羌活去芦头　防风去叉　土蒺藜去刺，微炒　甘草炙，剉。各一两

上五味，捣罗为细散。每服二钱匕，荆芥茶清调下。如患暴赤眼，浓煎甘草汤调下，食后临卧服。

治目热赤痛碜涩，洗眼，**蕤仁汤方**

蕤仁去皮　秦皮去粗皮　防风去叉。各一两　甘菊花择。半分　竹叶二握。切　山栀子仁　萎蕤各半两

上七味，剉如麻豆大，以水五盏，煎至两盏半，去滓热淋。冷，频暖淋洗，痛止即住。煎药不得犯铁器。

治肝经积热上攻，眼目赤肿疼痛，洗眼，**黄连汤方**

黄连去须，为末。一字　乳香研。一字　灯心五茎　杏仁五枚。去皮尖、双仁，细研　大枣二枚。擘，去核　龙胆为末。一钱　腻

---

① 二合：文瑞楼本同，明抄本、乾隆本作"一合"，日本抄本作"二分"。

粉半钱匕

上七味，用水二盏，同煎至半盏，临卧时洗之。

治肝热冲发于目，赤肿磣痛，点眼，**龙脑膏方**

山栀子去皮。三钱[1]　甘草七钱。生　生干地黄　熟干地黄一两　黄连去须　青葙子各八钱[2]　当归四钱　决明子一合。以上并捣为粗末　马牙消六钱[3]　青盐四钱[4]　密陀僧半两　朴消一两一钱[5]　石决明一枚。米泔浸三日，刮洗　乳香一钱　硇砂一字[6]　蓬砂　蕤仁各二钱。以上并细研　灯心半束。切碎　铅丹一两三分。罗过　大枣三十枚。去核，切　白蜜三斤。以上同拌匀，入瓷瓶子内，用箬[7]叶油纸封定，勿令透气，坐在锅内，重汤煮一日取出，绢滤去滓　丹砂研。二钱　龙脑研。一[8]钱　麝香成颗者。研　腻粉各一字。研

上二十五味，除前膏外将后四味同研令匀，入前膏内，搅令相得，以干瓷器收之，用铜箸如常法点眼。其药滓，更以雪水二碗搅和入罐子，依前法煮一日，滤取清者点眼。其滓焙干后，入蔓菁子、恶实各二两，炒过，同捣为末。每服一钱匕，食后荆芥腊茶调下。如患眼只见一二分者，百日见效。

治目赤翳膜磣痛，热泪不止，**决明子点方**

决明子为末　蕤仁研。各六[9]分　象胆研　秦皮为末　黄檗去粗皮，为末。各四分　盐绿研。三分　鲤鱼胆去皮。四枚　马珂

---

① 三钱：文瑞楼本同，明抄本、乾隆本作“三两”，日本抄本作“一钱”，旁注“一作三”。

② 各八钱：文瑞楼本同，明抄本、乾隆本无，日本抄本作“各一钱”，旁注“一作七”。

③ 六钱：日本抄本、文瑞楼本同，明抄本、乾隆本作“一两”。

④ 钱：日本抄本、文瑞楼本同，明抄本、乾隆本作“两”。

⑤ 一两一钱：日本抄本、文瑞楼本同，明抄本、乾隆本作“一两”。

⑥ 字：日本抄本、文瑞楼本同，明抄本、乾隆本作“钱”。

⑦ 箬（ruò 若）：原作“若”，文瑞楼本同，明抄本、乾隆本作“簷”，日本抄本作“苔”，皆不通，于理当以“箬”为是，据改。箬，竹之一种，叶大而宽，可用以包裹他物。

⑧ 一：日本抄本、文瑞楼本同，明抄本、乾隆本作“二”。

⑨ 六：日本抄本、文瑞楼本同，明抄本、乾隆本作“二”。

研　乌贼骨去甲，研　贝齿烧，研。各四分

上一十味，各研细，先以水三大升，煎后五味至一升，滤去
滓，重煎至半升许，即下前五味，再以微火煎，只取三合，用密
器盛。每服一大豆许，以人乳和，少少点眼中，良久闭目，日二
夜一，卧即止，以温浆水洗之。

治眼热碜痛，赤肿泪出昏暗，**泻肝饮**方

柴胡去苗　决明子　升麻　苦竹叶　朴消研。各二两　泽泻一
两　芍药　大黄蒸，剉　栀子仁　黄芩去黑心。各三[1]两

上一十味，粗捣筛。每服五钱匕，水一盏半，煎至一盏，去
滓温服，以利为度。

治肝热目赤肿，碜涩痛，**点眼方**

黄连去须　蕤仁各二两　秦皮去粗皮，剉　决明子　马牙消
研　山栀子仁　黄檗去粗皮，剉。各一[2]两　铅丹研。一分　龙脑
研。一钱。

上九味，除铅丹、牙消、龙脑外，并捣为粗末，用蜜一斤四
两，于瓷罐内拌和诸药令匀，将消末掺于药面上，坐罐子于锅内，
以水浸罐子令深，莫交[3]浮动，慢火煮令牙消耗尽，汤少旋添汤，
勿令汤浅，次入铅丹，更煮一日，取出放冷，入龙脑封闭，地坑
内窨著。如要用，旋以生绢绞滤少许点。如点久患障翳，即五分
药膏，别入淡竹沥一分和匀，点之妙。

治目赤，障翳碜痛，热泪昏暗，**象胆煎方**

象胆研。一两　防风去叉。一两半　蕤仁去皮，研。二两　细
辛去苗叶。三分　石蜜一两一分[4]　黄连去须。三两　龙脑研。半[5]
两　盐绿研。一两

上八味，除研外各细切，以水三大升，煎取七合，绵滤去滓，

---

① 三：日本抄本、文瑞楼本同，明抄本、乾隆本作“二”。
② 一：日本抄本、文瑞楼本同，明抄本、乾隆本作“二”。
③ 交：同“教”，使也。唐·岑参《叹白发》：“白发生偏速，交人不奈何。”
④ 一两一分：日本抄本、文瑞楼本同，明抄本、乾隆本作“一两”。
⑤ 半：日本抄本、文瑞楼本同，明抄本、乾隆本作“一”。

下龙脑、盐绿，更煎一二十沸，于密器内盛。每取一二大豆许，新汲水或人乳和，点眼中，良久闭目，日夜各二，出泪即止。

治目碜涩，迎风泪出，眦睑赤烂生疮，痒痛不已，**蕤仁膏方**

蕤仁去皮，研。一两　胡粉研。一钱　黄连去须，为末。一两　龙脑研。一钱　腻粉研。一钱　贝齿烧，研。一分①　真牛乳三两

上七味，各研匀，先用银石器熔乳讫，然后下蕤仁等，搅令匀，煎数沸熟，便以绵滤去滓，用密器盛。每取一麻子许大，点目大眦中，日二度，以知为止。

治眼目暴赤，碜涩疼痛，点眼，**黄连煎方**

甘蔗汁。二合②　黄连捣碎。半两

上二味，于铜器中以慢火养，令汁涸去半，以绵滤去滓，每日两度点。

---

① 分：日本抄本、文瑞楼本同，明抄本、乾隆本作"钱"。
② 二合：日本抄本、文瑞楼本同，明抄本、乾隆本作"十二两"。

眼目门

风毒冲目虚热赤痛　目风赤　暴赤眼

眼目门

风毒冲目虚热赤痛

论曰：风毒冲目之状，睑眦赤肿，痒闷难任，隐涩羞明，泪眵交下，见风尤甚。此由脾肺受风，肝经不利，不治则风邪炽盛，传而为热，多致连睑赤烂。宜速洗涤瘀烂，清洁睑肤，兼饵以除风镇肝之药。

治风毒冲目，虚热赤痛，**甘菊花丸方**

菊花　决明子　车前子　丹参　防风去叉　玄参　蕤仁去皮　升麻　黄连去须　黄芩去黑心　大黄剉，炒　葳蕤　细辛去苗叶　甘草炙，剉　人参各一两

上一十五味，捣罗为末，炼蜜和丸如梧桐子大。食后温水下三十丸，临卧再服。

治风毒冲目，虚热赤痛，**羚羊角丸方**

羚羊角镑　防风去叉　芍药　茯神去木　蕤仁去皮　麦门冬去心，焙　大黄剉，炒　地骨皮　决明子　甘草炙。各一两

上一十味，捣罗为末，炼蜜和丸如梧桐子大。食后温水下三十丸，临卧再服。

治风毒冲目，虚热赤痛，**决明子丸方**

决明子一两半　防风去叉　黄连去须。各半两　车前子　升麻　黄芩去黑心　大黄剉，炒　玄参　葳蕤各一两

上九味，捣罗为末，炼蜜和丸如梧桐子大。每服三十丸，食后温浆水下，临卧再服。

治风毒冲目，虚热赤痛，**甘菊花丸方**

甘菊花一两　决明子一两半　车前子二两　防风二两。去芦头　蕤仁一两半。汤浸，去赤皮　黄连二两。去须　川升麻一两　子芩一两　川大黄三两。剉，炒　玄参一两　葳蕤二两

上十一味，捣罗为细末，炼蜜和捣三二百杵，丸如梧桐子①大。食后温浆水下二十丸，日三。

治风毒冲目赤痛，晕翳不退，宜点**蕤仁散方**

蕤仁三分。去皮，细研　腻粉半分　龙脑半分

上三味，研令极细匀，每日度点之。所忌酒、面、热物。

治风毒冲目，心胸烦闷，通膈，**荠苨散方**

荠苨一两　石膏二两　地骨皮一两　葛根一两。剉　甘草半两。炙　柴胡一两。去苗　黄芩一两　蕤仁半两。去皮

上八味，捣筛为散。每服三钱匕，水一盏，煎取七分，去滓，食后温服，临卧再服。

治肝虚风热上冲，目暗赤痛，**柴胡汤方**

柴胡去苗。一两　升麻一两半　车前子　决明子微炒　栀子仁　黄芩去黑心　黄连去须　甘草炙，剉　防风去叉　羚羊角镑　马牙消各一两

上一十一味，粗捣筛。每服五钱匕，水一盏半，煎至八分，去滓，食后临卧服。

治风毒冲目，赤涩痒痛，**香芎丸方**

芎䓖　苍术米泔浸一②宿，切，焙　枸杞子　荆芥穗各一两　莎草根炒，去毛　细辛去苗叶　蝉壳洗，焙　菊花　决明子　旋覆花　石膏碎　甘草炙。各半两

上一十二味，捣罗为末，炼蜜和丸如弹丸大。每服一丸，腊茶嚼下，不拘时候。

治风毒冲目，赤肿涩痛，**甘菊散方**

甘菊花　旋覆花　密蒙花　青葙子　石决明　羌活去芦头　木

---

① 子：原无，据明抄本、乾隆本、日本抄本、文瑞楼本补。
② 一：日本抄本、文瑞楼本同，明抄本、乾隆本作"二"。

贼剉　决明子炒　苍术米泔浸一宿，去皮，切，炒　蝉壳洗　荆芥穗　甘草炙，剉　防风去叉　芎藭　人参　黄芩去黑心。各一两

上一十六味，捣罗为散。每服二钱匕，米饮调下，早晚食后服。

治风毒攻眼，久成内外障，及积年痛楚，努肉赤脉^①，**乌头煎丸方**

乌头一两。去皮，生用　雄黑豆小者。二两　青橘皮汤浸，去白。半两。同乌头、黑豆，以水一升三合浸一宿，焙干，同为末，慢火煎膏　甘菊花一^②两　牛膝酒浸，切，焙　枸杞子　芎藭　羌活去芦头　地龙去土，炒　白蒺藜　当归切，焙　荆芥穗　干薄荷各半两

上一十三味，除乌头膏外捣罗为细末，入乌头煎和匀，内白中捣三千杵，丸如梧桐子大。每服二十丸，空心茶酒任下。

治肾脏风毒，冲眼赤痛^③及紫色，**前胡汤方**

前胡三分。去芦头　防风一两。去芦头　决明子一两　木通一两。剉　茯神三分　羚羊角屑三分　玄参半^④两　川升麻三^⑤分　地骨皮半两　川朴消一两

上十味，捣筛为粗散。每服三钱匕，水一盏，煎至六分，去滓，食后温服。

治风毒冲眼，洗眼，**秦皮汤方**

秦皮二两　黄连二两。去须　蕤仁一两。去赤皮，研　淡竹叶一握　古钱十文

上五味，和钱细剉，以水三大盏，煮取一盏，去滓，适寒温洗之，日二三度。

治风毒攻眼，碜痛不可忍，**甘菊花散方**

甘菊花四^⑥两　防风去叉。二两　蒺藜子炒，去角　恶实炒。各一两　甘草炙，剉。半两

---

① 脉：日本抄本、文瑞楼本同，明抄本、乾隆本作"肿"。
② 一：日本抄本、文瑞楼本同，明抄本、乾隆本作"二"。
③ 痛：日本抄本、文瑞楼本同，明抄本、乾隆本作"肿"。
④ 半：日本抄本、文瑞楼本同，明抄本、乾隆本作"一"。
⑤ 三：日本抄本、文瑞楼本同，明抄本、乾隆本作"一"。
⑥ 四：日本抄本、文瑞楼本同，明抄本、乾隆本作"半"。

上五味，捣罗为散。每服二钱匕，熟水调下，食后临卧服。

治风热攻目，昏涩疼痛旋眩，咽喉壅塞，语声不出，**薄荷散方**

薄荷叶　恶实微炒。各一两　甘菊花　甘草炙。各半两

上四味，捣罗为散。每服一钱匕，生姜温水调下，食后临卧服。

治风毒上攻头目，痛彻眉骨，眼渐昏暗，**香甲①散方**

青橘皮汤浸，去白，焙。一两　甘草炙。二两　芎䓖四两　甘菊花半斤

上四味，捣罗为散。每服二钱匕，沸汤调下，不拘时候。

治风毒赤眼，昏涩痒痛，翳膜瘀肉，点眼，**雪花丸方**

杏仁汤浸，去皮尖、双仁，研。四十九粒　蕤仁去皮，研。一百粒　青盐皂子大，五块②　砂糖弹子大

上四味，研匀，丸如黍米。每用一丸，入腻粉少许，生绢包，沸汤调，去滓，乘热洗，冷即止。

治风毒目赤痛，点眼，**黄连煎方**

黄连去须。三分　甘竹叶一握　乌梅二七枚③　古钱二七④文

上四味，除钱外捣碎，入钱，以水一碗半，渍药半日，煎取七分，绵滤密封，勿泄气，日三点。

治风毒冲目赤痛，点眼，**龙脑煎方**

龙脑研。半钱　铅丹罗。半两　白蜜绵滤。二两

上三味，同和匀，瓷瓶内密封，重汤煮一炊时，取出点目眦。

治风毒冲目赤痛，点眼，**丹砂膏方**

丹砂研。半两　蕤仁去皮。三分　胡粉两棋子大。火上炒　龙脑研。半钱

① 甲：日本抄本、文瑞楼本同，明抄本、乾隆本作"中"。
② 皂子大五块：原误作"皂子太五块"，据日本抄本、文瑞楼本改，明抄本无，乾隆本作"少许"。
③ 二七枚：日本抄本、文瑞楼本同，明抄本、乾隆本作"二十粒"。
④ 二七：日本抄本、文瑞楼本同，明抄本、乾隆本作"二十"。

上四味，合研，以真酥调如膏，再研匀，瓷合盛，勿令泄气。每点黍米许，日三。

治风毒冲目，睑眦赤肿，痒痛难任，**山芋散方**

山芋　白芷　桔梗炒　防风去叉　羌活去芦头　石膏　寒水石煅　石决明　当归切，焙　赤茯苓去黑皮　藿香叶　零陵香　大黄蒸三度，暴干　牛膝酒浸，切，焙　人参　决明子　郁金　栀子仁　桑根白皮剉　葛根剉　狗脊去毛。各一^①两　甘草炙，剉　生干地黄焙　木贼剉　蒺藜子炒，去角　陈橘皮去白，焙　玄参　沙参各二两　木香一两　苍术米泔浸一宿，切，焙。四两

上三十味，捣罗为散。每服二钱匕，用麦门冬熟水调下，食后临卧服。

治风热上攻，目赤肿痛，点眼，**金丝膏方**

黄连去须。二两　大黄　龙胆　黄檗去粗皮　当归　山栀子仁各一两。以上同捣研　青竹叶一百片。切　大枣二十枚。去核，切　灯心切　蓬砂明者　乳香研。各一分

上一十一味，都用水五升，不拘冬夏，浸一时辰取出，于银器内慢火熬，不令大沸，候泣尽汁，下火放冷，用绢绞取汁，于无风土处澄一时辰，去滓，于银器内慢火熬令减半，入白蜜半斤同搅，不得住手，候有蜜香，以手挑起有丝即止，放冷，再以夹绢袋子滤过，以瓷合盛之。每取一茶脚许，研龙脑一字极细，入膏同研一二千遍令匀，取少许点之。

治风毒冲目，肿赤痒痛，**琥珀煎方**

乳香末二钱　蕤仁研。半两　滑石　铅丹各二两　木鳖子去壳。一十枚　黄连末　秦皮各一两　柳枝　槐枝并新青者。各一十枝，每枝长寸半　白蜜　黄芩去黑心。各四两

上一十一味，将槐柳枝、秦皮、黄芩、滑石等粗杵碎，以水三碗同煎至两碗，去滓，其余乳香、蕤仁、铅丹、木鳖子四味，与蜜同熬如琥珀色，却共前项药汁并黄连同煎至一碗半，用熟绢

圣济总录

二三一八

滤去滓，入瓷器内密封，系垂在井底一夜，出火毒。每用铜箸点，以目涩为度。熬、点不得犯铁器。

治风毒冲目，虚热赤痛，**秦皮洗眼方**

秦皮去粗皮，剉。二两

上一味，以浆水一碗，煎三五沸，浸一宿，去滓洗眼，日三两度。

治热毒风上攻，目赤头旋，眼花面肿，**菊花散方**

菊花焙　排风子焙　甘草炮[1]。各一两

上三味，捣罗为散。夜卧时，温水调下三钱匕。

治积年赤眼，**拨云散方**

楮实微炒令黄。一两　荆芥穗半两　甘草炙。一分

上三味，捣罗为散。每服二钱匕，腊茶调下，食后临卧服。

治风赤眼洗眼方

光明盐二钱　柴胡去苗　秦皮　防风去叉　蛇含草各一[2]两　生地黄　决明子各一两半

上七味，并细剉，以浆水一升，煎十余沸，绵滤过，入铜器中，洗眼避风。

治风毒冲目连睑，赤烂热痛，**羚羊角汤方**

羚羊角镑　防风去叉　芍药　茯神去木　甘草炙，剉　羌活去芦头　细辛去苗叶。各一两

上七味，粗捣筛。每服五钱匕，水一盏半，煎至七分，去滓，食后温服，临卧再服。

治五脏气虚，风热乘之，毒气上攻，眼目赤痛，**前胡汤方**

前胡去芦头。一两[3]半　防风去叉　决明子微炒　木通剉碎　茯神去木　羚羊角屑　玄参　升麻剉　地骨皮各一两

上九味，粗捣筛。每服五钱匕，以水一盏半，煎至七分，去滓，食后温服，临卧再服。

---

① 炮：日本抄本、文瑞楼本同，明抄本、乾隆本作"炙"。
② 一：日本抄本、文瑞楼本同，明抄本、乾隆本作"二"。
③ 两：日本抄本、文瑞楼本同，明抄本、乾隆本作"钱"。

治热毒上冲，眼赤疼痛，**菊花汤方**

甘菊花一两　大黄剉，炒。半两　茯神去木　玄参　淡竹叶　升麻　犀角镑　决明子　黄芩去黑心　黄连去须。各三分①

上十味，捣筛为粗散。每服三钱匕，水一盏，煎至六分，去滓，食后温服。

治热毒攻眼赤痛，心神烦躁，大小便难，**黄连散方**

黄连一两。去须　木通一两。剉　黄芩一两。去腐　黄檗一两。剉　甘草一两。炙，剉　朴消二两

上六味，捣筛为粗散。每服三钱匕，水一盏，煎至六分，去滓，食后温服。

治风毒攻眼，赤涩疼痛，视物不明，心神烦躁，**车前子丸方**

车前子二两　牵牛子一两。微炒　石决明一两。捣细，水飞　青葙子二两　甘菊花一两　川升麻一两　木香一两　秦皮一两　石膏二两。细研，水飞　槐子二②两。炒香　麦门冬二③两半。去心　真珠末一两　犀角屑一两　芎䓖一两

上一十四味，捣罗为末，炼蜜为丸如梧桐子大。每服二十丸，食后临卧时，温熟水下，加至三十丸。

目风赤

论曰：风毒内乘于肝，则热气上冲于目，故见风泪出，睑眦赤肿。初患之时，或痒或痛，发歇不定，甚则生疮，为风赤目也。

治风毒冲眼赤痒，**甘菊花汤方**

甘菊花　地骨皮各一两　升麻一两半　黄连去须　茯神去木皮　菱蕤　防风去叉　木通剉。各二两

上八味，粗捣筛。每服五钱匕，水一盏半，入竹叶十片，同煎至八分，去滓，食后温服，日三。

治风热气冲目赤痒痛，**玄参汤方**

---

① 分：日本抄本、文瑞楼本同，明抄本、乾隆本作“两”。
② 二：日本抄本、文瑞楼本同，明抄本、乾隆本作“一”。
③ 二：日本抄本、文瑞楼本同，明抄本、乾隆本作“一”。

玄参　黄芩去黑心。各一^①两　菊花　羚羊角镑　蔓荆实去皮。各三分　防风去叉　芍药各一两半

上七味，粗捣筛。每服五钱匕，水一盏半，煎至八分，去滓，入马牙消半钱匕，食后临卧温服，日再。

治肝虚风热冲眼赤暗，**柴胡汤**方

柴胡去苗　车前子　决明子炒　山栀子仁　黄芩去黑心　防风去叉　羚羊角镑。各一两　大麻仁一两半　黄连去须　甘草炙，剉。各半两

上一十味，粗捣筛。每服五钱匕，水一盏半，煎至七分，去滓，入马牙消末半钱匕，食后临卧温服。

治风毒目赤肿痛，昏暗年深者，**羚羊角汤**方

羚羊角镑　决明子炒　犀角镑　石膏　地骨皮各一两　玄参　细辛去苗叶　黄芩去黑心。各半两　防风去叉　芎䓖　柴胡去苗　升麻各三分

上一十二味，粗捣筛。每服五钱匕，水一盏半，入竹叶十片，煎至七分，去滓，入芒消末半钱匕，食后临卧温服，日再。

治目风赤热痛，**黑豆汤**方

黑豆二合。生用　羌活去芦头　恶实根去茎，洗，剉，焙

上三味，粗捣筛。每服五钱匕，水一盏半，煎至七分，去滓，入乳糖一钱匕，食后临卧温服。

治目风赤热痛泪出，**秦皮散**方

秦皮去粗皮　黄连去须　露蜂房　柴胡去苗　蛇衔　钩藤　紫苏　胡黄连　丹砂别研。各等分

上九味，除丹砂外捣罗为散，与丹砂末拌匀。每服二钱匕，食后煎竹叶汤调下，日三。

治风热攻眼赤，**蔓荆实丸**方

蔓荆实去皮　羚羊角镑　山栀子仁　甘菊花各一两半　防风去叉。二两半　蕤蕤　大麻仁研　麦门冬去心，焙　朴消研。各三

---

① 一：日本抄本、文瑞楼本同，明抄本、乾隆本作"三"。

两　赤芍药二两

上一十味，捣研为末，炼蜜丸如梧桐子大。每服二十丸，至三十丸，食后临卧温熟水下。

治风热目赤，昏涩碜痛，**防风蔓荆丸**方

防风去叉。二两半　蔓荆实去皮　羚羊角镑　玄参　山栀子仁各一两半　葳蕤　大麻仁研　芍药　朴消研。各三两[1]　黄连去须　枳壳去瓤，麸炒。各一两　菊花三分　麦门冬去心，焙。二两

上一十三味，捣研为末，炼蜜和丸如梧桐子大。每服二十丸，食后临卧温浆水下，稍加至三十丸。

治风赤，点眼，**黄连膏**方

黄连去须，打碎。半两　马牙消研。二钱

上二味，先将黄连以井华水浸，于日内煎令色浓，绵滤过，次下消末于汁中，依前日煎取干，细研。每以一豆许，以新水化开，点目眦。

暴赤眼

论曰：目暴赤者，肝心壅热，散于血脉之中，热气炎上，攻冲眼目，故令暴赤。隐涩疼痛，风气加之，则睑眦皆痒闷也。

治暴赤目昏痛，泪出隐闷，**槐枝汤**方

槐枝碎剉。二两　秦皮剉　黄连去须　蕤仁去皮　马牙消　黄檗去粗皮，剉　山栀子去皮。各半两　古字钱十四文　食盐一分　淡竹叶一握。细切

上一十味，除钱外粗捣筛。每用五钱匕，水一[2]盏，入钱，煎取一盏半[3]，滤去滓，放温洗眼，冷则重暖再洗。

治眼暴赤痛，膜障瞳仁，**蕤仁膏**方

蕤仁去皮，研　铅丹重罗。各半两　井盐研。一分　石胆

---

①　研各三两：文瑞楼本同，明抄本、乾隆本无，日本抄本作"研，各半两"，旁注"半一作三"。

②　一：日本抄本、文瑞楼本同，明抄本、乾隆本作"二"。

③　一盏半：日本抄本、文瑞楼本同，明抄本、乾隆本作"一盏"。

研。半钱 黄连去须，捣碎，细罗。一两 龙脑研 麝香研。各半钱① 蜜五两

上八味，除龙、麝、蜜外，先将蕤仁等重研如粉，以水一升入蜜五两同煎，令稀稠得所，新绵滤去滓，入龙、麝末，调和令匀，瓷器盛，每以铜箸点少许。

治眼暴赤痛，**杏仁膏方**

杏仁汤去皮尖、双仁，研如膏 黄连去须，为末。各半两 腻粉一钱② 白蜜半合 古铜钱五文 消梨汁。三合

上六味，于铜器中慢火令沸，煎取一半，渐渐火逼如膏，方去古钱。每用半小豆大点之，日再。

治眼暴赤肿痛并瞖膜，但瞳仁不损，皆治，**蕤仁膏方**

蕤仁去皮。二两 丹砂研。一分 青钱十文 斗子盐末 盐绿末。各半钱③

上五味，取新好绵裹，并钱于银器中以井华水一盏浸，经一宿如稀膏。每卧即以绵于眼大眦头点之，经两宿点了即且停，三两日却点。宜避风三两日，如不避风，有损无益，点时于深暗房中。

治风毒眼及目暴赤，**菊花防风散方**

菊花 防风去叉 甘草 威灵仙去土 黄连去须 恶实各三分④

上六味，捣罗为散，每服一钱匕。风毒，葱汤调下；赤目，新汲水调下。日再。

治暴赤眼，隐涩疼痛，眵泪不止，**青金散方**

仙灵脾取叶用 恶实略炒 木通剉 黄芩去黑心 藁本去土 晚蚕沙炒 甘草炙。各一两

上七味，捣罗为散。每服二钱匕，食后用砂糖水调下。

治风赤暴赤眼，退浮瞖眯目，胎赤眦烂，涩痒肿疼，**还睛**

---

① 钱：日本抄本、文瑞楼本同，明抄本、乾隆本作"两"。
② 钱：日本抄本、文瑞楼本同，明抄本、乾隆本作"两"。
③ 钱：日本抄本、文瑞楼本同，明抄本、乾隆本作"两"。
④ 分：日本抄本、文瑞楼本同，明抄本、乾隆本作"钱"。

汤方

　　山栀子仁　黄连去须　黄檗去粗皮。各一两　细辛去苗叶　龙胆　杜仲去粗皮，炙，剉。各二两　秦皮去粗皮。四两　甘草炙。半两

　　上八味，粗捣筛，每用五钱匕，水三盏，入竹叶七片、灯心二十茎①，煎一二十沸，澄去滓。早晨、临夜卧热洗，洗了避风，一日三两次用。冷则再暖洗，每次可用两日。

　　治眼暴赤，及积年睑烂不差，涩痛，睛上有白膜，洗眼，**秦皮汤方**

　　秦皮剉　蕤仁去皮　黄连去须　山栀子仁各半两　黄檗一两。剉　大枣五枚。去核

　　上六味，粗捣筛，以水四升，煎取二升，滤去滓，微热数洗之。冷则重暖，余滓可重煎洗。

　　治暴赤眼，涩痛肿痒，**杏仁汤方**

　　杏仁十四枚　黄连去须。七枚　腻粉二钱　砂糖一钱

　　上四味，于晨朝睡觉未语时，口内去杏仁皮，与黄连同嚼烂，并余药尽入生绢内，线系，以沸汤浸洗之。冷，重汤再暖，遇②夜露之，每用可洗五次。

　　治暴赤眼痛，昏晕隐涩，**黄连膏方**

　　黄连去须。一分③。末　腻粉半钱　杏仁汤浸，去皮尖。一分　蕤仁去皮。半分

　　上四味，先将杏仁、蕤仁烂研如膏，后入黄连、腻粉，更相和一处研了，以新绵厚裹，如棠梨许，以新汲水一盏，于净器内澄滤三遍，候至清，取二分，浸药裹子，良久挼汁，仰④卧，将药裹搵药⑤点眼十余度。

---

①　二十茎：日本抄本、文瑞楼本同，明抄本作"三十根"，乾隆本作"三十茎"。
②　遇：明抄本、乾隆本、文瑞楼本同，日本抄本作"通"。
③　分：日本抄本、文瑞楼本同，明抄本、乾隆本作"钱"。
④　仰：日本抄本、文瑞楼本同，明抄本、乾隆本作"临"。
⑤　裹搵药：日本抄本、文瑞楼本同，明抄本、乾隆本作"温"。

治暴赤眼肿痛，**秦皮汤**方

秦皮　黄连去须　黄檗去粗皮　甘草各一两。炙

上四味，剉碎如麻豆。每用三钱匕，水一①盏，入砂糖一弹子大，同煎一二十沸，滤去滓，稍热洗眼。如冷再暖，一服可洗五度。

治暴赤眼涩痛，**青梅膏**方

青梅七枚。擘碎　古字钱七文　盐花一分　黄连去须。一两

上四味，粗捣筛，以水三升，煎取一升，滤去滓，如稀膏，入新瓶子内一处盛系，勿令泄气，埋七日，取出，每日三点目眦。

治暴赤眼疼痛，**铅丹膏**方

铅丹以绢罗过　黄连去须，末　蕤仁去皮，研。各半两　盐花一分②

上四味，以蜜三两，用文武火先煎蕤仁、盐，待匀沸，即下铅丹、黄连，煎如膏，瓷合盛。每次可用如半小豆大，以新汲水调化，箸点，日三。

治眼暴赤热毒，**蕤仁膏**方

蕤仁去皮，研　胡黄连末。各一分③　鸡子一枚。取去黄留清

上二味，以绵裹内鸡清中，浸一宿，搵眼，日数次，后则洗之。

治暴赤眼，**大黄膏**方

大黄生，捣末。半两　大麦面三钱　鸡子去黄，看多少用清

上三味，调如膏，贴上下睑。

治暴赤眼痛脑热，**大黄膏**方

大黄末　解毒子　木香各三分④

上三味，捣罗如粉，浆水调为膏，于生绢上匀贴睑上，频

---

① 一：日本抄本、文瑞楼本同，明抄本、乾隆本作"三"。
② 分：日本抄本、文瑞楼本同，明抄本、乾隆本作"钱"。
③ 分：日本抄本、文瑞楼本同，明抄本、乾隆本作"两"。
④ 分：日本抄本、文瑞楼本同，明抄本、乾隆本作"钱"。

易之。

治暴赤眼，**砂糖黄连膏方**

白砂糖　黄连去须，末。各一两　大枣青州者。七枚。洗煮过，去皮核

上三味，捣熟如膏，如绿豆大，绵裹，新汲水浸点之。

治一切暴赤眼，**龙脑膏方**

龙脑少许，研细　黄连去须。一两①。净洗为末，极细②　麝香少许。研细

上三味，以蜜调黄连为饼子，涂在白瓦器上，用艾四两烧烟熏，取末刮下，入脑、麝，以瓷合盛。用时如皂荚子大，以新汲水调点之。

治暴赤眼，**乳香膏方**

甘草　黄连去须。各半两。宣州者　黄檗去粗皮。三分③

上三味，粗捣筛，以水二④盏，煎至七分，绵滤去滓，后入腻粉少许、黄明乳香皂子大两块，研匀点之。

治暴赤眼，**黄连膏方**

黄连不计多少。去须，为末，银器内重汤熬成膏用　龙脑少许

上二味，入罐子内，油单封闭令紧，沉于井底著泥处，一宿取出点之。

治暴赤眼，风热痒痛，**香腊膏方**

黄连宣州者，去须　秦皮各一两

上二味，粗捣筛，用腊月腊日五更井华水一碗浸前药三七日，绵滤银器内，用文武火煎尽水如膏，入生龙脑少许和匀，瓷合收。每用倒流水化少⑤药，候匀点之。

---

① 一两：日本抄本、文瑞楼本同，明抄本、乾隆本作"一两半"。

② 净洗为末极细：文瑞楼本同，明抄本、乾隆本无，日本抄本作"净皮为末极细"，旁注"皮一作洗"。

③ 黄檗去粗皮三分：日本抄本、文瑞楼本同，明抄本、乾隆本作"黄芩三分"。

④ 二：日本抄本、文瑞楼本同，明抄本、乾隆本作"一"。

⑤ 少：日本抄本、文瑞楼本同，明抄本、乾隆本作"少许"。

治眼暴赤涩痛，**黄檗膏方**

黄檗去粗皮，为末　蛇蜕微炒，细研为末。各一两

上二味，用醋浆水三盏，于铜器内煎一盏，稀稠似乳，绵滤待冷，瓷合盛，点眼大眦。

治暴赤眼肿痛，**地黄膏方**

生地黄净洗，切，研　黑豆各二两①。生，捣末

上二味，捣成膏。临卧时，以盐汤洗眼后闭目，以药膏厚罨眼上，更不动，至晓水润药令软取下。

治暴赤眼，热泪不止，疼痛隐闷，**黄连丸方**

黄连去须。一分②。为细末　葴仁三十③枚。去壳，细研

上二味，水和，薄摊瓷盘底，铜盘更佳，覆之以热艾一斤④，旋以火烧艾，烟熏药上，艾尽为度，刮下丸如梧桐子大。每以冷水少许化药一丸，澄清点之。

治暴赤眼涩痛难开，**青金散方**

黄连去须　艾叶烧黑灰。各二两

上二味为末，每用五钱匕，汤浸澄清，新绵滤，乘热洗眼。

又方

荠菜根

上一味，捣绞取汁点之。

又方

蘘荷根

上一味，绞取汁，点目眦中。

又方

附子一枚。炮裂，去皮脐

上一味，粗捣碎，如蚕沙许。临卧时，置目眦中。

---

① 两：日本抄本、文瑞楼本同，明抄本、乾隆本作“合”。
② 分：日本抄本、文瑞楼本同，明抄本、乾隆本作“钱”。
③ 十：明抄本、乾隆本、文瑞楼本同，日本抄本作“两”，旁注“两一作十”。
④ 斤：日本抄本、文瑞楼本同，明抄本、乾隆本作“片”。

又方

乌鸡冠血

上一味，以箸点目眦，日三。

又方

黄连去须。二两

上一味，拍碎，用水二盏，煎取一盏，去滓，用绵半两渍之，取汁尽，用以拭目。

又方

枸杞根叶

上一味，净洗，捣绞取汁，以箸点之。

又方

黄檗一两

上一味，削去粗皮，剉，以浆水一盏，煎至六分，去滓，露一宿，仍安刀于盏上，明早五更，以井华水添至七分，空心顿服。

又方

新粉脚二斤①

上一味，用新甂箅一所，净纸二重衬甂箅②，先安粉脚，如淋灰法，用沸汤泼，日落方淋于露地上，勿著屋下。来日早晨，滤去滓，用水于烈日内晒干如盐花，入新瓷瓶盛，后入龙脑少许，点目神效。

又方

马牙消一分

上一味，为细末，安于鉴上，侧置铜盆中，夜露之，令露滴消下，铜盆内盛，取点目中。八月半白露下合之，勿用好鉴，恐损故也。

治肝脏风热，目暴赤，隐涩肿痛，**羚羊角丸方**

---

① 斤：日本抄本、文瑞楼本同，明抄本、乾隆本作"两"。

② 箅：日本抄本、文瑞楼本同，明抄本无，乾隆本作"底"。

羚羊角镑　防风去叉　甘菊花　蔓荆实去白皮　栀子仁各一两半　赤芍药二两　葳蕤　大麻仁研　麦门冬去心，焙　朴消研。各三两

上一十味，捣罗为末，炼蜜丸如梧桐子大。每服二十丸，食后温水下，临卧再服，加至三十丸。

治眼暴赤热痛，**大黄汤**方

大黄　栀子仁各一两①　茯神去木　生麦门冬去心，焙　犀角镑　旋覆花各一两半

上六味，剉如麻豆大，以水六盏，煎至三盏，下芒消一两，再煎至两盏，去滓，食后分温三服。

治肝心壅热，上攻眼目，暴生赤肿，隐涩疼痛，**犀角汤**方

犀角镑　黄芩去黑心　瞿麦穗　黄连去须。各三分　栀子仁　车前子　木通剉　大黄剉，炒　柴胡去苗　青葙子各一两

上一十味，粗捣筛。每服五钱匕，水一盏半，入竹叶七片，煎取七分，去滓，入芒消半钱匕，食后放温服，临卧再服。

治赤目，**艾烟丸**方

黄连去须。一两半　杏仁汤浸，去皮尖、双仁，炒，研。十四粒　胆矾研。半豆许　铅丹研。半两　腻粉一分

上五味，再同研匀，入粟米粥和，以艾烟熏之，丸如鸡头大。每用一丸，以绵裹井华水浸点眼。

治风毒攻眼，暴赤涩痛，洗眼，**连竹汤**方

黄连去须　竹叶各一分　秦皮一分半　蛇蜕皮半分②

上四味，细剉，用水一升半，煎取五合，绵滤去滓。夜卧时，白绢点药汁洗眼。

治暴赤眼，**秦皮洗**方

秦皮剉。半两

上一味，浆水浸一宿，洗眼。

---

① 一两：日本抄本、文瑞楼本同，明抄本、乾隆本作"两半"。
② 分：日本抄本、文瑞楼本同，明抄本、乾隆本作"条"。

卷第一百五

眼目门

目赤烂

论曰：目赤烂者，睑眦俱赤且烂，见风益甚，又谓之风赤眼。此由冲冒风日，风热之气伤于睑眦，与津液相搏，故令赤烂也。迎风则作痒泪出，遇热则伤烂眵多。治宜镇平肝气，涤洗睑肤，则清净之窍自然明了矣[1]。

治眼赤风泪，烂痒翳膜，**硇砂煎方**

硇砂半分。研　石决明为末　盐绿研　乌贼鱼骨为末　马牙消研　石蟹为末　龙脑研　曾青研　消石研。各一分

上九味，以腊月水[2]两碗，浸二七日，每日搅一度，候日满，以绵滤去滓，用银石器盛，日点三两度。

治风毒气攻眼，生疮烂痛，**菊花汤方**

菊花　升麻　黄连去须　防风去叉　木通剉　白茯苓去黑皮　萎蕤　地骨皮各一两

上八味，粗捣筛。每服五钱匕，以水一盏半，入竹叶十片，煎至八分，滤去滓，放温，空心日午临卧服。

治一切风目赤烂，怕见风日，疼不可忍，点眼，**黄连煎方**

胡黄连　牛黄别研　黄檗去粗皮。各一两　龙脑别研　麝香别

---

① 矣：乾隆本此后有小字注"睑，眼胞上下睑也，字典从目。今误书脸面之脸，此字卷中甚多，不能尽改，姑仍其旧"。按"睑""脸"二字之繁体字"瞼""臉"形近，刊刻多有相误。

② 水：日本抄本、文瑞楼本同，明抄本作"雨"，乾隆本作"雨水"。

研。各一钱　熊胆别研。一分　乌豆一合　乳梨汁半升

上八味，先捣胡黄连、黄檗、乌豆，筛为粗散，以水三盏，就银器中煎至一半，绵滤去滓，入梨汁并牛黄、龙脑、麝香、熊胆，以文武火煎成煎①，倾出②于瓷器内盛，入地埋四十九日取出。每点如半米大。

治眼连睑赤烂，涩痛羞明，**四物澄波散方**

胆矾走水洗去沙土。四钱　干姜炮裂。半两　滑石研　秦皮去粗皮。各一两

上四味，捣研为散。每用半钱匕，以沸汤浸，澄清洗之。

治风眼两睑赤烂，**蕤仁膏方**

蕤仁二七枚。去皮　杏仁十枚。汤浸，去皮尖、双仁　腻粉一钱匕　龙脑半钱

上四味，同研令极细，入好酥少许，再研成膏。每临卧，先以温浆水洗眼，拭干用药，如面油涂之。

治眼赤痛微肿，眦赤烂多时，**柴胡洗眼汤方**

柴胡去苗　蕤仁去皮，研　黄连去须　升麻各一两

上四味，粗捣筛。以水三升，煎取一升半，滤去滓，微热淋洗。如冷再暖，洗三两遍。

治风毒气攻眼目，连睑赤烂，及暴赤眼疼痛不可忍者，**当归散方**

当归洗，剉，焙干　赤芍药洗，剉　黄连去须，剉。各一两

上三味，捣罗为散。每用一钱匕，沸汤浸，去滓，乘热洗。如冷，用石器内再暖，洗两三遍。

治睑烂风眼疾，**整睫散方**

白善土　胆矾各半钱匕

上二味，生为散，沸汤浸，洗眼睑，不要洗入眼里。

治风毒眼痒痛，连睑赤烂，并暴赤眼，**胜金丸方**

---

① 煎：日本抄本、文瑞楼本同，明抄本、乾隆本此后有"时"。

② 出：日本抄本、文瑞楼本同，明抄本、乾隆本作"入"。

铜绿　白矾各等分

上二味，以炭火烧令烟尽为度，细研如粉，用砂糖和为丸，如豌豆大，丁南粉末内滚过。每用二丸，热汤半盏浸化，洗眼。如冷更暖，洗三五次。

治风赤障眼，四边肉烂，冷泪常出不止，**一捻金散方**

朴消半两

上一味，细研，调水点之。

治睑眦赤烂，迎风泪出，或痒或痛，**金波膏方**

黄连四两　黄檗皮三两。二味椎碎，以水二碗浸一宿，于银器内熬取半碗，去滓　蕤仁去皮，研。半两　杏仁去皮尖、双仁，炒黄研。四十九粒

上四味，以蕤仁、杏仁入前药汁内，同熬及一大盏，更滤过，入好蜜及药九分，更入麝香一钱，白矾、硇砂各一字，并飞研空青三钱，如无，只以生青代之，略椎碎，龙脑二钱，以绢袋子盛，在药内又熬及一半，箸滴少许于冷水内，不散即止，用小瓶子密封，再于饭甑上蒸三遍，逐次于井内沉过令冷，银器内收，如常点之。

治目赤①眦烂生疮，冲风泪出，**黄连散方**

黄连去须　雄黄研。各一两半　细辛去苗叶　黄檗去粗皮。各三分　干姜一分

上五味，捣罗为散，研令至细，以密器盛。每取二黍米许，点两目眦，日二度。

治目赤眦烂，痒痛不可忍，**白龙散方**

马牙消光精者。一两　龙脑一字

上二味，用纸一张裹叠牙消按实，常在著肉衣下，养一百二十日为度，取出细研如粉，取四钱龙脑同研令细。不计年岁深远，眼内或生翳膜，渐渐昏暗，远视不明，但瞳仁不破散者，并皆治之。每用两米大点之。

治风毒攻眼眦赤烂，见风泪出痒痛，**洗轮散方**

---

① 目赤：日本抄本、文瑞楼本同，明抄本、乾隆本作"赤白"。

仙灵脾　秦皮剉　黄连去须　槐花等分　犀角镑。少许

上五味，捣罗为散。每用半钱匕，以新水调，澄清洗之。

治久患赤眼，眦烂痒痛，泪下不止，视物昏暗，**点眼方**

铅丹研，罗过。一分　朴消细研。半两　蜜五两

上三味，于铜器内慢火煎三十沸，不住手搅，乘热以绵滤过，候冷点眼。

目积年赤

论曰：风热毒气，发于目眦，则令目脉赤。不治则眦头烂，眵泪磣痛，风热不退，虽积年月，亦莫能差。

治积年风毒瘀热① 攻目赤时痛，**柴胡汤方**

柴胡去苗。二两　黄芩去黑心。一两　芎䓖二两　芍药三②两　大黄剉碎，炒香。二两　石膏五两　羚羊角镑。二两　茯神去木。二两

上八味，粗捣筛。每服五钱匕，以水一盏半，入竹叶七片，煎至一盏，去滓，投芒消半字，放温，空心顿饮，以利为度。如利频，去芒消，以粥止之。如秋月肝弱时，不宜泻肝，宜加补药，即不用此方。

治积年风毒，眼赤痛多热泪，岁月寖久，**藁本汤方**

藁本去苗。一两　白芷半两　车前子半两　石决明刮洗，捣如粉　芍药　天麻　防风去叉　细辛去苗叶。各一两

上八味，粗捣筛。每服五钱匕，以水一盏半，煎取一盏，去滓，食后温服，临卧再服。

治风毒赤眼，无问久新，**谷精草散方**

谷精草去根。一两　井泉石净洗，研。半两　豉焙干。一合　井中苔焙干。半两

上四味，捣罗为细散。每服二钱匕，空心以井花水调服。

治风毒眼赤痛，久患不差，**五参散方**

---

① 风毒瘀热：日本抄本、文瑞楼本同，明抄本脱，乾隆本作"风热瘀毒"。

② 三：日本抄本、文瑞楼本同，明抄本脱，乾隆本作"二"。

苦参　沙参　枳壳去瓤，麸炒　丹参　玄参　紫参各一两　蒺藜子炒，去角。二两

上七味，捣罗为细散。每服二钱匕，空心以温酒调服。疾甚者，日可三服。

治风毒冲眼，久赤不差，**菊花丸方**

甘菊花一两　黄芩去黑心。一两　玄参一两　决明子炒。一两半　升麻一两　蕤仁去皮。一两半　车前子二两　防风去叉。二两　黄连去须。二两　萎蕤二两　大黄剉，炒令香。三[1]两

上一十一味，捣罗为细末，炼蜜丸如梧桐子大。每服三十丸，食后温浆水下。

治风毒眼赤痛久患，及虚热眼暗，**决明子丸方**

决明子微炒。一两　地肤子　麦门冬去心，焙　玄参　车前子各半两　赤茯苓去黑皮　远志去心，焙　青葙子　茺蔚子　蔓荆实　地骨皮　柏子仁　山芋　人参　黄芩去黑心　防风去叉　大黄细剉，炒令香。各一两　细辛去苗叶。半两　甘草炙，剉。一两　黄连去须。一两

上二十味，捣罗为细末，炼蜜丸如梧桐子大。每服二十丸，食后以米饮下，加至三十丸。

治久患风毒，眼赤，日夜昏暗[2]，**九子丸方**

蔓菁子　五味子　枸杞子　地肤子　青葙子　决明子微炒　楮实麸炒黄　茺蔚子　菟丝子酒浸一宿，焙干，别捣为末。各一两

上九味，捣罗为末，炼蜜丸如梧桐子大。每服二十丸，空心温酒下，夜食前再进一服。

治风热久目赤，脑中积热[3]，**松皮汤**洗头方

老松白皮去粗皮　白鲜皮　甘菊花择　荆芥穗　细辛去苗叶　蔓荆实　防风去叉　荷叶蒂　玄参　苦参　桑根白皮各一两　雄黑豆二升

---

① 三：日本抄本、文瑞楼本同，明抄本脱，乾隆本作"二"。
② 日夜昏暗：日本抄本、文瑞楼本同，明抄本脱，乾隆本作"日久眵烂"。
③ 积热：日本抄本、文瑞楼本同，明抄本脱，乾隆本作"痛"。

上十二味，除豆并荆实外细剉，同以水三斗，煎至一斗五升，去滓，投朴消一两半搅，热洗头。余滓重煎，亦入朴消，如此三度洗之。

治风热目赤翳，积年碜痛，**决明膏方**

石决明一两半　蕤仁去皮。一两半　卢会一两　秦皮捣碎。一两　黄檗去粗皮，剉。一两　盐绿别研。一分　马珂研。一两　鲤鱼胆四枚。生用　乌贼鱼骨研。一两　紫贝烧熟，研。一[1]两

上一十味，以水三升煎决明、蕤仁、卢会、秦皮、黄檗五味，至一升，净滤去滓，却入紫贝、鱼胆、乌贼鱼骨、马珂、盐绿，更煎约三合，于瓷器中盛，不令泄气。每取一豆许，人乳调匀点眼，闭目良久，日三两次。

治风毒赤痛，眦烂生疮，冲风有泪，点眼，**雄黄散方**

雄黄研。一两半[2]　细辛去苗叶。三分　黄连去须。一两半　干姜炮。三分　黄檗去粗皮。一两半　菊花一两。三月三日，日未出时收之

上六味，捣罗极细，于瓷器中盛。每取黍米许点目眦，闭目良久。

治风毒久赤痛烂，怕风，碜痛不可忍，**胡黄连膏方**

胡黄连末。一分　牛黄研。一分　黄檗去粗皮，为末。一分　龙脑研。一钱　麝香研。一钱　熊胆研。一分　黑豆去皮。一分。为末　梨汁一升

上八味，除梨汁、牛黄、龙脑、麝香外，用银器中以水二升煎及一半，滤去滓，入梨汁并牛黄、龙脑、麝香，以文武火煎成膏，倾出，瓷器内盛，密封，入地坑内埋四十九日，出火毒，取出。每以少许点眼。

治风毒积年，赤兼翳膜，点眼，**杏仁膏方**

杏仁汤浸，去皮尖、双仁，研。一分　腻粉一钱　盐绿研。一分　黄连去须，为末。一分

---

① 一：日本抄本、文瑞楼本同，明抄本脱，乾隆本作“四”。
② 一两半：日本抄本、文瑞楼本同，明抄本脱，乾隆本作“一两”。

上四味合和，重研令匀，以真酥调如膏，于铜碗中研匀，于碗内以熟艾如鸡子大，掘小坑子，内烧艾，烟出，便覆铜碗于坑子上熏，勿令泄气，候烟尽为度，重研。每取少许，以绵裹，用人乳汁浸一宿点眼，日三度。

治风热上冲，目赤痛，久患不差，点眼，**秦皮汤**方

秦皮剉碎。三两　青五铢钱七文　黄连去须。一两　蕤仁去皮。半两　淡竹叶洗，切。三十片

上五味，用水一升半，煎至七合①，去滓，临卧时用净绵渍点眼中，或洗眼亦得。

治风②毒赤烂，不以年月久近，发歇频并，视物泪出不止，点眼，**小黄连膏**方

黄连去须，捣末　卢会研。各一两　龙脑别研。半钱

上三味，先将黄连、卢会末以新绵裹，用水二盏，于银器中以重火煮取汁，三分减二，即绵滤去药，入龙脑，以瓷瓶子内收。每日三两上点之。

治风热上冲，目赤疼，久不差，点眼，**七宝散**方

珊瑚研细　琥珀研细　玉屑研细　曾青研细　紫贝研细　朱砂研细　鸡子壳去白膜。已上各半两

上七味，研极细。点时仰卧，以铜箸取如绿豆大点眼，日三五上点之。

治风毒赤眼，久不差，**决明丸**方

石决明一两。研，水飞　甘菊花一两　细辛半两　熟干地黄二两　人参一两。去芦头　地肤子一两　五味子一两半　兔肝一具。炙干　防风二两。去芦头

上九味，捣罗为细末，炼蜜和，再捣三五百杵，丸如梧桐子大。每日空心及晚后食前，煎盐汤下二十丸，或竹叶白汤亦得，即渐加至三十丸。

---

① 合：日本抄本、文瑞楼本同，明抄本脱，乾隆本作"分"。
② 风：日本抄本、文瑞楼本同，明抄本脱，乾隆本作"风热"。

治积年风热，毒气不散，目眦赤烂碜痛，点眼，**黄连膏方**

黄连去须，椎碎。半两　马牙消研。一钱

上二味，将黄连用水浸，于日内暴令色浓，以绵滤过，后下消末于黄连汁中，准①前日内暴取干，细研。每以一豆许，水调点注目眦。

目飞血赤脉

论曰：飞血者，谓赤脉散于白睛之上是也。由肝脏气虚，为风热所乘，致血飘溢，散络白睛，势若飞驰，故谓之飞血。治法宜镇肝气，平心火，则飞血自除。

治风热上攻，眼目飞血赤脉，涩痛难开，**芍药汤方**

芍药　白茯苓去黑皮　决明子　玄参　羚羊角镑　前胡去芦头　蕤蕤　秦皮　甘草炙　人参　苦参各一②两

上一十一味，粗捣筛。每服三钱匕，水一盏，煎至七分，去滓，入生地黄汁少许，再煎沸放温，食后临卧服。

治风热攻目，飞血赤脉，**羚羊角汤方**

羚羊角镑　五味子　蕤蕤　茯神去木　远志去心　蔓荆实去白皮　黄连去须　甘草炙。各一两　细辛去苗叶。半两

上九味，粗捣筛。每服三钱匕，水一盏，煎取七分，去滓放温，食后临卧服。

治目赤飞血，**苁蓉散方**

肉苁蓉酒浸，切，焙。一两　滑石一分　黄连去须。三分　井泉石一两　土马鬃一两。俗呼墙上青衣　豉炒。半两

上六味，捣罗为散。每服二钱匕，以猪肝半两烂研相和，冷水调下，临卧再服。

治目飞血赤脉，冲贯黑睛，视物昏暗，隐涩疼痛，**栀子散方**

栀子仁一两　木通一两。剉　黄芩半两　甘草半两。炙赤，

---

① 准：依照。明·宋濂《答章秀才论诗书》："若体规画圆，准方作矩，终为人之臣仆。"

② 一：日本抄本、文瑞楼本同，明抄本脱，乾隆本作"二"。

剉　羚羊角屑一两　决明子半两

上六味，捣筛为粗散。每服四钱匕，水一中盏，煎至六分，去滓，食后温服，忌炙煿热面物，日三。

治目飞血赤脉，冲贯黑睛，**蕤仁散方**

蕤仁一两。汤浸，去皮　甘草半两。炙赤，剉　黄芩半两　枳壳半两。麸炒黄，去瓤　地肤子半两

上五味，捣筛为粗散。每服四钱匕，水一中盏，煎至六分，去滓，食后温服。

治目飞血赤脉，上下冲贯黑睛，腑脏壅闷，**羚羊角散方**

羚羊角屑一两　黄连一两。去须　芦根二两。剉　木通一两。剉　旋覆花三分　川芒消二两　桑根白皮一两。剉

上七味，捣筛为粗散。每服三钱匕，水一中盏，入竹叶二七片，煎至六分，去滓，食后温服，日三。

治目赤脉冲贯黑睛，热毒肿痛，心躁烦乱，**犀角散方**

犀角屑一两　黄芩一两　麦门冬一两半。去心，焙　黄连一两半。去须　蕤蕤一两　防风一两。去芦头　地肤子一两　羚羊角一两。镑　甘草一两。炙赤，剉　马牙消一两

上十味，捣筛为粗散。每服三钱匕，水一中盏，煎至六分，去滓，食后温服。

治上焦积热，目赤涩痛，**大黄丸方**

川大黄二两。剉碎，微炒　栀子仁二两　黄芩二两　黄连二两。去须　车前子二两

上五味，捣罗为末，炼蜜和丸如梧桐子大。每服三十丸，食后温浆水下，临卧再服。

治热毒上冲，目赤飞血，头旋恶心，坐卧不得，精神恍惚，宜服**黄芩丸方**

黄芩去黑心。二两　人参　芍药剉　郁金　大黄剉，炒　甘草炙。各一两

上六味，捣罗为末，炼蜜丸如梧桐子大。每服食后煎黄芩汤下三十丸，临卧再服。

治肝膈风壅，上攻眼目，飞血赤脉，**菊花散方**

菊花一两　蒺藜子炒，去角　芎䓖　防风去叉。各半两　木香　甘草炙。各一分

上六味，捣罗为末。每服一钱匕，沸汤调下，不拘时。

治肝心热上冲，飞血赤脉，点眼，**黄连煎方**

黄连去须，为末。半两　马牙消研。一分　蜜半匙^①

上三味，先取大梨两枚，剜作坑，留蒂作盖子，用绵裹诸药末内梨中，以蒂覆之，冬月一昼夜，夏月从旦至暮，勿令尘污，取汁，每日三五次点之。

治肝热飞血赤脉，点眼，**杏仁膏方**

杏仁汤浸，去皮尖，研。半两　黄连去须。一两　轻粉半钱

上三味，以新绵裹，水一盏，浸一复时，每日三五度点之。

治风热眼飞血赤脉，仍痒痛无定，点眼，**蕤仁膏方**

蕤仁去皮，细研。半两　好酥一栗子大

上二味，将蕤仁与酥相和研匀，摊碗内，后取艾一小团，烧令烟出，即将碗子覆烟上熏之，待艾烟尽即止，重研令匀。每以麻子大，点两眦头，日两度。

治眼飞血，赤痛昏暗，**黄檗膏方**

黄檗去粗皮。半两　黄连去须。一两　升麻剉。半两　蕤仁去皮，研。一两　细辛去苗叶。半两

上五味，捣罗为末，水三大盏，煎取一半，入白蜜四两相和，煎令药汁尽，以绵绞去滓，入石胆一豆许，细研和匀。每夜卧时，点少许于两目眦头。

治眼飞血赤脉，洗眼，**竹叶汤方**

淡竹叶洗。三握　黄连去须。一两　古青钱一十四文　大枣去核。十枚　栀子仁半两　车前子细切。五合　秦皮去皮。一两

上七味，粗捣筛，以水三升，煎取一半，滤去滓，微热洗。冷即重暖，以差为度。

---

① 匙：文瑞楼本同，明抄本脱，日本抄本作"两"，旁注"一作匕"。

治目痛，飞血赤脉，**车前草汤**洗眼方

车前草切。半升　干蓝叶切。二升　淡竹叶净洗，剉。三握

上三味，以水四升，煎取二升，滤去滓，微热洗眼。冷即重暖，以差为度。

治飞血赤脉及^①发痛，**蕤仁洗眼汤方**

蕤仁去皮，研。一两　苦竹叶洗，细切。三握　细辛去苗叶。半两

上三味，以水二升，煎取一升，滤去滓，微洗眼。冷即再暖，以差为度。

治飞血赤脉及痛涩，**秦皮汤**洗眼方

秦皮去粗皮　蕤仁去皮，研　甘草生，剉　细辛去苗叶　栀子仁　苦竹叶洗净，切。各一两　盐一分

上七味，细剉，以水三升，煎取一半，去滓，热洗，冷即重暖。

治飞血赤脉及痛肿，**栀子汤方**

栀子仁　黄连去须　黄蘗去粗皮。各一两

上三味，各细剉，以浆水一升，煎取七合，滤去滓，乘热洗眼，冷则重暖。

治飞血赤脉，**榉皮洗眼方**

榉皮去粗皮，切。二两　古钱七文

上二味，以水一升半，煎取七合，去滓，热洗，冷则再暖。

治飞血赤脉及痛，**鱼胆傅眼膏方**

鲤鱼胆五枚　黄连去须，捣为末。半两

上二味，取胆汁调黄连末，内瓷合盛，于饭上蒸一次取出，如干即入少许蜜，调似膏，日五七度涂傅目眦。

治飞血赤脉疼痛，漠漠昏暗，兼热泪碜涩，**点眼单方**

诃黎勒去核。两枚

上一味，细剉，以绢裹，用水半盏渍一宿，次日频点。

治飞血赤脉及疼痛，点眼，**猪胆膏方**

獖猪胆不拘多少。取汁

---

① 及：日本抄本、文瑞楼本同，明抄本脱，乾隆本此后有"风热"。

上一味，入银石器中慢火熬，以少浆水调如膏。每点少许，日三五度。

治飞血赤脉及血灌瞳仁疼痛，**地黄散方**

生干地黄焙　大黄剉，炒　朴消研。各二两　没药研。半两

上四味，捣罗为散。每服一钱匕，温水调下，食后临卧服。

治眼生赤脉，痛涩推眵，**黄连饮方**

黄连去须。一两　淡竹叶五十片　芦根　羚羊角镑　木通　旋覆花　桑根白皮各一两半

上七味，剉如麻豆大，以水六盏，煎至三盏，下芒消一两，再煎至两盏，去滓，食后良久，分温三服。

明目，镇保心气，宁养神志，宣畅气血，解诸邪壅，黄疸，鼻衄，小水淋痛，服之并效，**镇心丸方**

黄芩去黑心　大黄各一两。炙熟　荆芥穗　龙脑　薄荷去梗　甘草炙　芍药　山栀子各二两

上七味为末，煮面糊为丸如梧桐子大。每服三十丸，温熟水下，不计时候。

目血灌瞳仁

论曰：目属肝，肝受血而能视，则目之瞻视必资血。苟因物损伤，致血脉散乱，则败血侵睛，灌注瞳仁，害于瞻视，不早治或致丧明，故谓之血灌瞳仁。

治血灌瞳仁，昏涩疼痛，**麦门冬汤方**

麦门冬去心，焙　大黄剉，炒　黄芩去黑心　桔梗剉，炒　玄参各一两　细辛去苗叶。半两　芒消研。半两

上七味，除芒消外粗捣筛，每服五钱匕，水一盏半，煎取七分，去滓，下芒消末少许，食后临卧温服。

治血灌瞳仁涩痛，**人参汤方**

人参　赤茯苓去黑皮　细辛去苗叶　桔梗炒　车前子各一两　五味子　防风去叉。各半两

上七味，粗捣筛。每服五钱匕，水一盏半，煎取七分，去滓

温服，食后临卧。

治血灌瞳仁，**决明汤方**

石决明　人参　芎䓖　细辛去苗叶　五味子各一两　赤茯苓去黑皮。二两

上六味，粗捣筛。每服五钱匕，水一盏半，煎至七分，去滓温服，食后临卧。

治血灌瞳仁，疼痛不可忍，**地黄散方**

生干地黄焙　大黄剉，炒　朴消研。各二两　没药研。半两

上四味，捣罗为散。每服一钱匕，温水调下，食后临卧。

治血灌瞳仁，渐生翳障，点眼，**真珠散方**

真珠研　水精研　琥珀研　石决明捣末。各半两　丹砂研。一两　龙脑研。一分

上六味，再研令匀细。每点如半小豆许，日再，良。

治血灌瞳仁，**没药散方**

没药一两半　麒麟竭　大黄剉，炒　芒消各一两

上四味，捣研为细散。每服三钱匕，熟水调下，空心食后，日三。

赤脉冲贯黑睛

论曰：眼者，五脏之精华。若风邪热毒，内干脏腑，则随其经络上冲于目，故令赤脉冲贯黑睛也。上下左右，各有部分，不可不察。其从大眦侵睛而痒者，肺胃热也；其从小眦起者，手少阳脉动，虚热也；其自上而下者，足太阳脉动，邪热也；其自下冲上者，足阳明脉动，邪热也。其源不同，当察其部分，依经以治之。

治脾肺热，目眦痒，生瘀肉翳晕，**芦根汤方**

芦根剉　木通剉。各一两半　栀子仁　桔梗　黄芩去黑心　甘草炙。各一两

上六味，粗捣筛。每服五钱匕，水二盏，煎至一盏，去滓，入地黄汁少许，再煎沸，温服，不拘时候。

散三焦热，治小眦偏赤，赤脉射黑睛，**通明汤方**

木通剉　萎蕤　甘草炙。各一两半　黄芩去黑心　枳壳去瓤，麸炒。各一两

上五味，粗捣筛。每服五钱匕，水二盏，煎至一盏，去滓，下芒消、地黄汁各少许，再煎沸，温服，食后。

治眼上下赤脉贯黑睛，**黄耆汤方**

黄耆剉　芍药　知母　升麻　犀角屑。各一两半　苦竹叶五十片

上六味，粗捣筛。每服五钱匕，水二盏，煎至一盏，去滓，下芒消少许，再煎沸，温服，不拘时候。

治眼自下冲上赤脉，攻黑睛，**羚羊角汤方**

羚羊角屑　芦根剉　旋覆花　桑根白皮剉　木通剉。各一两半　黄连去须。一两　淡竹叶五十片

上七味，粗捣筛。每服五钱匕，水二盏，煎至一盏，去滓，下芒消一钱匕，再煎沸，空心食后各一。

治肝实热，赤脉冲睛，**前胡汤方**

前胡去芦头　升麻各二两　菊花一两半　细辛去苗叶　栀子仁　大黄剉碎，炒熟。各一两　秦皮去粗皮　决明子微炒　蕤仁去皮，研如膏。各二两　苦竹叶洗　芒消汤成下

上一十一味，除消、竹叶外粗捣筛，每服五钱匕，水二盏，入竹叶七片，煎至一盏，去滓，入芒消一钱匕，放温，食后临卧服。

治风热目赤痛，赤脉贯黑睛生翳，**黄芩汤方**

黄芩去黑心　木通剉　枳壳去瓤，麸炒　萎蕤　甘草微炙，剉　山栀子仁　生干地黄各一两　芒消汤成下

上八味，除芒消外粗捣筛，每服五钱匕，水二盏，煎取一盏，去滓，入芒消一钱匕，食后温服，临卧再服。

治目小眦赤脉，利心肺，**芍药汤方**

芍药　芎藭　黄芩去黑心　大黄剉，炒熟　甘草微炙，剉。各半两　黄连去须。一两

上六味，粗捣筛。每服五钱匕，水二盏，煎至一盏，去滓，食后临卧温服。

治肝肺壅热，眼生努肉，赤脉涩痛，及赤眼障翳，目睛痒痛羞明，及小儿风疳，烁阳眼赤，**羚羊角丸方**

羚羊角锉①末　昨叶荷草纱绢内洗去上。各一两　生干地黄洗，焙　郁金炮，地上出火毒。各二两　甘草生，剉　何首乌白者，去皮。各一两

上六味，细剉，暴干，捣罗为末，炼蜜和丸如梧桐子大。每服十五丸，浓煎淡竹叶黑豆汤，放冷下，食后临卧服。小儿丸如绿豆大，每服七丸至十丸。

治风热，赤脉贯黑睛，及有花翳，点眼，**真珠散方**

真珠末　琥珀各一分②　龙脑　丹砂各半分　硇砂两豆大

上五味，同研细，每日三五次点之。

治风热冲目，赤脉努肉，摩顶，**明目膏方**③

生麻油二升　真酥五两　车前叶　淡竹叶洗，剉。各半两　吴蓝　大青　黄连去须　山栀子仁　黄芩去黑心　甘草炙　麦门冬去心　槐白皮　柳白皮　马牙苋实研　生犀角镑　马牙消别研　朴消别研。各一分④　盐花研。半两

上一十八味，除消、盐、油、酥外细剉，绵裹，取通油瓷瓶中，绵幂⑤口，重汤煮三复时，揿去滓，更新绵滤过，置生铁器中。每日饭后及卧时，开发滴顶心，以生铁熨斗子摩顶一二千下。兼去目中热毒，昏障痛涩⑥。

---

① 锉：磨锉。

② 分：日本抄本、文瑞楼本同，明抄本、乾隆本作"钱"。

③ 明目膏方：本方之后乾隆本有"紫金膏方 治风热目肿，白睛赤脉，眦睑碜涩，泪出昏暗，渐生膜翳，一切眼疾 千里光三斤，捣取汁，另熬成膏 石决明磨去黑皮，研 黄连 龙胆草 黄芩 栀子 木贼 青葙子 茺蔚 藁本 川芎 川归 独活 秦艽 密蒙花 菊花 白芷 荆芥 杏根白皮东引者良 桑根白皮 苏方木 针砂 车前子 防风 白蜜各一两 上二十五味，除膏、蜜用东流水浸一宿，砂锅煎浓汁，澄清，再入铜锅慢火煎稠，搅入千里光膏并蜜，瓷器收贮，每点时大眦热泪流出即瘥"。

④ 分：日本抄本、文瑞楼本同，明抄本、乾隆本作"两"。

⑤ 幂：日本抄本、文瑞楼本同，明抄本、乾隆本作"罩"。幂，覆盖。

⑥ 痛涩：明抄本、日本抄本、文瑞楼本同，乾隆本此后有"头风云翳"。

卷第一百六

眼目门

坠　睛

论曰：坠睛者，眼因贼风所吹，血脉受寒，贯冲瞳仁，风寒气随眼带牵拽，睛瞳向下，名曰坠睛也。日久不治，瞳仁损陷，遂致失明。

治坠睛，眼时发疼痛，视物散乱，**犀角散方**

犀角镑　羚羊角镑。各半两　青羊胆一枚　槐实　五味子　青葙子　恶实　茺蔚子　卢会研　胡黄连　地骨皮各三①钱　兔肝炙干。一具

上一十二味，除胆外捣研为散，以胆汁拌匀。每服二钱匕，食后煎槐子汤调下，临卧再服。忌发热毒物。

治眼白睛肿胀，日夜疼痛，心胸多闷，洗肺利肝，**羚羊角散方**

羚羊角屑一两　赤茯苓三两　木通三分②　甜葶苈半两。隔纸炒令紫色　郁李仁一两。去皮　防风三分。去芦头　桑根白皮一两。剉　甘草半两。炙，剉　赤芍药三分　黄芩三分　枳壳三分。炒黄，去瓤　汉防己一两　川大黄一两。剉　杏仁三分。汤浸，去皮尖，炒黄

上一十四味，捣筛为粗散。每服三钱匕，水一盏，煎至六分，去滓，食后临卧温服。

---

① 三：乾隆本、日本抄本、文瑞楼本同，明抄本作"一"。
② 分：乾隆本、日本抄本、文瑞楼本同，明抄本作"钱"。

治眼白睛肿起，赤涩疼痛，宜点**朱砂煎方**

朱砂一分。细研　马牙消半两。细研　黄连末半两　杏仁一分。汤浸，去皮尖　青盐一分

上五味，研匀，绵裹，用雪水三合浸一宿，滤过，入瓷合中，铜箸蘸少许点之。

治坠睛失明，眼睛牵陷，**槐实丸方**

槐实　羖[①]羊角镑　独活去芦头　天麻　地肤子　沙参　人参各一两半[②]　防风去叉　甘菊花　枳壳去瓤，麸炒。各一两　决明子二两

上一十一味，捣罗为末，炼蜜和捣五百杵，丸如梧桐子大。每服三十丸，空心临卧淡浆水下。

治坠睛，视物失明，洗眼，**决明汤方**

决明子　柴胡去苗　秦皮　防风去叉　蛇衔草各一两　生干地黄二两

上六味，剉令匀细。每用一两，以水三盏，煎取二盏，去滓，再用绵滤过。每暖适温热洗讫，避风即差。

治坠睛风毒所攻，点眼，**蕤仁煎方**

蕤仁去皮，研。二两　黄连去须，剉　地骨皮取白者用　曾青研如粉。各一两　青盐一分　古钱十文　蜜二盏

上七味，以新绵裹六味安新瓷瓶中，与蜜相和，煮一复时后，以重绵滤去滓令尽，依前安瓶子中，著露地两宿去毒。日点黍米大，日三五次。

蟹　目

论曰：脏腑壅滞，肝经积热，上冲于目，令人目痛睛疼。若毒气结聚，甚则黑睛上生黑珠子如蟹目状，故以名之。或有如豆者，名曰损翳，或曰离睛，又曰蟹睛。病极难治，不可钩割及傅诸毒药，唯宜服宣泄之剂，使邪热退即差。

---

① 羖：文瑞楼本同，明抄本、乾隆本、日本抄本作"羚"。
② 一两半：乾隆本、日本抄本、文瑞楼本同，明抄本作"一两"。

治蟹目疼痛，泻肝补胆，**防风汤方**

防风去叉。一两半　远志去心　黄芩去黑心　人参　桔梗剉，炒　细辛去苗叶　芍药各一两

上七味，粗捣筛。每服五钱匕，水一盏半，煎至八分，去滓，食后临卧温服。

治眼生蟹目，黑睛疼痛，**萎蕤犀角散方**

萎蕤　犀角镑　蕤仁汤浸，去赤皮　黄连去须　黄芩去黑心　栀子仁　甘草炙，剉　升麻各等分

上八味，捣罗为散。每服三钱匕，水一盏，煎至六分，不去滓，食后临卧温服。

治蟹睛疼痛，泻肝，**黄芩羊角汤方**

黄芩去黑心　羚羊角镑　赤芍药　细辛去苗叶　桔梗剉，炒　人参　远志去心　甘草炙，剉。各半两　防风去叉。一两半

上九味，粗捣筛。每服五钱匕，水一盏半，煎至八分，去滓，食后温服，日再。

治目生蟹眼，黑睛疼痛，**木通饮方**

木通剉　羚羊角镑　旋覆花　芦根　桑根白皮剉。各一两半　黄连去须　赤芍药　大黄剉，炒。各一两　甘草炙，剉。半两

上九味，粗捣筛。每服五钱匕，水一盏半，入竹叶七片，切，煎至七分，去滓，食后临卧温服。

治眼中生蟹目及努肉，**杏仁龙脑膏方**

杏仁去皮尖、双仁。七粒　龙脑二钱。研　朴消炼成。一钱　貘猪胆阴干用。一枣①许

上四味，先研杏仁如膏，次下三味同研极细，以瓷合收，密覆，勿见风。每用铜箸取点眦中，泪出则差。

目珠子突出

论曰：人因风热痰饮，攻溃腑脏，阴阳不和，肝气蕴积，热

---

① 枣：日本抄本、文瑞楼本同，明抄本、乾隆本作"杏仁"。

毒之气上冲于目，使目睛疼痛，甚者突出。治宜先服寒药以泻肝气，然后调治，勿求卒效，惟渐治之，仍须微针引出恶汁也。

治眼睛突起，**桔梗汤**方

桔梗剉，炒 大黄剉，炒 玄参 芍药 防风去叉 黄芩去黑心。各一两 茺蔚子二两

上七味，粗捣筛。每服五钱匕，水一盏半，煎至七分，去滓，入芒消末半钱匕，食后临卧温服。

治风热攻目赤痛，目睛欲凸出者，**门冬茺蔚饮**方

麦门冬去心，焙 茺蔚子各二两 桔梗剉，炒 防风去叉 玄参 知母焙。各一两 黄芩去黑心 天门冬去心，焙。各一两半

上八味，粗捣筛。每服五钱匕，水一盏半，煎至八分，去滓，食后临卧温服。

治目卒珠子脱出并有青翳，点眼，**丹砂膏**方

丹砂研 干姜炮，捣 越燕屎研。各一分

上三味，合研如粉，以人乳调，点目中，日三。又一方干姜用燕屎之半，仍无丹砂。

治风毒冲眼赤肿，睛欲突出，洗眼，**黄连汤**方

黄连去须 秦皮去粗皮 黄檗去粗皮。各一两 蕤仁三分 干枣十枚。去核

上五味，㕮咀如麻豆，拌匀。每用一两半，以水四盏，煎至二盏半①，去滓，稍热抄洗。冷即重暖，日三度。

治眼睛忽然突出一二寸者，**冷水灌**方

上急取冷水灌眼中，数数换水，须臾睛当自收。

白睛肿胀

论曰：白睛肿胀者，肝肺之候也。目者，肝之外候；白睛者，肺气之所主也。若肺气壅滞，肝经不利，为邪热所乘，不得宣泄，则毒气上攻于目，故白睛肿起，或疼痛也。治宜宣利脏腑，外傅

---

① 二盏半：日本抄本、文瑞楼本同，明抄本、乾隆本作"二盏"。

熁肿药及镰去恶血，无不差也。

治肝肺风热，白睛肿胀，侵盖黑睛，**犀角汤**方

犀角生者。镑 黄芩去黑心 葳蕤 防风去叉 地肤子 羚羊角镑 甘草炙，剉。各半两 麦门冬去心，焙 黄连去须。各三分

上九味，粗捣筛。每服五钱匕，水一盏半，煎至七分，去滓，入马牙消末半钱匕，食后临卧温服。

治肝肺热毒攻眼，白睛肿起，**羚羊角汤**方

羚羊角镑 桑根白皮剉 木通剉 旋覆花 葳蕤 升麻各一两半 茯神去木。一两

上七味，粗捣筛。每服五钱匕，水一盏半，煎至七分，下芒消末半钱匕，食后临卧温服。

治白睛肿胀，痛不可忍，**大黄丸**方

大黄剉，炒 蔓荆实去皮 丹参 吴蓝 土瓜根剉 防风去叉 甘菊花 秦皮去粗皮 黄连去须 葳蕤 陈橘皮去白，焙 前胡去芦头。各一两 决明子微炒 冬瓜子 青葙子 地肤子 车前子各一两半

上一十七味，捣罗为末，炼蜜和丸如梧桐子大。每服三十丸，食前温酒下，日再。

治白睛肿起如水泡者，**木通犀角散**方

木通剉 犀角镑 桑根白皮剉 黄芩去黑心 大黄剉，炒 玄参 茯神去木 旋覆花各一两 甘菊花半两 甘草炙，剉。一分

上一十味，捣罗为散。每服三钱匕，水一盏，煎至六分，不去滓，食后温服。

治肝肺热甚上攻，白睛覆盖瞳仁，**大青散**方

大青 栀子仁 羖①羊角镑 大黄剉，炒 桑根白皮剉。各一两

上五味，捣罗为粗散。每服三钱匕，水一盏，煎至五分，去滓，入生地黄汁半合服之。

---

① 羖：日本抄本、文瑞楼本同，明抄本、乾隆本作"羚"。

治眼忽然白睛肿胀如水泡者，宜服**桑根白皮散**方

桑根白皮㓮　木通㓮　犀角屑　黄芩　旋覆花　茯神　玄参　川大黄㓮碎，炒。已上各一两　甘菊花半两　甘草一分。炙赤，㓮

上一十味，捣筛为粗散。每服三钱匕，水一盏，煎至六分，去滓，食后温服。

治肝肺大热，白睛肿胀，盖覆瞳仁，疼痛，宜服**大黄散**方

川大黄㓮碎，炒　黄连各一两　羖①羊角屑一两

上三味，捣筛为粗散。每服三钱匕，水一盏，煎至六分，去滓，食后温服，日二。

目暴肿

论曰：风胜则动，热胜则肿。目暴肿者，风热邪气客于脏腑。盖五脏六腑之精气皆上注于目，既为风热邪气所客，气血不得宣通，使毒气冲发于目，是为暴肿。

治目暴肿生翳，**前胡汤**方

前胡去芦头　赤芍药　青葙子各一两半　山栀子仁　细辛去苗叶　车前子各一两　淡竹叶洗　朴消汤成下　柴胡去苗。一两半　甘草微炙，㓮。三分

上一十味，除消、竹叶外粗捣筛，每服四钱匕，水一盏半，竹叶五片，煎至八分，去滓，入消一钱匕，放温，食后临卧服。

治目暴赤肿，心躁风热壅，**玄参汤**方

玄参一两　菊花三分　防风去叉。一两　羚羊角镑。三分　蔓荆实三分　芍药三分　马牙消汤成下　黄芩去黑心。一两

上八味，除消外粗捣筛，每服五钱匕，水一盏半，煎取七分，去滓，入消一钱匕，食后临卧温服。如利，即去消。

治目暴赤，毒痛欲生翳，**决明子汤**方

决明子一升　石膏研。四两　升麻四两　山栀子仁肥者。一

---

① 羖：日本抄本、文瑞楼本同，明抄本、乾隆本作"羚"。

升　地肤子　芜蔚子各一升　苦竹叶切。二升　干蓝叶切。一
升　芒消二两　车前草汁一升二合　冬瓜子为末。三升^①

上一十一味，以水二斗煮竹叶取七升二合，去滓，内诸药，
煮取四升，分为四服。每服相去可两食间，再服为度。小儿减药，
以意裁之。

治目暴肿痛，**竹叶汤方**

苦竹叶切。一升　柴胡去苗。二两　蛇衔二两　黄连去须　芒
消研　细辛去苗叶。各一两

上六味，剉如麻豆。每服五钱匕，水二盏，煎至一盏，去滓，
食后温服。

治目暴肿痛，**秦皮洗眼方**

秦皮　黄连去须。各一两　苦竹叶切。一升

上三味，剉如麻豆，以水三升，煮取八合，滤去滓，洗眼。

治目暴肿痛，**细辛汤方**

细辛去苗叶　蕤仁　戎盐各一两　决明子二两^②

上四味，剉如麻豆，以地骨皮汁一升半，更以蜜一升半，合
煎取一升半，滤去滓洗之。

治时行目暴肿痒痛，**地骨皮汤方**

地骨皮切。三斤

上一味，以水三斗，煮取三升，绞去滓，更内盐二两，煎取
一升，洗目。或加干姜一两。

治时行后目暴肿，**前胡汤方**

前胡去芦头。三两　芍药　青葙子各二两　决明子五合　细辛
去苗叶。二两　车前子五合　山栀子三^③枚　芒消三两　淡竹叶切。
一升

上九味，剉如麻豆。每服五钱匕，水二盏，煎取一盏，去滓，
食后温服，日三。

---

① 三升：日本抄本、文瑞楼本同，明抄本无，乾隆本作“一升”。

② 二两：日本抄本、文瑞楼本同，明抄本无，乾隆本作“一两”。

③ 三：明抄本、日本抄本、文瑞楼本同，乾隆本作“三十”。

治目暴肿痒痛，**半夏汤方**

半夏汤洗七遍，焙。五两　前胡去芦头。四两　枳实炒。二两　细辛去苗叶。一两　乌梅七枚

上五味，剉如麻豆。每用五钱匕，水二盏，入生姜五片，煎取一盏，去滓，食后温服，日三。

治目暴肿，**芦根汤方**

芦根五①两　甘草炙。一两　粟米三合　甜竹茹鸡子大

上四味，剉如麻豆。每用五钱匕，水二盏，煎取一盏，去滓，食后温服，日三。

治两目暴热痛，**二黄汤方**

大黄剉，炒。四两　芍药五两　细辛去苗叶　甘草炙。各四两　黄芩去黑心。二②两

上五味，剉如麻豆。每用五钱匕，水二盏，煎取一盏，去滓，食后温服，日三。

治目热痛，**大黄汤方**

大黄蒸过

上一味，剉如麻豆。每用五钱匕，水二盏，渍之一宿，明旦绞汁服之，以利为度。

治目暴肿疼痛，**决明丸方**

石决明半两　车前子　黄连去须。各二两

上三味，捣罗为末，炼蜜丸如梧桐子大。每服十五丸，米饮下，食后，日二服。

目风肿

论曰：肝气有热，冲发睑眦，则令人睑肉暴肿。风冷乘之，则凝结不散，甚则长大，肿若梅李核，故谓之风肿。

治一切目风肿痛，**茵陈蒿散方**

---

① 五：日本抄本、文瑞楼本同，明抄本、乾隆本作"三。

② 二：日本抄本、文瑞楼本同，明抄本、乾隆本作"一"。

茵陈蒿　荆芥穗　羌活去芦头　木贼剉　旋覆花　蔓荆实　甘草炙，剉　芎䓖　苍术米泔浸一宿，切，焙　蒺藜子微炒，去角　石决明　草决明等分

上一十二味，捣罗为散。每服一钱匕，新汲水调下，不拘时，日三。

治目风肿痛，**防风丸方**

防风去叉。二两　细辛去苗叶。一两半　五味子一两半　芜蔚子二两　黄芩去黑心。一两　桔梗剉，炒。一两　车前子二两　知母二两　人参一两　玄参一两

上一十味，捣罗为末，炼蜜和丸梧桐子大。每服三十丸，米饮下，食后服。

治眼目风肿，兼生翳膜等疾，**蝉壳散方**

蝉壳　地骨皮　黄连宣州者，去须　牡丹去心　白术　苍术米泔浸一宿，切，焙　菊花各一两　龙胆半两　甜瓜子半① 升

上九味，捣罗为散。每服一钱半匕，荆芥煎汤调下，食后临卧各一服。大治时疾后，余毒上攻眼目。

治风热毒气，忽冲眼肿，白晴似水泡，疼痛不可睡卧，**栀子汤方**

山栀子仁　升麻　决明子微炒　黄芩去黑心。各三分　黄连去须　干蓝叶　大黄剉，炒。各一两

上七味，粗捣筛。每服五钱匕，以水一盏半，煎至八分，去滓，入朴消末半钱匕，再煎沸，放温服，临卧再服。

治眼风肿热痛，**大黄汤方**

大黄剉，炒。四两　麻黄去根节。二两　旋覆花二两　甘草炙，剉。一两　山栀子仁二两

上五味，粗捣筛。每服五钱匕，以水一盏半，煎取八分，去滓，入朴消末半钱匕，食后服，临卧再服。

治目风肿赤胀痛，大毒热泪出，**枳实汤方**

---

① 半：日本抄本、文瑞楼本同，明抄本、乾隆本作"一"。

枳实去瓤，麸炒　苦参　车前子各一两　黄连去须。半两

上四味，粗捣筛。每服五钱匕，以水一盏半，煎取八分，去滓，食后服，临卧再服。

治热风目肿，豉心丸方

豉心二两　黄连去须。三两

上二味，捣罗为末，炼蜜和丸梧桐子大。每服三十丸，食后温水下。

治眼风肿，吹鼻散方

枸杞白皮　鸡子白皮等分

上二味，捣罗为散，又研令极细。每日三上，吹鼻内。

治风热攻眼，羚羊角丸方

羚羊角镑　蔓荆实去皮　甘菊花微炒　山栀子仁各一两半　防风去叉。二两半　蕤仁去壳　赤芍药　大麻子仁研　麦门冬去心，焙　朴消研。各三两

上一十味，捣研为末，炼蜜和丸如梧桐子大。每服三十丸，熟水下，食后。

治风热目赤肿痛，洗眼，秦皮汤方

秦皮　蕤仁　甘草各一两半　细辛去苗叶。一两　栀子仁七[①]枚　苦竹叶五十片　青盐少许

上七味，㕮咀如麻豆大，以淡浆水四升，煎取二升，去滓，微温一合，洗眼，慎风。

治目风，睑眦暴肿，日渐长大，如梅李核，或努肉疼痛，或小儿疳障，胡黄连散方

胡黄连　菊花各二两　黄芩去黑心　大黄剉　井泉石各一两

上五味，捣研为散。每服二钱匕，用猪子肝二两，竹刀细剉，以新汲水三[②]合搅和，滤取汁调下。小儿每服一钱匕。

治目风肿，攀睛肤翳，赤脉肿烆，圆灵丸方

① 七：日本抄本、文瑞楼本同，明抄本作"一"，乾隆本作"十"。
② 三：文瑞楼本同，明抄本、乾隆本作"二"，日本抄本作"一"。

苍术四两　甘草一两　荆芥穗二两　牵牛子用四两捣取末一两　黄檗去粗皮。一两

上五味，并生捣罗为末，用蒸饼去皮，以蜜水蘸，令干湿得所，杵和丸如弹子大。每服一丸，食后以荆芥茶嚼下，日三服。

治肝脏壅热，上冲眼目，令睑肉风肿，**黄连丸**方

黄连去须。一两半　防风去叉。一两　恶实炒。二两

上三味，焙过，捣罗为末，炼蜜和丸如梧桐子大。每服三十丸，食后温水下，临卧再服。

治目风眼睑暴肿，凝结不散，甚则如梅李核，**祛风散**方①

五倍子椎碎，去土。一两　蔓荆实去白皮。一两半

上二味，捣罗为散，每服二钱匕，水二盏，银石器内煎及一盏，去滓，乘热淋洗。

目睛疼痛

论曰：肝气通于目，目者肝之官。又五脏六腑之精气，皆上注于目。然目有五轮，内应五脏，而②骨之精为瞳仁，筋之精为黑睛。若肝肾热实，或上膈壅滞，风邪毒气上攻于目，皆令目睛疼痛也。

治目睛疼痛，上连头疼，**蔓荆实汤**方

蔓荆实去皮　甘菊花　羌活去芦头　黄芩去黑心　芎䓖　防风去叉。各一两　石膏三两　甘草炙，剉。半两

上八味，粗捣筛。每服四钱匕，水一盏半，煎至七分，去滓，食后临卧温服。

治上膈壅滞，风邪毒气攻目，令目睛疼痛，**玄参散**方

玄参　大黄剉，炒。各二两半　决明子炒　菊花　车前子　升麻　黄连去须　枳壳去瓤，麸炒。各二两　栀子仁炒　防风去叉。

---

①　祛风散方：日本抄本、文瑞楼本同，明抄本、乾隆本本方之组成，除五倍子、蔓荆实外，尚有"大黄炒　玄参各二两半　决明子炒　车前子　菊花　升麻　黄连　枳壳炒。各二两　栀子仁炒　防风各一两半　苦参半两"。服法为"共十三味，捣罗为散，每服三钱，食后临卧蜜水调下，日三"。

②　目者……而：此28字日本抄本、文瑞楼本同，明抄本脱，乾隆本作"五轮八廓，内应五脏，而五脏之精华皆上注于目"。

各一两半　苦参剉。半两

上一十一味，捣罗为散。每服三钱匕，食后临卧，蜜水调下，日三。

治风邪攻目，令目睛疼痛，**柴胡散**方

柴胡去苗　蛇衔各一两　黄连去须　芒消研。各三分　细辛去苗叶　竹叶焙。各半两

上六味，捣研为散。每服二钱匕，水一盏，煎至六分，去滓，食后临卧温服。

治目睛痛，上连头并颊骨俱痛不可忍，生障泪出，**羚羊角汤**方

羚羊角镑　黄芩去黑心　芎藭　石膏碎　大黄剉，炒　芒消研。各一两　芍药一两半　柴胡去苗。三两

上八味，粗捣筛。每服三钱匕，水一盏，入淡竹叶十片，煎至七分，去滓，食后临卧温服[1]。

治目睛疼痛如脱，洗肝，**前胡汤**方

前胡去芦头　升麻　枳壳去瓤，麸炒。各二两　决明子炒　防风去叉　车前子各一两　甘菊花　黄连去须。各半两　细辛去苗叶　苦参各三两

上一十味，粗捣筛。每服五钱匕，水一盏半，煎至七分，去滓，投芒消末半钱匕，食后临卧温服。

治风毒攻冲，目睛疼痛，**旋覆花饮**方

旋覆花　升麻　秦艽去苗、土　防风去叉　羚羊角　萎蕤　黄檗去粗皮　甘草炙，剉。各一两　黄连　柴胡去苗。各一两半

上一十味，粗捣筛。每服五钱匕，水一盏半，煎至一盏，去滓，食后温服。

治肝气上壅，攻注目睛疼痛，及腹胁滞闷，**细辛散**方

细辛半两　川升麻三分　芎藭一两　当归一两。去芦头　丹参

---

① 上八味……温服：此32字日本抄本、文瑞楼本同，明抄本、乾隆本作"共八味，捣罗为散，每服二钱，水二盏，银石器内煎至一盏，去滓，乘热洗眼"。

三分　赤芍药一两。剉　黄芩一两。去腐　槟榔一两　川大黄一两。剉，炒　甘草半两。炙黄，剉　枳壳一两。麸炒黄，去瓤

上一十一味，捣罗为散。每服三钱匕，水一盏，煎至六分，去滓，食后温服。忌炙煿、热面。

治目睛疼痛，睡卧不得，**地骨皮散方**

地骨皮二两　石膏三[①]两。研，水飞　甘草半[②]两。炙黄，剉　川大黄二两。剉，炒　井泉石二两

上五味，捣罗为散，入石膏更研令匀。每服二钱匕，食后以白米泔调下。

治热毒风上攻，目睛疼痛，**秦皮洗眼汤方**

秦皮一两　秦艽一两　甘草半两　玄参一两　柴胡去苗。三分

上五味，粗捣筛。每用一两，以水三盏煎取一盏半，绵滤去滓，微热淋洗，冷即再暖用。

治邪热攻冲，目睛疼痛，吹鼻，**碧玉散方**

消石一分　龙脑一钱　青黛一钱

上三味，合研令细。每用一豆许，搐两鼻内。

目涩痛

论曰：诸脉皆属于目，目者，血之府，故人卧则血归于肝，肝[③]受血而能视，血气和调，则上助于目力而能瞻视。若肝脏有热，血脉壅燥，则津液不能荣润，故目中干痛而磣涩也。《圣惠方》论悲哀内动，液道开而泣下，其液枯燥则致目涩痛者，亦一证也。

治肝脏风热，冲目赤涩痛，风泪肿合，**防风汤方**

防风去叉　甘菊花　萎蕤　旋覆花　升麻　决明子微炒　秦皮去粗皮，剉　黄连去须　栀子仁　麦门冬去心，焙　甘草炙令赤，

剉。各一两

上一十一味，粗捣筛。每服五钱匕，水一盏半，煎至七分，去滓，食后临卧温服。

治目睛如针刺疼痛，目系急，碜涩疼痛，**麦门冬汤**方

麦门冬去心，焙　旋覆花　木通剉　黄芩去黑心　茯神去木。各一两　大黄剉，炒。三分

上六味，粗捣筛。每服五钱匕，水一盏半，煎至六分，去滓，投地黄汁一合，更煎三两沸，放温，入芒消半钱匕，食后临卧服。

治肝肺风热壅目涩痛，**羚羊角汤**方

羚羊角屑　玄参　甘菊花　黄芩去黑心。各一两　蔓荆实三分①　赤芍药一两半　防风去叉。一两

上七味，粗捣筛。每服五钱匕，水一盏半，煎至七分，去滓，入芒消半钱匕，放温，食后临卧服。

治风目痛赤碜涩，**玄参汤**方

玄参二两　升麻一两　防风去叉。一两　羖②羊角镑。一两半　秦艽去苗、土。一两半　紫菀去苗、土。一两半　赤芍药一两半　茯神去木。二两

上八味，粗捣筛。每服五钱匕，水一盏半，煎至七分，去滓，食后临卧温服。

治脾肺热，目赤痒，小眦赤碜涩痛，**芦根汤**方

芦根剉　木通剉。各一两半　栀子仁　桔梗剉，炒　黄芩去黑心　甘草炙，剉。各一两

上六味，粗捣筛。每服五钱匕，水一盏半，煎至七分，去滓，入地黄汁半合、芒消半钱匕，放温，食后服。

治目赤，昏暗涩痛，心躁恍惚，**决明子丸**方

决明子炒。一两半　秦皮去粗皮，剉。一两　甘菊花一两　升麻一两半　黄芩去黑心。一两　车前子一两半　白茯苓去黑皮。一

---

① 三分：日本抄本、文瑞楼本同，明抄本、乾隆本作"二钱"。

② 羖：日本抄本、文瑞楼本同，明抄本、乾隆本作"羚"。

两半　秦艽去苗、土。一两　赤芍药　地骨皮　山栀子仁　黄连
去须　青葙子　蕤萎　牵牛子炒　蕤仁去皮。各一两半　大黄剉，
炒。一两　甘草炙，剉。一两

上一十八味，捣罗为末，炼蜜丸如梧桐子大。每服二十丸，
食后温水下，临卧再服。

治目赤肿涩痛，或生翳膜，兼时疾后余毒攻目，**蝉蜕散方**

蝉蜕　地骨皮　黄连去须　牡丹去心　白术　苍术米泔浸一
宿，切，焙　菊花各一两　龙胆半两　甜瓜子半升

上九味，捣罗为散。每服一钱半匕，甜瓜子、荆芥同煎汤调
下，食后服。

治风毒气攻眼，昏涩疼痛，**甘菊散方** ①

甘菊花　羌活去芦头　木贼　荆芥穗　芎䓖各四两　甘草炙，
剉　防风酒浸一宿　黄耆切　附子炮过用　蝉壳洗　蛇蜕一条。卷
在青竹上炙　白蒺藜去角　旋覆花　石决明泥裹，三烧令通赤，别
研。已上各一两

上十四味，内除附子、蛇蜕、决明外余皆剉碎，于新瓦上焙
令燥，一时捣罗为细散。每服二钱匕，用第二米泔煎熟后调下，
空心日午夜卧各一服，此药神效无比。

治眼目涩痛诸疾，大效，**光明散方**

苍术一斤。米泔浸七日，去皮，切，焙干　蛤粉四两。腻
者　木贼四两

上三味，捣罗为末。每服一钱匕，茶酒调下。

治眼赤涩，疼痛不开，**黄连膏**点眼方

黄连一两。去须　黄檗半两　川升麻半两　蕤仁一两。去赤皮，
研　细辛一两　石胆一豆大。别研

上六味，五味细剉，水三大盏，煎至一盏半，绵滤去滓，入

---

　　① 甘菊散方：日本抄本、文瑞楼本同。明抄本、乾隆本本方组成为"甘菊
花　羌活　木贼　地骨皮　蝉蜕　黄连　丹皮　白术　苍术米泔浸一宿，切，焙　菊花一
两　龙脑半两　甜瓜子半升"，方后服法为"上十二味，捣罗为散，每服一钱半，瓜
子、荆芥同煎汤调下，食后服"。与其上蝉蜕散方相类，疑涉上衍误。

白蜜四两相和，煎令汁稠，入研了石胆，拌令极匀，每日点少许于两目眦上。

治风毒上攻，眼目赤涩，或努肉侵睛，头旋心闷，**前胡汤**方

前胡去芦头 旋覆花各二两 桔梗剉，炒 犀角镑 羌活去芦头 杏仁去皮尖、双仁，炒黄 玄参 生干地黄焙 半夏为末，生姜汁制作饼，暴干 黄芩去黑心 甘草炙，剉 防风去叉。各一两

上一十二味，粗捣筛。每服五钱匕，水一盏半，生姜一分，拍碎，煎至八分，去滓，食后温服。

治肝脏有热，血脉壅滞，津液不荣，目中干涩碜痛，点眼，**金华水方**

黄连末一分 杏仁七枚。去皮尖、双仁，细研 硇砂豌豆大一块。研 乳香黑豆大一块。研 铜绿一字。煅过 腻粉一钱匕。研 青古老钱三[①]文。与诸药同浸 龙脑半钱匕。研 滑石半钱匕。研 艾灰半钱匕。研

上一十味，细研九味令匀，与古老钱入在绵子内，用井华水浸三七日后，点目眦头。

治目赤涩痛，**青葙子丸方**

青葙子 蕤仁 人参 地骨皮 麦门冬去心，焙 赤茯苓去黑皮。各半两 泽泻 前胡去芦头 枳壳去瓤，麸炒 甘草炙，剉 菊花 防风去叉。各一两半 黄连去须。二两

上一十三味，捣罗为末，炼蜜和捣一千下，丸如梧桐子大。每服三十丸，食后温汤下。

治肝脏热壅，目赤涩痛，**石决明散方**

石决明 井泉石 石膏碎。各一两 黄连去须 菊花各二两 甘草生，剉。一两

上六味，捣罗为散。每服二钱匕，浓煎竹叶熟水调下。

治肝热目涩碜痛，昏暗，视物不明，**密蒙花散方**

---

① 三：文瑞楼本同，日本抄本作"二"，旁注"作三"。明抄本、乾隆本无本方。

密蒙花一两　楮实　蒺藜子炒，去角　甘菊花　防风去叉　蛇蜕各半两　甘草炙，剉。一分[①]

上七味，捣罗为散。每服一钱匕，临卧食后，温水调下，日三。

治肝热目赤，干涩碜痛，点眼，**黄连煎方**

黄连去须。半两

上一味，剉如麻豆，分作二分，一分瓷器内炒紫色，一分生用，同和。别以木炭灰二钱匕，与黄连同用沸汤半盏浸良久，以细熟绢滤过取汁，瓷器盛，就冷水内沉令极冷，点眼中。或更细研少龙脑相和，尤佳。

治眼多泪碜痛，洗眼，**玉明散方**

秦艽刮，剉作片子，温水中浴四十九遍，捣二千杵　白滑石打碎　青盐二味用研如粉

上三味，等分，再同研匀。每用一字，热汤浸，放温洗眼。切避风少时。

治眼赤涩，**玄精石散方**

玄精石半两。研如粉。无，以马牙消代之　黄檗去粗皮，炙，捣末。一两

上二味，和研令极细，点两眦头。

---

① 分：日本抄本、文瑞楼本同，明抄本、乾隆本作"钱"。

卷第一百七

眼目门

目痒急及赤痛

论曰：肝经虚而风邪乘之则目痒，心热盛而血行涌溢则目赤。二者各有所本，今赤且痒，而睑又急，则以风热交①作于内，而又外冒寒冷之气，故其证如此。亦有痒而复②痛者，盖邪毒方炽，气血不得流通，故时痛也。

治肝心风热邪毒上攻，目赤痒，**绛雪散方**

红雪半两　生麦门冬去心　葳蕤　秦皮去粗皮　赤茯苓去黑皮。各一两半　升麻一两　淡竹叶五十片

上七味，除红雪外捣罗为散。每服三钱匕，水二盏，煎至一盏，抄红雪半钱匕调匀，食后温服。

治风热眼赤，痛痒不定，**防风汤方**

防风去叉　甘菊花各三分　芎䓖　赤芍药各半两　黄芩去黑心。一两　羚羊角镑。半两　细辛去苗叶。三分　枳壳去瓤，麸炒。半两　黄连去须。三分　甘草炙。半两　石膏碎。一两　人参半两

上一十二味，粗捣筛。每服五钱匕，水一盏半，煎至一盏，去滓，食后临卧温服。

治肝风③邪热，冲眼色赤，痛痒不定，**菊花汤方**

甘菊花择　地骨皮去土　升麻　防风去叉　黄连去须　赤茯苓

---

① 交：日本抄本、文瑞楼本同，明抄本、乾隆本作"加"。
② 复：明抄本、乾隆本、文瑞楼本同，日本抄本作"后"。
③ 风：日本抄本、文瑞楼本同，明抄本、乾隆本作"气"。

去黑皮。各半两　萎蕤　柴胡去苗　木通剉。各一两

上九味，粗捣筛。每服五钱匕，水二盏半，入竹叶七片，煎至一盏，去滓，入芒消末一钱匕，食后临卧温服。如腹脏易利，即少用芒消。

治眼痒难任，补胆，**前胡丸方**

前胡去芦头　人参　马兜铃　赤茯苓去黑皮。各一两半　桔梗炒　细辛去苗叶　柴胡去苗　玄参各一两

上八味，捣罗为细末，炼蜜丸如梧桐子大。每服三十丸，米汤下。

治眼痒睑急，**葛根汤方**

葛根剉　木通剉　桑根白皮　地骨白皮各一两半　白鲜皮一两

上五味，粗捣筛。每服五钱匕，水一盏半，煎至一盏，去滓，食后临卧温服。

治眼风热赤痒，**乌蛇汤方**

乌蛇酒浸，去皮骨，炙　藁本去苗、土　防风去叉　芍药　羌活去芦头。各一两　芎䓖一两半　细辛去苗叶。半两

上七味，粗捣筛。每服五钱匕，水一盏半，煎取一盏，去滓，食后临卧温服。

治眼生翳，目系急，其翳生瞳仁上，及睑肿合，痛如针刺，**防风丸方**

防风去叉　山芋各一两半　萎蕤二两　赤芍药一两半　车前子三两　秦皮去粗皮　泽泻各一两　芎䓖二两　山栀子仁　白茯苓去黑皮。各一两半　独活去芦头　白槟榔煨，剉　甘菊花择　羚羊角镑。各一两

上一十四味，捣罗为细末，炼蜜丸如梧桐子大。每服二十丸，空心临卧，煎苦竹叶汤下。

治眼睛中如针刺痛，目系碜痛，涩多眵泪，**麦门冬汤方**

麦门冬去心，焙　旋覆花　木通剉　黄芩去黑心　茯神去木。各一两　大黄剉，炒。三分

上六味，粗捣筛。每服五钱匕，水一盏半，煎至一盏，去滓，投生地黄自然汁少许，更煎三两沸，放温，入朴消末少许，食后

临卧服。

治目昏，下泪赤痒，**升麻散方**

升麻半两　山栀子仁　决明子炒　车前子　地肤子　茺蔚子各一两　黄芩去黑心　龙齿捣研。各二两　干姜炮。半两

上九味，捣罗为细散。每服二钱匕，米饮调，食后服，日三。

治久患眼疾，睑紧难开，视物不真，**羚羊角散方**

羚羊角镑　青木香　槟榔煨，剉　茯神去木　山芋生用　前胡去芦头　牛膝去苗，切，焙　桂去粗皮　芎䓖　犀角镑　大黄剉，炒　枳壳去瓤，麸炒。各一两

上一十二味，捣罗为细散。每服三钱匕，空心食前，温酒调服，日三。

治风毒眼，退翳膜，去风痒，点眼，**石胆膏方**

石胆半钱　乌贼鱼骨半字　乳糖一钱　蜜一皂子大　龙脑少许

上五味，合研匀，入新汲水半盏相和，以帛子滤过，入瓷瓶内，用新汲水浸瓶十日。每用点眼，点了用青盐汤热洗。点时不得犯铜铁箸，只用鸡翎沥在眼内。

治风毒眼，痒痛赤涩，生瘀肉，**明水膏方**

乌头去皮脐，生用　青盐　白矾各半两　附子一枚。去皮脐，生用，剉　乳香半分　铜青　硇砂各一分　黄连去须。一两半

上八味，剉如麻豆大，用井华水五盏，入瓷石锅子内，以慢火熬至七分，绵滤去滓，入研了龙脑半钱，临卧点之。

治赤目痒涩，及一切目疾，**汤器熨方**

上盛热汤满器，铜器尤佳。以手掬熨眼，眼紧闭勿开，亦勿以手揉眼，但掬汤沃眼，冷即已。若有疾，一日可三四为之，无疾，日一两次沃，令眼明。此法最治赤目及睑眦痒。昔有人因少年夜书小字，病目痛楚凡二十[1]年，用此法遂永差。又有人苦目昏，用此治逾年后，遂能灯下观细书。大率血得温则荣释[2]，目全要血养，

---

① 十：日本抄本、文瑞楼本同，明抄本、乾隆本无。
② 荣释：日本抄本、文瑞楼本同，明抄本、乾隆本作"营泽"。

若冲风冒冷，归而沃之，极有益于目。

点眼**熊胆膏**方

古铜钱二十一文。完用　甘菊花四两[①]　黄连去须　郁金　黄檗去粗皮，蜜炙。各二两

已上五[②]味，菊花揉碎，黄连以下三物细剉，用水二升，入铜钱，同于银石器中慢火熬至一升，新布滤去滓，入后药。

铅丹　太阴玄精石　井泉石　龙骨　不灰木　芜荑去皮　代赭各半两　滑石　乌贼鱼骨去坚处。各一两　蕤仁去壳。半两

已上十味，细研成粉，入蜜六两，并前药汁和匀，银器内重汤煮六时辰，再以新绵绞滤去滓，入后药。

蓬砂　麒麟竭　没药　青盐　铜青各半两　马牙消　乳香一分　硇砂一钱半　麝香　龙脑各一钱　熊胆一分　雄雀粪七粒　腻粉二钱

上一十三味，并细研罗过，再研如面，入前膏内，再用重汤煮如稀饧。如要丸，即丸如梧桐子大。每一丸水化，并以铜箸点两眦。久患瘀肉睑烂诸疾，点此无不差者。暴赤目风痒，只点三两上即差。有人瘀肉满眼，用此亦消尽，明如未病时。

治风毒[③]乘于肝经，上攻眼目，赤痒急痛，**地骨皮散**方

地骨皮　羌活去芦头　防风去叉　蒺藜子炒。各一两　甘草炙。半两

上五味，捣罗为散。每服一钱匕，荆芥茶清调下。如患暴赤眼，浓煎甘草汤，食后调下。

治眼痒急，似赤不赤，**乌蛇汤**方

乌蛇酒浸，去皮骨，炙　赤芍药　枳壳去瓤，麸炒　黄耆剉。各一两半　地骨白皮一两

上五味，粗捣筛。每服五钱匕，水一盏半，煎至八分，下无灰酒一合，更煎令沸，空腹温服。服后眼中微觉痛，即是酒气所

---

① 四两：日本抄本、文瑞楼本同，明抄本、乾隆本此后有"净"。
② 五：原误作"四"，明抄本、乾隆本、日本抄本、文瑞楼本同，据文义改。
③ 毒：日本抄本、文瑞楼本同，明抄本、乾隆本作"热"。

攻，宜取葛根煎汤服。

治肝气壅滞，热毒不得宣通，目急痒痛，**荆芥散**洗眼方

荆芥穗　当归切，焙　赤芍药各一两半^①　黄连去须。一两

上四味，捣罗为散。每用二钱匕，水一盏半，煎至一盏，滤去滓，热洗，泪出为度。

治眼眦肿痒，**点眼方**

乌麻油三合

上一味，炼滤去滓，内蜡二^②两，青柳枝一尺，两指大，和皮，搅油、蜡勿停手，候柳枝焦旋截去，余三寸内油中煎，良久去柳枝，膏成，用点眼眦。

治目痒急及赤痛，**点眼方**

黄连去须，剉碎。半两

上一味，以人乳浸，点目眦中。

五脏风热眼

论曰：凡人目中泪^③孔属肝，白睛属肺，赤脉属心，四眦属脾，瞳仁属肾。盖目者，五脏六腑皆相连属。若风热毒气，攻搏脏腑，壅滞经络，悉致目疾。其候不一，要当审其疾之所由起，不可拘于肝也。

治五脏风热气壅，眼干涩痛赤，**犀角汤方**

犀角镑　木通剉　玄参　防风去叉　芍药　青葙子　大黄剉，炒　甘草炙。各一两　山栀子仁三分　枳壳去瓤，麸炒。半两

上一十味，粗捣筛。每服五钱匕，水一盏半，入竹叶七片，煎至七分，去滓，再入马牙消一钱匕，放温，食后临卧服。

治五脏积热，目昏不见物，**梦灵丸方**

黄连粗者，去须　太阴玄精石　石决明净，刮洗。各一两　羊子肝七具。去皮膜，切，并暴干　蕤仁去皮，研。半两

① 一两半：明抄本、日本抄本、文瑞楼本同，乾隆本作“一两”。
② 二：文瑞楼本同，明抄本、乾隆本、日本抄本作“一”。
③ 中泪：日本抄本、文瑞楼本同，明抄本、乾隆本无。

上五味，捣罗为末，粟米粥和丸如梧桐子大，临卧茶清下三十丸。

治五脏积热，眼干涩难开，**青金散**方

青蒿花三月三日采，阴干

上一味，捣罗为散。每服三钱匕，空心井华水调下。久服长生明目，可夜读细书。

治肝热，目干涩昏痛，**车前子汤**方

车前子　决明子微炒　青葙子　黄连去须　防风去叉　菊花　甘草炙。各一两　芎䓖　蕤蕤各一两半

上九味，粗捣筛。每服五钱匕，水一盏半，煎至七分，去滓温服，食后临卧。

治肝风热，目赤干涩，碜痛难开，**槟榔汤**方

槟榔十枚。煨，剉　赤茯苓去黑皮　陈橘皮汤浸，去白，焙　桔梗炒　白术各一两　桂去粗皮　防风去叉。各半两

上七味，粗捣筛。每服五钱匕，水一盏半，煎至七分，去滓，空心日晚温服。

治肝心风热，目昏赤，**蒺藜子丸**方

蒺藜子一两半　兔肝一具。细切，炙　细辛去苗叶　蔓荆实　车前子　羚羊角镑　防风去叉　黄连去须　黄芩去黑心　决明子炒。各一两

上一十味，捣罗为末，炼蜜和丸如梧桐子大。每服三十丸，食后浆水下。

治肝肺热毒风，目昏，**决明子丸**方

决明子微炒　蕤仁去皮，研　茯神去木　桔梗炒　麦门冬去心，焙　黄连去须。各一两　青葙子　枳壳去瓤，麸炒　防风去叉　玄参　犀角镑　槟榔煨，剉　升麻　生干地黄焙　龙胆　沙参　紫菀去苗、土。各三分　百合半两

上一十八味，捣罗为末，炼蜜和丸如梧桐子大。每服三十丸，食后米饮下。

治肝肾风气久积，客于目不散，目干涩痛，**防风汤**方

防风去叉　白鲜皮　独活去芦头　陈橘皮汤浸，去白。各一两　芎䓖一两半　甘草炙，剉　细辛去苗叶。各半两

上七味，粗捣筛。每服五钱匕，水一盏半，煎至七分，去滓，食后临卧温服。

治上焦壅热，一切眼疾，**如圣散**方

桂去粗皮　郁金各半两　马牙消二两　甘草一分

上四味，捣罗为散。每服一钱匕，临卧新汲水调下，服药毕去枕卧少时，令药行到眼中，觉痛泪出为度。小儿十岁半钱匕，五岁以下一字。

治心膈气痰烦躁，寒热头痛，眼赤痛昏暗，**秦艽汤**方

秦艽去苗、土　枳实去瓤，麸炒　升麻　柴胡去苗　知母焙　当归切，焙　芍药各一两　芎䓖半两

上八味，粗捣筛。每服五钱匕，水一盏半，煎至七分，去滓，食后临卧温服。

治心经蕴热，眼干涩痛，心躁口干，**滑石汤**方

滑石碎　黄连去须　芎䓖　芍药　羚羊角镑　栀子仁各一两

上六味，粗捣筛。每服五钱匕，水一盏半，煎至七分，去滓，食后温服，日三。

治心肺风热，目干涩痛痒，**地骨皮汤**方

地骨皮一两半①　甘菊花　升麻　黄连去须　防风去叉　木通剉　萎蕤　大黄剉，炒　甘草炙，剉　蕤仁去皮。各一两

上一十味，粗捣筛。每服五钱匕，水一盏半，煎至七分，去滓，食后临卧温服。

治心肺风热，目干涩赤痛，**人参汤**方

人参　茺蔚子　细辛去苗叶　桔梗炒　防风去叉　黄芩去黑心　大黄剉，炒。各一两　赤茯苓去黑皮。半两

上八味，粗捣筛。每服五钱匕，水一盏半，煎至七分，去滓，食后临卧温服。

---

① 一两半：日本抄本、文瑞楼本同，明抄本、乾隆本作"半两"。

治脾胃热毒，眼生障翳，**犀角汤**方

犀角镑　芦根剉　大黄剉，炒　麦门冬去心，焙。各一两半　甘草炙。一两　石膏碎。一两

上六味，粗捣筛。每服五钱匕，水一盏半，入竹叶七片，煎至七分，去滓，入芒消一钱匕、生地黄汁半合，重煎三五沸，食后临卧温服。

治脾肺热熏，目赤痒肉翳，**芦根汤**方

芦根剉　木通剉。各一两半　山栀子仁　桔梗炒　黄芩去黑心　甘草炙。各一两

上六味，粗捣筛。每服五钱匕，水一盏半，煎至七分，去滓，入生地黄汁半合，再煎三两沸，食后临卧温服。

治肝肺实热，目生白翳，羖①**羊角汤**方

羖羊角镑　葳蕤　木通剉。各一两半　甘菊花　泽泻　大黄剉，炒。各一两

上六味，粗捣筛。每服五钱匕，水一盏半，煎至七分，去滓，入芒消一钱匕，空心临卧温服。

治五脏风热眼赤，并黑睛上生黄翳，隐涩疼痛，**犀角饮**方

犀角镑　石膏　芦根　大黄剉，炒　生麦门冬去心。各一两半　甘草炙。一两　淡竹叶五十片　生地黄二两

上八味，咬咀如麻豆大。每服五钱匕，水一盏半，煎至八分，去滓，下芒消末半钱匕，更煎令沸，食后温服。

治肝肺热毒攻眼，白睛肿起，**羚羊角汤**方

羚羊角镑　桑根白皮剉　木通剉　旋覆花　葳蕤　升麻各一两半　茯神去木。一两

上七味，粗捣筛。每服五钱匕，水一盏半，煎至八分，去滓，下芒消末半钱匕，更煎令沸，温服，不拘时候。

治风热眼，**白术菊花散**方

---

① 羖：文瑞楼本同，明抄本、乾隆本、日本抄本作"羚"。本方中羖羊角之"羖"同。

白术一斤。米泔浸一宿，去皮，切，焙　菊花焙。半两　荆芥穗四两　威灵仙去土　薄荷焙。各二两　木贼去节，焙　黄连去须　黄芩去黑心　黄耆剉，焙　细辛去苗叶　仙灵脾　羌活去芦头　独活去芦头。各一两半

上一十三味，捣罗为散。每服二钱匕，食后夜卧，米饮调下，熟水亦得。

治五脏风热毒气攻目，或赤或涩，或昏或痛，翳障不明等疾，**防风丸方**

防风去叉　玄参　决明子炒　车前子　茯神去木　地骨皮　枳壳去瓤，麸炒　龙齿　甘菊花　苦参　大黄剉，炒　麦门冬去心，焙。各一两

上一十二味，捣罗为末，炼蜜和丸如梧桐子大。每服二十丸，食后温浆水下，临卧再服。

治风热上冲眼目，或外受风邪，眼痛，视物不明，**决明子丸方**

决明子炒　细辛去苗叶　青葙子　蒺藜子炒，去角　芜蔚子　芎䓖　升麻　独活去芦头　羚羊角镑　防风去叉。各半两　菊花一两　黄连去须　玄参　枸杞子各三两

上一十四味，捣罗为末，炼蜜和丸如梧桐子大。每服二十丸，淡竹叶熟水下，加至三十丸。

治五脏风毒上攻，眼目障翳，兼能生发，摩顶，**青莲膏方**

生麻油二升　酥　曾青研。各一两　大青　栀子叶　长理石　葳蕤　朴消　吴蓝各一两半　槐子一两一分①　淡竹叶一握　空青研。二两　盐花三两　莲子②汁一升

上一十四味，除油、酥、汁外粗捣筛，以绵裹之，先于净铛中下酥、油二味，后下诸药，以文武火煎半日，次下莲子汁同煎汁尽，膏成，滤去滓，澄清，收入通油瓶内。每夜临卧，以小铁匙挑一钱许涂顶上，细细用铁匙摩之，令消入毛孔中，即脑中清

---

① 一两一分：日本抄本、文瑞楼本同，明抄本、乾隆本作"一两"。
② 莲子：日本抄本、文瑞楼本同，明抄本作"旱莲子"，乾隆本作"旱莲草"。

凉。轻者不六七度，重者摩至半剂。隔二五夜一次用，每摩须至三千余遍。兼理肾虚眼暗，五脏毒风上冲入脑，脑脂流下为内障，及眼暗障膜睛斜，无不效者，亦能生发。八月九月取莲汁。

治肾脏风，上攻眼目，**四生散方**

白附子下注脚生疮用黑附子　沙苑蒺藜　黄耆剉　羌活去芦头。各等分

上四味，皆生捣散。每服二钱匕，盐酒调下，空腹，猪肾中煨服尤善。沈括为河北察访使时，病赤目四十余日，昼夜痛楚，郎官丘革云曾耳中痒，即是肾脏风，有四生散。只二三服，初一服，目反大痛，再服即愈。

目偏视风牵

论曰：目偏视者，以腑脏虚而风邪牵睛，其睛不正，则瞳子亦斜侧，故其视偏也。固有自幼小而得之，亦有长大方病者，率由气血亏而复受风邪也。《龙木论》有去风热及摩点之剂。又云：有息肉则用钩割，若上下睑赤而动者，又著针穴①，不可不审也。

治眼风牵，睑硬睛疼，视物不正，凉膈，**天门冬汤方**

天门冬去心　大黄剉，炒。各一两　车前子　茺蔚子　黄芩去黑心。各一两半

上五味，粗捣筛。每服三钱匕，水一盏，煎至七分，去滓，食后临卧温服。

治风牵眼偏斜，**羚羊角汤**方

羚羊角镑　防风去叉　赤茯苓去黑皮　人参　五味子各一两　知母焙　茺蔚子　黄耆剉。各一两半

上八味，粗捣筛。每服三钱匕，水一盏，煎至六分，去滓，食后临卧温服。

治眼风牵痛如针刺，视物不能回顾，**黄芩汤方**

黄芩去黑心　大黄剉，炒　桔梗炒　知母焙。各一两　玄

---

① 穴：日本抄本、文瑞楼本同，明抄本、乾隆本作"砭"。

参　马兜铃各一两半　防风去叉。二两

上七味，粗捣筛。每服三钱匕，水一盏，煎至六分，去滓，食后临卧温服。

治目偏视，冲风多泪，**防风散方**

防风一两。去芦头　栀子仁三分　黄芩一两　蕤蕤一两　黄连一两。去须　甘草一两。炙赤，剉

上六味，捣罗为细散，食后煎竹叶汤调下一钱。忌油腻、热酒、湿面。

治目偏视，冲风泪出，点眼，**杏仁膏方**

杏仁四十九枚。汤去皮尖，细研，绢袋盛，饭甑中蒸热①，绞取脂　铜青一大豆许　胡粉一大豆许　干姜末一大豆许　青盐一大豆半许

上五味，细研如粉，以杏仁脂调如膏，贮瓷合中。每以铜箸取如麻子大，点目眦中，日二三次。

治一切眼疾，及生发，退热毒，**摩顶膏方**

生油二升　黄牛酥三两　淡竹叶一握　大青一两半　蕤蕤一两半　曾青一两。细研　石长生一两半　吴蓝一两　槐子一两半②　青盐二两　栀子仁一两半　蕤仁一两半　旱莲子草汁一升

上一十三味，粗捣筛一十味，以绢袋盛之，先于净铛中下油、酥二味，然后入莲子草汁及药袋，以文武火微养半日，即渐加火急煎，以莲子草汁尽不沸为度，候冷，绵滤过，以通油瓷瓶收盛。每候夜间欲卧时，将铁匙取半匙涂顶上，细以铁匙摩顶中，药力消散，入顶发孔中，渐入脑内，顿觉两太阳穴凉，从大眦中入眼，其黑风热毒气自然退，不过十日差，其膏仍隔三夜一度摩。其膏又治肾脏风毒，上冲脑户，脑脂流下，变为内障者。又治眼暗、赤眼、风眼、冷热泪久不差者。

治风邪牵睛目偏视，睹物不正，**菊花散方**

菊花一两　苍术五两，肥实者。就银石器入皂荚一寸，以河水

---

① 热：文瑞楼本同，明抄本、乾隆本、日本抄本作“熱”。
② 一两半：日本抄本、文瑞楼本同，明抄本、乾隆本作“一两”。

煮一日，去皂荚取术，以铜刀刮去黑皮，切，暴干，取三两^①　荆芥穗　草决明温水洗　木贼　旋覆花　甘草炙。各一两　蝉蜕温水洗。三分　蛇蜕微炙。一^②分

上九味，捣罗为细散。每服一钱匕，入腊茶半钱匕点服，空心临卧。

治肝风目睛不正，视物偏斜，**防风散方**

防风去叉。二^③两　菊花四两　蒺藜子炒，去角　恶实各一两。炒

上四味，捣罗为散。每服三钱匕，食后以熟水调服。

治目偏风牵疼痛，**抵圣散方**

荆芥穗二两　芎䓖　羌活去芦头　木贼　楮实麸炒。各一两　甘草炙。半两

上六味，捣罗为散。每服二钱匕，茶清调下，食后服。

治目偏视风牵，**五神散方**

荆芥穗四两　白术　木贼各二两　青盐一两。研　甘草炙。半两

上五味，捣研为散。每服二钱匕，好茶点服。

目风眼寒

论曰：风入系头，则为目风眼寒。夫五脏六腑之精气皆上注于目，血气与脉并上属于脑，今风入系头，则血脉凝^④泣，不能上注于目。又肝主目而恶风，肝受血而能视，今风寒客之，故令目风眼寒。

治风邪入系于头，目风眼寒，头目昏痛，**羌活散方**

羌活去芦头　蛇蜕一条。卷在青竹上炙　防风去叉　黄耆　木贼　附子炮裂，去皮脐　蝉壳洗　荆芥穗　甘草炙　甘菊花　蒺藜子炒，去角　旋覆花　石决明泥裹烧令通赤，别研。各一两

上一十三味，除附子、蛇蜕、决明外余皆剉碎，于新瓦上焙令燥，捣罗为散。每服二钱匕，用米泔煎熟，放温调下，日三服，

---

① 两：日本抄本、文瑞楼本同，明抄本、乾隆本作"分"。
② 一：日本抄本、文瑞楼本同，明抄本、乾隆本作"三"。
③ 二：日本抄本、文瑞楼本同，明抄本、乾隆本作"一"。
④ 凝：日本抄本、文瑞楼本同，明抄本、乾隆本作"涩"。

神妙。

治风毒攻入系头，目风眼寒及昏涩等疾，**菊花散**方

菊花二两　旋覆花一两　芎䓖　恶实炒　白蒺藜炒，去角　石膏水飞。各半两

上六味，除石膏外捣罗为散，和令匀。食后临卧，熟水调下一钱匕服，半月见效。

治目风眼寒及昏肿多泪，**细辛汤**方

细辛去苗叶。半两　五味子　防风去叉　桔梗炒　茺蔚子　玄参各一两

上六味，粗捣筛。每服三钱匕，水一盏，煎至七分，去滓，空心温服。

治风毒气上，眼目昏暗，及偏正头疼，两目渐觉细小，及有夹脑风疼，目风眼寒等疾，四[1]**明丸**方

芎䓖　天麻用水煮过，切，焙　半夏水煮，洗去涎，切，焙　桑螵蛸大者。剉，炒　旋覆花　羌活去芦头　藁本择粗者，洗，焙干　天南星炮　青橘皮汤浸，去白，焙　附子炮裂，去皮脐。各一两

上一十味，捣罗为末，用生牵牛三两、熟牵牛三两，杵取末二两，与前药末拌匀，生姜汁煮面糊为丸如梧桐子大。每服空心临卧，盐汤或米饮下二十九至三十九，立效。

治一切风眼及风攻头系，**菊花丸**方

甘菊花　人参　白茯苓去黑皮　山芋各等分

上四味，捣罗为末，炼蜜为丸如梧桐子大。食后临卧，熟水下三十九。

治目风眼寒及偏头疼，夹脑风，鼻出清涕，眼目冷疼，**石膏散**方

石膏二两。火煅过　芎䓖一两　甘草炙，剉。半两

上三味，捣罗为细散。每服一钱匕，点生葱好茶调下，食后，日二服。

---

① 四：日本抄本、文瑞楼本同，明抄本、乾隆本作"白"。

治目风眼寒等疾，明目，**苍术丸方**

苍术去黑皮　白蒺藜　木贼各二两　旋覆花五两　楮实半升　蔓菁子一升　大豆二合

上七味，生捣罗为末，炼蜜和丸如弹子大。每服一丸，烂嚼，冷熟水下，不拘时候。

治目风眼寒，头目昏疼，**芎辛丸方**

芎䓖　苍术米泔浸三日，竹刀子刮去黑皮，切　细辛去苗叶　蝉壳去土　荆芥穗　菊花各一两　蕤仁三分。和皮

上七味，捣罗为末，炼蜜和丸如弹子大。每服一丸，细嚼酒下或盐汤下，不拘时候。

治风毒上攻头目，**荆芥散方**

干荆芥穗五两　干薄荷叶三两　木贼二两　蝉壳二两。洗去尘土，焙干　蛇蜕皮一钱。炒黄，别研为细末

上五味，先捣前四味，次入蛇蜕皮末拌匀。每服一钱匕，腊茶或酒调下，不拘时候。

治风毒气攻入头系，眼昏暗及头目不利，**石决明散方**

石决明　羌活去芦头　草决明　菊花各一两　甘草炙，剉。半两

上五味，捣罗为散。每服二钱匕，水一盏，煎至六分，和滓，食后临卧温服。

治风入系头，目风眼寒，昏暗多泪，常服**犀角丸方**

生犀角镑。半两　玄参　苦参剉。各三分　丹参　沙参各半两　甘菊花三分　旋覆花半两　车前子三分　杏仁汤浸，去皮尖、双仁，炒。一两　槟榔三分。剉　牵牛子炒令熟。一两　芎䓖三分　大黄剉，炒。一两　前胡去芦头。三分　知母焙。半两　黄檗去粗皮，剉。一两　白鲜皮三分　槐子　芍药各一两半

上一十九味，捣罗为末，炼蜜为丸如梧桐子。每服三十丸，食后煎苦竹叶汤下，临卧再服。

治目风眼寒，昏痛涩泪，**芎䓖汤方**

芎䓖　石膏　防风去叉　芍药　络石各一两　大黄剉，炒。

半两

上六味，粗捣筛。每服五钱匕，水一盏半，煎至七分，去滓放温，食后服，临卧再服。

治风攻头目，多泪昏涩，身体痹，皮肤风痒，**黄耆丸方**

黄耆剉　蒺藜子炒，去刺　防风去叉　柴胡去苗、土　白术　山芋　甘菊花　茯神去木　甘草炙，剉　秦艽去苗、土。各三分　山栀子仁　枳壳去瓤，麸炒　羌活　黄连去须。各半两

上一十四味，捣罗为末，炼蜜和丸如梧桐子大。每服三十丸，茶下。

治眼冲风寒多泪，**防风散方**

防风一两。去芦头　栀子仁三分　黄芩一两　萎蕤一两　黄连一两。去须　甘草一两。炙，剉

上六味，捣罗为散。煎竹叶汤调下一钱匕。

又方

酸枣仁一两　五味子一两　蕤仁一两

上三味，捣罗为末。食后温酒调下一钱匕。

治攀睛、翳膜、昏痒、碧晕、赤筋、瘀肉、风赤、暴赤、胎赤，**圆灵丹方**

苍术四两　甘草一两　荆芥穗二两　黄檗一两　黑牵牛四两。取一两细末，生用

上五味，捣罗为细末，取熟蒸饼去皮，以蜜水蘸，令干湿得所，搜和为丸如弹子大。每服一丸，细嚼温水下。

目风泪出

论曰：五脏六腑皆有津液，肝开窍于目，其液为泪。肝气既虚，风邪乘之，则液不能制，故常泪出，冲风则甚也。

治眼赤痛，或生翳，及多风泪，**决明散方**

决明子微炒　菊花　蔓荆实去皮　车前子　茺蔚子　黄连去须　防风去叉　蒺藜子　远志去心　白芷　秦皮去粗皮　玄参　枳壳去瓤，麸炒　细辛去苗叶　蕤仁　赤茯苓去黑皮　人参各一两

上一十七味，捣罗为散。每服二钱匕，食后良久温酒调下，临卧再服。

治肝肾风虚目昏，久视无力，涓涓泪下，兼头风目碜痛，**兔肝丸方**

兔肝两具。炙干，腊月收　防风去叉　黄连去须　地骨皮　麦门冬去心，焙　决明子微炒。各一两半　茯神去木　苦参剉　秦皮去粗皮　大黄剉，炒　甘菊花各一两　车前子二两半　龙齿[1]捣研。二两　枳壳去瓤，麸炒。半两

上一十四味，捣研为末，炼蜜丸如梧桐子大。每服三十丸，食后温浆水下。

治目风冷泪，久不差，**羌活散方**

羌活去芦头。二两　木香　艾叶焙　桂去粗皮　山芋　升麻　胡黄连各一两　白附子炮　山茱萸　牛膝酒浸，切，焙。各三分

上一十味，捣罗为散。每服二钱匕，空心盐汤调下，午时用麦门冬熟水调下。

治目风泪出，**菊花散方**

菊花一两　苍术四两。肥者，用银石器入河水，同皂荚一寸[2]，煮一日，去皂荚取术，以铜刀去黑皮，暴干，取三两　荆芥穗　草决明洗，暴干　木贼新者　旋覆花去萼　甘草炙，剉。各一两　蝉蜕洗，焙。三分　蛇蜕洗，炙。一[3]分

上九味，捣罗为散，用不津器盛。每服一钱匕，腊茶半钱同点，空心临卧服。

治目冲风泪出，**细辛丸方**

细辛去苗叶。二两　五味子　熟干地黄焙。各一两半　人参　白茯苓去黑皮　地骨皮　山芋　防风去叉。各一两

上八味，捣罗为末，炼蜜丸如梧桐子大。每服二十丸，空心盐汤下，日再。

---

① 龙齿：日本抄本、文瑞楼本同，明抄本、乾隆本作"龙脑"。
② 一寸：日本抄本、文瑞楼本同，明抄本、乾隆本作"一两寸"。
③ 一：日本抄本、文瑞楼本同，明抄本、乾隆本作"三"。

治目风冷泪，去翳晕，**蝉蜕饼子**方

蝉蜕洗，焙　木贼新者　甘菊花各一两　芎䓖　荆芥穗各二两　甘草炙，剉。半两　苍术米泔浸，切，焙。三两

上七味，捣罗为末，炼蜜丸，捏饼子如钱大。每服一饼，食后良久细嚼，腊茶下，日三。

治目虚冷风泪，**天南星丸**方

天南星炮。半两　井泉石研　豉炒　甘草炙，剉。各二两　石决明洗。三分

上五味，捣研为末，以猪子肝细切，拌和捣匀，丸梧桐子大。每服二十丸，食后良久黄连汤下，临卧再服。

治风毒攻眼，并内外障，止冷泪，**五倍丸**方

巴戟天米泔浸一宿，焙。一①两　干枸杞子生用。二两　旋覆花生用。三两　菊花生用。四两　蜀椒去目及闭口，醋二升，慢火煮令醋尽为度，焙。五两

上五味，捣罗为末，炼蜜丸如梧桐子大。每服二十丸至三十丸，空心温酒下，或青盐汤下。

治风毒冷泪，隐涩疼痛，**仙灵脾散**方

仙灵脾　射干　晚蚕沙炒　恶实炒　甘草炙，剉

上五味，等分，捣罗为散。每服一钱匕，食后良久，砂糖水调下，日三。

治肝虚，目风泪出，点眼，**真珠散**方

真珠末　丹参研。各三分　贝齿五枚。灰火中烧为末　干姜末一分

上四味，合研匀细，用熟绢帛罗三遍。每仰卧点少许，傅眼中，合眼少时。

治风泪涩痒，点眼，**乳汁煎**方

人乳一升　黄连去须，为末。三分　蕤仁研烂。一两　干姜炮，为末。一分

---

① 一：日本抄本、文瑞楼本同，明抄本、乾隆本作"二"。

上四味，除乳外再同研极细，以乳渍之一宿，明旦内铜器中，微火煎取三合，新绵滤去滓。每以黍米大点眦中，勿当风点。

治肝肾虚风，多泪渐昏及生瞖膜，**白芷丸方**

白芷　细辛去苗叶　五味子　枳壳去瓤，麸炒　石决明洗。各一两　茺蔚子二两　熟干地黄　蕤仁各二两半①

上八味，捣罗为细末，炼蜜丸如梧桐子大。每服二十丸，食后温水下，每日三服。

治肾脏风毒冲眼，赤痛泪出，**前胡散方**

前胡三分。去芦头　防风一两。去芦头　决明子二两　木通二两。剉　茯神三分　羖②羊角屑三分　玄参半两　川升麻三分　地骨皮半两　川朴消一两　白芷一两　五味子二③两

上十二味，捣罗为粗散。每服三钱匕，水一盏，煎至八分，去滓温服，食后，日二。

治风毒攻眼，昏暗，赤热肿痛，宜点眼，**龙脑膏方**

龙脑半分。研细　马牙消一分。细研

上二味药，以羊胆一枚内入龙脑等，浸二复时，于瓷合内摘破，研匀成膏，每日三度点之妙。

治心肝脏风热，攻眼泪出，**羌耆散方**

羌活去芦头　黄耆炙，剉。各一两　甘草一两④。半生半熟，剉　白蒺藜三两。水浸，暴干，去角　芎䓖剉。半两

上五味，捣罗为散。每服二钱匕，盐汤调下。

治风泪眼，**防风饮方**

防风去叉　黄芩去黑心　萎蕤　黄连去须　甘草炙，剉。各一两　竹叶洗。三十片　山栀子仁三分

上七味，剉如麻豆。每服三钱匕，水一盏，煎取七分，去滓，食后服，日再。

---

① 二两半：日本抄本、文瑞楼本同，明抄本、乾隆本作“二两”。
② 羖：日本抄本、文瑞楼本同，明抄本、乾隆本作“羚”。
③ 二：明抄本、日本抄本、文瑞楼本同，乾隆本作“一”。
④ 一两：明抄本、文瑞楼本同，日本抄本、乾隆本作“一两半”。

卷第一百八

眼目门

丹石毒上攻目

论曰：丹石毒气上攻于目者，热气内乘于肝也。在窍为目，本受血而能视。服石之人将适失宜，其毒流于肝，则荣血否①涩，冲发于目，故令两目赤痛，或生努肉。治不宜缓，缓则石势穿发睛瞳，目睛高突损烂，难疗。

治丹石热毒上攻目及生翳，心躁，面赤，头痛，**大黄汤**方

大黄剉，炒　当归　生干地黄焙　芎䓖　葛根剉　甘草炙，剉　紫葳根凌霄花根是也。焙　麦门冬去心，焙　天门冬去心，焙。各半两　山栀子仁　地骨皮　黄连去须。各一两

上一十二味，粗捣筛。每服五钱匕，水一盏半，入竹叶十片，煎至八分，去滓，食后临卧服。

治丹石毒上攻，目赤烦闷，热气胸中澹澹，**前胡泻肝汤**方

前胡去芦头　大青　秦皮剉　干蓝　黄芩去黑心　细辛去苗叶　决明子各三两　栀子仁二两　石膏四两。碎

上九味，粗捣筛。每服五钱匕，水一盏半，入竹叶十片，车前叶七片细切，煎至八分，去滓，入芒消一钱匕，放温，食后临卧服。

治风热眼，兼丹石发动，目赤痛，泻肝，**大黄汤**方

大黄剉，炒　黄芩去黑心　决明子炒　山栀子仁　桑根白皮剉　前胡去芦头　甘草炙，剉　羚羊角镑　枳壳去瓤，麸炒。各二

---

① 否：日本抄本、文瑞楼本同，明抄本、乾隆本作"枯"。

两^①　黄连去须　大青　细辛去苗叶。各半两

上一十二味，粗捣筛。每服五钱匕，水一盏半，煎至八分，去滓，食后临卧温服。

治丹石毒及客热冲眼，赤痛泪出，**决明子汤**方

决明子微炒　枳壳去瓤，麸炒　柴胡去苗　黄芩去黑心　芍药　甘草炙，剉　车前子叶干。各一两　升麻　栀子仁各半两

上九味，粗捣筛。每服五钱匕，水一盏半，入竹叶十片，煎至七分，去滓，入芒消一钱匕，放温，食后临卧服。

治金石发动，眼痛欲裂，**葛根汤**方

葛根剉　黄连去须　木通　吴蓝　甘草炙，剉。各二两　升麻　黄芩去黑心　大黄剉，炒。各一两半　石膏四两

上九味，粗捣筛。每服五钱匕，水一盏半，煎至六分，去滓，入消一钱匕、地黄汁半合，更煎三两沸，放温服，食后临卧服。

治热毒眼及丹石发动，躁渴，睛痛赤，热泪，**羚羊角汤**方

羚羊角镑　子芩　山栀子仁　麦门冬去心，焙　桔梗剉，炒　知母　贝母去心，炒　甘草　白槟榔剉。各一两　前胡去芦头。半两

上一十味，粗捣筛。每服五钱匕，水一盏半，煎至八分，去滓温服。

治乳石发动，头痛，太阳两脉掣热痛，目赤睛疼，若毒不解当睛破，**前胡汤**方

前胡去芦头　麦门冬去心，焙　山栀子仁各半两　葛根剉。三分　漏芦剉。三两　萎蕤　甘草炙，剉。各一两

上七味，粗捣筛。每服五钱匕，水一盏半，入竹叶十片，煎至八分，去滓，食后临卧服。

治诸石毒眼睛疼，寒热时作，**麦门冬汤**方

麦门冬去心，焙。二两^②　甘草炙，剉　黄芩去黑心　大黄剉，

---

① 各二两：文瑞楼本同，明抄本、乾隆本无，日本抄本作"各三两"。

② 二两：明抄本、文瑞楼本同，乾隆本作"一两"，日本抄本无。

炒 栀子仁各一两

上五味，粗捣筛。每服五钱匕，水一盏半，煎至八分，去滓，下芒消一钱匕，食后临卧温服。

治诸石毒盛热不除，腹满，小便赤，大便涩不利，吐逆，气冲胸，口焦目赤，**三黄汤**方

黄连去须。二两 大黄剉，炒。一两 黄芩去黑心。三两 甘草炙，剉。一两

上四味，粗捣筛。每服五钱匕，水一盏半，煎至八分，去滓，下芒消一钱匕，温服，以利为度。

治丹石发动，发热，心腹胀满，小便赤，大便难，胸中烦躁，目赤痛，**黄芩汤**方

黄芩去黑心 大黄剉，炒。各二两 栀子仁一两 豉炒。三合

上四味，粗捣筛。每服三钱匕，水一盏，煎至六分，去滓，食后临卧温服。

治服丹石过多，热毒上乘，两目赤痛，或生努肉，或即肿烂，**羚羊角汤**方

羚羊角镑 茯神去木 防风去叉 羌活去芦头 芎藭 地骨皮 菊花各一两 甘草炙，剉。三分 麦门冬去心，焙。一两半 枳壳去瓤，麸炒 犀角镑。各三①分

上一十一味，粗捣筛。每服三钱匕，水一盏，煎至七分，去滓，早晚食后温服。

时气后患目

论曰：时气后忽目赤肿痛，或生翳膜者，肝心肺余热上攻于目故也。盖目受五脏精华②，不独专属于肝，心肺之热亦能乘之。故时气之后，脏腑余毒未尽，熏发于目，或因体虚未实，多食热毒之物，皆令目病，轻者亦痛③，重者或致翳晕，轻者眼见黑花。

① 三：明抄本、乾隆本、文瑞楼本同，日本抄本作"二"。
② 精华：日本抄本、文瑞楼本同，明抄本误作"笔"，乾隆本作"津"。
③ 亦痛：文瑞楼本同，明抄本、乾隆本作"赤肿"，日本抄本作"赤痛"。

治法尤在慎饮食，戒房室，以就痊平，不然汤剂交攻无益也。

治时气患后起早劳发，风眼赤痛，**人参汤方**

人参　地骨皮　羚羊角镑　防风去叉　赤茯苓去黑皮。各三分　升麻　玄参　黄芩去黑心。各半两　决明子微炒。一两

上九味，粗捣筛。每服五钱匕，水一盏半，煎取八分，去滓，食后临卧各一服。

治时气病后眼忽失明，**地肤子丸方**

地肤子　草决明微炒　沙参　秦皮去粗皮　人参　甘菊花　羖①羊角屑。各三分　枳壳去瓤，麸炒。半两　大黄剉，炒令香。一两

上九味，捣罗为末，炼蜜和丸梧桐子大。浆水下三十丸，临卧再服。

治时气后服补药过多，眼忽失明，头痛憎寒，天阴即甚，**前胡汤方**

前胡去芦头。三两　生麦门冬去心，焙干。五两　甘草炙。二两　栀子仁　葛根剉　漏芦各一两　萎蕤二两

上七味，粗捣筛。每服五钱匕，水一盏半，入竹叶十片，煎取八分，去滓，食后临卧服。后用鼢鼠土膏，其方在后。

治时气后服补药过多，致眼忽失明，两鬓脉掣，头痛憎寒，**鼢鼠土膏方**

田中鼢鼠土三升　木香一两　大黄剉，炒。五两　白敛一两　凝水石六两

上五味，捣罗为末，用酒和调如稠饧，当痛掣处摩之，如手掌许傅之，干即易，不住频频贴痛处，即止。

治时气病后目赤涩痛，**栝楼根汤方**

栝楼根二两。剉　茅根剉　麦门冬去心，焙　黄连去须　石膏碎　知母焙　甘草炙。各一两

上七味，粗捣筛。每服五钱匕，水一盏半，煎取八分，去滓

---

① 羖：文瑞楼本同，明抄本、乾隆本、日本抄本作"羚"。

温服，食后临卧。

治时气病后客热暴躁，目赤涩痛，冷泪壮热，**葛根汤**方

葛根三分。剉　地骨皮一两　荠苨生者，切，焙。一两　车前子三分　甘草炙。半两

上五味，粗捣筛。每服五钱匕，水一盏半，入竹叶十片，煎至八分，去滓温服，食后临卧。

治时气病后眼生翳赤痛，**决明汤**方

决明子　钩藤各一两　牡丹皮　升麻各三分　羚羊角镑　芍药　大黄剉，炒。各一两

上七味，粗捣筛。每服五钱匕，水一盏半，煎取八分，去滓温服，食后临卧。

治时气病目暗，**黄耆汤**方

黄耆剉。三分　枳壳去瓤，麸炒。半两　人参三分　当归切，焙。一两　黄檗去粗皮，蜜炙。一两　黄连去须。三分

上六味，粗捣筛。每服三钱匕，水一盏，煎至六分，去滓，食后温服，日三。

治时气病后目赤涩痛，**竹叶汤**方

黄芩去黑心　黄连去须。各一两　升麻一两半　甘草炙。半两
上四味，粗捣筛。每服五钱匕，水一盏半，入竹叶十片，煎至八分，去滓，入芒消半钱匕，温服，如人行五里再服，通利即止。

治时气病后风毒眼热痛，**大黄汤**方

大黄剉，炒。二两　枳壳去瓤，麸炒　黄芩去黑心　菊花　栀子仁各一两

上五味，粗捣筛。每服五钱匕，水一盏半，煎取八分，去滓，食后温服，得利即止。

治时气病后目赤痛，**黄连汤**方

黄连去须。四两　芍药二两　黄芩去黑心　秦艽去苗。各一两
上四味，粗捣筛。每服五钱匕，水一盏半，煎取八分，去滓，食后临卧服。

治时气病后眼忽失明，但瞳仁不损者，**蔓菁子散**方

蔓菁子六升

上一味，以布袋盛，急水中洗，于甑中先铺茅，茅上安布，布上着蔓菁子，蒸令匀透，即取釜中汤淋，暴干，如此三度，捣为细散。每食后煎汤调三钱匕，温服，临卧再服。

治时气病后目赤痛不开，昏暗，洗眼，**秦皮汤**方

秦皮去粗皮，剉 黄连去须。各一两半 栀子仁 大黄剉，炒 细辛去苗叶 蛇衔草 苦竹叶 盐各一两

上八味，细剉，于臼中捣令碎烂。如眼赤及痛，每用五钱匕，以水二盏，煎取一盏，滤去滓，频频洗眼。

治时气病后毒气攻目赤烂，洗眼，**升麻汤**方

升麻三分 秦皮去粗皮，剉 黄连去须 萎蕤各一两

上四味，粗捣筛，作三次用。每次以水一升，煎取半升，绵滤去滓，洗眼。

治时气病后余毒不尽，上攻目赤涩痛，或生障翳，**防风散**方

防风去叉 菊花 甘草炙，剉 威灵仙去苗、土 黄连去须 恶实等分。微炒

上六味，捣罗为末。每服一钱匕，沸汤调下。目赤，新汲水调下。

治时气后眼暗及有翳膜，**蒗蔚子丸**方

蒗蔚子 泽泻各一两半 枸杞 青葙子 生干地黄焙 枳壳去瓤，麸炒。各一两 石决明 细辛去苗叶 麦门冬去心，焙 车前子各二两 黄连去须。三两

上一十一味，捣罗为末，炼蜜丸如梧桐子大。每服三十丸，食后浆水下。

治伤寒后两目昏暗，或生浮翳，**前胡犀角汤**方

前胡去芦头 犀角屑 菊花 羌活去芦头 防风去叉 细辛去苗叶 甘草炙，剉 栀子仁 麦门冬去心，焙 生干地黄焙 蔓荆实 青葙子 决明子微炒 车前子微炒。各一两 黄耆剉。一两半

上一十五味，粗捣筛。每服五钱匕，水一盏半，煎至八分，去滓温服，食后，日二。

目　晕

论曰：《灵枢经》曰：瞳子黑睛法于阴，白睛赤脉法于阳，阴阳俱转则精明矣。若阴阳不和，肝虚血弱，风邪毒气乘虚而搏于精①气，故令精②气聚生于白睛之上，绕于黑睛之际，水轮昏浊，黑白不明，是为目晕之候。

治风热乘虚，搏于精③气，令目干涩磣痛，兼晕翳，**九味犀角汤方**

犀角镑。一两半　栀子仁　木通剉　黄芩去黑心　大黄剉，炒　黄连去须　甘草炙，剉　芎䓖各一两　车前子二两

上九味，粗捣筛。每服五钱匕，水一盏半，竹叶七片，煎至八分，去滓，入朴消末一钱匕，食后临卧温服。

治肝血不足，风邪乘虚，搏于精气，两目晕翳，疼痛不可忍，**芎䓖丸方**

芎䓖　枸杞子　荆芥穗　甘草炙，剉　苍术米泔浸一宿，切，焙。各一两　细辛去苗叶　蝉蜕洗，焙　石膏研，水飞　旋覆花　菊花　羌活去芦头。各半两

上一十一味，捣研为细末，炼蜜和丸如弹子大。每服一丸，食后临卧，细嚼茶清下，日三。

治风邪攻眼，磣痛晕翳，**七味犀角汤方**

犀角镑。三分　车前子　栀子仁各一两　木通剉　黄芩去黑心　大黄剉，炒　黄连去须。各半两

上七味，粗捣筛。每服五钱匕，水一盏半，竹叶七片，煎至七分，去滓，投芒消末一钱匕，食后临卧温服。

治肝血不足，虚热生浮翳，晕上黑睛，疼痛磣涩，**犀角汤方**

---

① 精：日本抄本、文瑞楼本同，明抄本、乾隆本作"睛"。
② 令精：日本抄本、文瑞楼本同，明抄本、乾隆本作"二"。
③ 精：日本抄本、文瑞楼本同，明抄本、乾隆本作"睛"。

乌犀角镑。二两　黄连去须　甘草炙，剉　秦皮去粗皮，剉　青竹茹　栀子仁各一两　大黄剉，炒。半两

上七味，粗捣筛。每服五钱匕，水一盏半，煎至八分，去滓，食后临卧温服。

治眼晕翳及头目昏疼，**芎术丸方**

芎䓖　苍术米泔浸三日，竹刀刮去黑皮，切，焙　细辛去苗叶　蝉蜕去土　荆芥穗　菊花各一两　蕤仁研。三分

上七味，捣罗为末，炼蜜和丸如弹子大。每服一丸，嚼细，盐酒盐汤下，不拘时。

治眼暗晕生翳膜，累年不愈，兼干涩痛，点眼，**雄黄膏方**

雄黄研　干姜炮，捣末　黄连去须，捣末　矾石烧令汁尽，研　丹砂研。各一分　麝香研。一钱

上六味，用雪水二盏调和，入瓷瓶子内，重汤煮一日，药成候冷，用绵绞滤过，点少许于目眦头。

治风邪乘虚，令目睛生晕，**洗肝散方**

蒺藜子炒，去角。一两半　羌活去芦头　防风去叉。各半两　甘草炙，剉。一分　马牙消研。一两

上五味，捣罗为散。每服二钱匕，食后临卧，温熟水调下。

治眼生翳晕，昏暗隐涩，瘀肉疼痛，**还明散方**

蚛栗子一百九十六枚。并皮用　甘草炙，剉　水蛭拣细者，炒。各二两　虻虫一百二十枚。炒，去翅足　白芷　乌梅去核。各五两

上六味，捣罗为细散。每服一钱匕，食后热酒调下，续更饮酒半[①]盏压之，日三。

治肝虚风邪攻目，目晕，瞻视不明，**蔓菁散方**

蔓菁子四两。洗　蛇蜕二两

上二味，先用瓷罐盛蔓菁子，火烧黑焦无声后钤[②]出，入蛇蜕在内，又轻烧蛇蜕成灰，候冷细研。每服半钱匕，食后温酒调下，日三。

---

① 半：日本抄本、文瑞楼本同，明抄本、乾隆本作“一”。

② 后钤：日本抄本、文瑞楼本同，明抄本、乾隆本作“候冷”。钤，用同“钳”，夹持。《篇海类编·珍宝类·金部》：“钤，与钳、钻同。”

治眼睛上生晕，不问久新，**光明散方**^①

鲤鱼一头^②，长一尺二寸者，取胆用

上一味，刺破，滴汁在铜照上阴干，用竹刀子刮下为细末。每用少许，时时点眼。

治白膜晕赤侵黑睛遂生翳，横冲瞳仁，成丁翳痛，**黄芩汤**方

黄芩去黑心　黄连去须　木通剉　柴胡去苗　赤芍药各二两　地骨皮　山栀子仁各一两半　葳蕤^③　大黄蒸过，切，炒　甘草炙，剉。各二两半^④　石膏六两半

上一十一味，粗捣筛。每服三钱匕，水一盏，煎取七分，去滓，入朴消半钱匕，食后良久温服，日再。

治目晕昏涩，视物不明，**芎劳散方**

芎劳　地骨皮　何首乌去黑皮　荆芥穗　菊花　旋覆花　甘草炙　石决明刷净　草决明各一两　蝉蜕去土　青葙子　木贼各半两　白芷一分

上一十三味，捣罗为散。每服一钱匕，米泔水调下，食后服。

治肝虚血弱，风邪毒气，乘虚客搏，睛^⑤输昏浊，黑白不明，发为目晕，**山芋散方**

山芋　防风去叉　细辛去苗叶。各一两　山茱萸　蔓荆实去白皮。各三分^⑥　芍药　升麻各半两

上七味，捣罗为散。每服二钱匕，温酒调下。

治风毒客搏，目生翳晕，黑白睛昏浊不明，**苍术散方**

苍术米泔浸一宿，切，焙。四两　木贼童子小便浸一宿，净洗，剉，焙。二两　甘草炙。一两半　旋覆花　蝉蜕去土。各一两

---

① 治眼……光明散方：此14字明抄本、乾隆本、文瑞楼本同，日本抄本作"鲤鱼汤方"。

② 头：明抄本、乾隆本、文瑞楼本同，日本抄本作"双"。

③ 葳蕤：日本抄本、文瑞楼本剂量同，明抄本、乾隆本作"一两半"。

④ 二两半：文瑞楼本同，明抄本、乾隆本作"二两"，日本抄本作"三两半"。

⑤ 睛：原作"暗"，明抄本、乾隆本、文瑞楼本同，于义不通，据日本抄本改。

⑥ 分：日本抄本、文瑞楼本同，明抄本、乾隆本作"两"。

上五味，捣罗为散。每服一钱匕，食后麦门冬熟水调下。

目昏暗

论曰：目昏暗之疾，其候有二，肝气不足则血弱，肾气不足则精衰，血弱精衰不能营[①]养于目，渐致昏暗。又《病源》云：夫眼者，五脏六腑阴阳之气皆上注于目。若血气充实，则瞻视分明，若血气虚竭，则风邪所[②]侵，故令昏暗不明也。

治因伤寒患后，起早余热不消，体虚未复，多餐热物，致令眼疾，或见黑花，瞳仁开大，发歇不定，睑赤泪出，瘀肉肿胀，宜服**熊胆丸方**

熊胆一个[③]　石决明　茺蔚子各二两　黄牛胆一钱　泽泻　车前子　细辛各一两　干地黄二两

上八味，捣罗为末，炼蜜和丸如梧桐子大。每服清茶下十五丸，或二十丸亦得。

治眼目[④]风毒昏暗，**决明丸方**

草决明汤洗三遍，晒干　蒺藜子上音锡，下音觅　甘草炙　细辛　京芎　甘菊花　荆芥穗　木贼　旋覆花　苍术河水浸，切作片子，暴干。各等分

上一十味，捣罗为末，炼蜜为丸如樱桃大。每服一丸，细嚼茶酒下，不计时候。

治风毒目昏暗，退翳膜，**羌活散方**

羌活去芦头。一两　苍术米泔浸，焙。二两　防风去叉　楮实　蒺藜子炒，去角　芎䓖各一两　荆芥穗二两　甘草炙，剉。一[⑤]两　菊花二两

上九味，捣罗为散。米饮调下一钱匕，日三。

---

① 营：明抄本、文瑞楼本同，乾隆本、日本抄本作"荣"。
② 所：日本抄本、文瑞楼本同，明抄本无，乾隆本作"易"。
③ 个：日本抄本、文瑞楼本同，明抄本、乾隆本作"两"。
④ 目：日本抄本、文瑞楼本同，明抄本误作"甘"，乾隆本作"干"。
⑤ 一：日本抄本、文瑞楼本同，明抄本、乾隆本作"二"。

治年深日近，目视昏暗，**青葙子散方**

青葙子二两　羌活去芦头。一两　防风去叉。一两　石决明二两半　甘草炙。一两　乌贼鱼骨二[①]两　蚕退　蝉蜕　蛇蜕皮此三味各半两。入合子，实填赤石脂，固济合子口，勿令烟出，炭火烧之令通红　荆芥穗一两半　苍术米泔浸，去皮，焙。三两半

上一十一味，捣罗为散。每服一钱匕，茶酒调下，食后临卧。

治气毒攻注，目昏涩疼，**青葙子丸方**

青葙子半两　牡丹皮去心　地骨皮　杜仲蜜炙焦黄。各半两　赤芍药一两　黄连去须。一两　地龙去土。一分　芎䓖半两

上八味，捣罗为末，炼蜜和丸如弹子大。每服一丸，细嚼清茶下，食后服。

治偏正头疼，首风攻注，眼目肿疼昏暗，及头目旋运[②]，起坐不能，**天麻丸方**

天麻一两半[③]　附子炮裂，去皮脐。一两　半夏汤洗七遍，去滑。一两　荆芥穗半两　木香半两　桂去粗皮。一分　芎䓖半两

上七味，捣罗为末，入乳香和匀，滴水为丸如梧桐子大。每服五丸，渐加至十丸，茶清下，日三。

治目昏暗，**地黄丸方**

地黄二斤。以一斤生暴令干，一斤于甑中炊一顿饭间，取出暴干　杏仁半斤。去皮尖，炒黑色，杵为膏，以纸三两重裹压去油，换纸压可四五度，令如粉　防风四两　金钗石斛　牛膝　枳壳麸炒，去瓤。各四两

上六味，于石臼内用木杵捣罗为细末，炼蜜和丸如梧桐子大。每服三十丸，空心用无灰豆淋酒下。

治目昏暗，**生犀饮子方**

生犀角镑　桔梗各二两　羚羊角镑　人参去芦头　茯苓去皮　黄芩　知母　防风各一两

---

① 二：乾隆本、日本抄本、文瑞楼本同，明抄本作"一"。
② 运：通"晕"。《灵枢》："五阴气俱绝，则目系转，转则目运。"
③ 一两半：日本抄本、文瑞楼本同，明抄本、乾隆本作"一两"。

上八味，捣罗为细末。每服一钱匕，水一盏，煎至五分，夜食后去滓温服。

治眼目昏暗，**芎劳散方**

川芎一两　菊花一两　荆芥穗一两　石膏一两　甘草半两。炙

上五味，捣罗为散。每服二钱匕，温水调下。

治肝虚目暗，**兔肝丸方**

黄连去须。一两半　胡黄连一两　熟干地黄焙。一两　草决明半两

上四味，捣罗为末，细切兔肝，研烂和丸如梧桐子大。每服二十丸，米饮下，食后临卧。

治头风注目昏暗，**龙胆煮散方**

龙胆　细辛去苗叶　人参　防风去叉。各半两

上四味，捣罗为散。每服二钱匕，水一盏，入砂糖少许，同煎至六分，温服。

治目久昏暗，**夜光丸方**

陈曲末四两。微炒　磁石将块子火烧红，醋淬七次，研细，水飞。二两　丹砂研细，水飞。一两

上三味，捣研为末，炼蜜丸如梧桐子大。每服十丸，空心米饮下。

治目受风热，昏暗，干涩隐痛，**车前子散方**

车前子　黄连宣州者，去须。各一两

上二味，捣罗为散。每服三钱匕，食后温酒调下，临卧再服。

治肝肾气虚目暗，**黑豆丸方**

黑豆紧小者　牛胆

上二味，量胆大小，净择豆，布擦过，内牛胆中，紧系头，垂净屋下阴干。每日食后，熟水下三七粒。

治眼一切疾昏暗，**蝉花散方**

蝉花　柏子仁　郁李仁去皮　甘草炙，剉　大黄剉，炒　延胡索　远志去心　防风去叉　密蒙花　石韦去毛　槐胶各一两　甘菊花　旋覆花　蛇蜕微炙焦　干蝎炒　乌贼鱼骨去甲　草茶芽各半两

上一十七味为散。每服一钱匕，米饮调下，食后，日三服。累经效，忌动风物。

治目昏暗，视物不明，**圣饼子**方

黄芩去黑心 苍术各一两 菊花 木贼 旋覆花 蝉壳 防风去叉 草决明 青葙子 甘草炙，剉 蔓荆实 恶实炒 羌活去芦头 桑叶 茼子 芎藭 真珠研。各半两 蛇蜕皮半两。盐泥固济瓶子烧之，有爵即用

上一十八味为末，炼蜜和就，杵约三五百下，丸如小弹子大，捏作饼子。每服一饼，食后温水嚼下，砂糖水下亦得。

治肝肾不足，眼目昏暗，**圣明散**方

羌活去芦头 青盐各半两 蜀椒去目及闭口，炒出汗 恶实 苍术米泔浸一宿，切，焙 荆实 木贼各一两

上七味，捣罗为细末。每服二钱匕，水一盏，煎至五分，去滓，食后温服。

治肝脏风热，眼目昏暗，隐涩疼痛，宜服**决明子散**方

决明子一两 甘菊花一两 青葙子一两 羚羊角屑一两 芎藭一两 犀角屑一两 玄参一两 黄芩一两 茯苓一两 栀子仁一两 甘草半两。炙微赤，剉

上十一味，捣罗为散。每服四钱匕，水一盏，入竹叶七片，煎至六分，去滓，食后温服。

治肝肾风，毒气冲目，肿痛昏暗，**菊花散**方

菊花四两。炒 防风二两。去芦头 白蒺藜一两。炒过，捣去角 牛蒡子一两。炒熟 甘草一分①。炙

上五味，捣罗为散。每服二钱匕，热②水调下。

治肝肾久虚，眼目昏暗，视物不明，变成内障，宜服**苓术丸**方

苍术米泔浸，秋冬七日，春夏三日，去皮，切作片子，焙干为末。三③斤 白茯苓去黑皮。二斤。为末 蜀椒去目并闭口，炒出

---

① 分：日本抄本、文瑞楼本同，明抄本、乾隆本作"两"。

② 热：日本抄本、文瑞楼本同，明抄本、乾隆本作"熟"。

③ 三：日本抄本、文瑞楼本同，明抄本、乾隆本作"二"。

汗，为末。一斤

上三味，拌和匀，用蜜煮面糊为丸如梧桐子大。每服三十至五十丸，温熟水下，不拘时候，日三服。

治眼昏，**艾煎方**

熟艾二两　好醋二升　熟铜末一分　楸根白皮一两半。无根，叶亦得　蕤仁　黄连去须①　石盐各一两

上七味，捣研六味为末，放于醋中，煎取三合，去滓，收汁于熟铜器中，入鲤鱼胆、乌鸡胆各一分和匀，即以槐木去皮，阔三指，长一尺，向日中研药，勿住手，候如饧即住。夜点眼眦头，避风，日中不点，热泪出勿怪。

治眼视不明，眊眊昏暗，补不足，**山芋丸方**

山芋　巴戟天去心　菟丝子酒浸，别捣　肉苁蓉酒浸，切，焙　山茱萸　人参　陈曲炒　牛膝酒浸，切，焙　杜仲去粗皮，炙　续断各一两半　桑寄生　生干地黄焙。各三两

上一十二味，捣罗为末，炼蜜丸如梧桐子大。每服二十丸，渐加至三十丸，空腹酒下。

治目昏暗，益血脉，镇肝②，**空青丸方**

空青研。三两　羚羊角镑　马蹄决明子　茯神去木　枳壳去瓤，麸炒　大黄剉，炒　青葙子　地肤子　龙胆　车前子各一两半　黄连去须。一两半。一方用三两

上一十一味，捣研为末，炼蜜丸如梧桐子大。每服二十丸，食后米饮下，日再。

治一切眼疾，明目，**菊花丸方**

菊花四两　乌头生，去皮脐。二两　黑豆二合。生，去皮，为末，滴盐水烂研为膏

上三味，先将上二味为末，入黑豆膏内和捣，丸如梧桐子大。每服三十丸，空心温酒或盐汤下。

---

① 去须：文瑞楼本同，明抄本、乾隆本作"二两"，日本抄本无。
② 肝：日本抄本、文瑞楼本同，明抄本脱，乾隆本作"肝火"。

治眼目昏暗诸疾，**夜光丸方**

蜀椒去目并闭口，炒出汗。一斤半捣罗取末一斤　甘菊花末。一斤

上二味，和匀，取肥地黄十五斤，切，捣研绞取汁八九斗许，将前药末拌浸令匀，暴稍干，入盘中摊，暴三四日内取干，候得所即止，勿令大燥，入炼蜜二[①]斤，同捣数千杵，丸如梧桐子大。每服三十丸，空心日午熟水下。久服目能夜视，发白再黑，通神强志，延年益寿。

治一切眼[②]，**炙肝散方**

苘麻子一升。拣去土，杵为末

上一味，以貛猪肝一片如手大，薄批作五七片，于药末中蘸匀炙干，再蘸再炙，末尽为度，捣为散。每服一字匕，空心临卧，陈米饮调下，服五七服加半字，又五七服，加至半钱止。

治一切眼疾，**木贼散方**

木贼小便浸七日，取出暴干　甘草炙，剉。各一两　苍术四两。河水浸一日，去皮，却用陈粟米泔浸七日，控出，片切，暴干

上三味，杵罗为散。每服二钱匕，空心临卧，茶酒调下。

治眼不见物，**羚羊角饮方**

羚羊角镑　菊花　羌活去芦头。各三分　漏芦去芦头　胡黄连　玄参　升麻各半两

上七味，粗捣筛。每服五钱匕，水一盏半，煎至八分，去滓，食后温服，日二。

目䀮䀮

论曰：目者，肝之外候，血之府也。腑脏气[③]虚，不能上注于目，则精华衰弱，又为风邪痰饮所攻，故使瞻视不明而䀮䀮也，或见飞蝇黑花者，久成障翳。

治目视䀮䀮，见物不审，及泪出者，**兔肝丸方**

---

① 二：日本抄本、文瑞楼本同，明抄本、乾隆本作"三"。
② 眼：明抄本、乾隆本、日本抄本、文瑞楼本同，此后疑脱"疾"。
③ 气：日本抄本、文瑞楼本同，明抄本、乾隆本作"血"。

兔肝二具。炙干　熟干地黄焙　防风去叉　白茯苓去黑皮　车前子　细辛去苗叶　蕤仁　柏子仁　菟丝子酒浸，别捣　枸杞子　芎䓖各一两　五味子　山芋　甘草炙，剉。各三分

上一十四味，捣罗为末，炼蜜和丸如梧桐子大。每服二十丸，加至三十丸，食前酒下。

治膈上风热上冲，眼目眽眽不明，**车前门冬丸方**

车前子　麦门冬去心，焙　防风去叉　枳壳去瓤，麸炒。各一两　生地黄焙干　白茯苓去黑皮。各一两半　人参　苦参各三分

上八味，捣罗为末，炼蜜和丸如梧桐子大。每服三十丸，食后临卧，粥饮下。

治目视眽眽，**驻景丸方**

车前子　菟丝子酒浸，别捣　决明子微炒　羚羊角镑　防风去叉。各等分

上五味，捣罗为末，炼蜜和丸如梧桐子大。每服三十丸，食后临卧，温熟水下。

治目眽眽不明，**黄连膏方**

黄连去须。一两　蕤仁　决明子　秦皮去粗皮。各半两

上四味，捣罗为末，以水八合煎至三合，以绵滤去滓，澄清，点注眼中，日三。

治肝虚寒，目暗眽眽，视物不明，并生黑花，**防风汤方**

防风去叉。一两一钱①　芎䓖　甘草炙，剉　白茯苓去黑皮　独活去芦头　前胡去芦头。各一两　人参　细辛去苗叶。各三分

上八味，粗捣筛。每服五钱匕，水一盏半，枣二枚，擘，煎至七分，去滓，食后温服，日二。

治肝虚寒，目视眽眽，**防风汤方**

防风去叉　芎䓖　白鲜皮各一两　细辛去苗叶　甘草炙　独活去芦头　陈橘皮汤浸，去白，焙。各半两

上七味，粗捣筛。每服五钱匕，水一盏半，枣二枚，竹叶十

---

① 一两一钱：日本抄本、文瑞楼本同，明抄本、乾隆本作“一两”。

片，煎至八分，去滓，下蜜十匙，再煎沸，食后临卧温服。

治目眪眪，视物不明，**青羊肝散方**

青羊肝一斤①。薄切，去筋膜，炙干　决明子炒。五②两　蓼子炒。一两

上三味，捣罗为散。每服二钱匕，空心米饮调下，临卧再服。

治目视眪眪，不能远见，补肝，**丹砂丸方**

丹砂　青羊胆一枚

上二味，以丹砂末入羊胆中，垂屋西北角阴干，百日取出，丸如小豆大。每服十丸，食后临卧，米饮下，日三。

眼眉骨及头痛

论曰：目病先头痛，牵连眉骨，攻冲睛瞳者，盖阳经壅热，风毒上攻头脑，下连目系，致生赤脉，心烦懊闷，呕逆怔松，头面熻热，神志不宁。痛久不已，或见飞花，渐致昏暗，及生翳障也。

治风热上攻，眼眉骨连头疼痛，**防风汤方**

防风去叉。三分　甘菊花　羌活去芦头　藁本去苗、土。各一两　石膏二两　旋覆花　蔓荆实　甘草炙。各半两

上八味，粗捣筛。每服四钱匕，以水一盏，入生姜一枣大，切，煎取七分，去滓温服，食后，日二。

治目痛上连头脑，**芎䓖汤方**

芎䓖　羌活去芦头　蔓荆实　甘菊花　黄芩去黑心　防风去叉。各一两　枳壳去瓤，麸炒③　甘草炙。各半两　石膏二两

上九味，粗捣筛。每服三钱匕，以水一盏，煎取七分，去滓温服，食后临卧，日再。

治风毒所攻，头目俱痛，及眉骨额角疼，**羚羊角汤方**

羚羊角屑　防风去叉　地骨皮　麦门冬去心，焙　茯神去木。

---

① 斤：日本抄本、文瑞楼本同，明抄本、乾隆本作"具"。

② 五：文瑞楼本同，明抄本、乾隆本作"二"，日本抄本作"半"。

③ 去瓤麸炒：文瑞楼本同，明抄本作"麸炒，两半"，乾隆本作"麸炒，一两半"，日本抄本无。

各一两　黄芩去黑心　枳壳去瓤，麸炒　蕤仁汤浸，去皮　芒消各半两　甘草炙。三分　升麻三分　石膏二两

上一十二味，粗捣筛。每服三钱匕，以水一盏，煎取七分，去滓温服，食后。

治风热毒气，攻冲阳经，头痛目疼，连绕眉额，**荆芥汤**方

荆芥穗　防风去叉　甘菊　旋覆花　芎䓖　枳壳去瓤，麸炒　甘草炙。各一两　石膏二两　黄芩去黑心。半两

上九味，粗捣筛。每服五钱匕，以水一盏半，入生姜半分，切，煎取七分，去滓温服，食后，日二。

治肝心壅热，目睛疼痛，牵连眉额，**天麻丸**方

天麻　鸡苏　独活去芦头　人参　芎䓖各一两　荆芥穗　细辛去苗叶　甘草炙　犀角屑各半两

上九味，捣罗为末，炼蜜和丸樱桃大。每服一丸嚼，细茶清下，食后服。

治风热头目疼痛，连绕额角，**香甲散**方

甘菊花二两　芎䓖一两　甘草生用　青橘皮汤浸，去白，焙　檀香剉。各半两

上五味，捣罗为散。每服二钱①匕，沸汤入盐少许点服，不拘时候。

治风气上攻，眼睛疼痛，牵连头脑，**细辛散**方

细辛去苗叶　甘菊花　枳壳去瓤，麸炒　赤芍药各半两　石膏细研，水飞　藁本去苗、土　芎䓖　防风去叉。各一两　甘草炙。一分

上九味，捣研为散。每服二钱匕，沸汤调下，食后，日二三服。

治风头目痛及偏头痛，**通顶散**方

地龙去土　龙脑研　瓜蒂　赤小豆　马牙消各等分

上五味，捣研为细散。每用一小豆许，吹入鼻内。偏头痛随左右用，含水搐尤佳。

---

① 钱：原误作"盏"，文瑞楼本同，据明抄本、乾隆本、日本抄本改。

治眼眉骨及头脑俱痛，**地龙散方**

地龙三①钱。去土　谷精草二钱　乳香剉。一钱

上三味，捣研为细散。每用半钱，于烧香饼子上取烟，用纸筒子罩熏鼻中，偏痛随左右用之。

治肝脏受风，胸膈痰饮，头目俱痛，渐生翳障，**独活丸方**

独活去芦头。二两　旋覆花去土。半两　牵牛子微炒。半两　天南星炮。半两　藁本去苗、土。半两　天麻二两　芎藭二两　细辛去苗叶。半两　菊花一两

上九味，捣罗为细末，生姜汁煮糊，丸如梧桐子大。每服二十丸，荆芥汤下，食后服。

治眉骨、太阳穴头面俱痛，眼见黑花，目渐昏暗，**芎菊散方**

芎藭二两　菊花一两　白芷二两　细辛去苗叶。半两　石膏水飞。半两　防风去叉。二两　甘草炙。半两

上七味，捣罗为细散。每服一钱匕，茶调食后服。

治胸膈风痰，头目旋运，时发昏痛，**天麻丸方**

天麻一两半　羌活去芦头。一两半　芎藭一两半　羚羊角镑。一两　干薄荷叶二两②　人参一两　干蝎炒。四钱　白僵蚕直者，微炙。一两　天南星牛胆制者。半两　龙脑　麝香各二钱。研

上一十一味，先将九味捣罗为末，入龙脑、麝香同研匀，炼蜜和丸如鸡头大，以丹砂为衣。每服一丸，细嚼，茶酒任下，食后服。

治头目偏痛，时多运眩，鼻中壅塞，不闻香臭，**芎辛散方**

芎藭　白附子各三钱　细辛去苗叶。一钱　滑石　槐芽各三钱

上五味，捣罗为细散，入生龙脑半钱匕，同研极细。每用一字，搐入鼻中。

---

① 三：明抄本、乾隆本、文瑞楼本同，日本抄本作“二”。
② 两：日本抄本、文瑞楼本同，明抄本、乾隆本作“钱”。

卷第一百九

眼目门

目见黑花飞蝇

论曰：肾，水也，肝，木也，木得水而盛，其理明矣。肾水既虚，肝无以滋养，故见于目者，始则眈眈不能瞩远，久则昏暗，时见黑花飞蝇，其证如此，肾虚可知也。治宜以益肾水去肝风之剂，则标本两得矣。

治一切风毒，眼见黑花，攀睛翳晕，瘀肉侵睛，**拨云散方**

蔓荆实三升。煮一遍，炒一遍　苘实炒　羌活去芦头　蒺藜子炒，去角　青葙子　恶实炒。各一两　防风去叉　菊花　旋覆花　甘草炙。各二两　谷精草　石决明　地骨皮　蝉壳　木通剉　牡蛎烧。各四两　淡竹叶　乌贼鱼骨去甲　白花蛇酒浸，去骨，炙　木贼　龙胆　细辛去苗叶　密蒙花各三两　苍术去皮，米泔浸一宿，切，焙。半两

上二十四味，捣罗为散。丈夫生椒汤调下二钱匕；妇人茶调下；小儿疳眼雀目，生米泔调下一钱匕；肾脏风毒眼，即加胡桃仁四两。

治目视茫茫，或见黑花蝇翅，**羌活散方**

羌活去芦头　甘草炙　石决明生，研[①]　石膏泥裹，煅通赤，冷，研　密蒙花　苍术去皮　防风去叉　蒺藜子炒，去角　木贼各半两　蔓菁子　威灵仙去土　干桑叶　荆芥穗　原蚕沙炒。各一分

上一十四味，捣罗为散。每服一钱匕，早晚食后，温熟水调

---

① 生研：明抄本、乾隆本、文瑞楼本同，日本抄本作"一两"，旁注"一作生研"。

下，眼赤涩，砂糖水调下，临卧再服。

治眼见黑花，视物不明，**昨叶何草丸方**

昨叶何草去土，焙　蒺藜子炒，去角。各一两半　薄荷叶　羌活去芦头　荆芥穗　附子黑豆一升，同煮附子令软透，去皮脐，切，焙。各一两

上六味，除黑豆外捣罗为末，将黑豆烂研和丸如梧桐子大。每服十丸，空心温熟水下。一方加羌活半两。服此药后，更合蕤仁散间服之。

治眼见黑花昏暗，**蕤仁散方**

蕤仁去皮。一两半　羌活去芦头　天麻　槐子　山栀子各一两　黄芩去黑心　黄连去须　菊花各半两

上八味，捣罗为散。每服一钱匕，温熟水调下，食后，日二服。有人患眼见黑花，或如大白环当目前，渐如小虫样，后又变如粉点，只见三二分物，服此药二十余日顿愈，更不复发。一方加细辛、甘草各一两。

治肝肾气虚，眼生翳晕，及见黑花，**宿鸠丸方**

宿鸠一只。去毛、羽、嘴、足、肠、胃，炙黄　羊肝一具。清油炼定血，去筋膜，批作片子，焙　蔓菁子半升。淘净，生绢袋盛，饭上炊三遍，焙　蜀椒去目及闭口者，炒出汗　楮实　仙灵脾　木贼　羌活去芦头　蝉壳去土。各一两　甘菊花去萼　荆芥穗　苍术米泔浸，去皮　蒺藜子炒，去角。各二两

上一十三味，捣罗为末，炼蜜和丸如梧桐子大。每服三十丸，温酒或盐汤下，不拘时候。

治肾虚眼见黑花，诊右手尺脉当沉而数，**干地黄丸方**

熟干地黄焙　石斛去根，锉　黄耆锉　菟丝子酒浸三日，暴，别末　防风去叉　车前子　茺蔚子　覆盆子　肉苁蓉酒浸一宿，去皴皮，焙　磁石醋淬七遍，细研，水飞　地肤子各一两　兔肝一两半①。炙

---

①　一两半：日本抄本、文瑞楼本同，明抄本、乾隆本作“一具”。

上一十二味，捣罗为末，炼蜜和匀，再杵五百下，丸如梧桐子大。空心晚食前，盐酒下三十丸。

治肝肾虚风上攻，眼生黑花，或如水浪，**摩顶**①**膏方**

空青研　青盐研。各半两　槐子　木香　附子各一两　牛酥二②两　鹅脂四两　龙脑半钱　丹砂研。一分　旱莲草自然汁。一升

上一十味，将草药捣罗为末，先以莲草汁、牛酥、鹅脂银器中熬三五沸，下诸药末，煎减一半即止，盛瓷器中。临卧用旧铧铁一片重二三两，蘸药于顶③上，摩三二十遍，令入发窍中，次服决明丸。忌铁器。

治眼见黑花，**决明丸方**

决明子　甘菊花各一两　车前子　防风半两。去芦头　蔓荆子半两　芎䓖半两　生干地黄二分　栀子仁半两　细辛半两　白茯苓半两　玄参半两　薯蓣半两

上一十二味，捣罗为末，炼蜜和捣三二百杵，丸如梧桐子大。食后煎桑枝④汤，下二十丸，日三。

治肝肾风虚，眼生黑花，宜服此方

磁石二两。烧，醋淬七遍，研细，水飞　神曲四两。炒　朱砂一两。研细，水飞

上三味，捣罗为末，炼蜜和捣一二百杵，丸如梧桐子大。食后温酒下二十丸。

治肝肾虚风上攻，眼生黑花，头目不利，能通神延年，**服椒方**

川椒一斤

上一味，拣净去目及闭口者，于铫内炒令透，于地上铺净纸二重，用新盆合定，周回用黄土培之，半日去毒出汗，然后取之，曝干为度，只取椒于瓷合子内收。每日空心，新汲水下十粒。

---

① 顶：原误作"项"，日本抄本同，据明抄本、乾隆本、文瑞楼本改。
② 二：明抄本、乾隆本、日本抄本、文瑞楼本同，日本抄本旁注"二作一"。
③ 顶：原误作"项"，日本抄本、文瑞楼本同，据明抄本、乾隆本改。
④ 枝：日本抄本、文瑞楼本同，明抄本、乾隆本作"根"。

治眼见黑花，或头旋目暗，欲变青盲，眼瞳微开，**羚羊角汤**方

羚羊角镑　决明子　人参　升麻　玄参　车前子各一两　羌活去芦头　防风去叉。各一两半　细辛去苗叶。半两

上九味，细剉如麻豆大。每服五钱匕，以水一盏半，煎至八分，去滓温服，不拘时候。

治肝肾虚风上攻，眼生黑花，头目不利，及内外障翳，睛疼隐涩，**芎劳丸**方

芎劳　细辛去苗叶　蝉壳去土　甘菊花　荆芥穗　苍术米泔浸透，去皮，切，焙　蕤仁去皮。各一两　犀角镑　羚羊角镑。各一钱①

上九味，捣罗为末，炼蜜和丸如小弹丸大。每服一丸，茶酒或盐汤嚼下，不拘时候。

治眼见黑花，或眼暗，渐变青盲，**防风汤**方

防风去叉　羚羊角镑　车前子　细辛去苗叶。各三分　羌活去芦头　黄芩去黑心　人参　决明子　玄参　甘草炙　甘菊花各半两

上一十一味，粗捣筛。每服三钱匕，水一盏，煎至七分，去滓，食后温服。

治眼见黑花，去翳明目，**五倍丸**方

巴戟天去心。一两　枸杞子拣净。二两②　甘菊花拣净。三两　旋覆花拣净。四两　蜀椒去目及闭口者，拣净。五两

上五味，将椒入银石器中，入青盐四两、醋三升，慢火煮干，如器物小，旋添醋煮，候醋尽，只将椒与前四味焙干，杵为末，炼蜜和丸如梧桐子大。每服三十丸至四十丸，空心日午夜卧空时，温酒或盐汤下。

治肾脏虚风上攻，头旋脑痛，眼生翳，或有黄黑花，起如飞蝇，及腰胯酸疼，脚膝冷痹，**苁蓉散**方

---

① 钱：日本抄本、文瑞楼本同，明抄本、乾隆本作“两”。
② 两：日本抄本、文瑞楼本同，明抄本、乾隆本作“合”。

肉苁蓉汤浸，去皱皮，焙。一两　巴戟天去心　槟榔煨，剉　萆薢　麦门冬去心，焙　犀角镑　羚羊角镑　陟厘炒。各半两　黄芩去黑心　茺蔚子　枸杞子　人参　玄参　木香　菟丝子酒浸一宿　槐子　决明子微炒　丹参各三分

上一十八味，捣罗为散。每服二钱匕，空心温酒调下，临卧又用栀子汤调下二钱匕。

治眼见黑花，**蜀椒丸方**

蜀椒拣去目及闭口者。一斤。用盐一斤拌淹三宿，三次换盐，焙，去盐　玄参剉。半斤

上二味，捣罗为末，炼蜜和丸如梧桐子大。每服盐汤下三十丸，食后临卧服。

治眼见黑花，赤痛昏暗，**甘露汤方**

萎蕤焙。四两

上一味为粗末，每服二钱匕，水一盏，入薄荷二叶、生姜一片、蜜少许，同煎至七分，去滓，食后临卧服。

治眼生黑花，渐成内障，及斗睛偏视，风毒攻眼，肿痛涩痒，短视，倒睫雀目，**煮肝散方**

羌活去芦头　独活去芦头　青葙子　款冬花各一两

上四味，捣罗为散。每服三钱匕，羊子肝一叶细剉，淡竹叶数片，同裹如粽子，别用雄黑豆四十九粒、米泔一盏银石器内同煮，黑豆烂泔干为度。取肝细嚼，温酒下，又将豆食尽，空心日午夜卧服。

治肝肾风气上攻，眼生黑花，**枸杞丸方**

枸杞子九炊九暴。二两　巴戟天穿心紫色者，去心　旋覆花择净　蜀椒去目及闭口，炒出汗。各一两

上四味，捣罗为末，炼蜜和丸如梧桐子大。每服三十丸，腊茶清下，不拘时候。

治一切眼时见黑花，经年不愈，羞明，**神效散方**

石决明　黄连去须　密蒙花各一两

上三味，捣罗为散。每服二钱匕，食后临卧，熟水调下。

治眼见黑花昏暗，**还睛散方**

独活去芦头　麻黄去根节　白茯苓去黑皮　厚朴去粗皮，生姜汁炙　五味子　蒺藜了炒，去角　槐子　枸杞子　菥蓂子　麦门冬去心，焙　人参　细辛去苗叶　白芷　决明子　车前子　茺蔚子　覆盆子　地肤子　丹参　芎䓖　防风去叉　黄芩去黑心　升麻　黄连去须。各一两一分①　远志去心　木通剉　柏子仁各二两

上二十七味，捣罗为散，以米饮调服方寸匕，食后服，日再。或因饮热酒食五辛，致黑风入眼，或因重病后昏暗，或因赤眼不见物，或因虚损视物不明但瞳子不破者，皆可愈。

治脾肾风虚，下元久冷，眼生黑花，或时昏暗，补诸不足，**磁石汤方**

磁石五两。杵捣，生绢袋盛，用水五升，煎取二升半，后去磁石，方下诸药煎之　黄耆　人参　沉香　芎䓖　桂去粗皮　菖蒲　当归焙　补骨脂炒　熟干地黄焙　肉苁蓉酒浸，去皴皮，炙　附子炮裂，去皮脐　羌活去芦头　五味子　干姜炮　覆盆子各一两

上十六味，除磁石外剉如麻豆大，拌令匀，每剂一两半，用大羊肾一对去脂膜，细切，用磁石水三盏煮羊肾令熟，次下药，煎取一盏半，去滓，分作二服。

治肝肾毒风攻冲，眼生黑花，昏暗，视物不见②，**兔肝丸方**

兔肝去筋膜，薄切，焙　羌活去芦头　黄连去须　菊花各三分　地骨皮　龙齿　车前子　青葙子　防风去叉　柴胡去苗　萎蕤　白附子各半两

上一十二味，捣罗为末，炼蜜为丸梧桐子大。每服二十丸，食后竹叶熟水下。

治肾毒风攻冲，眼生黑花，风泪不止，**羌菊丸方**

羌活去芦头　菊花焙。各一两　白茯苓去黑皮　蒺藜子炒，捣去角　枳壳去瓤，麸炒　附子炮裂，去皮脐　肉苁蓉酒浸，切，

---

① 一两一分：日本抄本、文瑞楼本同，明抄本、乾隆本作"一两"。
② 见：日本抄本、文瑞楼本同，明抄本、乾隆本作"明"。

焙　黄耆剉。各三分　沉香剉　兔肝炙　萆薢各半两

上一十一味，捣罗为末，炼蜜和丸梧桐子大。每服三十丸，空心食前，薄荷盐汤下。

治肝肾气虚，眼目昏暗，时见黑花飞蝇，**通明丸方**

石决明刮洗　芍药　桔梗剉，炒　车前子各一两　芜蔚子　熟干地黄焙。各二两　细辛去苗叶。一两半

上七味，捣罗为末，炼蜜为丸如梧桐子大。每服二十丸，盐汤下，临卧，加至三十丸。

治一切眼疾，青盲黑花，赤脉热泪，**黄连丸方**

黄连去须　甘菊花　车前子　羚羊角镑　芒消各一两

上五味，捣罗为末，炼蜜和丸如梧桐子大。食后温浆水下二十丸，加至三十丸。

治眼看物如两般，或如蝇翅，或似游丝，**黄檗浆方**

黄檗一两　鹅梨三颗　黄连去须。一两一分　黄芩去黑心。三分　竹叶半两

上五味，㕮咀如麻豆大，以水二升，煎至半升，去滓，内新瓷瓶中，入龙脑半分调和，每夜以铜箸点眼。

治风毒攻眼，黑花不见物，点眼，**白蜜黄连膏方**

白蜜半合　黄连去须。一两　大枣五枚　淡竹叶一握。洗

上四味，用水二升，先煎竹叶取一升，去滓，下枣及黄连、白蜜，煎取三合，去滓，重汤煎如稀饧。逐夜取少许，点眼中三两滴。盖覆，勿令尘灰入。

治肾脏风虚，眼生黑花，**磁石丸方**

磁石细研，水飞。二两　丹砂研　陈曲为末。各一两

上三味，除曲末外捣研为末，用曲末煮糊和丸如梧桐子大。每服二十丸，盐汤下，空心食前。

治眼中赤脉痒痛，时见黑花，**杏子膏方**

上取初生杏子仁一升、古五铢钱七文入瓶盛密封，埋门限下，经一百日化为水，每夕点两眦头。

息肉淫肤

论曰：脾肺有热，蕴积不散，传播肝经，流注血脉，上冲于目，发于睑眦，息肉胀起，攀系白睛，隐涩妨闷，故谓之息肉淫肤。

治眼赤膜不见物，或生息肉，**前胡汤**方

前胡去芦头　决明子炒　黄连去须　芍药　大黄剉，炒　升麻各二两　山栀子仁　枳壳去瓤，麸炒。各一两

上八味，粗捣筛。每服五钱匕，水一盏半，苦竹叶十片，煎至一盏，去滓，下芒消末一钱匕，食后临卧温服。

治眼赤息肉，生翳膜，漠不见物，**柴胡汤**方

柴胡去苗　大黄剉，炒。各一两半　决明子炒　泽泻　升麻　芍药　白茯苓去黑皮　枳壳去瓤，麸炒　栀子仁　黄芩去黑心　黄连去须　细辛去苗叶　杏仁汤浸，去皮尖、双仁。各一两　甘草炙，剉。二两

上一十四味，粗捣筛。每服五钱匕，水一盏半，苦竹叶十片，煎至一盏，去滓，投芒消末一钱匕，食后临卧温服。

治眼生息肉淫肤，**萎蕤汤**方

萎蕤　升麻　黄连去须。各一两半　秦皮去粗皮。三分　地骨皮　山栀子仁　甘草炙，剉。各一两①

上七味，粗捣筛。每服五钱匕，水一盏半，煎至一盏，去滓，投芒消末一钱匕，食后临卧温服。

治眼眦生赤脉息肉，涩痛不开，热势不歇，及目睛黄，**干蓝汤**方

干蓝　车前子　秦皮去粗皮　细辛去苗叶　决明子炒　山栀子仁　升麻　芍药　甘草炙，剉。各一两　蕤仁一两半

上一十味，粗捣筛。每服五钱匕，水一盏半，苦竹叶十片，煎至一盏，去滓，食后临卧温服。

---

① 一两：日本抄本、文瑞楼本同，明抄本、乾隆本作"一两半"。

治眼生赤脉息肉，急痛①不开，如芥在眼，磣痛，**大枣膏方**

大枣五枚。取肉　竹叶二握。洗　黄连去须，捣末。半两

上三味，以水三盏，于铜器中煎取一盏，澄滤极清，又煎取半盏，瓷器盛，旋取以铜箸点之。

治眼赤风泪出，痒烂久积，生翳息肉，点眼，**石胆丸方**

石胆研　铜青研　硇砂去石，研　干姜炮　龙脑研　戎盐研。各一分　石决明七孔者。刮洗，焙，捣末　乌贼鱼骨去甲　秦皮去粗皮　细辛去苗叶　鸡舌香各半两　决明子炒。三分　黄连去须。一两

上一十三味，捣研为末，合和重研，炼蜜丸如麻子大，临卧内大眦头各一丸。

治目生鸡冠蚬肉，**桔梗汤方**

桔梗去芦头　大黄剉，炒　细辛去苗叶　黄芩去黑心·玄参　芒消炼过者。各一两　防风去叉　车前子各一两半

上八味，粗捣筛。每服三钱匕，水一盏，煎至六分，食后临卧温服。

治目赤生翳，**玄参汤方**

玄参　柴胡去苗　决明子炒　石膏　羌活去芦头　细辛去苗叶。各一两　黄芩去黑心　地骨皮各三分

上八味，粗捣筛。每服五钱匕，水一盏半，竹叶七片，煎至八分，去滓，投芒消末半钱匕，食后临卧温服。

治息肉淫肤赤白膜②，点眼，**蜗牛浆方**

生蜗牛一枚

上一味，去其掩，内丹砂末于口中，火上炙沸，以绵注取汁，傅眦中。

又方

丹砂一两

---

①　痛：日本抄本、文瑞楼本同，明抄本、乾隆本作"涩"。
②　治息肉淫肤赤白膜：日本抄本、文瑞楼本同，日本抄本旁注"膜下又有：曾见人说治小儿痘后生翳，以蜗牛汁丹砂滴目中效"，明抄本、乾隆本此后有"曾见人说治小儿痘后生翳，以蜗牛汁丹砂滴目中效"。

上一味，五月五日研令如粉，置铜器中，以浆水、腊水各一盏，浸一日，暴干，用铜刀子刮取，再研，以瓷合收。每点如黍米大于目眦头，如此一月[①]愈。

治息肉淫肤赤白膜，点眼，**雀粪膏方**

雄雀粪

上一味，取细直者，以乳汁和研细，点肤翳上。

又方

薤白新者

上一味，以刀截，安肤翳上，令遍膜皆着，痛止复为。

又方

杏仁汤去皮尖、双仁，生用。七枚

上一味，细嚼，吐于手掌内，以绵缠箸头，点于努肉上，不过三五度差。

治眼中息肉，点眼，**食盐膏方**

食盐研。一分　驴脂一两

上二味，先熬驴脂，后下食盐，调成膏。以铜箸点如黍米许于目眦头，日三夜一。

治目热息肉淫肤，赤白膜，点眼，**白矾粉方**

白矾色明净者

上一味，研如粉。每点如黍米大于翳上即泪出，以新绵拭之，其病逐泪出。

治眼生翳膜，赤脉息肉，涩矿痒痛有泪，**通神膏方**

白沙蜜四两　青盐研　麝香研。各一字　乳香研　硇砂飞过　白矾飞过。各半两[②]　当归为末。半钱　黄连去须，为末。一钱

上八味，同研令匀，入青竹筒内慢火煮半日，候冷，绵滤去滓，瓷瓶收贮。每点眼了，瞑目少时，以温汤洗，翳与息肉等俱下。

治风热攻注，眼生息肉，退翳膜，止疼痛，**洗轮散方**

秦皮去粗皮　黄连去须　仙灵脾　槐花各半两　犀角镑。一分

上五味，捣罗为细散。每用半钱匕，以新水调，澄清洗之。

治目生息肉，**金波膏方**

黄连宣州者，去须。四两　黄檗金州者。三两。以上二味，椎碎，以水二碗浸一宿，于银器内熬取半碗，滤过　蕤仁去皮。半两　杏仁四十九粒。去皮尖、双仁

上四味，研蕤仁、杏仁如粉，入前药汁内同熬及一盏，更滤过，入好蜜少许、麝香一钱、白矾、硇砂各一字飞过，空青三钱，如无，只以生青代之，略椎碎，龙脑二钱，以绢袋子盛在药内，又熬及一半，于冷水内滴，候药在水中不散，即膏成，用净瓶密封，于饭上蒸三度，每度入井内沉过极冷，以银瓷器收贮。点如常法，神妙。

治息肉淫肤，初发睑眦，渐渐胀①起，攀系白睛，**菊花汤方**

菊花　茯神去木　防风去叉　玄参　升麻剉　石膏碎　芎藭剉　葛根剉。各一两　大黄剉，炒。一两半

上九味，粗捣筛。每服五钱匕，以水一盏半，煎至七分，去滓，食后放温服，临卧再服。

目生努肉

论曰：目生努肉者，由脾肺不利，风热乘之。其候或痒或痛，赤瘀而烂，壅热既久，息肉增长，近则侵睛轮，大则覆瞳仁。治不可缓，钩割熨烙，固②自有法，至于祛风涤热之剂，岂可偏废哉！

治眼生努肉侵睛外障，虽已钩割熨烙，亦宜服此，**除风汤方**

防风去叉　黄耆剉　芜蔚子各二两　桔梗　五味子　细辛去苗叶　大黄剉，炒。各一两

---

① 胀：日本抄本、文瑞楼本同，明抄本、乾隆本作"长"。

② 固：文瑞楼本同，明抄本、乾隆本、日本抄本作"各"。

上七味，粗捣筛。每服二钱匕，水一盏，煎至七分，去滓，食后温服，日再。

治眼生努肉侵睛外障，虽已钩割熨烙，亦宜点**七宝散**方

真珠末一分。研　石决明三分　琥珀三分。研　龙脑一分。研　熊胆一分。研　水精半两。研　贝齿半两

上七味，捣研为细散，再研匀，每夜卧时点眼眦中。

治心肺风热，冲目生努肉，**羚羊角汤**方

羚羊角镑　黄芩去黑心　柴胡去苗　升麻各三分　甘草生，剉。一两

上五味，粗捣筛。每服五钱匕，水一盏半，煎至一盏，去滓，食后服，日再。

治眼生努肉，钩割后宜点**清凉散**方

真珠　琥珀　丹砂各一两　龙脑半两

上四味，各细研了，再和研匀，以不津器盛，点如常法。

治眼生努肉，宜服**通明饮**方

羚羊角镑　地骨皮剉　山栀子仁　柴胡去苗。各一两　蔓荆实　芍药　蕤仁各三分　枳壳去瓤，麸炒。半两

上八味，粗捣筛。每服三钱匕，水一盏，煎至七分，食后去滓温服，日再。

治眼生努肉，宜常服**蕤仁丸**方

蕤仁三①两　芍药　防风去叉。各三分②　茺蔚子　青葙子　黄芩去腐　黄连去须　石决明各一两一分③　枳壳去瓤，麸炒　桂去粗皮。各一两

上一十味，捣罗为细末，枣肉丸如梧桐子大。食前黄耆汤下二十丸至三十丸，日再。

治眼风热，生赤脉努肉，**大黄丸**方

大黄剉，炒　黄芩去黑心。各二两　人参　地骨皮洗去土，

---

① 三：日本抄本、文瑞楼本同，明抄本、乾隆本作"半"。

② 分：日本抄本、文瑞楼本同，明抄本、乾隆本作"两"。

③ 一两一分：日本抄本、文瑞楼本同，明抄本、乾隆本作"一两"。

焙　决明子微炒　防风去叉　石胆　地肤子　黄连去须　甘草炙，
剉　车前子各一两　兔肝三具。洗，切，炙干　萤火虫一百^①枚。去
翼，焙干

上一十三味，捣罗为细末，用鲤鱼胆^②拌为剂，更捣三五百杵
令匀，丸梧桐子大。每服二十丸，食后温水下，临卧再服。

治目赤痛，努肉满急，**玄参散方**

玄参　甘菊花择　决明子炒　苦参剉　大黄剉，炒　车前
子　升麻　枳壳去瓤，麸炒　防风去叉　黄连去须　山栀子仁各
二两^③

上一十一味，捣罗为细散。每服三钱匕，食后以米饮调服，
临卧再服。

治眼生努肉侵睛，及赘肉生疮，晕膜^④赤，**决明散方**

决明子炒　车前子　青葙子各半两　萋蕤　黄连去须　芎
劳　甘草炙，剉　羚羊角镑　枳壳去瓤，麸炒。各一^⑤两

上九味，捣罗为细散。每服三钱匕，食后温浆水调下，临卧
再服。

治目赤痛，生努肉满急，宜服**泻肝汤方**

升麻　蕤仁去皮　车前子　前胡去芦头　秦皮去粗皮　细辛去
苗叶　决明子微炒　山栀子仁　黄芩去黑心　苦竹叶各二两　甘菊
花择。一两半

上一十一味，粗捣筛。每服五钱匕，以水一盏半，煎至一盏，
去滓，投芒消末半钱匕，放温，食后服，临卧再服。如腹脏利，
即去芒消。

治热毒努肉生疮翳，**升麻丸方**

升麻　黄芩去黑心　车前子　决明子微炒　茺蔚子　玄参　龙

---

① 百：原误作"首"，日本抄本、文瑞楼本同，据明抄本、乾隆本改。
② 胆：日本抄本、文瑞楼本同，明抄本、乾隆本作"胆汁"。
③ 两：明抄本、日本抄本、文瑞楼本同，乾隆本作"分"。
④ 膜：文瑞楼本同，明抄本、乾隆本、日本抄本作"眼"。
⑤ 一：明抄本、乾隆本、文瑞楼本同，日本抄本作"二"，旁注"一作一"。

胆　防风去叉　生干地黄焙　山栀子仁　甘草炙，剉　地肤子各
一两

上一十二味，捣罗为细末，炼蜜丸如梧桐子大。每服二十丸，
食后温浆水下，临卧再服，加至三十丸。

治努肉侵睛，**防风汤方**

防风去叉　桔梗炒　黄耆细剉　五味子　细辛去苗叶　芜蔚
子　大黄剉，炒。各一两

上七味，粗捣筛。每服五钱匕，以水一盏半，煎至一盏，去
滓放温，食后临卧各一服。

治努肉黏睛，热痛，**犀角丸方**

犀角镑。一两　人参一两半　白茯苓去黑皮　芍药　羌活去芦
头。一两半　细辛去苗叶　玄参各一两　山芋二两

上八味，捣罗为细末，炼蜜为丸如梧桐子大。每服二十丸，
空心米饮下，临卧再服。

治一切眼内外翳膜遮障，磣涩疼痛，羞明怕日，努肉攀睛，
及冷热泪，**拨云散方**

楮实微炒。一两　荆芥穗半两　甘草炙，剉。一分

上三味，捣罗为细散。每服二钱匕，腊茶调下，食后临卧服。

治风赤眼努肉痒痛，点眼，**黄连膏方**

黄连去须　黄檗去粗皮，蜜炙　升麻　蕤仁去皮。各一两　细
辛去苗叶。三分　石胆末。半钱。研极细　龙脑研细。一两　蜜
一两

上八味，除龙脑、石胆外粗捣筛，以水二升，煎至一升，滤
去滓，两遍澄清，次下白蜜一两，煎令稀稠得所，后入石胆、龙
脑搅匀，内瓷合中密封。每点如黍米大。

治眼生翳膜，赤脉努肉，隐涩痒痛有泪，**通神膏方**

蜜四两　青盐一字　麝香一字　乳香半两　硇砂半字　当归切，
焙，为末。半钱　白矾飞过。半字　黄连去须，为末。一钱。

上八味，合研细，青竹筒内煮半日，绵滤去滓，瓷合内收。
每点眼了，瞑目少时，以温汤洗，翳膜等并退下。

治风热眼生努肉，冲贯黑睛，及有花翳，宜点**真珠散**方

真珠末一分　龙脑半^①分　琥珀一分　朱砂半分　硇砂小豆大

上五味，同细研如粉。每日三五度，以铜箸取少许，点大眦上。

治肝脏壅热，目中生努肉，冲贯黑睛，赤痛不可止，宜点**黄连煎**方

黄连一分。捣罗为末，研　白矾灰。一分　腻粉一钱　井盐半两。研　硇砂一钱。研　胡黄连半两。捣罗为末，研　白龙脑一分。细研

上七味，除龙脑外，以淡浆水一大盏、古钱二十文，同内瓷瓶中封闭，悬于净舍内，经二七日，绵滤去滓，入龙脑在药中。每日三五度，以铜箸取少许点之。

黄连膏方

黄连去须，捣。二两　竹叶二握。净洗，切　枣一两。焙干为末

上三味，先将竹叶以水三盏煎至一盏半，去竹叶，下黄连、枣末，入白蜜半合，煎至一盏，绵滤去滓，重煎如稀饧，内瓷瓶中。每以箸点目眦头，日夜三五次。

治肝肺热盛，目赤，生努肉，**胡黄连点眼**方

胡黄连去须，剉如豆大。一两　密陀僧研。半两　蜜四两。重汤煮

上三味，先将黄连于蜜内浸一宿，次日入密陀僧末和匀，用白瓷碗盛，却用黑豆一斗于锅内以水煮，候热，却将药碗放在豆上，勿令豆汁入内，候豆熟为度，取出，用绵滤过，入龙脑半钱匕，以银石器盛。三日后点眼，不拘时。

治目生努肉，点眼，**艾熏散**方

蕤仁去皮，研细。一两　腻粉一钱　牛酥一两　熟艾如鸡子许大

---

① 半：日本抄本、文瑞楼本同，明抄本、乾隆本作“二”。

上四味，将三味入乳钵中，研令极细，摊开，次取艾火烧，将乳钵和药覆烟熏之，候烧尽艾烟，以槐木椎细研，令烟气匀入。然后少少点眼眦，日三五度。

治目生努肉，风翳障，点眼，**杏仁膏方**

杏仁汤浸，去皮尖、双仁，研如膏。半两　黄连去须。半两。

剉　青盐半两　腻粉一钱匕

上四味，先以水一盏半煎杏仁、黄连至半盏，滤去滓，入盐及腻粉，更煎五七沸，入合中盛，候冷。每日点三次。

治风毒卒生努肉欲满，及生浮膜，点眼，**贝齿散方**

贝齿烧研。一分　铅丹再研。一分

上二味，更同入乳钵中，研令极细，内瓷合中盛，每以铜箸点少许。

治一切眼疾，昏涩热泪，赤脉努肉，遮蔽光明，及风痛痒不止，**乳香散方**

乳香研。二①钱　铜绿研　马牙消研。各一两　龙脑研。半钱　轻粉研。半钱

上五味，各别研了，更同研匀。每用半钱匕，新汲井水调，洗之。

治一切内外翳膜遮障，碜涩疼痛，羞明怕日，努肉攀睛，及冷热泪，**椒黄丸方**

蜀椒去目及闭口者，炒出汗。一两　熟干地黄洗，切，焙。三两

上二味，捣罗为细末，炼蜜和丸如梧桐子大。每服二十丸，米饮下，食后临卧服。

治目生努肉，或痒或痛不可忍，**白龙散方**

马牙消光精者。一两　龙脑一字

上二味，用纸一张裹叠牙消按实，常在着肉衣下，养一百二十日为度，取出细研如粉，取四钱龙脑同研令细。不计年岁深远，眼

---

① 二：明抄本、乾隆本、日本抄本、文瑞楼本同，日本抄本旁注"二作一"。

内或生翳膜，渐渐昏暗，远视不明，但瞳仁破散者，并可治之。每用两米大点之。

治目生努肉涩痛，**鲫鱼贴方**

鲫鱼鲜者

上一味，去皮骨取肉一片，中央开一窍，正贴眼上，日三五度易之。

治风毒攻眼，渐生努肉，碜涩疼痛，**甘草汤方**

甘草炙，锉　防风去叉　羚羊角镑　羌活去芦叶　生干地黄焙　细辛去苗叶　菊花　玄参　杏仁去皮尖、双仁，炒令黄　地肤子　栀子仁　青葙子　当归切，焙　决明子　蜀椒去目并合口，炒出汗。各一两

上一十五味，粗捣筛。每服五钱匕，水一盏半，煎至一盏。去滓，食后温服。

治目生努肉，或痒或痛，息肉渐长，侵覆瞳仁，点眼，**杏仁膏方**

杏仁汤浸，去皮尖、双仁。一分　腻粉半钱

上二味，合研细如膏。以绵缠箸头，点努肉上，不过四五遍即差。

卷第一百一十

眼目门

目内生疮

论曰：目内生疮者，以脾脏毒热熏蒸于上，郁而不散，遂令睑内疮生。其初患时，或痒或痛，发歇无常，或多眵泪，眦间如丹砂色，于是渐有翳膜。《龙木论》谓不宜点药、针灸，惟宜服泻脾清膈之剂，盖荡涤本源，当如是也。

治眼内生疮，烂赤痒畏风，**决明散方**

石决明刮洗净。二两。研　麦门冬去心，焙　菊花各一两　白附子炮。半两　枸杞子　沉香剉　秦皮去粗皮，剉　巴戟天去心　桂去粗皮　牛膝酒浸，切，焙　栀子仁　羌活去芦头。各三分①

上一十二味，捣罗为散。每服三钱匕，空心菊花汤调下，临卧再服。

治目生疮，疼痛赤肿，心躁，视物不明，**蕤仁丸方**

蕤仁去皮　决明子微炒　秦皮去粗皮，剉　车前子　甘菊花　黄连去须　防风去叉　蓝实　槐子各一两半　柴胡去苗　人参　白茯苓去黑皮　山芋　芎䓖　大黄剉，炒令香。各一两　甘草炙。一两半

上一十六味，捣罗为末，炼蜜为丸如梧桐子大。每服三十丸，空心米饮下。

---

① 去芦头各三分：文瑞楼本同，明抄本、乾隆本无，日本抄本作"各二分"，"二"旁注"一作三"。

治肝肺热毒，气攻两眼，生疮赤痛，**决明子丸方**

决明子微炒　菊花　秦皮去粗皮，剉　黄连去须。各一两　车前子　地骨皮各一两半　羚羊角屑　黄芩去黑心　葳蕤　山栀子去皮　生干地黄焙　秦艽去苗、土。各一两　青葙子　白茯苓去黑皮。各一两半　升麻一两

上一十五味，捣罗为末，炼蜜为丸如梧桐子大。每服三十丸，食后温水下，临卧再服。

治风热上攻，目睑生疮，疼痛不止，**犀角汤方**

犀角屑　黄连去须　大黄剉，炒令香　甘草炙，剉　青竹茹各一两　秦皮去粗皮，剉。半两

上六味，粗捣筛。每服三钱匕，水一盏，煎至六分，去滓，投芒消半钱匕，放温，食后服，临卧再服。

治肝心热毒，目生疮及磣痛，**栀子汤方**

栀子仁半两　犀角屑一两　木通剉　黄芩去黑心。各半两　大黄剉，炒　瞿麦穗各一两　黄连去须。三分　车前子一两

上八味，粗捣筛。每服五钱匕，水一盏半，入竹叶七片，煎至八分，去滓，投芒消半钱匕，放温食后服，临卧再服。

治风热目赤生疮，点眼，**葳仁膏方**

葳仁去皮，研如膏。半两　青盐末。一钱　龙脑少许

上三味，同研，用儿孩子乳汁少许调和如膏。每以麻子大，日三五上点之。

治眼热赤生疮，退翳，**清凉包子方**

黄连一分。细为末。宣州者

上一味，用新水一碗，面东扑取倒流水些小，将黄连末匀掺在碗内，用熟艾一块如鸡子大，安在古老钱七文上，四面更用青铜钱四十文足作四①垛子，覆黄连碗在上，点火烧艾，候烟尽，

---

① 四：日本抄本、文瑞楼本同，日本抄本旁注"四下有块字"，明抄本、乾隆本此后有"块"。

便^①扫下黄连末，用夹绢袋子盛了，取儿孩子奶汁浸。时时点在眼中，觉口中苦透为度。如暴赤眼，用之立效。

治赤眼生疮肿痛，**搐鼻散方**

道人头三两。细为末 乳香一钱

上二味为末，每用一钱，香饼子上烧烟，搐鼻内。

治赤眼有疮，及生努肉，日夜难开，疼痛，点眼，**獭猪胆方**

獭猪胆干者^②，如枣许大 杏仁汤浸，去皮，研。七枚 朴消一钱 龙脑一字

上四味，先将杏仁入乳钵中研令细，次下三味同研，以合盛，经一宿。每点如黍米大，内目眦中，眼中冷泪出，至十日自差。填之^③，其药密覆^④，勿令见风。

治眼风赤涩隐，肿疼生疮，点眼，**黄连散方**

黄连去须，末 蕤仁去皮。各一分 胡粉一钱

上三味，先将蕤仁去膜，于铜器中用槐木杵研令极细如粉，次入黄连末、胡粉合和更研，取细为度。每夜卧，点一黍米在目眦头，不过三两上差。

治肝虚风痒，生疮泪多者，点眼，**蕤仁膏方**

蕤仁去皮，研。一分 胡粉如棋子许大。于火上烧变赤如金色者佳 龙脑一钱

上三味，先将胡粉、蕤仁别研，取好真酥如杏核许同研，次入龙脑，研令极细如膏，用油帛裹，或铜合子盛，勿泄气伤风。或有小儿胎赤，并大人久患赤痒眼痛，宜先取盐花少许，用绝酸浆水一升，煎三五沸，以绵滤取汁，夜卧，先以清水洗，次以盐花水洗眼，拭令干，以爪甲挑取麻子许点眼眦，任眼开合，须臾泪出，目中凉冷，状若人吹，视物渐明。

---

① 便：日本抄本、文瑞楼本同，日本抄本旁注"一作更"，明抄本、乾隆本作"更"。

② 干者：原为大字正文，日本抄本、文瑞楼本同，据明抄本、乾隆本改。

③ 填之：文瑞楼本同，明抄本、乾隆本无，日本抄本作"损之"。

④ 覆：日本抄本、文瑞楼本同，明抄本、乾隆本作"封收"。

目脓漏

论曰：目脓漏者，缘血脉壅热，传入于足太阳膀胱之经，膀胱之脉起于目内眦，则令人睑眦肿痒，久即成疮，脓汁时下，绵绵不绝，如器津漏，故谓之脓漏。不治则脓毒淹渍，穿坏白睛，黑点相连，即难治疗。

治风毒上攻目轮，眼烂肉疮翳生，眼睛肉臭，若不医疗，必不见物，**羖羊角丸**方

羖羊角镑　檗皮去粗皮，炙　防风去叉。各一两半　玄参　芎䓖　荆芥穗　黄连去须　槐子　甘菊花　防己　石决明　蕤仁去皮　蔓荆子　车前子　秦艽去苗、土。各一两　大黄剉，炒　升麻　麦门冬去心　前胡去芦头　人参　白槟榔煨。各一两半　栀子仁　生干地黄焙　阳起石研　真珠末研　龙齿捣研　蔷薇根剉。各一两　枸杞子一两半

上二十八味，捣研为末，炼蜜丸如梧桐子大。每服三十丸，晚食后熟水下。

治眼漏睛脓出，**防风汤**方

防风去叉。二两　地骨皮　远志去心　人参　黄耆剉　白茯苓去黑皮。各一两　知母　大黄剉碎，炒。各二两

上八味，粗捣筛。每服一钱匕，水一盏，煎至五分，去滓，食后临卧温服。

治睛漏疮，目大眦出脓汁有窍，以**龙脑散**点方

龙脑研　马牙消各半钱　绿豆粉一钱

上三味，同研极细。用灯心黏药点之，日四五上。

治眼漏睛有脓出，经年不绝，**马齿散**熨方

马齿子半合　人苋子半合

上二味，捣罗为末，入银石器中，于饭甑上蒸，以绵裹熨眼大眦头，泪孔有脓水出处。凡熨眼时，须药热熨透睛，三五十度脓水自绝。

目生珠管

论曰：目生珠管者，风热痰饮渍于肝，血气蕴积，津液结聚所由生也。肝藏血，故肝受血而能视，气调血和，则精华见于目。今邪乘于肝，肝气受病，为风热熏蒸，痰饮渐渍，使血气壅阂，上冲于目，津液结聚，状如珠管，故以名焉。

治目生珠管及肤翳，**龙脑煎方**

龙脑研　腻粉研。各一钱　马牙消　秦皮　防风去叉　黄连去须。各一两

上六味，先捣后四味碎，用新汲水两碗浸药两复时，煎取一小盏，绵滤去滓，澄清，瓷瓶内盛之，后入龙脑、腻粉，候一宿可点。

治目卒生珠管，**滑石散方**

滑石　龙骨各一分①　手爪甲烧。半分

上三味，细研如粉。以新笔染药，点珠管上，日三四次。

治眼生肤翳，垂珠管，**铜青丸方**

铜青一两　细墨半两

上二味，合研为末，醋和丸如白豆大。每用一丸，以乳汁、新汲水各少许浸化，以铜箸点之。

治目生珠管，**贝齿散方**

贝齿烧，研　丹砂研。各一分

上二味，重研匀细。每用点珠管上，日三四次。

治眼卒生珠管，**铅丹膏方**

铅丹半两　鲤鱼胆汁量铅丹多少用

上二味，合调如膏。点注目眦中，日三五次。

治目卒生珠管方

白蜜

上以少许点目中，仰卧令泪出，半日许洗之。

---

① 分：日本抄本、文瑞楼本同，明抄本、乾隆本作"两"。

又方

龙骨一两

上一味，捣罗为散。每点少许珠管上，日三五次。

又方

牛膝叶根不计多少

上捣绞取汁，点珠管上，日三次。兼治赤目，良。

斑豆疮入眼

论曰：伤寒热毒气盛，发于肌肉作斑豆，不已则上熏眼目，肿涩而痛，片见黄赤，若玳瑁色，或碎如粟粒是也。点药入眼，必致损烂，惟宜服利脾肺解热毒之药。亦可傅药于眼睑上下，稍削其势。

治斑疮后翳膜忽生，及风毒暴赤等眼，**羚羊角饮**方

羚羊角一对。镑，取细末　车前子　决明子微炒　防风去又　升麻　黄耆剉　大黄剉，炒　黄芩去黑心　芒消各二两

上九味，粗捣筛。每服三钱匕①，水一盏，煎至七分，去滓，倾入瓷瓶内，用油单子封，系悬在井中一宿，至次日取出，微暖动。临时徐徐呷，不得枕头，睡至明②见效。如势不可缓，急要服者，空心日午各一服。

治斑疮入眼，**决明散**方

决明子微炒。一两半　秦皮剉　甘菊花各一两　细辛去苗叶。三分　羚羊角镑。一两　赤芍药一两半　麦门冬去心，焙　升麻　黄芩去黑心　黄连去须。各一两　朴消研。一两半　甘草炙。一两

上一十二味，捣研为散。每服二钱匕，食后以温米泔调服，临卧再服。

治斑疮入眼，**茯神汤**方

---

① 三钱匕：日本抄本、文瑞楼本同，明抄本作"三钱"，乾隆本作"一钱"。
② 明：日本抄本、文瑞楼本同，明抄本、乾隆本作"明早"。

茯神去木　赤芍药　葛根剉。各一两　升麻　地骨皮剉　黄芩去黑心。各一两半　大黄剉，炒。一两

上七味，粗捣筛。每服四钱匕，水一盏半，煎至八分，去滓温服，食后临卧服。

治麸豆疮入眼，**黄芩汤方**

黄芩去黑心　栀子仁　黄连去须　萎蕤　升麻　蕤仁去皮　甘草炙，剉。并等分

上七味，粗捣筛。每服四钱匕，以水一盏半煎至八分，去滓温服，食后临卧各一。

治斑豆疮入眼，宜服，去脾肺热毒气，**柴胡汤方**

柴胡去苗　黄芩去黑心　栀子仁　赤芍药　升麻　麦门冬去心　甘草炙，剉。等分

上七味，粗捣筛。每服五钱匕①，水一盏半，煎至一小盏，去滓放温，食后临卧服。

治眼内有疮，但睛不损者，并可疗，**蒺藜子丸方**

蒺藜子炒，去角。一两　兔粪喂黑豆后收者。二两。焙　蝉蜕去土，炒　蛇蜕炙　木贼以合盛之，略烧存性为末　决明子微炒。各一两②

上六味，捣罗为末，用淡豆豉一两、白面一匙，先烂研豉，入水和面煮糊，丸如梧桐子大。每服用淡竹叶汤下十丸，加至二十丸，早晚食后。

治斑疮入眼，**黄连汤方**

黄连去须　细辛去苗叶　紫菀去苗、土　决明子微炒　车前子　苦荬根干者，剉碎。等分

上六味，粗捣筛。每服五钱匕，水一盏半，煎至八分，去滓温服，食后临卧。

治豆疮入目生翳，累医不效者，**腻粉膏方**

① 五钱匕：日本抄本、文瑞楼本同，明抄本作"五钱"，乾隆本作"三钱"。
② 一两：日本抄本、文瑞楼本同，明抄本脱，乾隆本作"五钱"。

腻粉　水银　粉霜各一分

上三味，用瓷钵令男子溺六十日后，用铫子内铺纸一重，衬三味药，以湿纸幂铫面，中心留一窍，如指大，以前瓷钵覆之，用湿纸封缝，更以湿沙厚拥四面①，钵上置水一盏，慢火熬，候干冷取钵，扫取水银。令患者就病目卧，取药半豆大，内在耳中，少时目痒揉之，翳随手落。避风将息三两日。

治麸豆疮入眼，宜外贴**黄药膏方**

黄药子　木香各一两　大黄三两。生用

上三味，捣研为散②，更重研令匀细。每用时以浆水调为膏，摊生绢上，贴眼睑上下，不得入眼内，干即易。

治斑疮入眼及诸般眼疾，**硇砂散方**

硇砂明净者，生用。一字　蓬砂半钱　龙脑一钱

上三味，各研为末，再同研令匀细。每以少许掺放翳上，日三四次。

治豆疮入眼睛上作白翳，遮障不明，刺痛不可忍者，**神圣粉方**

轻粉一分

上一味，用少炭灰掺③地面如盎④大，次烧小木炭十数片，簇定，吹令火盛，即倾粉其上，以新大瓷盎一只盖之，四下速拨灰塞缝，勿令烟透，更滴十数滴冷水于盎底，候冷取起盎，见粉烟飞黏盎内，旋以指点水刮洗下。用两重楮纸裹盛，绞出水银珠子，如赤豆大，以指甲挑入不病眼边耳内，须侧卧，摇令药到耳底，以软纸塞耳，当时不痛，即开得眼。或未效，次日再如前法煅，取一豆大，挑入病眼边耳内，立效。

---

① 湿沙厚拥四面：明抄本、日本抄本、文瑞楼本同，乾隆本作“湿纸封其四面”。

② 散：此后原衍“细”，日本抄本、文瑞楼本同，据明抄本、乾隆本删。

③ 掺（sǎn 伞）：撒落。李白《春感》：“榆荚钱生树，杨花玉掺街。”

④ 盎（àng）：古代的一种盆，腹大口小。

雀 目

论曰：昼而明视，暮不睹物，名曰雀目，言如鸟雀^①不能有见于夜也。夫卫气昼行于阳，夜行于阴，阴血受邪，肝气不能上荣于目。肝受血而能视，今邪在于肝，阴血涩滞，至暮则甚，故遇夜目睛昏，不能睹物，世谓之雀目。

治雀目，**防风煮肝散方**

防风去叉　黄连去须　谷精草　黄芩去黑心　甘草剉，炙　天南星炮。各一两　蛤粉半分

上七味，捣罗为细散。每服一钱匕，用羊子肝一片，铜竹刀批开，掺药在内，以麻缕缠定，研粟米饭一大盏，银石锅内煮熟放温，临卧嚼服。切不得犯铁器。病甚者，不过再服必效。

治雀目，**郁金散方**

郁金三两　新牛胆一枚　猪胆二枚　蛤粉研。三两　大黄剉，炒。半两　黄连去须。半两　雄黄研。一分

上七味，将五味为细散，并猪胆拌和，入牛胆中填满，阴干为细散。每服大人一钱匕，小儿半钱匕，食后新汲水调下。赤眼、气眼、疳眼，亦能治之。

治雀目年深不差，**铅丹丸方**

铅丹半两　黄芩去黑心。一两　蛤粉一两半

上三味，捣研为细末，别熔黄蜡一两，入药内同研匀，更入薄面糊丸如弹子大，批猪肝作薄片，裹药，米泔煮肝熟为度，烂嚼，用煮肝米泔汤下，空心食前服，临卧再服。

治雀目，及内外障眼，风毒青盲，暴赤眼等，**空青散方**

羊梅青好者，水浴过，控干，研　胡黄连水浴过，为细末。各一分　槐牙初出如雀舌时，于日未出勿食不语摘之，不计多少，入一青竹筒内，不令鸡犬等见，垂于天月德^②上，候干为末。一钱半

---

① 鸟雀：日本抄本、文瑞楼本同，日本抄本旁注"一作乌鸦"，明抄本、乾隆本作"乌鹊"。

② 天月德：古代择吉日的方法之一。

上三味，同研匀细如粉，入龙脑一字许，更研匀密收。每夜卧时，先温水净漱口，仰面卧，用苇筒子吹药一字，入两鼻中，但令如常喘息，便自睡著，眼中觉凉冷为妙，隔夜一次，用之极效。

治雀目，不拘年月远近，但黄昏不见物者，**蛤粉丸**方

蛤粉好者。研极细　黄蜡等分

上二味，先熔蜡，入蛤粉拌和，丸如梧桐子大。用獯猪子肝一片，以箸扎作孔子，捏药丸入孔中，以麻缕缠系周遍，用清水煮熟，取出切作薄片，热吃。仍将煮药汤熏眼。百无所忌。

治雀目，咫尺不见物，**煮肝散**方

紫芥菜子真香，炒令黑色，碾为细散[①]，用羊肝一具，分作八服。每用散二钱，捻在肝上，以笋托叶[②]裹煮令熟，放冷服，以煮肝汤下。不过一具肝，永除根本，临卧时服。

治肝虚雀目，夜不见物，**如圣散**方

蛤粉　青葙子　石决明各半两

上三味，为细散，用牛肝二两批开，掺药三钱匕在内，麻缕扎定，用米泔水煮熟为度，细嚼米饮下，临卧服，觉时便见物。若用鸡兔肝煮药皆可。

治雀目，**大黄车前子汤**方

大黄煨，剉　车前子　玄参　黄芩去黑心　细辛去苗叶　茺蔚子各二两

上六味，粗捣筛。每服二钱匕，水一盏，黑豆三七粒，煎至五分，去滓，空心临卧各一服。

治雀目，**泻肝汤**方

黄芩去黑心　防风去叉。各二两　芍药　桔梗去芦头，炒　大黄湿纸裹煨，剉。各一两

上五味，粗捣筛。每服一钱匕，水一盏，煎至五分，去滓，

---

①　真香……细散：此10字文瑞楼本同，明抄本、日本抄本作"员香，炒令黑色，碾为细散"，乾隆本作"一升，炒令香熟，研为细散"。

②　以笋托叶：明抄本、文瑞楼本同，乾隆本作"外托荷叶"，日本抄本作"以笋箨托叶"，箨（tuò 唾）即笋皮。

入芒消半钱匕^①，再煎令沸，食后温服。

治雀目，**补肝汤方**

人参　白茯苓去黑皮　车前子　黄芩去黑心　大黄湿纸裹煨。各一两　五味子　防风去叉。各一两　玄参一两半

上八味，粗捣筛。每服二钱匕，水一盏，煎至六分，去滓，食后温服之。

治雀目，**还睛丸方**

人参　细辛去苗叶　白茯苓去黑皮　木香　知母焙　芎䓖各一两　石决明　菟蔚子各二两

上八味，捣罗为细末，炼蜜和丸如梧桐子大，空心茶清下十丸。

治眼目昼视精明，暮夜昏暗，视不见物，名曰雀目，**石斛散方**

石斛去根　仙灵脾剉。各一两　苍术米泔浸，切，焙。半两

上三味，捣罗为散。每服三钱匕，空心米饮调服，日再。

治雀目，昼视精明，暮夜昏暗，**石决明丸方**

石决明刮，洗　车前子　细辛去苗叶　人参　白茯苓去黑皮　柏子仁炒，别捣　防风去叉。各一两　山芋　菟蔚子各二两

上九味，除柏子仁外并细剉，焙干，捣罗为末，拌匀，炼蜜和丸如梧桐子大。每服二十丸，食后温水下，临卧再服，加至三十丸。

目睑生风粟

论曰：睑生风粟者，上焦积热^②，肝经有风，传于心肺，冲发目眦睑肉之间，故令上下涩痛^③，如粟所隐，赤脉侵睛，泪眵交下，视物羞明。不疗则磨隐睛轮，久生翳晕，宜镰洗与药并行可也。

治眼睑生风粟，**防风汤方**

---

① 半钱匕：日本抄本、文瑞楼本同，明抄本、乾隆本作"一钱"。
② 上焦积热：明抄本、日本抄本、文瑞楼本同，乾隆本作"上下涩滞"。
③ 痛：明抄本、日本抄本、文瑞楼本同，乾隆本作"滞"。

防风去叉。二两　犀角镑　知母　黄芩去黑心　玄参各一两　桔梗锉，炒　羚羊角镑。各一两半　大黄炒。半两

上八味，粗捣筛。每服一钱匕，水一盏，煎至五分，食后去滓温服，日再。

治眼生风粟，除热，**知母汤方**

知母　莬蔚子　人参　白茯苓去黑皮　大黄锉，炒　五味子　黄芩去黑心。各一两　车前子一两半　芒消半两

上九味，粗捣筛。每服一钱匕，水一盏，煎至五分，食后去滓温服。

治目睑生风粟，**青葙子丸方**

青葙子二两半　犀角镑　白茯苓去黑心　羌活去芦头　槐子　桑根白皮锉。各一两半　麻黄去根节。一两一分　羚羊角镑。三两①　大黄炒。一两

上九味，捣罗为末，炼蜜丸如梧桐子大。每服三十丸，食前粥饮下，日再。

治眼睑生风粟，点眼，**蕤仁膏方**

蕤仁三两　秦皮锉。一分　黄连去须　海蛤　丹砂研。各半两　龙脑研。一钱

上六味，除研者外捣罗为末，酥和，于铜器中煎，新绵滤过，入研者二味，拌令匀，置瓷器中。每以一小豆大点眼。

治眼生风粟疼痛，时有泪，**细辛汤方**

细辛去苗叶　玄参　五味子　人参　白茯苓去黑皮　防风去叉　车前子各一两

上七味，粗捣筛。每服五钱匕，水一盏半，煎至七分，去滓，食后临卧温服。

眼睑垂缓

论曰：眼睑垂缓者，以血气不足，肤腠开疏，风邪客于睑肤，

---

① 两：乾隆本、日本抄本、文瑞楼本同，明抄本作"分"。

其皮垂缓，下覆睛轮，故俗呼为睢目，又曰侵风。久之则垂覆愈下，眼闭难开。

治眼睑垂肿[①]，心躁头疼，**羚羊角散**方

羚羊角镑　黄连去须　木通剉　赤芍药　防风去叉　甘草炙，剉　黄芩去黑心。各三分[②]　葳蕤一两　栀子仁半两　麦门冬去心。一两半　石膏二两

上一十一味，捣罗为散。每服三钱匕，水一盏，入竹叶二七[③]片，煎至七分，去滓，食后温服。

治风毒攻眼睑垂下，**茺蔚散**方

茺蔚子　防风去叉　羌活去芦头　蔓荆实　甘菊花　玄参　细辛去苗叶　黄芩去黑心　车前子　甘草炙，剉。各一两　大黄剉，炒。半两

上一十一味，捣罗为散。每服四钱匕，水一盏，煎至七分，去滓温服，食后临卧[④]。

治风热攻眼，睑垂肿痛，**秦皮汤**方

秦皮去粗皮，剉　黄连去须。各一两　栀子仁一分　大黄剉，炒　甘草炙，剉　细辛去苗叶。各半两[⑤]　蛇衔草三分

上七味，粗捣筛。每服三钱匕，水一盏，入生姜半分，拍碎，竹叶二七[⑥]片，煎至七分，去滓，食后温服。

治眼热毒，睑垂肿遮睛，**竹叶汤**方

苦竹叶　黄连去须　黄檗去粗皮，剉　栀子仁各一两　葳仁汤浸，去皮。半两

上五味细剉，以水五大盏煎至二盏半，去滓澄清，温温洗

---

① 肿：日本抄本、文瑞楼本同，明抄本、乾隆本作"缓"。
② 三分：日本抄本、文瑞楼本同，明抄本作"二两"，乾隆本作"三两"。
③ 二七：日本抄本、文瑞楼本同，明抄本、乾隆本作"七"。
④ 卧：日本抄本、文瑞楼本同，日本抄本旁注"又卧下有'各一'之二字"，明抄本、乾隆本此后有"各一"。
⑤ 各半两：日本抄本、文瑞楼本同，明抄本作"各半分"，乾隆本无。
⑥ 二七：日本抄本、文瑞楼本同，明抄本、乾隆本作"二"。

眼①，日五七次。作两度使。

治眼肿生翳，睑垂疼痛，**熨眼饼子**方

大黄剉　郁金　黄连去须。各一两

上三味，捣罗为散，用酸粟米饭和搜②令匀，每用药五钱匕捏作一饼子，以软帛裹，不住手熨之。

治血气不足，肤睑下覆睛轮，垂缓难开，又名睢目，**黄耆丸**方

黄耆剉　蒺藜子炒，去角　独活去芦头　柴胡去苗　生干地黄焙　甘草炙　栀子仁　苦参　白术　白花蛇酒浸，去皮骨，炙。各一两　防风去叉　菊花　茯神③去木　山芋　秦艽去苗、土。各三分　天门冬去心，焙　枳壳去瓤，麸炒　白槟榔剉。各一两半

上一十八味，捣罗为末，炼蜜为丸如梧桐子大。每服三十丸，空心温酒下。

治风邪客于睑肤，其皮垂缓，下覆睛轮，眼闭难开，**升麻散**方

升麻　山茱萸各三分　甘菊花　细辛去苗叶。各半两　蔓荆实去白皮　山芋　防风去叉。各一两

上七味，捣罗为散。每服三钱匕，温酒调下。

治风邪客于睑肤，令眼睑垂缓，甚则眼闭难开，**枸杞汤**方

枸杞子炒。半两　赤芍药　山芋　升麻各一两半　蒺藜子炒　茯神去木。各二两　防风去叉。一两

上七味，粗捣筛。每服五钱匕，以水一盏半，煎取七分，入生地黄汁一合，去滓温服，临卧再服。

---

① 去滓澄清温温洗眼：日本抄本、文瑞楼本同，明抄本、乾隆本作"去滓温服，澄清洗眼"。

② 酸粟米饭和搜：文瑞楼本同，日本抄本作"酸粟米饭和掺"，明抄本作"酸粟米饭和"，乾隆本作"苦竹叶煎和"。

③ 茯神：日本抄本、文瑞楼本同，日本抄本旁注"一神作苓"，明抄本、乾隆本作"茯苓"。

目睑肿硬

论曰：目睑肿硬者，内因肝肺积热，上冲于目，外为风邪所搏，风热留结在于睑眦，血气不得宣流①，故令肿硬。久不差者，多成风粟细疮，眵汁淹渍，浸坏眼目。先宜镰洗出毒，然后以药攻治，则病可差。

治眼睑硬赤肿痛，**黄耆汤**方

黄耆剉　茺蔚子　麦门冬去心，焙。各一两半　地骨皮　玄参　黄芩去黑心　知母焙。各一两

上七味，粗捣筛。每服五钱匕，水一盏半，煎至七分，去滓，食后临卧温服，日三。

治目睑硬，刺痛肿赤，**细辛散**方

细辛去苗叶。半两　人参　白茯苓去黑皮　五味子各一两　芎藭　藁本去苗、土。各一两半

上六味，捣罗为散。每服三钱匕，水一盏二分，煎至七分，和滓温服，早晚食前。

治目睑肿硬，**石决明散**方

石决明刮洗　车前子　白茯苓去黑皮　五味子　人参　细辛去苗叶。各一两　知母焙。二两

上七味，捣罗为散。每服三钱匕，食后临卧，米饮调下，日三。

治目睑肿硬刺痛，**大黄桔梗散**方

大黄剉，炒。一两半　桔梗剉，炒　黄芩去黑心　玄参　羚羊角镑　人参　白茯苓去黑皮。各一两

上七味，捣罗为散。每服一钱半匕至二钱匕，食后临卧，米饮调下，日三。

治风热客搏，目睑肿硬，洗眼，**防风汤**方

防风去叉　秦艽去苗、土　甘菊花各二两　蕤仁汤浸，去

---

① 流：日本抄本、文瑞楼本同，明抄本、乾隆本作"通"。

皮　栀子仁　萋蕤各半①两　竹叶一握

上七味，细剉令匀，每用一两，以水三盏煎取一盏半，绵滤去滓，每暖洗讫避风。

治眼睑肿硬痒痛，洗眼，**秦皮汤方**

秦皮　黄连去须　细辛去苗叶。各二两　黄檗半两　青盐一两

上五味，剉令匀。每用一两，以水三盏煎取一盏半，绵滤去滓，乘热通手洗眼了，避风，日三，再暖洗之。

倒睫拳挛

论曰：脏腑久积风热，内熏肝经，冲发于目，始则肿赤隐痛多泪，日久津液涩少，睑眦皮急，致睫拳倒，刺隐②瞳仁。治法当起立毛睫，又刺太阳经令出血，及铍镰除其恶血，仍服除风退热之剂。

治眼睑紧急，倒睫拳挛，**犀角芎劳散方**

犀角镑　芎劳　羚羊角镑　木香　槟榔煨，剉　茯神去木　山芋　前胡去芦头　牛膝去苗　桂去粗皮　枳壳去瓤，麸炒`大黄剉，炒。等分

上一十二味，捣罗为散。每服三钱匕③，空心食前，温酒调下。

治倒睫拳挛，眼如针刺，目系急④碜，多生眵泪，**木通汤方**

木通剉　麦门冬去心，焙　旋覆花　黄芩去黑心　茯神去木。各一两　大黄剉，炒。三分

上六味，粗捣筛。每服五钱匕，水一盏半，煎至八分，投生地黄自然汁一合，更煎取沸，入朴消末一字，食后临卧温服。

治风热冲肝，目多倒睫，**防风汤方**

---

① 半：明抄本、日本抄本、文瑞楼本同，乾隆本作"一"。
② 隐：明抄本、日本抄本、文瑞楼本同，乾隆本此后有"磨"。
③ 三钱匕：日本抄本、文瑞楼本同，明抄本作"三钱"，乾隆本作"二钱"。
④ 针刺目系急：日本抄本、文瑞楼本同，明抄本作"针刺，目系紧"，乾隆本作"拘紧，睑内紧"。

防风去叉　甘菊花　旋覆花　决明子微炒　麦门冬去心，焙　栀子仁　葳蕤　升麻　秦皮去粗皮，剉　黄连去须　甘草炙。等分

上一十一味，粗捣筛。每服五钱匕，水一盏半，煎至八分，去滓，食后临卧温服。

治目渐致倒睫，隐涩疼痛，**菊花散**方

菊花　羚羊角镑　蔓荆实各三[①]分　玄参半两　防风去叉　芍药各一两半　子芩一两

上七味，捣罗为散。每服二钱匕，水一盏，煎至六分，不去滓，入马牙消末一字打匀，食后临卧温服。

治倒睫赤眼，疼痛不开[②]，**车前散**方

车前子二两　马蹄决明微炒　葳仁各一两半　龙胆　地肤子　菊花　甘草炙，剉。各半两　青葙子　山栀子仁各一两　前胡去芦头。三分

上一十味，捣罗为散。每服二钱至三钱匕，空心粟米饮调下，食后临卧再服。

治倒睫拳挛，隐磨瞳仁，**决明丸**方

决明子微炒　车前子　山栀子仁　枸杞子　熊胆汁干者亦得。各半两　黄连去须　牵牛子炒熟　甘草炙，剉。各三分　牛胆汁半合　猪胆汁五枚

上一十味，捣罗七味为末，及三味胆汁和丸如梧桐子大。每服三十丸，食后温熟水下。随胆汁多少，以丸得为度。如硬，入炼蜜少许不妨。

治风热攻目，碜涩疼痛致倒睫，洗眼，**葳仁汤**方

葳仁　秦皮去粗皮，剉　防风去叉。各一两　菊花　山栀子仁　葳蕤各半两　竹叶二握

上七味细剉，以水三升煎取一升半，去滓，乘热淋洗，冷即

---

① 三：乾隆本、日本抄本、文瑞楼本同，明抄本作"一"。
② 开：明抄本、日本抄本、文瑞楼本同，乾隆本作"止"。

再暖，作三度使。

治倒睫拳挛，目眦赤烂，**二黄丸方**

黄连去须。一两半① 　大黄剉，炒。一两　 细辛去苗叶　 龙脑各半两

上四味，捣罗为末，炼蜜和丸如梧桐子大。每服二十丸，食后临卧，温熟水下，日再。小儿量减。

---

① 一两半：日本抄本、文瑞楼本同，明抄本、乾隆本作"一两"。

卷第一百一十一

眼目门

眼目门

目生肤翳

论曰：目生肤翳者，以脏腑气血虚实不调，加以风邪痰饮，郁于膈上，熏蒸既久，冲发于目，乃生肤翳，其睛上及瞳仁有物如蝇翅状，是为肤翳也。

治久患肤翳，遮覆瞳子，**决明子丸方**

决明子炒　蕤仁去皮　地肤子　白茯苓去黑皮　防风去叉　泽泻　麦门冬去心，焙　茺蔚子　枸杞子　五味子　青葙子各一两　细辛去苗叶　车前子　菟丝子酒浸，别捣末。各三分　生干地黄焙干。二分[1]　桂去粗皮。半两　黄芩去黑心　杏仁汤浸，去皮尖、双仁，炒。各一两

上一十八味，捣罗为末，炼蜜丸如梧桐子大。每服二十丸，食后以米饮下，临卧再服。九月服此药，加兔肝一两一分[2]，至二月停，甚妙。

治眼热生晕，翳覆瞳仁，**黄连丸方**

黄连去须。一两　车前子　地骨皮去土　黄芩去黑心　沙参　人参各一两半[3]　蕤仁去皮。二两　茯神去木。一两半　秦皮去粗皮。一两　决明子微炒。一两半　泽泻　瞿麦各一[4]两　甘草微炙。一两半

---

① 分：文瑞楼本同，明抄本、乾隆本、日本抄本作“两”。
② 一两一分：日本抄本、文瑞楼本同，明抄本、乾隆本作“一两”。
③ 一两半：日本抄本、文瑞楼本同，明抄本、乾隆本作“一两”。
④ 一：明抄本、乾隆本、日本抄本、文瑞楼本同，日本抄本旁注“一作二”。

上一十三味，并吹咀焙过，捣罗为末，炼蜜丸如梧桐子大。每服三十丸，食后以温熟水下，临卧再服。

治眼生肤翳，遮覆[1]瞳仁，宜服**决明汤**方

决明子微炒　地骨皮　玄参　黄连去须　桔梗炒　柴胡去苗　茯神去木。各三分　山栀子仁半两　羚羊角屑。一两

上九味，粗捣筛。每服五钱匕，以水一盏半，入净洗淡竹叶十片，煎至七分，去滓放温，食后服，临卧再服。

治眼生肤翳，**萎蕤汤**方

萎蕤去皮　地骨皮去土　赤芍药各一两半　犀角屑　黄芩去黑心　茯神去木　甘草炙，剉　升麻各一两

上八味，粗捣筛。每服五钱匕，以水一盏半，煎至一盏，去滓放温，食后服，临卧再服。

治眼热赤痛及生肤翳，**卢会丸**方

卢会半两。研　鲤鱼胆七[2]枚。取汁　熊胆研。一分　牛胆干者半两，湿者汁[3]一合　石决明刮削净。一两　麝香研。半分　车前子一两

上七味，除胆外捣研为细末，后入胆汁同和匀，炼蜜丸如梧桐子大。食后米饮下二十丸，渐加至三十丸。

治目风热赤生肤翳，点眼，**贝齿散**方

贝齿七枚。烧为末，细研　真珠一分。捣罗末，细研　龙脑研。半钱

上三味，合研如粉。每点如黍米大于翳膜上，日三度。

治虚热目赤生肤翳，眦痒风泪，兼治白翳，点眼，**丹砂散**方

丹砂研如粉　贝齿烧灰。各二两　干姜炮。半两　衣内白鱼四十枚。煿令干

上四味，于净乳钵中研令极细，以熟帛三度罗过，点时仰卧，令人以小指甲点少许。

治目肤翳，睛及瞳仁上有物如蝇翅状，令人视物不明，**白鲜**

---

① 覆：日本抄本、文瑞楼本同，明抄本、乾隆本作“盖”。
② 七：文瑞楼本同，明抄本、乾隆本、日本抄本作“一”。
③ 汁：明抄本、乾隆本、文瑞楼本同，日本抄本无。

皮汤方

白鲜皮　款冬花　柴胡去苗　车前子　枳壳去瓤，麸炒　黄芩去黑心。各一两　甘草炙。半两　百合二两　菊花　蔓荆实炒。各一两半

上一十味，粗捣筛。每服五钱匕，以水一盏半煎至八分，去滓，食后温服，临卧再服。

治脾肺热熏，目赤痒生翳，**芦根汤**方

芦根　木通各一两半　栀子仁　桔梗炒　黄芩去黑心　甘草炙。各一两

上六味，剉如麻豆大，分为二剂。每剂以水六盏，煎至三盏，入生地黄汁半盏，再煎至二盏，去滓，空腹分温三服，食后。

治眼目肤翳，侵及瞳仁，如蝇翅状，**菊花散**方

菊花　防风去叉　木通剉　木贼剉　仙灵脾剉　荆芥去梗　甘草炙。各一两

上七味，捣罗为散。每服一钱匕，食后用茶半钱匕同点温服。

目生丁翳

论曰：肝心二脏久积毒热，攻发于目，能生丁翳，状如银丁。盖肝木也，在窍为目；心火也，于肝为子。今心脏积热，热乘于肝，熏发结聚，故为丁翳。

治阳气炎上，血脉贯冲，目赤肿痛，睑眦生疮，暴生丁翳，渐染睛轮，视物羞涩，紧急难开，**退膜丸**方

熊胆半两。研　牛胆汁一合　猪胆五枚。取汁　牵牛子一两①。炒　黄连去须。一两　栀子仁一两　车前子半两　决明子半两。炒　枸杞半两　甘草一两。炙

上一十味，除牛胆、猪胆汁外八味同为末，用二胆汁和丸，梧桐子大。每服五十丸，食后荆芥汤下。

---

① 一两：日本抄本、文瑞楼本同，明抄本、乾隆本作"一两半"。

治肝心毒热，丁翳入黑睛，**青葙子丸方**

青葙子 蓝实 枳壳去瓤，麸炒 大黄剉，炒 菊花 甘草炙。各二两 草决明 黄连去须 茺蔚子 细辛去苗叶 麻黄去根节 车前子各一两半 鲤鱼胆 鸡胆各一枚。阴干 羚羊角镑。三两

上一十五味，捣罗为末，炼蜜丸如梧桐子大。每服二十五丸，食后温水下，日三。兼治内外障，一切眼病。

治肉翳风邪丁翳，**青葙子汤方**

青葙子 蕤仁 白茯苓去黑皮 车前子 萎蕤 黄连去须。各一两半 秦皮二①分 山栀子仁 秦艽去苗、土 甘菊花择 黄芩去黑心 甘草炙。各一两

上一十二味，粗捣筛。每服三钱匕，水二盏，煎至八分，去滓，食后服。

治白膜晕赤，侵黑睛生翳，横冲瞳仁，久成丁翳，**黄芩汤方**

黄芩去黑心 黄连去须 木通剉 柴胡去苗 赤芍药各二两 地骨皮 山栀子仁各一两半② 萎蕤③ 甘草炙 大黄蒸三度，焙。各二④两半 石膏碎。六两半 朴消研。五两

上一十二味，粗捣筛。每服五钱匕，水二盏，煎至一盏，去滓，食后服。

治丁翳毒热，**除热饮方**

黄芩去黑心 玄参 桔梗去芦头，炒 知母 芒消 防风去叉 茺蔚子 大黄各一两

上八味，粗捣筛。每服二钱匕，水一盏，煎至七分，去滓，空心食后温服。

治心热生丁翳，**镇心丸方**

---

① 二：日本抄本、文瑞楼本同，日本抄本旁注"一作一"，明抄本、乾隆本作"三"。

② 各一两半：日本抄本、文瑞楼本同，明抄本、乾隆本无。

③ 萎蕤：日本抄本、文瑞楼本同，明抄本、乾隆本此后有"各一两"。

④ 二：明抄本、乾隆本、文瑞楼本同，日本抄本作"三"，旁注"作二"。

远志去心　人参　赤茯苓去黑皮　柏子仁　细辛去苗叶　茺蔚
子　山芋　车前子各一两

上八味，捣罗为末，炼蜜丸如梧桐子大。每服十丸，空心茶
汤下。

治膀胱热，肝膈中风毒，生丁翳，**升麻汤方**

升麻　黄耆剉　犀角镑　萋蕤　玄参各一两

上五味，剉如麻豆大。每服五钱匕，水一盏半，煎至八分，
去滓，入芒消半钱匕[1]，竹沥少许，空心温服。

治丁翳根脚极厚，经久不差，点眼，**决明散方**

石决明捣碎，水飞过　真珠末　琥珀各三分　乌贼鱼骨半
两　龙脑研。一钱

上五味，同研极细。每以铜箸取如大豆大点患处，日三次。

治顽翳丁翳眼，**萋蕤丸方**

萋蕤　青葙子　黄连去须　防风去叉　赤芍药各一两半　车前
子二两　地肤子[2]　干蓝　独活去芦头　芎䓖　黄芩去黑心　甘草
炙，剉。各一两

上一十二味，捣罗为末，炼蜜和丸如梧桐子大。食后温熟水
下四十丸，日再。

治目赤，并黑睛上生丁翳，疼痛，**萋蕤汤方**

萋蕤　桔梗　黄耆剉。各一两半　羚羊角镑。一两

上四味，粗捣筛。每服五钱匕，水一盏半，煎至八分，去滓，
下芒消末半钱匕，更煎一二沸，食后温服。

目生花翳

论曰：目生[3]花翳者，点点色白，状如枣花鱼鳞之类是也。此
由肝肺实热冲发眼目，其始则目痛泪出，变生白翳。宜急治之，
不尔则致障翳也。

---

① 半钱匕：日本抄本、文瑞楼本同，明抄本、乾隆本作"一钱"。
② 地肤子：日本抄本、文瑞楼本同，明抄本、乾隆本作"地骨皮"。
③ 生：原无，日本抄本、文瑞楼本同，据明抄本、乾隆本补。

治目生花翳白点，状如枣花，**桑白皮汤方**

桑根白皮剉　木通剉。各一两半　泽泻　犀角屑①　黄芩　旋覆花　茯神　玄参　川大黄剉，炒。已上各一两　甘菊花半两　甘草一分。炙

上十一味，捣罗为细散。每服二钱匕，水一盏，煎至六分，和滓温服。

治目积年生花翳，宜点**琥珀散方**

琥珀半两　真珠末一两　珊瑚半两　朱砂半两　硇砂半两。白者　马牙消半两　乌贼鱼骨半两。先于粗石磨去其涩。用好者一钱

上七味，都入乳钵内研三日令极细，每日三五上点。

治目生花翳，多年不退，宜服**蕤仁散方**

蕤仁一两。汤浸，去赤皮　赤茯苓一两半　秦艽一两②。去苗　柴胡一两。去苗　川大黄半两。剉，炒　枳壳一两半。炒黄，去瓤　车前子三分　青葙子三两③　赤芍药三分

上九味，捣为细散。每服三钱，水一盏，煎至六分，和滓温服。

治花翳，**黄芩汤方**

黄芩去黑心　木通剉　黄连去须。各二两　地骨皮　萎蕤　甘草炙，剉。各一两半

上六味，粗捣筛。每服五钱匕，水一盏半，煎至七分，去滓，食后温服，日再。

治眼生白翳如枣花，**羚羊角汤方**

羚羊角镑　大黄剉，炒　桑根白皮剉　黄连去须　决明子　黄芩去黑心　甘菊花各一两　甘草炙，剉。半两

上八味，粗捣筛。每服三钱匕，水一盏，煎至六分，去滓，

---

① 犀角屑：日本抄本、文瑞楼本同，日本抄本旁注"一作羚羊角"，明抄本、乾隆本作"羚羊角"。

② 一两：日本抄本、文瑞楼本同，明抄本、乾隆本作"一两半"。

③ 三两：文瑞楼本同，明抄本作"一分"，乾隆本作"三分"，日本抄本作"一两"。

食后温服。

治花翳泪出，**鸡距丸方**

干姜炮。三分 蕤仁细研 鸡舌香 胡粉各半两 黄连末一
两 矾石熬，研。半分①

上六味，捣研为末，枣肉丸如鸡距，注眼大眦，日再。

治花翳不得向明，点眼，**马牙消散方**

马牙消半两 黄连末一两 硇砂研 龙脑各半分② 卢会
末 真珠末各一分

上六味，同研如粉。每以铜箸取麻子大点眼。

治花翳，摩顶，**青莲膏方**

大青 萋蕤 朴消 栀子叶 长理石研 吴蓝各一两半 槐
子 曾青别研如粉。各一两 盐花三两 淡竹叶一握。洗，切 生
麻油三升 黄牛酥二两 莲子草汁一③升

上一十三味，取净铛，先下油、酥、莲子草汁三味，煮沸后，
将十味以绵裹入铛，慢火煎半日，候草汁尽为度，以新绵绞去滓，
更澄清，用通油瓶子盛。每临卧，挑一钱匕涂于顶上，摩千余遍，
令入毛孔中，渐觉清轻，甚者半月即差，三五夜一次用。兼治肾
虚眼暗，五脏风毒上冲入脑，脑脂流下为内障，及能生髭发，散
风毒。八月九月，取莲子草汁修合佳。

治风热上攻，眼生花翳，及有赤脉，冲贯黑睛，**真珠散方**

真珠末 琥珀末各一分 丹砂末半分 硇砂两豆大，好者。研

上四味，合研极细，每日三五次点之。

治眼生花翳，**水照丸方**

乌贼鱼骨取白心用 生龙脑 丹砂飞过。各一钱

上三味，合研极细，用蜡和作细饼子安眼中。

---

① 分：日本抄本、文瑞楼本同，明抄本、乾隆本作"两"。
② 分：日本抄本、文瑞楼本同，明抄本、乾隆本作"两"。
③ 一：日本抄本、文瑞楼本同，明抄本、乾隆本作"三"。

治内外障眼及浮花不见物者，**梦灵丸方** ①

黄连去须　太阴玄精石研　石决明净洗，焙，捣末　蕤仁研。各一两　羊子肝七枚。去膜，切，晒干

上五味，捣研为末，粟米粥丸如梧桐子大。每服二十丸，临卧茶下。

治眼生花翳，退翳，**仙术散方**

苍术二两。米泔浸一宿，焙　木贼　甘草炙，剉。各一两　蝉蜕洗净　谷精草各一分　蛇蜕一钱。汤洗，焙干，滴油捣　黄芩去黑心。半两

上七味，捣罗为散。每服一钱匕，空心临卧冷水调下。

治上膈实热，冲发于目，渐生花翳，吹鼻，**去障翳方**

波斯青黛水上浮者是。一分　瓜蒂七枚。先为末　母丁香七枚。先为末　麝香研　龙脑研。各一字

上五味，同研如粉，瓶贮蜡封，勿令泄气。每用大麻子大吹鼻中，早晨两次，临卧一次，七日效。

翳膜遮障

论曰：眼生翳膜，或新或久，皆缘腑脏之间风邪毒热，冲发于上，蕴结不散。其状非一，是故障有内外，翳有浮沉，或浅或深，可治不治，《龙木论》载之详矣。世之俗工，往往以钩割针镰熨烙之法，取快一时，曾不知②此法不慎反致盲瞽。盖翳膜之病，有可以钩割针镰熨烙者，有专于服药者，有先服药及洗点，而后用钩割针镰熨烙者。诚能研究经旨，洞考六脉，以知腑脏虚实，然后心谛目察，曰是可以服药，曰是可以点洗，曰是可以针镰钩割，则岂有妄致损伤者乎？今姑摭其服饵③之良，次以点洗之剂云。

---

① 梦灵丸方：日本抄本、文瑞楼本同，明抄本此后有"一方有草决明，此方没有，俱同"，乾隆本石决明后注"一方用草决明"。

② 不知：明抄本、日本抄本、文瑞楼本同，乾隆本此后有"目为五脏之精华"。

③ 服饵：明抄本、日本抄本、文瑞楼本同，乾隆本此前有"汤丸"。

治内外障翳，不问年月远近，及眼中一切疾，**磁石丸方**

磁石煅，醋淬十遍　肉苁蓉酒浸，切，焙。各三①两　牛膝酒浸，切，焙　桂去粗皮　巴戟天去心　远志去心　干姜炮　地骨皮洗　附子炮裂，去皮脐　黄耆剉　覆盆子　防风去叉　柏子仁别研。各一两　生干地黄洗，切，焙　鹿茸去毛，酥炙。各二②两　白茯苓去黑皮。一两半

上一十六味，捣研为末，炼蜜和丸如梧桐子大。每服二十丸，盐汤盐酒下，空心日午近夜各一。

治内外障眼翳膜，**芎蒡散方**

芎蒡　菊花　荆芥穗　石膏各一两　甘草炙，剉。半两

上五味，捣罗为散。每服二钱匕，食后临卧温水调下。

治眼障翳，**密蒙花丸方**

密蒙花　黄檗根洗，剉。各一两

上二味，捣罗为末，炼蜜和丸如梧桐子大。每服十丸至十五丸，食后临卧熟水下，或煎饧汤下。

治风毒气③眼，翳膜侵遮，不计久新，及一切内外障眼，**八子丸方**

青葙子　决明子炒　葶苈子炒　车前子　五味子　枸杞子　地肤子　茺蔚子　麦门冬去心，焙　生干地黄洗，焙　细辛去苗叶　桂去粗皮　赤茯苓去黑皮　泽泻　防风去叉　黄芩去黑心。各一两

上一十六味，捣罗为末，炼蜜和丸如梧桐子大。每服二十丸至三十丸，茶清下，温米饮亦得，日三。

治内外障眼，退翳膜，去风毒，**还睛汤方**

甘菊花　蔓菁子　蒺藜子炒，去角　谷精草　牡蛎烧　芎蒡　仙灵脾　生地黄各半两　蛇蜕五条　羌活去芦头　防风去叉　桑叶　蝉蜕洗　地骨皮洗。各一两

---

① 三：日本抄本、文瑞楼本同，明抄本、乾隆本作"二"。
② 二：日本抄本、文瑞楼本同，明抄本、乾隆本作"三"。
③ 气：日本抄本、文瑞楼本同，明抄本、乾隆本作"热"。

上一十四味，粗捣筛。每服二钱匕，水一盏，竹叶二片，荆芥两穗，煎至七分，去滓，食后临卧温服。

治内外障翳，**精明汤方**

羚羊角镑。二两　当归切，炒　黄芩去黑心　栀子仁　淡竹叶　芍药　木贼　大黄剉，炒　荆芥穗　石决明各一两

上一十味，粗捣筛。每服四钱匕，苦竹叶十片，水一盏半，煎至七分，去滓温服，日三。

治内外障翳，一切眼疾，**甘菊汤方**

甘菊花　大黄剉，炒　旋覆花　升麻　石决明　芎䓖各半两　羌活去芦头　地骨皮洗　青葙子　车前子　石膏碎　木贼剉，炒　黄芩去黑心　栀子仁　草决明炒　甘草炙，剉　荆芥穗　防风去叉。各一两　黄连去须。一分

上一十九味，粗捣筛。每服三钱匕，水一盏，蜜少许，同煎至七分，食后夜卧，去滓温服。

治眼目翳膜，遮障昏暗，退翳，**仙术散方**

苍术米泔浸一宿，切，焙。二两　蝉蜕洗　谷精草各一分　蛇蜕洗，焙。一钱　黄芩去黑心。半两　甘草炙，剉　木贼各一两

上七味，捣罗为散。每服一钱匕，空心临卧冷水调下。

治外障赤肉翳膜，遮障不明，**炙肝散方**

石决明洗　谷精草洗。各四①两　皂荚炙，去皮子。一分　甘草炙，剉。二两　木贼剉　黄芩去黑心。各五两　苍术米泔浸七日，切，焙。半斤

上七味，捣罗为散。每用羯猪肝一叶去筋膜，切数缝，掺药末五钱，分于缝内，仍掺盐一钱，合定用。旋斫湿柳枝三四条搁起，慢火炙香熟。早晨空心冷吃尽，续吃冷饭一盏压之，仍于三里穴灸二三七壮，三日后有泪下为验，七日翳膜必退。每旦用新水漱口。

治内外障眼，**二明散方**

---

① 四：明抄本、乾隆本、日本抄本、文瑞楼本同，日本抄本旁注"作三"。

苍术四^①两。米泔浸七日，逐日换泔，片切，别研。青盐一两同炒黄色，去盐用术　木贼二两。童子小便浸一两日，洗，焙

上二味，捣罗为散。每服一钱匕，米饮调下。

治眼一切内外障，翳膜遮蔽，时作疼痛赤涩，**地黄丸方**

熟干地黄二两　蜀椒去目并闭口，炒出汗。一两

上二味，捣罗为末，炼蜜和丸如梧桐子大。每服二十丸，食后临卧，新米泔饮下。

治一切翳障，点眼，**还睛膏方**

黄连去须　铅丹水飞过。各一两　黄檗去粗皮。半两　桃仁去皮尖、双仁　杏仁去皮尖、双仁。各七粒　龙脑研。半钱　白沙蜜四两

上七味，除龙脑、铅丹、蜜外各捣碎，用井水二盏及蜜、铅丹搅匀，浸三日后，入银石器内，文武火熬及一半，绵滤去滓，入龙脑成膏，瓷合子内密封，掘地埋一宿，出火毒。不拘时候点之。

治眼外障翳，**水照丸方**

黄蜡片切。一两　蛇蜕烧灰，研。一分　铅丹水飞，研。一两　水银一分　丹砂研。少许　鸡卵壳一枚。雏乌鸡始初生者，须要完全去里面清并膜，只用壳，研如粉

上六味，先将黄蜡熔成汁，次投诸药，用柳枝同搅成膏，候不见水银星可丸，即丸如豌豆大，捏作饼子，以丹砂末为衣，仍置丹砂末内养之。每用一饼，临卧安在眼内，至天明开眼，遗放水盏内，上有翳膜，再洗。药以丹砂末衣过养之。其水盏预置于头畔。

治内外障，及翳膜赤脉昏涩，**洗眼方**

桑条二三月间采嫩者，暴干，净器内烧过，令火自灭成白灰

上一味细研，每用三钱匕，入瓷器或银石器中，以沸汤泡，打转候澄，倾清者入别器内，更澄，以新绵滤过，极清者置重汤

---

① 四：日本抄本、文瑞楼本同，明抄本、乾隆本作"二"。

内令热，开眼淋洗，逐日一度。但是诸眼疾不见物者，大效。

治外障，退翳膜，疗风毒上攻，眼疼赤肿，或睑眦痒烂，时多热泪，昏涩，大效，**紫金膏方**

槐嫩枝芽三十条。当中春采嫩枝子亦得　铅丹细研，飞过。三钱匕①　黄连紧实者。七条，各长二寸半　乌贼鱼骨去甲为末。二钱匕　轻粉三钱匕②　乳香明净者。秤一钱。研细　龙脑少许　白蜜四两

上八味，先将槐枝并黄连，用雪水或井华水一碗半入银石器内，慢火熬及半盏，去滓，次入乳香，又熬之，候如茶脚许，将蜜别熬，去滓放冷，和入前膏及众末，搅匀再熬，候如金漆色，入瓷器内收之。每用少许点眼，大妙。

治攀睛翳膜，昏涩，风毒肿痛，洗眼，**通光散方**

上用栝楼一枚，割下顶盖，取瓤并子，同猪脽子捣匀，却入在栝楼内，用元盖盖之，坐净土上。取桑条子十两，约长四五寸，簇栝楼上，用炭火烧，扇之烟尽，将成灰即住扇，冷和灰通研极细。每用二钱匕，沸汤浸，澄清去脚洗之。

治外障眼，及赤翳贯瞳仁攀睛等，惟翳厚者见效尤速，**海螵蛸丸方**

海螵蛸竹刀子刮下软者，细研，水飞过，日干。一两　丹砂细研，水飞。一分

上二味，同研匀细，熔好蜡和丸如绿豆大。每用一丸，安在大眦上，立奔障翳所，如无翳，即在眼眦不动，神效。

治风毒攻眼，成外障翳膜，**青金丸方**

铜青真者　蕤仁去皮尖，与铜青同浸二宿，去水，研　生犀角净水磨，纸上飞过　石决明净水磨，沥干。各一钱　白丁香水研飞过，去滓，沥干　海螵蛸水飞过　龙脑研。各半钱

上七味，将铜青与蕤仁先研如糊，次入白丁香研，次入四味研极细，用好墨研浓汁，于净器中和熟为丸如绿豆大，每用人乳

---

① 三钱匕：文瑞楼本同，明抄本、乾隆本作"三分"，日本抄本作"三钱"。
② 三钱匕：日本抄本、文瑞楼本同，明抄本、乾隆本作"三分"。

汁化开点眼。未用者，常以龙脑养于瓷器中。

治风毒眼，翳膜遮障，**拔云散方**

菊花　防风去叉　白蒺藜子炒，去角　羌活去芦头　柴胡去苗　甘草炙，剉。各一两

上六味，为细散。每服二钱匕，水一盏，煎至六分，食后临卧，和滓温服。

治眼生翳膜，疼痛昏涩，视物不明，**蓤蕤丸方**

蓤蕤　车前子　熟干地黄焙。各四两　升麻　黄芩去黑心　秦艽去苗、土　枳壳去瓤，麸炒　白茯苓去黑皮　黄连去须　独活去芦头　地骨皮　决明子微炒　山栀子仁　白槟榔生，剉。各一两半　赤芍药　芎䓖各二两　秦皮一两

上一十七味，捣罗为末，炼蜜和丸如梧桐子大。每服三十丸，熟水下，食后，日二。

治翳膜遮障，目风泪出，点药，**神效膏方**

铅丹二两　蜜半斤。以绢滤过　硇砂一豆大。明净者　青盐一钱　马牙消三钱　白龙脑一钱　白矾一豆大。烧过　大猪胆二枚。新好者

上八味，并入瓷瓶内和匀，用重汤于锅内煮，候紫色为度，兼不住手搅之，药成，只于瓶内盛贮，封角。每遇使时，旋取些小，以井华水调，用铜箸子点，有泪下，以帛拭之，候泪住，即再点，每昼夜可三五度。

治一切眼疾，翳膜遮障，兼能生发凉脑，治头痛，**摩顶膏方**

莲子草　蓝青各一握　油一升

上三味，将二味细剉，内瓶中，以油浸之，纸封头四十九日。每夜卧时，令人以铁匙①点药，摩顶脑上四十九遍，至一百二十遍佳。此药须五月五日平旦时合。

治一切眼，退翳，**黄金膏方**

黄檗去粗皮，为末　蛇蜕为末

---

① 匙：日本抄本、文瑞楼本同，明抄本、乾隆本作"筯"，"筯"同"箸"。

上二味，等分，以酸浆水一升，慢火熬令稀稠似乳，放冷，点两眦。

治眼生翳膜方

上采荠菜和根茎叶，不拘多少，洗净，焙干，碾为末，细研。每夜卧时，先净洗眼了，挑半米许安两大眦头，涩痛莫疑，翳膜不日自落。

治目翳方

上以芥子一粒，轻手捺入眼中，候日出，以井华水、鸡子清洗之。

治热毒眼晕，白翳覆瞳仁，**车前子丸**方

车前子　决明子　黄连去须　蓝实各二两一分①　黄芩去黑心　玄参　沙参　瞿麦穗　地骨皮　秦皮　蕤仁去壳。各一两三分②

上一十一味，捣罗为末，炼蜜和丸如梧桐子大。每服三十丸，熟水下，食后，日二。

治眼生翳障，**照水丸**方

龙脑　滑石　丹砂通明者　乌贼鱼骨去甲

上四味，各秤一钱研细，再同研匀。先用黄蜡皂子大两三块，于新白瓷盏内，慢火上熔，用纱帛子滤过，在净盏内再熔了。将前药末同共拌和，捏作饼子，如半破豌豆大，用薄绢或纱袋子盛了。以硇砂半两，放在净碗内，上交横安竹片，放药在上面铺著，借硇砂气熏，用大碟一片合碗口，勿令透气。掘一地坑，放药碗在坑内，用竹箅子一片盖了，然后以黄土盖之，七日出净瓷瓶中，收其硇砂不用。如患浮翳膜侵瞳仁及一切目疾，但临卧将一饼扎在眼眦头，即睡至晓，用水一碗，向东觑水碗，其药自落在水中浮③浴，却用绢帛子裹起，安洁净处，临卧依前再使。每饼可用半月，候药力慢时，方易一饼。如两目有疾，即用两饼。

治目生翳膜，点眼，**香连膏**方

---

① 二两一分：日本抄本、文瑞楼本同，明抄本、乾隆本作"二两"。

② 一两三分：日本抄本、文瑞楼本同，明抄本、乾隆本作"一两"。

③ 浮：文瑞楼本同，明抄本、乾隆本、日本抄本作"净"。

白沙蜜五两。绢滤去滓　硇砂五钱。通明者，研　乳香研。一钱　青盐一钱。研　铅丹一钱　黄连去须。三两。为细末。以上六味，除蜜外并用新汲水三大盏，于银石器内同煎至一大盏，后入蜜，更用慢火熬成膏，不住手搅，候引之如丝线，以重绵绞去滓，入瓷瓶内盛　水银半钱　轻粉一钱　龙脑一钱　麝香研。一钱

上一十味，除前膏外，将后四味一处细研匀，入在药膏内，用油单封三五重，系定。如春夏秋合时，即以麻绳子坠在井底，一七日取出；若冬月合时，即于背阴处，封闭二七日出之。除打损眼外，并可治。

治热风上冲头面，及因食酒、面、炙煿等物，眼生膜者，明目，**防风丸方**

防风去叉　决明子　枳壳去瓤，麸炒　黄连去须　槐子　赤茯苓去黑皮　甘菊花各一两半　细辛去苗叶　黄芩去黑心。各一两　生干地黄焙　车前子各二两半

上一十一味，捣罗为末，炼蜜和丸如梧桐子大。每服十五丸，食后米饮下，日再服。努肉昏暗等诸证，皆能除之，觉愈即止。

治目障翳，努肉昏暗，**复明膏方**

马牙消研。一两半　酸浆草干者。五两

上二味，六月六日入童子小便浸，于日中暴之，夜或①阴雨覆之，晴即露之，小便耗即旋添。至七月初，去酸浆草，只空暴小便令干，收之，别以新盆盖药，埋净地，深可五寸已来。至来年夏至前二日收之，其霜飞上盆子盖，以乌鸡毛扫取。患者以一米粒安大眦头，避风。

治眼疾翳膜遮障，但瞳子不破者，**杏仁膏方**

杏仁三升②。汤浸，去皮尖、双仁

上一味，每一升以面裹，于煻灰火中炮熟，去面，研杏仁压取油，又取铜绿一钱，与杏油同研，以铜箸点眼，差。

---

① 或：日本抄本、文瑞楼本同，明抄本、乾隆本作"恐"。
② 升：日本抄本、文瑞楼本同，明抄本、乾隆本作"两"。

远年障翳

论曰：障翳之疾，本于风热毒气蕴积腑脏，冲发眼目，结搏而成。盖目为五脏精华，肝之外候，今风邪毒热在于脏腑，不得宣泄，上冲于目，故为障翳。初则隐涩赤痛，渐成翳膜遮障，久而不退，或至黏睛，疗之难差，是为远年障翳。

治内外障翳，不问远近，及一切目疾，**磁石丸方**

磁石三两。烧赤，醋淬十度，研细，更飞过，暴干　牛膝去苗，浆水浸一宿，以无灰酒煮五沸，暴干　桂去粗皮　柏子仁别研，用纸裹压去油　巴戟天去心，用无灰酒煮五七沸，焙干　防风去叉　覆盆子去茎叶　远志去心　干姜炮　地骨皮　附子炮裂，去皮脐　黄耆剉。各一两　白茯苓去黑皮。一两半　鹿茸取软者，酒煮十余沸，去毛，焙。二两　肉苁蓉三两。用无灰酒浸二日，焙　生干地黄焙干。二两

上一十六味，捣研为末，炼蜜丸如梧桐子大。每服二十丸，空心温酒或盐汤下，加至三十丸。

治自幼久患疳[1]风，攻眼生翳，久疗不差，凡翳膜遮障，但睛不损者，皆可治，**秘金散方**

黄连去须　沙参　太阴玄精石研　决明子各一两

上四味，捣研为散。每服半钱匕，用羊子肝一具，竹刀切作缝子，掺药末在内，以线系入瓶中，用米泔煮熟。分作三服，淡吃。

治久患风毒，气攻眼目，昏暗赤涩，瘀肉生疮，翳膜遮障不明，久患偏正头疼，眼目渐觉细小，及夹脑风痛，多视黑花，**羌活丸方**

羌活去芦头　天南星炮　天麻　附子炮裂，去皮脐　旋覆花　芎䓖　青橘皮汤浸，去白，焙　半夏汤洗十度　桑螵蛸炒。各一两　牵牛子六两微炒，捣取末二两　藁本去苗、土。一两

上一十一味，捣罗为细末，炼蜜和丸如梧桐子大。每服二十

---

① 疳：明抄本、日本抄本、文瑞楼本同，乾隆本作"肝"。

丸，食后温水下，渐加至三十丸。

治眼生障翳，经年不差，宜点**石胆散**方^①

石胆半分　琥珀一分　真珠末一分　珊瑚一分　紫贝一分　马珂一分^②　朱砂半两　蕤仁半两。汤浸，去赤皮　决明子一分

上九味，捣罗为散，更入乳钵内研令匀细。每用药一小豆大，点大眦头，日二三度妙。

治眼赤痛生翳障，远视不明，痒涩，宜点**珊瑚散**方

珊瑚三分　龙脑半钱　朱砂二^③分

上三味，先研珊瑚、朱砂如粉，次入龙脑研令匀。每以铜箸取一米许，日三四度点之。

治心神劳役，两眼生翳膜，久昏肿发赤，疼痛多泪，视物不明，**梦灵丸**方

黄连去须　太阴玄精石各一两^④。研　羊子肝七枚。去膜，薄切，暴干　石决明一两。洗，别捣为末，研　蕤仁四两。去皮，取一两细研，生用

上五味，捣研为末，以粟米粥丸如梧桐子大。每服临卧时，茶汤下二十丸。翳膜厚者，不过一月，近者不过十服。

治黏睛翳，**秦皮丸**方

秦皮去粗皮　黄檗去粗皮，炙　黄芩去黑心　防风去叉　柴胡去苗　黄连去须。各一两　甘草炙　蒌蕤　木通剉。各一两半

上九味，剉焙，捣罗为末，炼蜜丸如梧桐子大。每服三十丸，食后临卧温水下。

治积年风眼，胎赤眼，障膜侵黑睛不见物，点眼，**黄连煎**方

黄连去须　曾青研如粉　地骨白皮各一两　颗盐一分　古钱十文　蜜一升

---

①　石胆散方：日本抄本、文瑞楼本同，明抄本、乾隆本此后注"《千金方》有石胆散，不见，详是此方"。

②　马珂一分：日本抄本、文瑞楼本同，明抄本、乾隆本作"玛珂一分"，且其后注"马珂自是一种，宜看本草"。

③　二：日本抄本、文瑞楼本同，明抄本、乾隆本作"三"。

④　一两：明抄本、日本抄本、文瑞楼本同，乾隆本作"一两半"。

上六味，捣碎，以蜜渍，安新瓷瓶中，以重汤煮一复时后取出，以绵滤去滓，内于瓶子中，著地上露两宿后，每以铜箸取少许点目中，日三五度。

治眼生障翳，宜服**蕤仁散**方

蕤仁三分　决明子三分　黄连一两。去须　柴胡一两。去苗　萎蕤一两　川大黄三分。剉碎，微炒　黄耆一两。剉　甘草半两。炙微赤，剉

上八味，捣为粗散。每服三钱匕，水一盏，煎至六分，去滓，食后温服。

治眼远年翳障不差，宜点**贝齿散**方

贝齿一分　琥珀一分　朱砂半两　龙脑半分　马牙消三分

上五味，细研如粉，每用少许点之。

治眼生障翳昏暗点，大人小儿眼涩，肿赤隐痛，**蕤仁煎**方

蕤仁去皮尖，铺在银盂底　黄连去须，净洗，铺在蕤仁上。各二两

上二味，用古老钱四十九文铺在黄连上，以井华水二盏浸，不得过钱。用七年熟艾四两，紧打成一炷，在古老钱上烧，密盖盂口，不令出风，候烧过艾炷，去灰并古老钱、黄连、蕤仁等，取下艾烟，在水内入白蜜二两，同煎一盏，去滓，次用：

麝香　龙脑各二分　蓬砂一字

上三味，细研和膏，再熬热密封，入井水内浸七日，出火毒。凡遇障翳，先用白汤洗眼，灯心点药入眼内，日三。勿令见风。

治眼目一切远年障翳，眦生努肉，赤肿疼痛，**大决明散**方

石决明　草决明　青葙子　甘草炙，剉　黄檗去粗皮　黄连去须　谷精草　龙骨　白芷　枳实麸炒　牡蛎煅　枸杞子　蛇蜕各一两　羌活去芦头　蒺藜子炒，去角　蝉蜕　白附子炮　黄耆剉。各半两　鱼子活水中生下者。半两。其子用硫黄水温温洗过　虎睛一只。切作七片，文武火炙干，每一次杵罗入一片为末

上二十味，捣罗为散。每服三钱匕，五更时陈茶清调下，日午临卧再服。眦生努肉，赤肿疼痛不可忍者，三五日见效。赤白翳膜久不见者，一七日减，二七日其眼好安然。眼根枯死者不疗，

活者通医。如烦恼、伤酒色、遇风雨眼中疼痛者，即是活眼。若或有此，无泪不疼痛者，为死眼，更不用治。

治眼昏暗及内外障失明等，**还睛神明酒方**

黄连去须。五两　石决明　草决明　生姜　石膏　黄消石　蕤仁　秦皮　山茱萸　当归　黄芩去黑心　沙参　朴消　甘草炙　芍药　泽泻　桂去粗皮　荠子　车前子　淡竹叶　柏子仁　防风去叉　乌头去皮脐　辛荑　人参　芎䓖　白芷　瞿麦穗　桃仁去皮尖、双仁，炒　细辛去苗叶　地肤子各三两　龙脑三钱　丁香二钱　真珠二十五颗。无孔者

上三十四味，㕮咀，绢囊盛，用好酒五斗，瓮中浸之，春夏一七日，秋冬十四日。食后服半合，勿使醉吐，稍稍增之，百日后目明如旧。惟不疗枯损睛破者，但黑白不损，服此药更生，瞳子平复如故。

治目生翳膜，久不愈者，**苘实散方**

苘实以柳木制硙①子磨之，马尾筛筛取黄肉，其焦壳弃不用，每十两可得四两精肉。非柳木硙，不能去壳

上一味为末，取獖猪肝薄切，裹②药中令相著，缓火炙肝熟为散，临卧陈米饮调下二钱匕。一法：酽醋为丸，每服二十丸。一法：取苘实内囊，蒸一次，暴干为末，或散或蜜丸，温水下③。

---

① 硙（wèi 未）：石磨。
② 裹（yì 义）：明抄本、文瑞楼本同，日本抄本作"裛"。裛，通"浥"，浸，沾。唐·王维《送元二使安西》："渭城朝雨裛轻尘，客舍青青柳色新。"
③ 下：日本抄本、文瑞楼本同，明抄本此后有"又方　目昏暗门炙肝散　治一切眼疾　苘麻子一斤，拣去土，杵为末　上为，以猪肝一片如手大，切批作五七片，放药末中蘸匀，炙干，再蘸，再炙，末尽为度，捣为散，每服一字，空心临卧陈米饮调下，服五七服，如半字，又五七服，加至半钱止"89字。乾隆本与明抄本几近一致，但无"又方目昏暗门"；又，"如半字"作"加半字"，于义为顺。

卷第一百一十二

眼目门

眼目门

目青盲

论曰:《龙木论》称内障有变青盲者，初患之时，昏暗不痛不痒，亦无翳膜，至于失明，与不患者相似。是知青盲之状，外无异证，瞳子分明而不见物。由肝肾气虚，精血衰弱，不能上荣，故目盲而无所见也。《经》曰：肝气通于目，目和则知白黑。《养生方》乃以塞故井水渍，令人目盲。岂其本哉?

治青盲障翳积热，但瞳仁未损，即无不治，**还睛散方**

人参　细辛去苗叶　决明子炒　车前子　防风去叉　芎䓖　丹参　升麻　覆盆子　地肤子　黄连去须　远志去心　茺蔚子　桂去粗皮　蒺藜子炒　厚朴去粗皮，生姜汁炙，剉　槐实　麦门冬去心，焙　柏子仁　白芷　蜀漆　白茯苓去黑皮　麻黄去根节，汤煮，掠去沫　木通剉　黄芩去黑心　五味子　附子炮裂，去皮脐　菥蓂子　枸杞子　禹余粮煅，醋淬。各一两

上三十味，捣罗为散。每服二钱匕，食前白米饮调下，日再，渐加至三钱匕。

治一切眼昏障翳，将至青盲，不问新久，皆可治，**抵圣丸方**

家菊花去梗蒂取蕊，焙。四两　附子炮裂，去皮脐，切如指面大。一两　蒺藜子炒，去角。二两　肉苁蓉净洗，酒浸一宿，切，焙　大黄剉，纸裹煨。各一两

上五味，以无灰酒二升半同拌和，入银石器内盛贮盖了，于饭甑中蒸，自早及晡，取出焙干，捣罗为末。如有浸药剩酒，煮黄粟米为糊，丸如梧桐子大，如酒少，即添酒为糊。日午夜卧，

浓煎槐枝汤，下三十丸。

治内外障，青盲，雀目，眼生黑花白翳，十年已上不见光明者，一月有效，**羊肝丸方**

羖羊肝一具。切薄片，文武火炙为末 蕤仁一两 锦文斑鸠一只。去头足肠胃取肉，炙为末 黄连去须 细辛去苗叶 防风去叉 瞿麦子 桂去粗皮 蒺藜子炒，去角 甘菊花 牡蛎烧为末。各五两 蔓菁子二升。蒸五七遍 羌活去芦头。三两 白茯苓去黑皮。四两 决明子炒。三① 两

上一十五味，捣罗十二味为末，入羊肝、斑鸠、牡蛎末，乳钵内同研匀，炼蜜和丸如梧桐子大。每服二十丸，食后临卧茶清下。

治青盲不见物，或有痰热生翳，如蝇翅覆睛上，**决明散方**

石决明 草决明 青葙子 蛇蜕炙 细辛去苗叶 井泉石 甘草炙。各等分

上七味，用木杵臼，捣罗为散。次用獖猪肝一具，去胆膜，净洗沥干，以竹刀子随肝直切作缝，用药末一两掺入，线缚了。入生绢袋内，再缚定。沙锅内米泔煮，更入青竹叶一握、枸杞根一握、黑豆三合，同煮肝熟为度，取出候冷。食后用竹刀子逐片切食之，用元②煮汁送下。患久者，三两具见效。直须洁净，不可犯铁器。

治眼见黑花飞蝇，涩痛昏暗，渐变青盲，**蕤仁丸方**

蕤仁去皮 地肤子 石决明净洗，别捣罗 人参 细辛去苗叶 地骨皮去土 白茯苓去黑皮 白术各二两 楮实三两 石胆研如粉。半两 空青别研如粉 防风去叉。各一两半 熟干地黄焙。三分 鲤鱼胆五枚 青羊胆一枚

上一十五味，除胆及研药外细剉，焙，捣罗为末，入研药拌匀，胆汁搜和，炼蜜丸如梧桐子大。每服二十丸，食后临卧米饮下，日再。

---

① 三：日本抄本、文瑞楼本同，明抄本、乾隆本作"二"。

② 元：明抄本、乾隆本、文瑞楼本同，日本抄本作"先"。元，始也。

治眼青盲，并无赤痛，但不见物，补肾，**还睛丸方**

山芋　巴戟天去心　菟丝子酒浸，别捣末　人参　陈面微炒黄　杜仲去粗皮，酥炙令烟绝　熟干地黄焙　桑上寄生　续断各一两　牛膝去苗，酒浸，切，焙　山茱萸　独活去苗。各三分　肉苁蓉汤浸洗，焙。一两半

上一十三味，除面外捣罗为末，入面，炼蜜和丸如梧桐子大。每服三十丸，空心温酒下。

治目昏暗，眩转倒仆，或三两日却明，发动无定，久成青盲，**天雄散**方

天雄炮裂，去皮脐　山茱萸　芎䓖　人参　白术　远志去心　独活去芦头　桂去粗皮　葛根剉　茯神去木　莽草各半两　防风去叉。三分　山芋三两①

上一十三味，捣罗为散。每服一钱匕，空心甘菊花酒调下，食后再服，日三，渐加至二钱匕。

治头旋眼暗，欲成青盲，**羚羊角汤**方

羚羊角镑。二②两　羌活去芦头　黄芩去黑心　防风去叉　玄参各一两半③　车前子　人参　升麻　决明子各一两　细辛去苗叶。半两

上一十味，粗捣筛。每服三钱匕，水一盏，煎至七分，去滓，食后临卧服，日二。

治肝脏热冲目赤，瞻视漠漠，积年青盲不见物，**泽泻汤**方

泽泻　升麻　杏仁汤浸，去皮尖、双仁，研　决明子微炒　大黄剉，炒　黄芩去黑心　甘草炙　枳实去瓤，麸炒　芍药各一两　栀子仁　人参　赤茯苓去黑皮　黄檗去粗皮　细辛去苗叶　白术各半两　柴胡去苗。四两　桑根白皮剉，炙。二④两　青葙子一两

上一十八味，粗捣筛。每服五钱匕，水一盏半，入生姜半分，

---

① 两：日本抄本、文瑞楼本同，明抄本、乾隆本作"分"。
② 二：日本抄本、文瑞楼本同，明抄本、乾隆本作"一"。
③ 一两半：日本抄本、文瑞楼本同，明抄本、乾隆本作"一两"。
④ 二：日本抄本、文瑞楼本同，明抄本、乾隆本作"三"。

拍破，同煎至一盏，去滓，入芒消半钱匕，放温，食后临卧服，日再。

治眼昏暗将成青盲，**茯神汤**方

茯神去木　山芋　远志去心　肉苁蓉酒浸，去皱皮，切，焙　地骨皮　蔓荆实　青葙子　羚羊角镑　甘草炙。各半两　人参　甘菊花各三分①

上一十一味，粗捣筛。每服三钱匕，水一盏，煎至七分，去滓，食后临卧服，日再。

治肝肾虚，风冲目赤，视物昏暗，渐成青盲，**升麻汤**方

升麻　麦门冬去心，焙　玄参　白杨树皮　柴胡去苗　栀子仁　黄连去须。各一两　犀角镑。一两半　决明子炒　甘草炙。各半两　黄芩去黑心。二两　地骨皮三两

上一十二味，粗捣筛。每服三钱匕，水一盏，煎至七分，去滓放温，食后，临卧服，日再。

治眼欲变青盲，**百合汤**方

百合　黄耆剉。各二两　麦门冬去心，焙。半两　白茯苓去黑皮　人参　防风去叉　木通剉　桑根白皮剉。各半两　枳壳去瓤，麸炒　蒺藜子炒，去角　酸枣仁　石膏各一两　薏苡仁一合

上十三味，捣罗为散。每服三钱匕，水一中盏，煎至六分，去滓，食后温服。

治眼青盲，**真珠散**方

真珠末三分　胡黄连三分　石决明三两。捣碎，细研，水飞过　地肤子一两　琥珀三分　天灵盖三分。烧灰　母猪肝半两。切，炙干

上七味，捣罗为散。每服二钱匕，食后温水调下，临卧再服，日二。

治眼青盲，积年不差，宜服**牛肝散**方

黄牛肝一具。细切，曝干　土瓜根三两　羚羊角屑二两　蕤仁

---

① 分：文瑞楼本同，明抄本、乾隆本作"钱"，日本抄本作"两"。

一两。汤浸，去赤皮　细辛一两　车前子二两

上六味，捣罗为细散。每服二钱匕，空心温酒调下。

治肝虚寒，目青盲，视物多不明，渐生障翳，**防风补煎方**

防风去苗　白鲜皮　陈橘皮去白　芎䓖　甘草炙　独活去芦头　前胡去芦头　细辛去苗叶。各一两

上八味，粗捣筛。每服五钱匕，水一盏半，大枣二枚，擘破，同煎至一盏。去滓，放温服。

治肝虚寒，茫茫不见物，点眼，**真珠煎方**

真珠细研。一分　鲤鱼胆二枚　白蜜二两

上三味，合和铜器中，微火煎取一半，新绵滤过，瓷瓶中盛。每以铜箸点如黍米，著目眦即泪出，频点取差。

治青盲及内外障，或因幼小泪出，或因久视伤明，或因热病差后，两目俱赤，或因打损，即有努肉覆睛，或吃石药热发，两目作疮，或伤烟火，两目眇视，或两目畏日，远视不辨青赤，或两眦烂疮，**填睛丸方**

石决明一枚。净洗，别捣　白阳起石饭上蒸五度，研　磁石饭上蒸五度，研　陈橘皮汤浸，去白，焙　栀子花　肉苁蓉去皱皮，切，焙　黑石饭上蒸五度，研　人参　生姜切，焙　厚朴去粗皮，生姜汁炙，剉　苦参　白芷　黄芩去黑心　甘草炙，剉　白茯苓去黑皮　桂去粗皮　防风去叉　杏仁去皮尖、双仁，炒，研。各二两　升麻　生干地黄焙。各八两　龙脑研。一分　黄连去须　麦门冬去心，焙　槐子炒　黄檗去粗皮　车前子　乳香研。各四两　蕤仁　青葙子各三①两　乌贼鱼骨去甲并咸味。一两

上三十味，捣研为末，炼蜜和捣三万杵，丸如梧桐子大。每服六丸，空心米饮下，服讫即食，食后更服十丸，渐加至二十丸。食后即加，食前不加，食后仍以牛乳煎汤下。二年勿食五辛热面陈物，一年勿食羊头肝肚驴马兔肉毒鱼。

治青盲内障翳晕，无问冷热风泪等，但瞳子不破者，悉治之，

---

① 三：日本抄本、文瑞楼本同，明抄本、乾隆本作"一"。

空青决明膏方

空青研极细。一两　决明子马蹄者，炒　干姜炮。各一分　蕤仁　黄芩去黑心。各三分　白蜜好者。二升　细辛去苗叶　车前子　黄檗去粗皮　黄连去须。各半两

上一十味，捣研九味为末，和蜜内铜器中，盖头勿令透气。以米五升，安药器于上蒸，饭熟为度，乘热以绵滤去滓，瓷瓶子盛，以铜箸点眼眦。若多年青盲，点二十日见物，每点两日即用摩顶膏。

治青盲眼，瞳子分明，亦无翳膜，不痛不痒，内障不见物，**苍术丸方**

苍术米泔浸　知母　黄芩去黑心　玄参　甘草　人参　细辛去苗叶　芎劳　白茯苓去黑皮　木香　贝母去心　石决明刮洗净　茺蔚子各一两

上一十三味，细剉，焙过，捣罗为末，炼蜜和丸如梧桐子大。每服三十丸，食后温水下，临卧再服。

治青盲，**乌鸡丸方**

上用黄荆嫩头，春初取之，九蒸九暴，取半斤，用乌鸡一只纯黑者，以米饲五日，安净版上，饲以大麻子，又一二日，旋收粪暴干，取半净瓷瓶子内熬粪令香黄，然后和荆头捣成末，炼蜜和丸如梧桐子大。每服十五丸，陈米饮下，加至二十丸，日二服，

治青盲，瞳子不坏者，十得九差，**蔓菁子散方**

上以蔓菁子六升蒸透，以热汤于甀中淋之，又蒸又淋，三遍止。焙干，捣罗为细散，清酒服方寸匕，日二。

治眼忽不见物如青盲状方

上令人烂嚼母姜，以舌舐眼，六七度即差，

治青盲，目无所见，**五加皮汤方**

五加皮剉　玄参　桑根白皮剉　麦门冬去心，焙。各一两　茯神去木。半两

上五味，粗捣筛。每服五钱匕，水一盏半，煎取七分，去滓，入荆沥半合，再煎一两沸，放温，食后临卧服。

治内障青盲，风赤翳膜，**猪肝膏方**

猪肝一具。于净铛中以水一斗同药煮 積豆花 槐花 地黄花各一两

上四味，将后三味捣罗为末，和肝煮一时辰，上有凝脂作片，掠取于瓷钵中，以火暖之，上有似酥片者，即收入瓷合中，以铜箸点眼。

治青盲，**槐芽散方**

槐芽 胡黄连 杨梅青各一两 龙脑研。一钱

上四味，捣罗为散，随左右吹在鼻内，候鼻中有黄水出，数日即差。

将变内障眼

论曰：眼疾始于浮浅，久而弗图，变为内障者，非一端也。《龙木论》内障皆有其渐，盖从一眼先患，后乃相牵俱损，是肝肾气虚，风邪热毒上攻眼目，气血衰微，久则为害。但不疼不痛，亦无眵泪，目视如轻烟，或如薄雾，或见垂丝，或见蝇翅，或见飞蚊。其初若无足虑，至其成是障，则漫①不知省②，今以将变内障者叙之，盖图难于易之意也。

治高风雀目，渐成内障，宜服**还睛丸方**

人参 细辛去苗叶 石决明洗 白茯苓去黑皮 知母切，焙 芎䓖 木香各一两 茺蔚子二两

上八味，捣罗为末，炼蜜和丸如梧桐子大。每服二十丸，空心茶清下。

治肝虚雀目，恐变成内障，先服卓肝汤③，后服泻肺饮，**卓肝汤方**

---

① 漫：文瑞楼本同，明抄本、乾隆本、日本抄本作“慢慢”，日本抄本旁注“慢慢作浸”。

② 省：明抄本、乾隆本、文瑞楼本同，日本抄本作“者”。

③ 卓肝汤：日本抄本、文瑞楼本同，明抄本脱一字而作“肝汤”，乾隆本作“泻肝汤”。本条中下同。

大黄剉，炒　车前子　细辛去苗叶。各一两　黄芩去黑心　茺蔚子　玄参各二两

上六味，粗捣筛。每服三钱匕，水一盏，黑豆三七枚，同煎至六分，去滓放温，食后临卧服。

泻肺饮方

防风去叉　黄芩去黑心　芍药　桔梗剉，炒　大黄剉，炒。各一两

上五味，粗捣筛。每服三钱匕，水一盏半，煎至一盏，入芒消半字，去滓放温，食后临卧服，

治眼疼痛浮花，恐变成绿风内障，**羚羊角汤**方

羚羊角镑。二两　人参　白茯苓去黑皮　玄参　细辛去苗叶　黄芩去黑心　车前子　防风去叉　桔梗剉，炒　知母焙。各一两

上十味，粗捣筛。每服三钱匕，水一盏，煎至六分，去滓放温，食后临卧服。

治目暗浮①花，恐变成黑风内障，**补肾丸**方

泽泻去苗叶　菟丝子酒浸，焙，别捣。各一两　五味子炒　熟干地黄焙　茺蔚子各二两　山芋一两半　细辛去苗叶。一两

上七味，除菟丝子别捣外，捣罗为末，再和匀，炼蜜和丸如梧桐子大。每服二十丸，空心盐汤下。

治眼昏暗浮花，恐变成乌风内障，**决明丸**方

石决明洗　茺蔚子　车前子　防风去叉　细辛去苗叶　桔梗剉，炒　人参　白茯苓去黑皮　山芋各一两

上九味，捣罗为末，炼蜜和丸如梧桐子大。每服二十丸，空心盐汤下。

治眼渐暗②及睹浮花，恐变成青风内障，**羚羊角饮**方

羚羊角镑　地骨皮洗　人参　羌活去芦头　车前子　玄参各

---

① 目暗浮：日本抄本、文瑞楼本同，明抄本、乾隆本作"眼疼痛"。

② 暗：日本抄本、文瑞楼本同，明抄本、乾隆本作"昏"。

一两

上六味，粗捣筛。每服三钱匕，水一盏，煎至七分，去滓放温，食后临卧服。

治雷头风，恐成内障，先服泻肝饮，后服磁石丸，**泻肝饮方**

防风去叉。二两 五味子炒 细辛去苗叶 黄芩去黑心 车前子 蒺蔚子 桔梗剉，炒 大黄剉，炒 芒消研。各一[①]两

上九味，粗捣筛。每服三钱匕，水一盏，煎至七分，去滓放温，食后临卧服。

磁石丸方

磁石二两。烧赤，醋淬七遍 五味子炒 牡丹皮 附子炮裂，去皮脐 玄参各一两

上五味，捣罗为末，炼蜜和丸如梧桐子大。每服三十丸，空心盐汤下。

治肝虚劳，兼膀胱久积虚冷，目眩见花不明，渐成内障，**黄耆丸方**

黄耆剉 白茯苓去黑皮 石斛去根。各二两 鹿茸去毛，酥炙。一两半 五味子炒。二两 防风去叉 牡丹皮 酸枣仁 覆盆子 生干地黄焙。各三两

上一十味，捣罗为末，炼蜜和丸如梧桐子大。每服二十丸，空心温酒下，加至三十丸。

治眼目昏暗，渐变内障，**空青丸方**

空青半两。别研，飞过 决明子炒 菟丝子酒浸，别捣为末。各二两 蒺蔚子 五味子炒 细辛去苗叶 蔓荆实 柏子仁别研 防风去叉 蒺藜子炒，去角 枸杞子 石龙芮各一两 人参一两。去芦头

上十三味，捣罗为细末，入空青研匀，炼蜜和丸如梧桐子大。食后以竹叶汤下二十丸，日三。

治眼昏暗，渐成内障，宜服**石决明丸方**

---

① 一：明抄本、乾隆本、日本抄本、文瑞楼本同，日本抄本旁注"一作二"。

石决明一两　桂心半两　槐子一两　阳起石一两。酒煮半月，细研，水飞过　磁石一两半[1]。烧、醋淬七遍，细研，水飞过　菟丝子一两。酒浸三日，曝干，别研为末　肉苁蓉一两。酒浸一宿，刮去皴，炙令干　熟干地黄一两

上八味，捣研罗为细末，炼蜜和捣三二百杵，丸如梧桐子大。食前盐汤下二十丸，渐加至三十丸。

治眼昏暗，将变成内障，**补肝丸方**

杏仁一两　茺蔚子一两　青葙子一两　枸杞子一两　五味子一两　茯苓一两。去皮　干地黄三[2]两　菟丝子二两　决明子一两　山芋　车前子　地骨皮焙　柏子仁　大黄　细辛去苗叶　甘草炙，剉　人参　黄芩去黑心　黄连去须　防风去叉。各一两半

上二十味，捣罗为末，炼蜜和丸如梧桐子大。每服二十丸，食后米饮下，临卧再服，加至三十丸。

治眼昏晕，不以年月深浅，恐变为内障，**秦皮散方**

秦皮去粗皮。二两　瞿麦穗　升麻　枳壳去瓤，麸炒　黄连去须　前胡去芦头　栀子仁各一两半　蒺藜子　车前子　大蓝实　防风去叉　决明子炒。各二两　苋实　羚羊角镑　黄檗去粗皮，炙。各一两

上一十五味，捣罗为散。每服二钱匕，温浆水调下，食后临卧服。

治眼昏暗，渐成内障，**菊花丸方**

菊花二两　黄连去须。一两半　槐子一两半　车前子　茺蔚子　青葙子　地肤子　决明子微炒　蒺藜子　苦参　防风去叉　黄芩去黑心　蕤仁各一两

上一十三味，捣罗为末，炼蜜和丸如梧桐子大。每服二十丸，食后米饮下，临卧再服。

治眼生翳膜，遮障睛瞳，及内障青盲，**车前散方**

---

① 一两半：日本抄本、文瑞楼本同，明抄本、乾隆本作“一两”。

② 三：日本抄本、文瑞楼本同，明抄本、乾隆本作“一”。

　　车前子　菊花　蛇蜕烧灰　甘草炙，剉　京三棱炮，剉　石决明研　草决明炒。各一两　井泉石研。二两　枳实麸炒。一分

　　上九味，并捣罗为散。每服一钱半匕，食后用熟水调下，不拘时候。

　　治内障青盲翳晕，及时暂昏暗，一切眼疾，**花鸠丸方**

　　花鸠一只。去毛、肠、嘴、足，炙熟　羊肝一具。切，炒　细辛去苗叶　防风去叉　桂去粗皮　黄连去须　牡蛎熬　甘菊花　蒺藜子炒，去角。各五两　白茯苓去黑皮　瞿麦穗各四两　羌活去芦头。三两　蔓菁子二升。蒸三次　蕤仁半斤　决明子二①合

　　上一十五味，捣研为末，炼蜜丸如梧桐子大。每服二十至三十丸，空心日午临卧，茶酒任下，半月见效。

　　治内外障眼，**蕤仁丸方**

　　蕤仁三两　黄连去须　车前子各二两　人参　麦门冬去心，焙。各三分②　青葙子汤浸，焙干　防风去叉　黄芩去黑心　生干地黄焙　秦艽去苗、土　羚羊角末各一两半　甘草炙，剉　天门冬去心，焙　丹参炒　升麻炒　苦参炒　羌活去芦头　地肤子汤洗，炒　决明子炒　地骨皮炒　菊花焙　玄参炒。各一两一分

　　上二十二味，捣罗拌匀，炼蜜为丸如梧桐子大。食后煎百合汤下二十丸，加至三十丸。但有瞳仁，不拘内外障翳并治。

内障眼针后用药

　　论曰：努肉攀睛、淫肤垂睑之类，皆为外障。审其轻重，则有服食点洗之剂，钩割熨烙之法。以外去者，盖其势微浅，所以除治在皮肤之表尔。内障之证异于是，有不痛不痒者，虚实特未定也。有冰、涩、浮、沉、枣花、偃月之翳，浅深固不一也。亦有清明无翳，若未尝萦疾苦者，则患与未患又相似也。是以论内障者，每重于医疗，必俟之岁月，其翳成熟，乃用针拨，或一之

---

　　① 二：日本抄本、文瑞楼本同，明抄本、乾隆本作"一"。
　　② 分：文瑞楼本同，明抄本、乾隆本作"两"，日本抄本作"合"。

而愈，或再三而愈，若披云雾睹青天白日之快，方且封闭绵①密，以待安宁。而又服药以攻其内，所以扫除荡涤，绝其本根，复②其自然而已。世之专治者甚多，载在方册，不可概举。大抵以《龙木》为师法，《龙木》内障二十有三，可以针者一十有二，皆言针后用某汤某丸，则知内障非针无以取效。且治眼至于针，诚出于不得已，岂可轻用妄投耶？针法具载别叙，今姑以针后用药先后次第，列之于下。

治内障圆翳，状如冰水团圆，一点不散，针后**羚羊角饮**方

羚羊角镑。三两　防风去叉。二两　车前子　细辛去苗叶　人参　知母焙　黄芩去黑心。各一两

上七味，粗捣筛。每服三钱匕，水一盏，煎至六分，去滓，食后临卧温服。

治内障圆翳眼，针后及涩翳，针后**防风汤**方

防风去叉　茺蔚子　五味子　知母焙　桔梗炒　玄参　车前子　大黄剉，炒　细辛去苗叶　黄芩去黑心。各一两

上一十味，粗捣筛。每服三钱匕，水一盏，煎至六分，去滓温服，食后临卧，日二。

治内障冰翳，如水冻坚，结睛上，拨之不下，针后及横关翳，针后**还睛丸**方

车前子　防风去叉　茺蔚子　知母焙。各二两　人参　桔梗炒　黄芩去黑心。各一两　五味子　细辛去苗叶。各一两半　生干地黄焙　玄参各半两

上一十一味，捣罗为末，炼蜜和丸如梧桐子大。空心茶清下十丸，至十五丸。

治内障滑翳，状似水银珠子，针拨之时，闭之不牢，针后及散翳，针后**补肝汤**方

人参　白茯苓去黑皮　玄参　黄芩去黑心。各一两　防风去

---

① 绵：明抄本、乾隆本、日本抄本、文瑞楼本同，日本抄本旁注"一作丝"。
② 复：明抄本、乾隆本、文瑞楼本同，日本抄本作"候"，旁注"候作后"。

又　知母　桔梗炒　茺蔚子各二两

上八味，粗捣筛。每服三钱匕，水一盏，煎至六分，去滓温服，食后临卧。

治内障滑翳眼，针后**石决明丸方**

石决明　车前子　防风　知母焙。各二两　茺蔚子　细辛去苗叶　五味子　黄芩去黑心　人参　白茯苓去黑皮　大黄剉，炒。各一两

上一十一味，捣罗为末，炼蜜和丸如梧桐子大。每服十五丸，食前茶汤下。

治内障冰翳，如水冻坚，结睛上，用针拨收之后，及散翳，**七宝丸方**

石决明捣研。二①两　人参　茺蔚子各一两　琥珀捣研。三分　真珠捣研。半两②　龙脑研。一分③　熊胆半两

上七味，捣研为末，炼蜜和丸如梧桐子大。每服十五丸，食前茶清下，加至二十丸。

治内障散翳，状如酥点溃烂，以针拨如涎散乱，针后及惊振内障眼，针后**还睛汤方**

人参　白茯苓去黑皮　细辛去苗叶　五味子　桔梗炒。各一两　车前子　防风去叉。各二④两

上七味，粗捣筛。每服五钱匕，水一盏半，煎至八分，去滓，夜卧温服。

治内障浮翳，或如枣花，或若银钉浮浅透外，针后**决明散方**

石决明刮，洗　细辛去苗叶　防风去叉　车前子　人参　白茯苓去黑皮　大黄剉，炒　茺蔚子各一两　桔梗炒。半两

上九味，捣罗为散。每服二钱匕，粥饮调下，食后临卧服。

治内障浮翳，针后及枣花翳，针后**堕翳丸方**

① 二：明抄本、乾隆本、文瑞楼本同，日本抄本作"一"，旁注"一作二"。
② 半两：日本抄本、文瑞楼本同，明抄本、乾隆本作"三分"。
③ 分：日本抄本、文瑞楼本同，明抄本、乾隆本作"两"。
④ 二：日本抄本、文瑞楼本同，明抄本、乾隆本作"一"。

石决明刮，洗　人参　知母焙。各一两　细辛去苗叶。半两　防风去叉　生干地黄焙。各二两　五味子一两半　兔肝一具。炙干

上八味，捣研为末，炼蜜和丸如梧桐子大。每服二十丸，空心茶汤下，渐加至三十丸。

治内障沉翳，隐隐伏藏，黑睛向日即见，针后服**羚羊角汤**方

羚羊角镑　防风去叉　芜蔚子各二两　车前子　黄芩去黑心　玄参各一两　大黄剉，炒。半两

上七味，粗捣筛。每服三钱匕，水一盏，煎至六分，去滓温服，食前临卧。

治内障沉翳，针后**空青丸**方

空青研如粉　五味子　细辛去苗叶　石决明刮洗，捣研　车前子各一两　生干地黄焙　防风去叉　知母焙。各二两

上八味，捣研为末，炼蜜和丸如梧桐子大。每服二十丸，空心茶汤下。

治内障横翳，横著瞳仁，中心起如剑脊，针后**七宝汤**方

羚羊角镑　犀角镑　丹砂研。各一两　胡黄连　石决明刮，洗，捣研　车前子　甘草炙，剉。各半两

上七味，除丹砂、决明外粗捣筛。每服三钱匕，水一盏，煎至七分，去滓，入丹砂末半钱匕，决明末一字匕，再煎两沸，温服食后。

治内障偃月翳，如凝脂，一边厚，一边薄，状如偃月，针后，及内障枣花翳，针后，**四胆丸**方

象胆半两　鲤鱼胆七枚　熊胆一分　牛胆半两　石决明捣研。一两　麝香研。一钱①

上六味，捣研为末，面糊和丸如梧桐子大。每服空心茶清下十丸。

治惊振内障眼，针后**镇肝丸**方

---

① 钱：日本抄本、文瑞楼本同，明抄本、乾隆本作"两"。

山芋　芜蔚子各二两　防风去叉。一两半　石决明别捣研　车前子　细辛去苗叶　人参　白茯苓去黑皮　柏子仁捣研。一两

上九味，捣研为末，炼蜜和丸如梧桐子大。每服二十丸，食前茶清下。

治内障，黑水凝结青白色成翳，针后**卢会丸方**

卢会　人参各半两　柏子仁捣研。一两　羚羊角镑。二两　细辛去苗叶。一两　甘草炙，剉　牛胆干者，别研入。各一分

上七味，除胆外捣研为末，入研胆再和匀，炼蜜为丸如梧桐子大。每服二十丸，空心茶清下。

治内障黑水凝翳，针后**通明汤方**

柏子仁捣研。二①两　防风去叉　芜蔚子各一两　车前子　桔梗炒。各二②两、人参　白茯苓去黑皮　玄参各一两

上八味，粗捣筛。每服三钱匕，水一盏，煎至六分，去滓温服，食后临卧。

治内障白翳，病久毒气不散，中心变黄色，针后**决明车前散方**

石决明刮，洗　芜蔚子　防风去叉。各二两　甘菊花　车前子　人参各一两

上六味，捣研为散，再同和匀。每服二钱匕，以粥饮调下，食后临卧服。

外物伤目

论曰：目为外所伤，轻者因物撞击，胞睑肿痛，重者或致目睛突出，但眼带未断，即内睑中，急捣生地黄绵裹以傅之，仍以辟风膏摩四旁，无使外风乘隙，内服除热治风镇惊止痛药以疗之。若治之失时，恶血凝积，腐瘀侵睛，致生翳膜，钩割熨烙，皆随所宜也。

---

① 二：日本抄本、文瑞楼本同，明抄本、乾隆本作"三"。
② 二：明抄本、乾隆本、文瑞楼本同，日本抄本作"一"，旁注"一作二"。

治外物撞刺，目睛胞睑肿痛，**除风散方**

防风去叉。二①两　车前子　藁本去苗、土　细辛去苗叶　五味子各一两　芎䓖　桔梗剉，炒。各一两半②

上七味，捣罗为散。每日空心食前，米饮调下一钱匕③。

治外物撞刺，目赤肿痛，压热，**犀角饮方**

犀角镑　大黄剉，炒　知母焙　人参　白茯苓去黑皮　黄芩去黑心　玄参各一两　麦门冬去心，焙。一两半　甘草炙，剉。半两

上九味，粗捣筛。每服三钱匕，水一盏，煎至七分，去滓，食后温服。

治目撞刺，赤肿痛，生障翳，退热，**人参汤方**

人参二两　玄参　白茯苓去黑皮　黄芩去黑心　五味子　羌活去芦头　细辛去苗叶。各一两　车前子一两半

上八味，粗捣筛。每服三钱匕，水一盏，煎至七分，去滓，食后温服。

治目撞刺生翳，**茺蔚子散方**

茺蔚子二两　防风去叉　芎䓖　桔梗剉，炒　知母焙。各一两　藁本去苗、土。一两一分　白芷三分　人参一两

上八味，捣罗为散。每日空心食前，米饮调下一钱匕。

治目伤睛损，**木通汤方**

木通剉。一两半　防风去叉。一两　赤芍药一两半　白芷三分　山栀子仁一两　大黄剉，炒。一两半

上六味，粗捣筛。每服五钱匕，水一盏半，入苦竹叶七片，煎至七分，去滓，入地黄汁一合，更煎两沸。食后温服，临卧再服。

---

①　二：明抄本、乾隆本、日本抄本、文瑞楼本同，日本抄本旁注"二作一"。

②　藁本……一两半：此26字日本抄本、文瑞楼本同，明抄本、乾隆本作"人参各一两"。

③　上七味……一钱匕：此20字日本抄本、文瑞楼本同，明抄本、乾隆本作"为散，研令匀，每服一钱，粥饮调下"，且其后有"外物伤目方　防风二两　车前子　藁本　细辛　五味子各一分　芎䓖　桔梗　共为散，每日空心食前，米饮调下一钱"41字。

治目为物所伤，**三胆汁点眼方**

羊胆二枚　鸡胆三枚　鲤鱼胆二^①枚

上三味，摘破，将汁合匀，每日点目三上。

治目为物所伤，睛陷努肉方

生地肤去土，洗。二两

上一味，绞取汁，瓷合盛，每取少许点目。冬月将干者，煎取浓汁用。

又方

杏仁汤浸，去皮尖、双仁

上一味，烂研，以人乳化开，日三度点努肉上。

又方

精羊肉二两。薄切片

上一味，炙令微热，熨目，勿令大热。

---

① 二：日本抄本、文瑞楼本同，明抄本、乾隆本作“三”。

卷第一百一十三

眼目门

目眵䁾　眣目　针眼　钩割针镰　熨烙

眼目门

目眵䁾

论曰：目者，腑^①脏之精华，肝之外候，津液之道也。若腑脏挟热，内熏于肝，冲发于目，使液道热涩，结滞于眦睑，则成眵䁾^②。

治脏腑挟热，冲发于目，津液结滞而成眵䁾，**泽泻丸方**

泽泻　茺蔚子　菟丝子酒浸，别捣　石斛去根　地肤子　五味子　生干地黄焙。各一两　山芋一两半　细辛去苗叶。半两

上九味，捣罗为末，炼蜜和丸如梧桐子大。每服二十丸，空心温热水下，临卧再服。

治风热冲肝，上熏于目，结成眵䁾，**羚羊角散方**

羚羊角镑。二两　犀角镑。一两　防风去叉　牛膝去苗　羌活去芦头　桑根白皮剉　五味子　生干地黄焙　白蒺藜炒，去角　芍药各三分

上一十味，捣罗为散。每服二钱匕，水一盏，煎至六分，不去滓，食后临卧，温服。

治目生眵䁾，淋洗，**秦皮汤方**

秦皮去粗皮　柴胡去苗　黄檗去粗皮　黄连去须　蛇衔各二两　苦竹叶二握　细辛去苗叶。一两

上七味，粗捣筛，拌匀。每用二两，以水六盏，煎取三盏，

---

① 腑：日本抄本、文瑞楼本同，明抄本、乾隆本作"五"。
② 眵䁾（chī miè 吃灭）：眵，眼屎。䁾，眵也。

去滓热淋，冷即再暖 ①。

治目生瞖曀，**曾青散**点方

曾青　水精各一两　龙脑　真珠各等分　琥珀半两

上五味，研如粉，以铜器收盛。临卧用铜箸点如黍米汁。

治目生瞖曀，**蕤仁膏**点方

蕤仁研　马蹄决明捣末　黄连去须，捣末。各一两　黄檗去粗
皮，捣末。三分

上四味，各为细末，用白蜜清者二升和匀，入铜器中，以油
单密封，于饭上蒸之，饭熟为度，取出，以绵绞去滓后，入轻粉
二钱、龙脑末一分搅和，再入铜器中，以蜡封口。旋取如麻子大
点眦头，日再。

治风热冲目，多生瞖曀，**黄檗膏**点方

黄檗去粗皮，剉。一两　蕤仁半两　大枣青州者。三枚。擘

上三味，以水三升，同内瓷器中，慢火煎至一升，去滓，取
清汁，再以净瓷瓶子收。每用铜箸点眼，日三五度。

治目多瞖曀，**黄连膏**点方

黄连去须，为末　蕤仁研。各三分　干姜为末　腻粉各一分

上四味，除腻粉外，以牛乳三合渍之一宿，明旦于微火上煎
取一合，去滓，取清汁，入腻粉搅和。每用铜箸点如黍米许，安
眦头，日三。

眯　目

论曰：眯目者，簸糠飞尘等物入于目中也，治宜呕出之。久
不出，着于睑眦，因而伤动，则为涩痛泪出。古方初眯时，令以
绵裹箸撩去之，或以墨汁，或以鸡血浮出之，皆良。

治飞尘眯目，因此生翳晕，**车前子散**方

---

① 上七味……再暖：此28字日本抄本、文瑞楼本同，日本抄本旁注"又
上七味已下廿八字作：每一服，用药二两，河水细细煎浓，去滓，须热淋洗眼，
冷即再暖洗"，明抄本、乾隆本作"每一服，用药二两，河水细细煎浓，去滓，
须热淋洗眼，冷即再暖洗"。

车前子洗，焙　五味子炒　芍药各一两半　细辛去苗叶　白茯苓去黑皮　玄参　人参　大黄剉，炒　桔梗剉，炒。各一两

上九味，捣罗为散。每服三钱匕，食后临卧，温米泔调服。

治沙土入眼，痛不可忍，肿赤者，**龙盐膏方**

盐　龙脑　蓬砂研　马牙消研　硇砂研，飞过　蕤仁各一分　杏仁去皮尖、双仁。二七枚

上七味，各研细，再同研匀，以生蜜和，稀稠得所，新瓷合盛，用竹箸卧点之。

治眯目不出，生肤翳，**瞿麦散方**

瞿麦穗　干姜炮。各半两

上二味，捣罗为细散。食后以井华水调服二钱匕，日二。

治杂物眯目不出方

蚕沙拣令净

上空心用新汲水吞下十枚，勿嚼破。

治稻芒等物入目方

生蛴螬

上一味，取新布覆目上，将蛴螬于布上摩之，芒即出着布。

治杂物眯目不出方

桑根白皮

上一味，取新者一片，如箸大，削一头，薄椎令软滑，渐渐入目中拨之，须臾自出。

又方

新大麦半合

上一味，煮汁渐注目中，即出。

又方

猪脂一分

上一味，取塞鼻，随左右用之，出。

又方

白蘘荷根

上一味，取心捣绞汁，滴入眼中，立出。

又方

甑带烧灰

上一味,细研。每服二钱匕,水调服之,即出。

又方

东墙上马齿苋烧灰

上一味,细研少许,点眦头即出。

又方

生粟米七颗

上一味,烂嚼,并唾洗之,即出。

治云母等入眼方

好墨

上一味,研为细末,用新笔蘸点眼大小眦头,即时随墨出。

又方

鸡肝中血少许

上一味,取滴目中即出。

又方

衣中白鱼

上一味,暴干研为末,点眦中^①即出。

又方

豉三七^②粒

上一味,以水浸洗目,视之即出。

又方

羊筋

上一味,取粗者,椎开梢头,口中熟嚼过,轻挼睑上,来往开眼。拭二七遍,眯随手出,以平旦日未出时用。

---

① 中:日本抄本、文瑞楼本同,日本抄本旁注"一作头",明抄本、乾隆本作"头"。

② 三七:日本抄本、文瑞楼本同,日本抄本在"三"旁注"作二",明抄本、乾隆本作"三"。

又方

酥

上一味，以少许内鼻中，随眯目左右，垂头卧少时，令流入目中，泪与眯物同出。

针 眼[①]

论曰：针眼者，以邪热搏于血脉，上攻眼目，发于睑眦，结烆肿痛，赤根白头，包裹脓汁，痛如针刺。治法当详其外证，随宜砭刺，决泄邪毒，后以消肿[②]败热之剂断其根本。

治热客目眦，结成肿疱，俗呼偷针者，**半夏汤**方

半夏汤洗七遍，去滑 细辛去苗叶。各一两 前胡去芦头 枳壳去瓤，麸炒。各二[③]两 乌梅肉半两

上五味，粗捣筛。每服五钱匕，水一盏半，入生姜一枣大，拍碎，同煎至六分，去滓，食后临卧温服。

治热气[④]客目，内眦肿起，**前胡汤**方

前胡去芦头。二两 芍药 青葙子 决明子微炒 细辛去苗叶 车前子 栀子仁各一两

上七味，剉如麻豆大。每服五钱匕，水一盏半，入竹叶七片，煎至七分，去滓，入芒消末一钱匕，再煎一沸。食后临卧温服，微利为度。

治目内眦成疱，三五日间生脓汁者，**麦门冬汤**方

麦门冬去心，焙 旋覆花 木通剉 大青各一两半 茯神去木 黄连去须。各一两

上六味，粗捣筛。每服五钱匕，水一盏半，煎至七分，去滓，入生地黄汁半合，芒消末半钱匕，更煎三二沸。食后临卧温服。

---

① 针眼：明抄本、乾隆本、日本抄本、文瑞楼本同，明抄本旁注"即偷针"，乾隆本旁注"即偷针眼"，日本抄本旁注《纂要》曰即偷针"。
② 肿：日本抄本、文瑞楼本同，明抄本、乾隆本作"毒"。
③ 二：明抄本、乾隆本、日本抄本、文瑞楼本同，日本抄本旁注"作一"。
④ 气：日本抄本、文瑞楼本同，明抄本、乾隆本作"风"。

治热毒攻目眦①，肿起有脓汁者，**芍药汤**方

赤芍药一两半　羚羊角镑　玄参　防风去叉　黄芩去黑心。各一两　蔓荆实　甘菊花各三钱

上七味，粗捣筛。每服五钱匕，水一盏半，煎至七分，去滓，入马牙消一钱匕。食后临卧温服。

治眼暴热痛，眦头肿起，**大黄汤**方

大黄剉，炒　枳壳去瓤，麸炒　芍药各三两　山栀子仁　黄芩去黑心。各二两

上五味，粗捣筛。每服五钱匕，水一盏半，煎至七分，去滓，食后临卧服。

治针眼暴肿痛不得开，点眼，**石胆散**方

石胆研如粉。一分　黄连去须，捣　黄檗去粗皮，捣。各三分　蕤仁去皮，研　铜青研　芒消各半两

上六味末，更入乳钵中，重研令极细匀。每取如黍米大，点目眦头。

治热毒攻注，目眦肿结赤痛，点眼，**蕤仁煎**方

蕤仁去皮，研　秦皮去粗皮　黄檗去粗皮　青竹茹洗，切。各一两　栀子仁半两

上五味，剉碎，拌匀，以水三升，入铜器内煎取一升。以绵滤取清汁点眼，日三五度。

治眼忽结肿，洗眼，**石胆散**方

石胆煅令白，去火毒　滑石研。各一两　秦皮半两。为末　腻粉二钱匕②

上四味，同研匀。每用一字，汤浸候温，闭目洗两眦头，以冷为度。

① 眦：日本抄本、文瑞楼本同，日本抄本旁注"又眦下有目字"，明抄本、乾隆本此后有"目"，属下读。

② 二钱匕：文瑞楼本同，明抄本、乾隆本作"二分"，日本抄本作"半钱"。

钩割针镰

论曰:《内经》曰血实宜决之,《难经》曰肿热宜砭射之。盖邪毒结聚,其势盛,实有药力所未能去者,决射之法不可废也。凡目生息肉、肿核、黄膜之类,皆以脏腑风热毒气熏发于肝,血气结滞所成也。治宜先钩割镰,洗去恶毒,次以汤散荡涤,膏剂点傅之。

钩割针镰法

凡两眦头有赤脉及息肉者,宜钩起,以铍针割去令尽,未尽更割,以尽为度。或以缝衣细针穿线,口衔线头牵起,别以铍针向目①中割之,割了以火针熨之,使断其根。不尔,三二年间恐能复发,复发则黏睛难疗。其绝厚者,侵入水轮,宜以曲头篦子折②起,勿使掣损瞳仁,盖瞳仁甚薄易损故也。凡钩割及用针,不宜在旦,旦则腹空,五脏皆虚,令人头运闷倒。又钩割不宜欲速,惟缓缓为之。

凡眼上肿,睑皮里有核如米豆③大,渐长如梅李大者,内有物如脓,或似桃胶,此皆风热所致也。可针破捏去之即差,仍翻眼皮,向里针之,恐引风毒,又恐睑外成痕。

凡风毒热肿,结于两睑内,妨痛日久渐大,往往隐损瞳仁,宜用针刀去之乃差。

又,脾风热壅,上攻眼睑,热痛不止,其眼肿合者,宜翻眼睑,视其黑睛上下,有黄翳根脚连睑,则以法针去之,次以药傅。

又,风睑毒热结成,肿如拾④,世俗呼为眼拾。其风热毒气,常在睑下唇边缘,睑唇中空卷,遇肝肺热,即依前结成,宜针去结脓。

---

① 目:原误作"日",明抄本、日本抄本、文瑞楼本同,据乾隆本改。
② 折:原误作"拆",文瑞楼本同,据明抄本、乾隆本、日本抄本改。
③ 豆:日本抄本、文瑞楼本同,明抄本、乾隆本作"粒"。
④ 拾:明抄本、乾隆本脱,日本抄本、文瑞楼本同,于义不通,疑为"桧"之误。本条其后之"拾"亦如是。桧,樱桃。

凡目赤肿硬，泪出难开，疼痛不可忍，先患一目，次相牵引，渐生翳膜，不能见物，此是膈中积热，肝脏风毒上冲故也。宜先镰洗除去毒血，次服药攻治。

凡目赤，兼黑睛中忽从下向上生黄气疼痛者，是脾胃热毒气熏攻如此。宜先镰上下睑，散去瘀血，次服诸药。

凡目生顽翳者，可用火烧铜针轻点。传波斯国银矿名悉蔺脂，点之不痛，勿用别法。

凡目生黄膜，上直覆瞳仁者，初患之时，疼痛赤涩，发歇不定，泪出难开，渐生翳膜，直覆黑睛，不辨人物，盖因脾脏风热，熏发于目，其证如此。宜先钩割镰洗，次服荡涤脾脏风热之药。

凡目忽然赤涩，泪出痛痒，渐生障翳，赤膜下垂，直覆睛珠，如朝霞之色者，宜急镰洗，去其瘀血，次用点药，及服诸药。

凡目胞内胶凝者，是脾胃积热，膈内风冲，入于胞睑，初如麻米，久则渐长，状如桃李，摩隐瞳仁，后必生翳。宜针破出血，次镰洗去瘀血，加汤药攻治。

凡目风牵睑者，初患之时，乍好乍恶，发歇不定，泪出不止，此是胃气受风，肝膈积热，风热毒气，熏发睑眦，甚者目皮翻出。急宜镰之，散去瘀血，及熨烙服药治疗。

凡睑生风粟者，因心肺壅毒，肝家有风，故令睑皮上下有肉如粟粒，泪出涩痛，久生翳膜。宜镰出恶血，除去根本。

凡目痛如针刺者，初患之时，微觉头痛目眩，目系常急，夜卧涩痛，泪出难开，久则发痛，时如针刺，此是心脏潜伏毒热，风壅在于膈中，久则渐生障翳，两目俱损。急宜镰洗出血，及针阳白穴。

凡目忽被物撞打睛出，但眼带①未断者，当时内入睑中，勿令惊触，四畔摩辟风膏，及捣生地黄傅之。其窍内有恶血，以针引之。

---

① 眼带：日本抄本、文瑞楼本同，明抄本、乾隆本此后有"赤"。

熨烙

论曰：血气得温则宣流，得寒则凝泣。肝藏血，上注于目，若肝经虚寒，则目多昏暗泪出之候。古方用温熨之法，盖欲发散血气，使之宣流尔。若翳膜顽厚，熨法所不能去者，又宜烙之。

熨烙法

治目赤肿，贴熨**地黄膏方**

生地黄　粟米饭淀极酸者

上二味，等分。烂研如膏，匀摊于薄绢上，方圆二寸许，贴熨目上，干即易之。

治目泪出或有脓出者，**马齿熨方**

马齿子　人苋子各半合①

上二味，捣罗为末，入铜器中，于饭上蒸熟，以绵裹熨大眦头，脓水出处，仍乘热熨之，令透睛。每熨三五十度，脓水自绝。

治热病后失明或生白膜极厚者，**烧针烙法**

上取平头针，可翳大小者，烧赤，当翳中烙之，须轻下手。若烙后翳已破，即少傅除翳药。

治目昏暗，**中指熨法**

上东向坐，不息再过，以两手中指口唾之二七，相摩拭熨目眦佳。

治目暗，**掌心熨法**

上鸡鸣时，以两手相摩极热，熨目三遍，仍以指甲掐两眦头，觉有神光，妙。

治目赤痒涩，及一切目疾，**汤器熨方**

上盛热汤满器，铜器尤佳。用以熨目，仍闭目勿开，亦勿以手揉目，次掬器中汤淋目，候稍冷即止，一日三四次为之。若无目

---

① 合：文瑞楼本同，明抄本、乾隆本、日本抄本作"两"。

疾者，亦可间用此法。

治逆顺翳法

凡五脏虚劳，风热上冲于肝，从上生向下，名曰逆翳；从下生向上，名曰顺翳。此疾宜用熨烙法。

卷第一百一十四

耳病门

耳病门

耳病统论

论曰：肾气通于耳，心寄窍于耳，气窍相通，若窗牖然，音声之来，虽远必闻。若心肾气虚，精神失守，气不宣通[1]，内外窒塞，斯有聋聩之疾。《经》所谓五脏不和则九窍不通是也。

耳　聋

论曰：耳聋之证有二，有肾虚精脱而聋者，肾气通于耳也；有经脉气厥而聋者，经脉络于耳也。肾虚而聋者，其候面色黑；气厥搏入于耳而聋者，其候耳中烨烨焞焞[2]，或耳中气满是也。烨烨焞焞，过在手少阳，耳中气满，过在手太阳，以至五络，皆会于耳中。各有证候，审而治之。

治肾虚耳聋，**肉苁蓉丸方**

肉苁蓉酒浸一宿，切，焙　菟丝子酒浸，别捣　白茯苓去黑皮　山芋　人参　熟干地黄切，焙　桂去粗皮　防风去叉　芍药剉　黄耆剉。各半两　羊肾一对。薄批去筋膜，炙干　附子炮裂，去皮脐　羌活去芦头　泽泻剉。各一分

上一十四味，捣罗为末，炼蜜和丸如梧桐子大。每服三十丸，空心温酒下。

---

① 宣通：日本抄本、文瑞楼本同，明抄本、乾隆本作"相宣"。

② 烨烨焞焞（hún tūn 浑吞）:《素问·至真要大论》作"浑浑焞焞"，皆为叠音连绵词，义同，耳聋貌也。

治耳聋，**黄耆丸方**

黄耆剉　栀子仁炒　犀角镑　木通剉，炒　升麻　人参　玄参　木香　干蓝　黄芩去黑心　芍药剉。各一两

上一十一味，捣罗为末，炼蜜和丸如梧桐子大。每服二十丸，煎枸杞根汤下，加至三十丸，食后服。

治肾虚耳聋，**菖蒲丸方**

菖蒲　蜀椒去目并闭口，炒出汗。各三分　羊肾一对。酒一升，煮干，取出片切，暴干　葱子炒。半两　皂荚一挺。去皮子，炙

上五味，捣罗为末，炼蜜丸如梧桐子大。每服三十丸，空心温酒下，日三。凡欲服此药，临睡时，先安铁物于所患耳边，口中以牙硬咬定，却以磁石一小块安耳内，觉气微通，略能听声，然后服药。

治肾气不足，耳聋，耳中虚鸣，**桂心汤方**

桂去粗皮　羌活去芦头　黄耆剉。各一分　防风去叉。半两　芍药　人参　木通剉。各一分①半　磁石煅，醋淬七遍。二两

上八味，粗捣筛。每服三钱匕，水三盏，先煮羊肾一只，去肾，取汁一盏，然后下药，煎至七分，去滓温服。

治耳聋耳鸣，**山芋丸方**

山芋　熟干地黄切，焙　磁石煅，醋淬七遍　菊花微炒　黄耆剉　茯神去木　木通剉。各一两　升麻　独活去芦头。各三分

上九味，捣罗为末，炼蜜和丸如梧桐子大。每服二十丸，米饮下，渐加至三十丸。

治耳聋，**菖蒲酒方**

菖蒲米泔浸一宿，剉，焙。三分　木通　磁石捣碎，绵裹　桂去粗皮。各半两　防风去叉　羌活去芦头。各一两

上六味，咬咀如麻豆，以酒一斗渍，寒七日，暑三日。每日空腹饮三两盏，以差为度。

治耳聋耳鸣，常如风水声，**磁石酒方**

---

① 分：日本抄本、文瑞楼本同，明抄本、乾隆本作“两”。

磁石捣碎，绵裹。半两　木通　菖蒲米泔浸一两日，切，焙。各半斤

上三味，咬咀，以绢囊盛，用酒一斗浸，寒七日，暑三日。每饮三合，日再。

治耳聋，**牡荆酒方**

牡荆子微炒。一升

上一味，以酒二①升浸，寒七日，暑三日。去滓，任性饮之，虽久聋亦差。

治耳聋，**大豆酒方**

大豆拣。一升　鸡屎白捣，炒。半升

上二味，先炒大豆声绝，入鸡屎白，取酒五升沃之，良久去滓，分温三服，厚衣盖取汗。

治耳聋，**铁酒方**

铁五两　酒一升

上二味，烧铁令赤，投酒中，去铁饮之，仍以磁石塞耳中。

治耳鸣耳聋，塞耳，**鱼脑膏方**

鲤鱼脑六合　当归　防风去叉　细辛去苗叶　附子去皮脐　芎
䓖　白芷各一分

上七味，除鱼脑并剉碎，银器中和鱼脑煎成膏，去滓，倾入合中澄凝。每以枣核大绵裹，塞耳中。

治耳鸣耳聋，塞耳，**木通丸方**

木通剉　细辛去苗叶　桂去粗皮　菖蒲　当归切，焙　甘草炙，
剉　独活去芦头。各半两　附子炮裂，去皮脐　礜石研如粉。各一分

上九味，捣研为末，旋以葱汁和丸如枣核，绵裹塞耳中。

治耳鸣耳聋，塞耳，**芎䓖膏方**

芎䓖　当归　细辛去苗叶　白芷各一分

上四味，细剉，以雄鱼脑六合和，于银器中煎成膏，去滓，倾入合中澄凝。以枣核大绵裹，塞耳中。

---

① 　二：日本抄本、文瑞楼本同，明抄本、乾隆本作"三"。

治耳聋，塞耳，**丹参膏**方

丹参洗　蜀椒去目并闭口，炒出汗　大黄　白术　芎䓖　附子去皮脐　干姜　巴豆去皮心　细辛去苗叶　桂去粗皮。各半两

上一十味，㕮咀，以醋渍一宿，用炼成猪脂三斤同置银器中，微火煎成膏，去滓，倾入瓷合中澄凝。以绵裹枣核大，塞耳中。

治耳聋，塞耳，**菖蒲丸**方

菖蒲　木通剉　磁石煅，醋淬研　乳香　杏仁汤浸，去皮尖、双仁，炒　蓖麻子去皮　松脂　蜡各一分

上八味，捣研极细，入鹅膏，同捣一二百杵，捻如枣核大，以针穿中心，作一孔子，先挑耳令净，然后内药耳中，日再。初著时痒及作声，勿怪。

治耳聋，塞耳，**乳香丸**方

乳香　杏仁汤浸，去皮尖、双仁，炒　蓖麻子去皮　附子炮裂，去皮脐　磁石煅，醋淬七遍　木通剉　桃仁汤浸，去皮尖、双仁，炒。各半两　巴豆去皮心，炒。一分　菖蒲　松脂各三分

上一十味，先捣罗磁石、木通、菖蒲、附子为末，其余捣研为膏，入末同捣一二百杵，捻如枣核大，中心通一孔子，以绵裹塞耳中，一日三换。轻者三日，重者十日，愈。

治耳聋，塞耳，**地黄丸**方

生地黄洗　杏仁汤浸，去皮尖、双仁，炒　巴豆去皮心，炒　食盐　乱发灰各半两

上五味，捣烂如膏，捻如枣核，以薄发裹，塞耳中，日一易之。当有黄水出，即去药。

治耳聋，塞耳，**蓖麻丸**方

蓖麻子去皮。半两　乳香　食盐　巴豆去皮，炒。各一分　松脂　蜡　杏仁汤浸，去皮尖、双仁，炒。各半两

上七味，捣烂如膏，捻如枣核，塞耳中，三日一易。

治耳聋，塞耳，**附子散**方

附子炮裂，去皮脐　磁石煅，醋淬一七遍　龙骨　菖蒲　藁本

去苗、土。各一①分

上五味，捣罗为散。以绵裹一钱匕，塞耳中。

治耳聋，塞耳，**羌活丸方**

羌活去芦头　玄参　木通剉　乌头炮裂，去皮脐　防风去叉。
各一分

上五味，捣罗为末，熔蜡和，捻如枣核，塞耳中，日一易。

治耳聋，**烧②肾散方**

磁石一两。醋淬七次，细研，水飞　附子一两。炮裂，去皮
脐　巴戟一两　川椒一两。去目及闭口者，微炒去汗

上四味，捣罗为细散。每服用猪肾一只，去筋膜，细切，葱
白、薤白各一分，切，入药一钱，盐花一字，和搅令匀，以十重湿
纸裹，于煻灰火内煨熟。空腹细嚼，用酒解薄粥送下，十日大效。

治久耳聋方

乌驴乳一合　皂荚半挺③。为末　蜡一两

上三味相和，于铫子内熔成膏，堪丸即丸如枣核大。用针穿
透，安耳中一宿，至来日看之，有物下来在耳门中，即便取却，
再用一两度即差。

又方

桃仁三分。汤浸，去皮　松脂三分　椒目末一分半　巴豆三七
粒。去皮心，炒。研

上四味，都研如膏，捻如枣核。中穿一孔，绵裹塞耳中，数
日一易。

治耳聋，塞耳，**葶苈膏方**

葶苈纸上炒，烂捣　盐研　杏仁汤浸，去皮尖、双仁，炒，研。
各一两

上三味，捣研极烂，入猪膏中，以银器盛，慢火煎成膏，倾
入瓷合中。以绵裹枣核大，塞耳中。

---

① 一：明抄本、日本抄本、文瑞楼本同，乾隆本作"三"。
② 烧：日本抄本、文瑞楼本同，明抄本、乾隆本作"猪"。
③ 挺：日本抄本、文瑞楼本同，明抄本、乾隆本作"两"。

治耳聋，塞耳，**菖蒲丸方**

菖蒲一寸　巴豆一粒。去皮心，炒　蜡一分

上三味，捣烂，捻作七丸。每一丸，中穿一孔子，以绵裹塞耳中，日一易。

治耳聋，塞耳，**食盐丸方**

食盐　杏仁去皮尖、双仁，炒。各一分

上二味，烂捣，以纯乌羊屎新湿①者和丸，如枣核大。塞耳中，勿令风入，干即易之。至七日二七日，耳中有声渐入，即以苇管长二寸内耳中，四畔以面封之，勿令气出，以薄面饼子裹筒头上，以艾炷灸三壮，耳内即有干黑脓出，须挑却。还依前法，一日两度，以后常用乱发塞之。

治耳聋，塞耳，**附子丸方**

附子炮裂，去皮脐　菖蒲各半两

上二味，捣罗为末，以醋和如枣核。绵裹，临卧时塞耳中，夜一易之，有黄水出，差。

治耳聋，塞耳，**大枣丸方**

大枣十五枚。去核　蓖麻子一百粒。去皮

上二味，烂捣，捻如枣核，塞耳中，二十日效。

治耳聋，塞耳，**巴豆丸方**

巴豆十粒。去皮心，炒　松脂半两

上二味，捣烂，捻如枣核，塞耳中，汁出即愈。

又方

蜗牛子一分　石胆一分　钟乳一分　龙脑

上四味，除龙脑同研为细末，一瓷瓶盛之，以炭火烧令通赤，候冷取出，研入龙脑少许。每用油调药一字，滴入耳中，无不差。

又方

雄黄一分　硫黄一分

---

① 湿：明抄本、乾隆本、文瑞楼本同，日本抄本作"润"，旁注"润一作湿"。

上二味，同研为末，绵裹一字，放耳中即差。

治耳聋灌耳方

鹅毛翎根筒七茎　灯心七茎　木通一两　地龙三条

上四味相和，烧为灰，细研。每用半钱匕，以生油调，倾入耳中，便用绵子塞耳，且侧卧良久，如此三度。

治耳聋，**枫香脂丸方**

枫香脂半钱　巴豆七粒。去皮心

上二味，同研相入，捻如枣核，绵裹塞耳中。

治耳聋，塞耳，**牙消散方**

马牙消半两　龙脑半钱匕　蕤仁去皮。半分

上三味为散，入黄蜡二钱熔和，绵裹一枣核大，塞耳中。

治耳聋，塞耳，**椒目丸方**

椒目四十九粒　巴豆二粒。和皮用

上二味，同研匀，入饭丸如枣核，绵裹，夜后塞在聋耳内。

治耳聋，塞耳，**黄瓜根方**

黄瓜根

上一味，削如枣核，塞耳，数日干，耵聍脓血自出尽即差。

治耳聋，塞耳，**醋煮附子方**

附子

上一味，以醇醋微火煮一宿，削如枣核，以绵裹塞耳中。

治耳聋，塞耳，**真珠粉方**

真珠末一分

上一味，研如粉。以绵裹一钱匕，塞耳中。

治耳聋，塞耳，**桃仁方**

桃仁汤浸，去皮尖、双仁，炒。一分

上一味，捣烂，捻如枣核，以赤楮皮裹塞耳中。

又方用杏仁[①]。

① 杏仁：明抄本、日本抄本、文瑞楼本同，乾隆本此后有"去皮尖，一分，捣烂如枣核大，以赤楮裹塞耳中"。

治耳聋，吸^①鼻，**麝香散方**

麝香　细辛去苗叶　干姜炮　菖蒲根洗净，焙。各一分

上四味，捣罗为散。患左耳，吸入右鼻；患右耳，吸入左鼻。不拘时。

治耳聋，滴耳，**鸡卵方**

新鸡卵一枚　巴豆一粒。去皮、心、膜

上二味，先于鸡卵上开一窍，将巴豆内鸡卵中，以纸两重面黏贴盖，却与鸡抱，以其余卵鸡子^②出为度。取汁滴于耳内，日三两次，五七日差。

治耳聋，滴耳，**鲫鱼胆膏方**

鲫鱼胆一枚　乌驴脂少许　生油半两

上三味，和匀，内楼葱管中七日，滴于耳内，差。

治耳聋，滴耳，**胡麻油方**

胡麻油一合　木香醋浸一宿，焙，杵末。半两

上二味，银器内微火煎三五沸，绵滤去滓，旋滴耳中，以差为度。

治耳聋，滴耳，**鹅膏方**

鹅膏一合

上一味，以少许滴耳中。

治耳聋，滴耳，**生油方**

生油一合

上一味，滴入耳中，日三五次，候其塞出即差。

治耳聋，滴耳，**蟹汁方**

生蟹一^③枚

上一味，捣绞取汁，以少许滴耳中。

治耳聋，滴耳，**龟尿方**

---

① 吸：日本抄本、文瑞楼本同，明抄本、乾隆本作"吹"。该方用法中"吸入右鼻"与"吸入左鼻"之"吸"，明抄本、乾隆本亦皆作"吹"。

② 鸡子：日本抄本、文瑞楼本同。明抄本、乾隆本作"子小鸡"，于义为顺。

③ 一：日本抄本、文瑞楼本同，明抄本、乾隆本作"二"。

龟

上一物，安于合中荷①叶上养之，专看叶上有尿，收取滴耳中。

治耳聋，滴耳，**杏仁方**

杏仁七粒。汤浸，去皮尖、双仁，炒

上一味，分三停，各以绵裹。每裹著盐一颗如小豆许，以器盛，于饭甑上蒸之，饭熟出取一裹，令患人侧卧，捻汁入耳中。久又以一裹捻入耳中，取差为度。

治耳聋，灌耳，**益母草汁方**

益母草一握。洗

上一味，研取汁，少灌耳中，差。

治耳聋，灌耳，**酽醋方**

酽醋二②合

上一味，温灌耳中，以绵塞定，半日许，必有物出即差。

治耳聋，灌耳，**鲫鱼脑方**

鲫鱼脑一合

上一味，以竹筒子盛蒸之，冷灌耳中。

治耳聋，灌耳，**鼠胆方**

鼠胆③

上一味，取汁滴入耳内令透，初益聋，半日后便能听，虽久亦差。

治耳聋，熏耳，**雄黄散**方

雄黄　防风去叉　菖蒲　礜石　乌头去皮脐　椒去目并闭口，炒出汗。各一分　大枣核十枚

上七味，捣罗为散。以香炉中安艾一弹子大，次著黄檗末半钱匕于艾上，复以药二钱匕著艾上，火燃向耳熏之。

---

① 一物安于合中荷：日本抄本、文瑞楼本同，日本抄本旁注"又一味物合于中荷"，明抄本作"一味物合于中荷"，乾隆本作"一味覆合于中荷"。

② 二：日本抄本、文瑞楼本同，明抄本、乾隆本作"一"。

③ 鼠胆：日本抄本、文瑞楼本同，明抄本、乾隆本此后注"雄者"。

治耳聋，**蜡纸角方**

蜡纸一张

上一物，剪为四片，每一片于箸上紧卷，抽却箸，以蜡纸卷子安耳中燃之，待火欲至耳，急除去，当有恶物出在残纸上。日一角之，角了以蜡塞定。

治耳聋，**铁环方**

铁环

上一物，口内含之，随聋耳左右，以磁石一块枕之，旬余气通即止。又方以绵裹铁沙内耳中，口含磁石，大法本同，今并为一方。

治耳聋方

巴豆一枚。去皮、心、膜

上一味，以黄蜡裹，两头作孔通气，安耳中。

治耳卒聋方

菖蒲一寸 巴豆一枚。去心、皮

上二味，捣研，分为七丸。每取一丸，绵裹塞耳中。

治卒耳聋方

上取栝楼根，削可耳孔大，以腊月猪脂煎三五沸，以塞耳中，七日一换，良。

风 聋

论曰：风聋者，本于足少阴经虚，风邪乘之，令气脉不通，风邪内鼓，则耳中引痛，牵及头脑，甚者聋闭不通，故谓之风聋。

治风聋，飕飕如风雨钟磬声，或时出清水，或有脓汁，**黄耆汤方**

黄耆剉。一两半 附子炮裂，去皮脐 菖蒲米泔浸一宿，切。各一两 木通剉。二两 磁石火烧，醋淬一七遍。三两 五味子 防风去叉 玄参 人参 杜仲去粗皮，剉，炒 白茯苓去黑

皮　熟干地黄焙。各一两一分①

上一十二味，粗捣筛。每服三钱匕，以水一盏半，入生姜三片，大枣一枚，擘，同煎至七分，去滓，空心温服，日三。

治风聋，**菖蒲汤方**

菖蒲米泔浸一宿，切。四两　木通剉。三两　瞿麦二两。用穗　白术剉碎，炒。三两　独活去芦头。四两　山芋三两　甘草炙，剉。二两　附子炮裂，去皮脐。二两　桂去粗皮。三②两　杏仁去皮尖、双仁，炒。三两　茯神去木。二两　人参三两　前胡去芦头。三两　石膏二两　磁石火烧，醋淬七遍。二两

上一十五味，剉如麻豆。每服三钱匕，以水一盏半，入竹叶七片，生姜一枣大，切，葱白一寸，同煎至七分，去滓温服。

治风聋，头目痛，**天雄散方**

天雄炮裂，去皮脐。三两　细辛去苗叶。三两　山茱萸五③两　干姜炮。二两　山芋七两

上五味，捣为散。每服一钱匕，空心温酒调下，日二服。

治风聋，**独活煮散方**

独活去芦头。一④两

上一味，捣罗为散。每服二钱匕，以水、酒各半盏，煎至七分，去滓，空心服，以差为度。时用水浸椒，煮令热，以布裹熨之。

治肾间风热，骨疼耳聋，及肾中实邪，**苍耳酒方**

苍耳净拣　防风去叉　恶实炒。各三两　独活去芦头　木通各二⑤两　生地黄洗。三两　人参一两　薏苡仁二两　黄耆三两　桂去粗皮。一两半　白茯苓去黑皮。二两半

上一十一味，细剉，以酒一斗浸七日。空心饮之，初一盏，日再，量性加至二三盏。

---

①　一两一分：日本抄本、文瑞楼本同，明抄本、乾隆本作"一两半"。
②　三：日本抄本、文瑞楼本同，明抄本、乾隆本作"二"。
③　五：明抄本、乾隆本、文瑞楼本同，日本抄本作"二"，旁注"二一作五"。
④　一：日本抄本、文瑞楼本同，明抄本、乾隆本作"三"。
⑤　二：明抄本、日本抄本、文瑞楼本同，乾隆本作"三"。

治风聋年久，**鱼脑膏方**

生鲤鱼脑二两　当归切，焙　细辛去苗叶　白芷　附子炮裂，去皮脐　菖蒲各半两

上六味，除鱼脑捣罗为末，以鱼脑置银器中，入药在内，微火上煎，候香滤去滓，倾入瓷合中，候凝。如枣核大，绵裹塞耳中。

治风聋久不差者，塞耳，**杏仁膏方**

杏仁去皮尖、双仁。别研　蓖麻子去皮。各一两。别研　巴豆去皮心，别研。一分　食盐别研。二分①　附子炮裂，去皮脐。一分②　桃仁去皮尖、双仁，别研。一两　乳香别研。一分③　磁石火烧，醋淬一七遍。一两　木通④剉。半两　蜡二两　菖蒲一两

上一十一味，除别研外捣罗为末，后入别研者相和，捣丸，捻如枣核大。绵裹塞耳中，日四五易。

治风聋积久及耳鸣，**菖蒲散方**

菖蒲切　附子炮裂，去皮脐。各一分

上二味，捣罗为散。每以一钱匕，绵裹塞两耳中。

治耳聋，牙关急，塞耳，**附子方**

附子一枚。生，去皮

上一味，以醋渍三两宿，令润透里，削一头尖，内耳中灸上二七壮，令气通耳中即差。

劳　聋

论曰：劳聋者，肾气虚劳所致也。足少阴肾经，宗脉所聚，其气通于耳。肾气虚弱，宗脉耗损，则气之所通⑤安得聪彻而不聩哉？旧说谓因劳则甚，要当节嗜欲，慎起居，而无损肾脏。

---

① 二分：日本抄本、文瑞楼本同，明抄本、乾隆本作"三两"。
② 分：日本抄本、文瑞楼本同，明抄本、乾隆本作"两"。
③ 分：日本抄本、文瑞楼本同，明抄本、乾隆本作"两"。
④ 木通：日本抄本、文瑞楼本同，明抄本、乾隆本作"木香"。
⑤ 之所通：乾隆本、日本抄本、文瑞楼本同，日本抄本旁注"又无'之所通'三字"，明抄本无。

治肾虚劳聋，**内补丸方**

熟干地黄焙　附子炮裂，去皮脐　桂去粗皮　肉苁蓉酒浸一宿，切，焙　鹿茸去毛，酒浸一宿，酥炙　人参各一两　山芋一两半　柴胡去苗。三分　胡黄连一分　远志去心。半两　细辛去苗叶。半两　白茯苓去黑皮。一分　钟乳鹅管者。二两。以甘草水煮三日，研三日

上一十三味，除研药，余为细末，再研匀，炼蜜丸如梧桐子大，空心温酒下二十丸。

治劳聋，耳中溃溃然，补肾，**磁石汤方**

磁石二两。醋淬七遍　山茱萸洗，炒　菖蒲米泔浸一宿，剉，焙　芎䓖　牡荆子　茯神去木　白芷　枳壳去瓤，麸炒黄　甘草炙，剉　陈橘皮汤浸，去白，焙。各一两　地骨皮去土　天门冬去心。各一两半

上一十二味，粗捣筛。每服三钱匕，水一盏半，入生姜半分，切，竹沥二合，同煎至七分，去滓温服，日三。

治劳聋积久耳鸣，**肉苁蓉丸方**

肉苁蓉酒浸一宿，切，焙　附子炮裂，去皮脐　干姜炮裂　山茱萸洗，微炒　巴戟天去心　桂去粗皮　泽泻　菟丝子酒浸一宿，别捣　熟干地黄焙　石斛去根　蛇床子微炒　白茯苓去黑皮　当归酒洒令润，切，焙　人参　细辛去苗叶　牡丹皮　甘草炙，剉　黄耆细剉　远志去心　菖蒲米泔浸一宿，剉，焙　芍药各一两　防风去叉。三两①　羊肾一对。薄批去筋膜，炙干

上二十三味，除菟丝子外为细末，再入菟丝子末重罗，炼蜜丸如梧桐子大。每服二十丸，食后温酒下，渐加至三十丸，日三。

治劳聋久，耳中溃溃，补肾，**石斛丸方**

石斛去根　附子炮裂，去皮脐　肉苁蓉酒浸一宿，切，焙　山茱萸洗，微炒　菟丝子酒浸一宿，别捣　桂去粗皮　泽泻　巴豆去

---

① 三两：明抄本、文瑞楼本同，乾隆本作"二两"，日本抄本作"三分"，旁注"三一作二"。

皮、心、膜，炒黄色，研如泥，纸裹压去油　当归切，焙　蛇床子炒　白茯苓去黑皮　干姜炮　菖蒲米泔浸一宿，剉，焙　熟干地黄焙　芍药　细辛去苗叶　远志去心　黄耆细剉。各一两　防风去叉。三分

上一十九味，除菟丝子外为细末，再入菟丝子末重罗，炼蜜丸如梧桐子大。每服十五丸，温酒下，日三。

治劳聋虚鸣，塞耳，**蓖麻子丸方**

蓖麻子去皮壳，研　杏仁汤浸，去皮尖、双仁，炒黄　桃仁汤浸，去皮尖、双仁，炒黄　磁石醋淬七遍　木通剉　菖蒲各一两　巴豆去皮，炒黄。一分①　食盐研。三分　蜡三两　松脂研　乳香研。各二两半　附子炮裂，去皮脐。半两

上一十二味，先捣菖蒲、磁石、附子、木通为细末，再将诸药别捣如膏，入诸药同捣数千杵，丸如枣核大。以绵裹塞耳中，日一易。

治劳聋积久，塞耳，**菖蒲散方**

菖蒲　山茱萸洗，微炒　土瓜根　牡丹皮　牛膝酒浸一宿，焙　白敛各半两　磁石醋淬七遍。一两

上七味为细散。每以一钱匕，绵裹塞耳中，日一易。

治劳聋经久，塞耳，**硫黄散方**

石硫黄　雌黄各一分

上二味，研为细末。每以一钱匕，绵裹塞耳中，数日则闻人语声。

治劳聋滴耳方

童子小便

上一味，以少许灌入耳中。

久　聋

论曰：久聋者，肾脏虚，血气不足，风邪停滞故也。足少阴

---

① 分：日本抄本、文瑞楼本同，明抄本、乾隆本作"两"。

经，宗脉所聚，其气通于耳。若肾脏劳伤，宗脉虚损，血气既衰，风邪乘之，是为耳聋。积久不差，劳伤过甚，邪气留滞，故为久聋也。

治久聋，塞耳，**磁石丸方**

磁石煅，醋淬七遍，研。半两　菖蒲　狼牙　木通剉　食盐研　薰陆香研　松脂研　杏仁汤浸，去双仁、皮尖，炒，研　蜡熔入药捣　巴豆去皮壳，炒，研　生地黄洗，研。各半两

上一十一味，先捣前三味为末，次同研者药捣三二百杵，可丸即丸如枣核大。绵裹塞耳中，日一易。

治久聋不差，塞耳，**木通丸方**

木通剉　菖蒲　磁石煅，醋淬七遍，研　薰陆香研　杏仁汤浸，去双仁、皮尖，炒，研　巴豆去皮壳，炒，研　蜡各半两　附子炮裂，去皮脐。一分

上八味，除研外捣罗为末，次将诸药入鹅膏同捣，可丸捻如枣核大。绵裹塞耳中，日一易。

治久聋耳鸣，塞耳，**鱼脑膏方**

生雄鲤鱼脑二两　当归切，焙　菖蒲　细辛去苗叶　白芷　附子炮裂，去皮脐。各一分[1]

上六味，除鱼脑外并捣为末，先以鱼脑银石器内慢火煎沸，滤去滓，次入药，再煎成膏，以瓷合盛。每用枣核大，绵裹塞耳中。

治久聋，塞耳，**山茱萸丸方**

山茱萸　干姜炮　巴豆去皮壳，炒，别研。各一两

上三味，先捣前二味为末，入巴豆同研令匀，绞葱汁和丸如枣核大。绵裹塞耳中，食顷，干即易新药塞之。凡如此五日当小愈，十日闻人声，差即止。常以发塞耳孔避风。

治久聋，塞耳，**麒麟竭丸方**

麒麟竭研　铅丹各二两半。研　消石研　巴豆去壳。各一分。研

---

① 分：日本抄本、文瑞楼本同，明抄本、乾隆本作"两"。

上四味，同研匀，蜜丸如枣核大。新绵裹内耳中，有脓出即拭去，别用新绵裹再内，避风，以差为度。

治耳聋，不问久近，塞耳，**蓖麻丸方**

蓖麻子去皮。五十枚　大枣去核。二十五枚

上二味，先将枣捣烂，渐渐入蓖麻杵得所，丸如枣核。内耳中，日一易。

治耳聋不问久近[1]，塞耳，**土瓜根方**

湿土瓜根

上一味，截长半寸，塞耳中向上，以艾炷灸七壮。每日勿绝，以差为度。

治久聋，滴耳，**鼠脂方**

鼠脂半合　青盐一钱　蚯蚓一条。系头捻取汁

上三味，以鼠脂、蚯蚓汁调青盐汤温，以绵蘸，侧卧捻滴耳中，继塞耳孔即差。

治久聋，滴耳，**水银方**

水银一分　蚯蚓生者。一条

上二味，就楼葱丛内以一茎去尖头，入水银、蚯蚓在内，即系却头，勿令倾出，候蚯蚓化为水，即取滴耳中，立愈。

治久聋耵聍，灌耳，**桂心膏方**

桂去粗皮。二两　野葛一两

上二味细剉，以铜器盛，入成炼鸡肪五两，微火煎三五沸，去滓密贮，勿令泄气。以小竹筒盛枣核大，火炙令热，仰倾灌耳中，十日耵聍自出。久聋者不过二十日差，乃以发裹膏深塞之，勿使泄气，五日后去之。

五　聋

论曰：五聋不同，曰风聋，曰干聋，曰劳聋，曰虚聋，曰聤

---

[1]　问久近：文瑞楼本同，明抄本、乾隆本作"问新久"，日本抄本作"闻远"，旁注"远一作近"。

聋是也。肾气通^①于耳，足少阴其经也。经虚受风邪，及劳伤血气，停滞津液，皆能致聋。惟所受不同，故其证各异。葛氏所谓风聋者痛掣，干聋者生耵聍，劳聋者出黄汁，虚聋者肃肃作声，聤聋者脓汁出，可不辨哉。

治五聋鸣闹，不闻人声，出黄水，**黄耆汤方**

黄耆剉。一两半　附子炮裂，去皮脐。一两　菖蒲米泔浸一宿，剉碎，焙干。一两　磁石醋淬一七遍。三^②两　木通剉　白茯苓去黑皮　五味子　熟干地黄焙　防风去叉　玄参　人参各一两一分　杜仲去粗皮，炙，剉。一两

上一十二味，剉如麻豆。每服五钱匕，以水一盏半，生姜半分，拍碎，大枣二枚，擘破，同煎至一盏，去滓温服，续吃羊肾粥助之。日四五服，不计时候。

治风聋，**雄黄散方**

雄黄半两。研　丹砂三分。研　丁香一分　桂去粗皮。一分　干蝎去足，炒。半两　乌蛇酒炙用肉。半两　硫黄一分。研　天麻　人参各半两　山芋一两　天南星炮。三分　白附子炮。一分　麝香三分。研　槟榔三枚。煨，剉　木香一分　麻黄去根节。半两

上一十六味，捣研为散，再罗令匀。每服二钱匕，温酒调服。

治劳聋，**内补丸方**

熟干地黄焙　桂去粗皮。各一两　山芋一两半　附子炮裂，去皮脐。一两　柴胡去苗。三分　远志半两。去心　胡黄连一分　钟乳二两。鹅管者　鹿茸去毛，酒炙　肉苁蓉酒浸，切，焙。各一两　人参三分　白茯苓去黑皮。一分　细辛去苗叶。半两

上一十三味，先用甘草水煮钟乳三日，研三日了后，方捣诸药为末，却与钟乳同研二日，用细绢罗过，炼蜜和丸梧桐子大。每日空心，用温酒下二十丸，日再服。

---

① 气通：明抄本、乾隆本、日本抄本、文瑞楼本同，日本抄本旁注"又气通作通气"。

② 三：日本抄本、文瑞楼本同，明抄本、乾隆本作"二"。

治干聋生耵聍上都挺、下乃挺切，耳垢也。**不可出方**

蚯蚓不以多少

上一味，取自死者安葱叶中，面封头，蒸之令熟，去面取出，捣研如泥。取汁灌耳中满，即不过数灌，即挑易出，差后发裹盐塞之。

治聤聋有脓散方

乌贼骨　釜底墨　龙骨　伏龙肝各半两　附子一两　禹余粮六铢①

上六味，捣罗为细末，取皂荚子大，绵裹内耳中，日一易取差。不差者必有虫，加麝香一豆大。

治聤聋脓水不绝宜用此方

白矾半两。烧灰　麻勃一分　木香一分　松脂一分　花烟脂一分

上五味，捣罗为细末。每用时，先以绵子净拭脓后，满耳填药，效。

治耳聋，气塞不通，时作声，**用附子法**

生附子尖。一枚。削作小枣核大

上一味，以绵裹置耳内。

耳聋有脓

论曰：耳聋有脓者，盖肾脏虚，劳伤血气，与津液相搏，热气乘之，则结聚于耳中，腐化脓汁，气不开窍，则致耳聋。

治耳聋出脓，**黄耆丸方**

黄耆剉　升麻　栀子仁　犀角镑　玄参　木香　黄芩去黑心　芒消各一两半②　干姜炮　芍药　人参各一两　大黄剉，炒。二两

上一十二味，捣罗为末，炼蜜丸如梧桐子大。每服二十丸，至三十丸，煎枸杞根汤下，食后良久服。

---

① 铢：日本抄本、文瑞楼本同，明抄本、乾隆本作"钱"。
② 一两半：日本抄本、文瑞楼本同，明抄本、乾隆本作"一两"。

治耳聋出脓疼痛，**附子丸方**

附子炮裂，去皮脐　菖蒲米泔浸一宿，剉，焙　矾石熬令汁枯　蓖麻子仁研　松脂研。各一两　杏仁去皮尖、双仁，炒。二两　染烟脂半两

上七味，捣研为末，熔黄蜡和，捻如枣核大。针穿一孔子令透，塞耳中，日一换之。

治耳聋有脓，**禹余粮散方**

禹余粮煅，醋淬。一分　乌贼鱼骨去甲　伏龙肝　龙骨各半两　附子炮裂，去皮脐。一两

上五味，捣研为散。每以一钱绵裹塞耳中，日一易，取差为度。如有虫，加麝香一黑豆大。一方加铛墨半两。

治耳脓①久不差，**蚕香散方**

蚕纸已出者，烧灰　乌贼鱼骨去甲　染烟脂各一钱　麝香研。半钱

上四味，捣研为散。满塞耳中不动，候自落，未差再用。

治耳聋有脓水不绝臭秽方

肉苁蓉一两　龙胆一两　白茅根一两

上三味，共烧为灰，研细，以少蜜和令匀，后入鲤鱼胆汁三枚，搅令稀，即以绢揾取汁，沥入耳中。其揾干滓捻作挺子，以薄绵裹塞耳，不过三两上愈。

治肾热耳聋，有脓血溜，日夜不止方

鲤鱼脑一枚　鲤鱼肠一具　乌麻子一升

上三味，先捣乌麻令碎，次入二味相和，微火熬，以暖布裹薄耳，两食顷开之，当有白虫出，复更作药。若两耳并脓，分药于两耳中用；若一耳，即于一面薄之。不过三度差。

治耳聋有脓水不止方

麻子一合　花烟脂一分

上二味，共研为细末。满耳塞药，以绵轻揾，三两上愈。

---

① 脓：日本抄本、文瑞楼本同，明抄本、乾隆本作“聋”。

又方

矾石熬令汁枯。一两　铅丹炒。一钱

上二味，同研匀细。每用半字，掺入耳中。

又方

地骨皮半两　五倍子一分

上二味，捣为细末。每用少许，掺入耳中。

治耳内脓水，疼痛不止，**矾黄散方**

矾石晋州者，熬令汁枯。半两　雄黄好者。一分

上二味，同研极细。每用手指甲挑半字，先以绵杖子拭耳内令干，却滴生麻油一二点入耳内，仍以绵杖子惹①药末在耳中。不拘久近，只一二度差。

治耳内出脓水，**二圣散方**

白附子炮　羌活去芦头。各一两

上二味，同为细散，用猪羊肾各一只切开，每只入药末半钱，不得著盐，湿纸裹煨熟。五更初，温酒嚼下，续吃粥压。

治耳聋脓出，久不差，**速效散方**

地龙一条。盛在白葱管内，当门挂阴干

上一味，同麝香少许研为细散，掺在耳中。

治耳聋出脓，或有虫，**鱼醋膏方**

鲤鱼肠一具。切　醋三合

上二味，合捣如膏。取少许绵裹塞耳，二食顷当闷痛，或白虫出，即易之，虫尽乃止。

治耳聋有脓，**桂骨散方**

桂去粗皮　鱼骨各一两

上二味，合捣为散，掺入耳中，差。

耳虚鸣

论曰：耳者，心之寄窍，肾气所通也。腑脏和平，则其窍通

---

① 惹：沾染。唐·慧能《六祖坛经·自序品》："时时勤拂拭，勿使惹尘埃。"

而无碍。肾气既虚，风邪干之，复以思虑劳心，气脉内结，不得疏通，则耳内烨烨，与气相击而鸣，或如钟磬雷鼓，或如蝉噪，皆肾虚所致也。

治肾气虚弱，气奔两耳作声，甚则成聋，**磁石散**方

磁石煅，醋淬七遍　熟干地黄焙　菖蒲米泔浸一宿，剉，焙　牡丹皮　白术各一两　附子炮裂，去皮脐　白茯苓去黑皮　人参　芎䓖　大黄剉，炒　牡荆子微炒　桂去粗皮　当归切，焙　桑螵蛸切破，炙。各半两　羊肾一对。薄切，去筋膜，炙干

上一十五味，捣罗为散。每服一钱匕，温酒调下，日三，加至二钱匕，不拘时。

治耳内虚鸣，**保命丸**方

熟干地黄焙　肉苁蓉酒浸，切，焙　桂去粗皮　附子炮裂，去皮脐　丁香　菟丝子酒浸，别捣　人参各一两　白豆蔻去皮　木香　槟榔剉　甘草炙。各半两　鹿茸去毛，酒浸一宿，酥炙　白茯苓去黑皮　蒺藜子炒，去角。各三分

上一十四味，将十三味捣罗为末，入菟丝末再罗，炼白蜜丸如梧桐子大。每服十五丸，空心食前温酒下，渐加丸数。

治男子患耳内虚鸣，腰肾疼痛，髀膝风冷，食饮无味，**肉苁蓉丸**方

肉苁蓉酒浸，切，焙　石斛去根　白术　五味子　桂去粗皮　巴戟天去心　防风去叉　人参各二两　白茯苓去黑皮　泽泻　山茱萸各三两　熟干地黄焙　磁石煅，醋淬七遍。各四两

上一十三味，捣罗为末，炼蜜丸如梧桐子大。每服三十丸，空心食前服，温酒下。

治肾虚耳内作声，或如蝉噪，或如风水声，诊其左手尺脉微而细，右手关脉洪而大，是其候也，**石斛丸**方

石斛去根　黄耆剉　鹿茸去毛，酒浸一宿，酥炙　地骨皮　附子炮裂，去皮脐。各一两　菟丝子酒浸，别捣　山茱萸各一两一

分^①　远志去心　熟干地黄焙　菖蒲米泔浸一宿，剉，焙　防风去叉。各三分　桂去粗皮。半两　玄参一两

上一十三味，将十二味捣罗为末，入菟丝子末再罗，炼蜜丸如梧桐子大。每服三十丸，空心温酒下，以差为度。此药妊娠人去桂、附，加蜀椒三分、丹参半两。

治肾虚耳数鸣而聋，补肾，**黄耆汤**方

黄耆剉　人参　紫菀去土　甘草炙，剉　防风去叉　当归切，焙　麦门冬去心，焙　五味子各一两　干姜炮　桂去粗皮。各二两　芎䓖一两半^②

上一十一味，粗捣筛。每服五钱匕，先以水三盏煮羊肾一只，至一盏半，去肾下药，入葱白三寸，切，大枣三枚，擘破，煎至八分，去滓，空心食前温服。

治肾气虚弱，气奔两耳，鸣甚成聋，**桑螵蛸散**方

桑螵蛸切破，炙　附子炮裂，去皮脐　人参　白茯苓去黑皮　当归切，焙　桂去粗皮。各半两　熟干地黄焙　牡丹皮　白术剉，炒。各一两　羊肾一对。薄切，去筋膜，炙干

上一十味，捣罗为散。每服一钱匕，空心食前，温酒调下，日三，加至二钱匕。

治肾劳虚后，耳常闻钟磬风雨之声，补肾，**鹿茸丸**方

鹿茸去毛，酒浸一宿，酥炙　磁石煅，醋淬七遍　枳实去瓤，麸炒。各二两　附子炮裂，去皮脐　山芋　牡蛎熬　肉苁蓉酒浸，切，焙。各一两半　五味子　巴戟天去心。各一两　楮实炒，别捣末。三两

上一十味，将九味捣罗为末，入楮实末再罗令匀，炼蜜丸如梧桐子大。每服二十丸，至三十丸，空心浸牛膝酒下。

治耳聋及耳鸣，**菖蒲浸酒**方

菖蒲米泔浸一宿，剉，焙。三分　木通一分。剉　桂去粗

---

① 一两一分：日本抄本、文瑞楼本同，明抄本、乾隆本作"一两半"。

② 一两半：日本抄本、文瑞楼本同，明抄本、乾隆本作"一两"。

皮　磁石碎，绵裹。各半两　防风去叉　羌活去芦头。各一两

上六味，㕮咀。以酒一斗，浸七日，每日空腹温饮一二盏。

治肾虚热毒乘虚攻耳，致耳内常鸣如蝉声，不可专服补药，
龙齿散方

龙齿　人参　远志去心　白茯苓去黑皮　麦门冬去心，焙。各
半两　丹砂研　铁粉研末，飞　龙脑研　牛黄研　麝香研。各一分

上一十味，捣研为散，同再研匀细。每服半钱匕，食后夜卧
温熟水调下，日三，病愈即已。

治耳鸣，并水入耳，塞耳，**菖蒲丸方**

菖蒲　独活去芦头　矾石熬令汁枯。各一两　木通剉　细辛
去苗叶　桂去粗皮。各三分　附子炮裂，去皮脐。一分　当归切，
焙　甘草炙。各半两

上九味，捣罗为末，旋以葱汁同白鹅膏和丸如枣核大。以绵
裹内耳中，日三易之。

治耳内昼夜虚鸣，**塞耳方**

菖蒲　乌头去皮脐，生用。各一两

上二味为末，绵裹半钱匕塞耳中，日再易之。

治肾气虚弱，风邪干之，上攻于耳，常作蝉鸣，以至重听，
牛膝煎丸方

牛膝去苗　海桐皮二味各半斤。捣末，用好酒五升于银石器内
熬成膏　蘹香子炒　当归切，焙　赤箭　五加皮剉　赤芍药　桂
去粗皮　麻黄去根节　地龙炒　木香　独活去芦头　没药研　乳香
研　防风去叉　骨碎补　麒麟竭　沉香剉　干蝎炒，去土　天南星
生用。各一两　附子炮裂，去皮脐　乌头炮裂，去皮脐　楝实　芎
劳各二①两　麝香研。半两　虎脑骨四两。酥炙

上二十六味，捣研二十四味为末入前膏内，和捣三千杵，丸
如梧桐子大。每服十丸至十五丸，空心温酒或盐汤下。

治肾虚耳鸣，**地黄丸方**

---

① 二：明抄本、日本抄本、文瑞楼本同，乾隆本作"三"。

熟干地黄焙。三^①两　黄耆剉，焙　山茱萸　桑根白皮各二^②两　黄连去须　羚羊角屑　桂去粗皮　当归切，焙　代赭各一两　芎劳　天雄炮裂，去皮脐。各一两半

上一十一味，捣罗为末，炼蜜和丸如梧桐子大。每服三十丸，空心温酒下。

---

① 三：日本抄本、文瑞楼本同，明抄本、乾隆本作"一"。
② 二：日本抄本、文瑞楼本同，明抄本、乾隆本作"一"。

卷第一百一十五

耳病门

耳疼痛　耳肿　耳内生疮　耳聤聍　聤耳　百虫入耳
耳诸疾

耳病门

耳疼痛

论曰：足少阴肾之经，宗脉所聚，其气通于耳。若风邪毒气乘之，与正气相击，则令耳中疼痛。

治耳中策策疼痛，**生犀丸方**

犀角镑屑　牛黄研。各一分[①]　防风去叉。半两　白附子炮　乌蛇酒浸，去皮骨，炙　天南星　半夏汤洗二十四遍　干姜炮　丹砂研　没药研　龙脑研　乳香研　桂去粗皮。各一分　当归剉，焙。半两　麝香研。半两

上一十五味，捣罗为细末，炼蜜和丸如梧桐子大，空心酒下二十丸。

治耳中疼痛，**香附膏方**

附子二枚。去皮脐，生用　菖蒲　矾石烧枯　杏仁汤浸，去皮尖、双仁，炒。各半两　麝香研。二钱　蓖麻子六十粒。去皮

上六味，先捣附子、菖蒲、矾石为细末，次将蓖麻、杏仁捣膏，次研麝香同拌匀，丸如枣核大，以蜡裹，用大针穿透，塞于耳中，日再用。

治耳聋疼痛，**百合散方**

百合不拘多少

上一味，焙干为细散。食后温水调下一钱匕，日三服。

[①]　分：日本抄本、文瑞楼本同，明抄本、乾隆本作"两"。

治耳内极痛方

郁金末

上一味，研细。每用一字，以净水调，倾入耳内，却急倾出。

治耳卒疼痛不能忍，**塞耳散方**

菖蒲　附子炮裂，去皮脐。各一分

上二味，捣罗为细散。麻油调，绵裹枣核大，塞耳中。

治耳风疼痛，久聋不通，**木香散方**

木香

上一味，捣罗为细散。用葱黄心截了尖，沾鹅脂在上，蘸木
香散，深内耳中，觉痛止，待一时辰方取去，日三五上。

治耳卒疼痛熨法

盐五两

上一味，于饭上蒸过，乘热以软布裹，频熨之。

耳　肿

论曰：耳者，肾之候，心之寄窍。若其经为风热所客，随脉
而上，至于耳中，气聚不散，邪热攻冲，结聚为肿，甚则黄汁出，
而为暴聋之病也。

治两耳肿，**木香散方**

木香　防己　芍药　玄参　白蔹　大黄剉，炒　芒消　黄芩去
黑皮　紫葛各一两　赤小豆三分

上一十味，捣罗为散。每捣生榆白皮，取汁和少许，涂帛上，
贴肿处取消。

治两耳肿，时苦疼痛，**盐花丸方**

盐花四钱　甜葶苈二两。用河水洗，微炒　杏仁去皮尖、双仁，
炒。一两　腊月猪脂二钱

上四味，除脂外各捣研极细，一处研匀，次入猪脂和丸如枣
核大。每用绵裹内耳中，日一易之。初内药后，忽觉耳痛，有恶
水出，四体不安，勿疑。

治耳肿热痛及暴觉肿[1]者，**三物散方**

赤小豆　大黄各半两　木鳖子仁一两

上三味，各捣研为末，再同研匀。每用少许，以生油旋调，涂耳肿处。

治耳卒肿出脓，**矾石散方**

矾石熬令汁枯。半两

上一味，研细。每以苇管吹少许，入耳中，日三四度。或以绵裹如枣核大，塞耳中亦得。

治耳卒肿，**栝楼根塞耳方**

栝楼根洗。不拘多少

上一味，以刀削一头令尖可入耳中，以腊月猪脂煎之三沸，候冷，取塞耳中，差。

治耳卒肿，**楝实塞耳方**

楝实五合

上一味，烂捣。每用绵裹如枣核大，塞耳中。

治耳肿，**商陆塞耳方**

商陆生者。洗

上一味，以刀子削如枣核，内耳中，日二易之。

治耳肿，**杏仁膏方**

杏仁去皮尖、双仁

上一味，研成膏。捻如枣核，乱发裹，内耳中，日二易之。

耳内生疮

论曰：足少阴为肾之经，经虚则风热邪气乘之，与津液相搏，故耳内生疮。世俗治耳疮，多以傅掺塞耳等药，以谓邪气出外，专为外医，殊不知服药以治肾经之为善也。

治耳内生疮，**菖蒲汤方**

菖蒲米泔浸一宿，剉，焙。三分　附子炮裂，去皮脐　五味

---

① 肿：日本抄本、文瑞楼本同，明抄本误作"睡"，乾隆本作"瞶"。

子　熟干地黄　白茯苓去黑皮　防风去叉　人参各半两　磁石醋淬
七遍。一两一分①　木通　玄参　杜仲去粗皮，剉，炒。各一分　黄
耆三分

上一十二味，㕮咀。每服三钱匕，以水一盏，入生姜三片，大
枣二枚，擘破，同煎至七分，去滓温服。

治耳有恶疮，塞耳，**大黄散方**

大黄半两　黄连去须　龙骨各一分

上三味，为细散。每用少许绵裹枣核大，塞耳中。

治耳有恶疮，**黄连散方**

黄连去须。半两　矾石三分。烧汁尽，研

上二味，捣研为细散，每以少许绵裹内耳中。兼疗耳痛有脓。

治耳有疮方

羊屎暴干

上一味，研为末。每以少许绵裹塞耳中。

治米疽生耳中，连头肿，疼不可忍，**香脂膏方**

郁金　地骨皮各一分　矾石一钱②。研　龙脑半钱。研

上四味，捣研为细末，用腊月猪脂油调涂之。若用鼠脑调
更佳。

治耳疮，**土马鬃涂方**

土马鬃　井中苔等分

上二味，捣研为末。以灯盏内油调涂之。

耳聤聍

论曰：耳者，肾之候，心之寄窍。风热搏于经络，则耳中津
液结聚，如麸片之状，久则丸结不消③，或似蚕蛹，致气窍不通，
聤聍为聋。

---

① 一两一分：日本抄本、文瑞楼本同，明抄本、乾隆本作“一两”。
② 钱：日本抄本、文瑞楼本同，明抄本、乾隆本作“分”。
③ 消：日本抄本、文瑞楼本同，日本抄本旁注“又消作削”，明抄本、乾
隆本作“削”。

治耵聍塞耳，**矾石膏方**

矾石熬令汁尽。三分　附子炮裂，去皮脐。一^①两　菖蒲半两　杏仁汤浸，去皮尖、双仁，炒黄。三两。别研　蓖麻仁二两半。别研　松脂　烟脂各三分

上七味，捣研令匀，和如膏。以绵裹枣核大，塞耳中。常令相续，以差为度。

治耵聍塞耳聋，强坚不可挑，塞耳，**猪脂膏方**

生猪脂一合　釜下墨半两。研

上二味，调和成膏，捏如枣核大，绵裹塞耳中。

治耵聍塞耳，坚强不可挑，灌耳，**葱液膏方**

葱汁三合　细辛去苗叶　附子炮裂，去皮脐。各一分

上三味，捣罗细辛、附子为末，以葱汁调令稀，灌入耳中。

治耵聍塞耳聋，强坚不得出，**黄连散方**

黄连去根须。半两　附子炮裂，去皮脐。一分

上二味，捣罗为散。每以少许掺入耳中。

治耵聍塞耳聋，强坚不可挑，灌耳，**地龙汁方**

地龙湿者。五七条

上一味，研，取汁数滴入耳中，挑即自出。

聤　耳

论曰：肾气通于耳，耳者，肾之候。若其经为风邪所乘，毒气蕴结于耳中，以至脓汁俱出，妨闷疼痛，谓之聤耳。

治聤耳，**通气散方**

郁李仁去皮，研。半两　木香一分　槟榔剉。三枚　大黄剉。一两　芍药半两　细辛去苗叶。一分　人参半两　山芋　桂去粗皮。各一两　甘草炙，剉　牡丹皮各一分

上一十一味，除郁李仁别研外，捣罗为散，和匀。每服一钱

---

① 一：明抄本、乾隆本、日本抄本、文瑞楼本同，日本抄本旁注"一一作二"。

匕，空心温酒调下。

治聤耳出脓血，塞耳，**白敛散方**

白敛　黄连去须　龙骨　赤石脂　乌贼鱼骨去甲。各一两

上五味，捣罗为散。先以绵拭脓干，用药一钱匕绵裹塞耳中。

治聤耳痒，脓汁不止，塞耳，**菖蒲散方**

菖蒲剉，焙　狼毒　磁石煅，醋淬一七遍　附子炮裂，去皮脐　矾石烧令汁尽。各半两

上五味，捣罗为散，以羊髓和少许，绵裹塞耳中。

治聤耳出脓水，**狼牙散方**

狼牙　白敛　竹中蛀屑各一分

上三味，捣罗为散。以少许掺入耳中。

治聤耳，塞耳，**菖蒲散方**

菖蒲剉，焙　桂去粗皮　野葛等分

上三味，捣罗为散。以雀脑髓和，绵裹枣核大，先灸耳中宛宛①者七壮，后用药塞耳中，日一易。

治聤耳出脓，久不差者，有虫，塞耳，**鲤鱼肠方**

鲤鱼肠一具。细切　醋三合

上二味，合捣，布裹枣核大，塞耳中。食顷痛，即有虫出著布，即拔之，更易新者，虫尽为度。

治聤耳出脓汁，**矾石散方**

矾石烧令汁尽，研　食盐研。各一分

上二味，各细研为散。先以纸捻子拭去脓汁令干，次以盐掺之，次又以矾石掺之，日再。

治聤耳，耳中痛，**附子散方**

附子炮裂，去皮脐。一分　黄连去须。半两

上二味，捣罗为散。以少许掺耳中。

治聤耳出脓水，**红花散方**

---

① 宛宛：筋骨凹陷处。

红蓝花一分 矾石半两。烧灰

上二味，捣罗为散。以少许掺耳中。

治聤耳出脓水，**黄连散方**

黄连去须。半两 瓠子干者。一分

上二味，捣罗为散。以少许掺耳中。

治聤耳，耳中痛，脓血出，塞耳，**细辛散方**

细辛去苗，剉 附子炮裂，去皮脐。各一分

上二味，捣罗为散。以葱汁和一钱匕，绵裹塞耳中。

治聤耳，塞耳，**黄矾散方**

黄矾半两

上一味，内瓶中，火烧令汁尽，细研为散。绵裹一钱匕，塞耳中。

治聤耳出脓血，塞耳，**桃仁方**

桃仁汤去皮尖、双仁，炒

上一味，捣如泥，捻如枣核大，谷叶裹，塞耳中。或以故绯帛裹亦佳。

治聤耳，耳中痛，脓血出，塞耳，**桂膏方**

桂去粗皮。半两

上一味，捣罗为末，以鱼膏和，捻如枣核大，塞耳中。

治聤耳，塞耳，**雀脑方**

五月五日雀脑

上一味，以绵裹少许，塞耳中。

又方

巴豆去皮心。二七粒

上一味，以鸡卵一枚，破头作小窍，内巴豆尽，以纸封之，却安鸡窠中，候鸡抱卵日余卵雏出，取药绵裹少许，塞耳中。

又方

伏龙肝细研。半两

上一味，以猪膏和，捻如枣核大，绵裹塞耳中，日再易，夜一易。

又方

釭①中膏车脂也

上一味，绵裹枣核大，塞耳中。

又方

干蚯蚓一两

上一味，捣罗为末，绵裹枣核大，塞耳中。

又方

母鼠肝一具

上一味，旋取活鼠，乘肝热时，以枣核大塞耳中。

又方

铛墨

上一味，细研，先净拭去耳中脓，以少许掺耳中。

又方

茶笼上蚰屑半两

上一味，细研，掺满耳中。

又方

蒲黄细研

上一味，以一豆大掺耳中。

又方

生油一合

上一味，内葱管内，隔宿取出，滴耳中。

治聤耳方

松脂

上一味，为末，掺耳中，脓止即差。

治聤耳出脓，**杏仁膏方**

杏仁不拘多少

上一味，炒令赤，捣如膏，以绵裹塞耳中。

治聤耳方

---

① 釭（gāng 刚）：车毂内口用以穿轴的铁圈。

石首鱼脑中枕子

上一味，为末，掺耳中即差。

百虫入耳

论曰：百虫入耳，其类不一，古方或灌以药，或导以物，皆以意出之也。独驴乳牛酪二物，最为良法，诸虫之入耳者，灌之即化为水，其入腹者则连服数剂取差。

治蚰蜒入耳，**立验散方**

芎䓖　天南星炮　白芷　夜明沙炒　猪牙皂荚炙。各三分　白丁香　百部　藜芦各四钱　草乌头半两　海金沙一分　砒霜别研　荜拨各二钱

上一十二味，捣罗为散，与砒霜合和研匀，临时更用铅丹调色匀，瓷合收。如蚰蜒入耳，取少许，用醋一两滴调化，以细翎毛蘸药入耳窍，微吹令药气行立出。药不得多，多即化蚰蜒成水不出。如蝎螫，先点少醋在螫处，掺药半字许，擦令热彻，效。

治蚰蜒入耳，**乌头散方**

乌头三枚　木鳖子去壳。七枚　矾石烧令汁尽。一[1]分　白丁香一撮　夜明沙一分[2]　乌鸡屎三块　铅丹一分　猪牙皂荚三挺。炙　小儿衣带一条。如无，鼻内血三两滴亦得

上九味，同捣罗为散。每服一字，酽醋调灌入耳内，少时虫尽出。

治蚰蜒百虫入耳，**备急散方**

芫青　班猫并去头足，米炒。各二十一枚　金星石　银星石并研。各一钱　柳絮矾二钱　狼毒[3]一钱　青黛半分

上七味，捣研为散。每用一字，水少许，调入耳立出。

治蚰蜒诸虫入耳，**灌耳散方**

---

① 一：明抄本、乾隆本、文瑞楼本同，日本抄本作“二”，旁注“二一作一”。

② 分：日本抄本、文瑞楼本同，明抄本、乾隆本作“钱”。

③ 狼毒：日本抄本、文瑞楼本同，明抄本、乾隆本作“狼牙”。

雄黄　莴苣子　芜荑各一两　绿矾半两　板蓝根一两　没心草一两　麝香研。一分。临时和入

上七味，于五月五日午时合和，内瓷瓶中，烧为灰，入麝香研匀。每用药一字，生姜一块如枣大，葱白一茎，同研取汁，入药末搅和匀，更用清油一合调药，灌入耳中，其虫食顷浅者自出，深者自死。如入腹内者，以羊肉半斤作羹，除油不用，以前药入在羹盆内和匀，令人于盆内浸一饭时，其虫自出。

治蚰蜒入耳，灌耳，**麝香驴乳汁方**

麝香三分　绿矾半两　米醋　驴乳汁各少许

上四味，调和为汁，以一蚬壳盛少许，倾入耳内，须臾耳倾出，虫化为水。

治蚰蜒入耳，**雄黄灌耳方**

雄黄　绿矾　矾石　半夏各一分

上四味，同捣为末，以醋调一字，灌入耳。兼治蜈蚣诸虫入耳。

治蚰蜒入耳，**硇砂吹耳方**

硇砂研　胆矾研。各一分

上二味，研细，用鸡翎管子吹一字许入耳，虫化为水。

治蚰蜒入耳，**灌耳牛乳方**

牛乳一盏

上一味，少少灌入耳内即出。若入腹者，饮一二升，当化为黄水出，未出更饮。

治蚰蜒入耳，**驴乳灌耳方**

驴乳三合

上一味，侧灌入耳中。其虫从左耳入，即右耳出 [①]。

治蚰蜒入耳，灌耳，**生油方**

生油三合 [②]

---

① 出：明抄本、日本抄本、文瑞楼本同，乾隆本此后有"右耳入者，左耳出"。
② 合：明抄本、乾隆本、文瑞楼本同，日本抄本作"分"。

上一味，少少灌入耳中。若入腹者，空腹服酢酪一升，不出更服，仍以面和烧饼，乘热薄①耳门，须臾即出。

治蚰蜒入耳，灌耳，**水银方**

水银一豆大

上一味，倾入耳中，攲②耳孔向下，于耳上击铜器物数声，其虫即出。

治蚰蜒入耳，灌耳，**小便方**

小便半盏

上一味，少少灌入耳中即出。

治蚰蜒入耳，涂耳，**百部方**

百部切，焙

上一味，捣罗为末，以一字生油调，涂于耳门上，其虫自出。

治蚰蜒入耳，**胡麻枕耳令出方**

胡麻半升。炒令香

上一味，捣碎，以葛袋盛，侧卧枕耳。

治蚰蜒入耳，**枕耳**③**令出方**

麻油作煎饼

上侧卧以耳枕之，须臾即出。

治蚰蜒入耳，**鸡血方**

鸡心血

上用生油和，滴入耳内，蚰蜒即出。

治蜈蚣入耳，**桑叶掩耳方**

桑叶一握　盐一撮

上二味，以桑叶裹盐，炙令热，掩耳上，冷即易。

治蜈蚣入耳，**猪肉掩耳方**

猪肉一两片

---

① 薄：日本抄本、文瑞楼本同，明抄本此后脱一字，乾隆本此后有"裹"。薄，敷、涂。

② 攲（qī欺）：依，倚。

③ 枕耳：明抄本、日本抄本、文瑞楼本同，乾隆本此前有"麻饼"。

上一味，炙令香，掩耳上立出。

治蚁入耳，灌耳，**酱汁方**

酱汁一两合

上一味，灌耳中即出。

治蚁入耳，灌耳，**小蒜汁方**

小蒜三两握

上一味，研取汁灌入耳中。

治蚁入耳，灌耳，**鲮鲤甲方**

鲮鲤甲一[①]两。烧为灰

上一味，以水调滤过，滴入耳中即出。

治蚁入耳，**猪脂枕耳方**

猪脂一片[②]　猪肉一片

上二味，将猪脂煎猪肉令香，安耳孔边，枕睡即出。

治诸虫入耳，耳肿不闻语声，有脓血，塞耳，**黄耆丸方**

黄耆剉。一两　芍药半两　当归切，焙。半两　干姜炮。半两　蜀椒去目并闭口。一分

上五味，捣罗为末，入生地黄三两切，和杵令匀，以枣核大薄绵裹，塞耳中，日夜易之。

治百虫入耳，**塞耳令出方**

桃叶心二七枚　胡麻一升。炒令香

上二味，先以桃心叶塞耳中，其虫必出。未出，将胡麻以葛袋盛，枕耳边，虫自出。

治百虫入耳，**蜀椒醋灌耳方**

蜀椒半两。为末　醋半盏

上二味，以椒末投醋中，少少灌入耳内，行一二十步，虫即出。

治百虫入耳，**葱油枕睡法**

油麻一升。炒，研令烟出　葱白一茎。细切，炒令香

上二味，将葱与油麻拌匀，以瓶子盛，当耳门安，侧睡，令瓶口向耳，无令倾侧，虫从耳中出，至瓶子内，即去之。

又方

上以火照之，即向明出。

治百虫入耳，**草乌头方**

草乌头尖　矾石各等分

上二味，为末，用醋调灌耳中立出。

治百虫入耳，**猪膏灌耳方**

猪膏二合　青钱一十四文

上二味，以钱内猪膏中煎之，去钱，以猪膏少少灌入耳中。

治百虫入耳，**蓝青汁灌耳方**

板蓝叶一握

上一味，研取汁，少少灌入耳中。

治百虫入耳，塞耳，**桃叶方**

桃叶

上一味，微炙热簪头，及塞耳中。或捣烂，薄绵裹如枣核大，塞之亦佳。

治百虫入耳，**塞耳方**

鳝①鱼头烧灰取屑

上一味，以绵裹塞耳中立出。

治百虫入耳，**生姜汁灌耳方**

生姜汁一合

上一味，少少灌入耳中立出。

治百虫入耳，**钉脂涂耳方**

钉中膏一合

上一味，少少涂耳窍，虫自出。

治百虫入耳，**击刀法**

---

① 鳝：明抄本、乾隆本、文瑞楼本同，日本抄本作“鲜”。

上以刀两口于耳上相击作声，虫即走出也。

治百虫入耳方

雄鸡冠血不以多少

上滴耳内立出。

治蜈蚣入耳，闭气令出方

上闭气，气满即吐，复闭取令出。或死耳中，徐徐以物钩出之。若积久不出者，取新熟①猪肉安耳窍上即出。

治蜈蚣入耳，**革带钩令出方**

革带钩向耳孔，诸虫皆出，勿令钩罗耳窍内。虫或死在耳中，即取之。

治飞蛾入耳法

上先大吸气，仍闭口掩鼻，呼出气，虫即随气出。

又方

上以苇管吹之，即走出。

又方

上以指弹齿，随左右易。

又方

上以鸡肉塞耳中，立出。

治飞虫入耳方

上以石斛数条，去根如筒子，纴②一边耳窍中，四畔以蜡闭塞，以火烧石斛尽则止。熏右耳，即虫从左耳出③，未出再作④。

耳诸疾

论曰：肾开窍于耳，足少阴之经，宗脉所会也。若精气调和，

---

① 熟：文瑞楼本同，明抄本、乾隆本、日本抄本作"热"。

② 纴（rèn 认）：日本抄本、文瑞楼本同，明抄本、乾隆本作"维"。纴，穿引。

③ 即虫从左耳出：明抄本、日本抄本、文瑞楼本同，乾隆本作"虫即从左耳出，熏左，从右耳出"。

④ 作：日本抄本、文瑞楼本同，明抄本、乾隆本此后有"熏法"。

元脏充盛，则耳聪而诸疾不生。或劳伤气血，客受风邪，则肾虚而为耳病。有肾间积水而耳聋者，有心气虚热而耳聋者，有脑脂下流成耵聍耳垢而耳聋者，其证不一。

治肾间有水耳聋，经年不差，**泽泻汤**方

泽泻一两半　熟干地黄焙。二两　五味子　丹参　玄参　防风去叉　桂去粗皮　人参　当归切，焙。各一两半① 　白茯苓去黑皮　石斛去根　地骨皮各二两　磁石煅，醋淬七遍。三两　牛膝去苗，酒浸，切，焙　甘草炙　黄耆剉　菖蒲米泔浸一宿，剉，焙。各一两半

上一十七味，粗捣筛。每服三钱匕，先以水三盏，煮羊肾一只，取汁至一盏，去羊肾，下药，入生姜一枣大，拍碎，大枣三枚，去核，同煎七分，去滓，食前温服。

治肾间有水，使人耳聋，补不足，**柏子仁汤**方

柏子仁酒浸一宿，暴干　桂去粗皮　白术米泔浸一宿，剉，炒　人参　干姜炮　甘草炙　防风去叉　乌头炮裂，去皮脐　陈橘皮汤浸，去白，焙　山芋　芎藭　磁石煅，醋淬七遍　芍药　黄耆　白茯苓去黑皮。各一两半

上一十五味，㕮咀。每服三钱匕，先以水三盏，煮羊肾一只，取汁一盏，去羊肾，下药，入生姜一枣大，拍碎，同煎至七分，去滓，食前温服。

治虚损耳聋，**桑螵蛸汤**方

桑螵蛸炙。十枚　牡丹皮半两　白术米泔浸一宿，剉，炒　白茯苓去黑皮　当归切，焙　桂去粗皮　牡荆子炒　磁石煅，醋淬七遍　附子炮裂，去皮脐　菖蒲米泔浸一宿，剉，焙　熟干地黄焙。各一两　大黄剉，炒　细辛去苗叶　芎藭各半两

上一十四味，㕮咀。每服三钱匕，先以水三盏煮猪肾一只，取汁一盏，去肾下药，煎至七分，去滓，食前温服。

---

① 一两半：日本抄本、文瑞楼本同，明抄本、乾隆本作"一两"。

治脑热脑脂流下，塞耳①聋，**大青丸方**

大青 大黄剉，炒 栀子去皮 黄耆剉 升麻 黄连去须。各一②两 朴消二③两

上七味，捣罗为末，炼蜜丸如梧桐子大。每服三十丸，空心温水下。

治耳内窒塞，如有物，**点黄耆膏方**

黄耆剉 升麻 大黄生，剉 芍药各一分 细辛去苗叶。半两

上五味，捣罗为末，以清麻油五合调匀，慢火煎取二合，稀稠得所，以瓷合盛。每用少许滴耳中，日三。

治耳重，**百灵丸方**

芫花醋浸，炒干 蒺藜子炒，去角 地龙炒 蘹香子炒 地丁各一分

上五味，捣罗为末，以醋和蜜炼熟，丸如梧桐子大。空心临卧，温盐酒下五丸。

治耳重，掺耳，**抵圣散方**

瓜蒂 麝香研 地龙 地丁各半两

上四味，捣罗为散。每以少许掺耳内。

治失饥冒暑，及风热忧愁，使耳暴聋，或一耳塞，因咽气而开，咽已复塞，令人烦闷，**草还丹方**

乌头去皮脐 黑豆各四两 盐一两

上三味，瓷瓶盛，坐水中，慢火煮令乌头透，取出细切，与黑豆同焙为末，煮面糊丸如梧桐子大。每服十五丸，至二十丸，空心温酒下。

治时行、心气夺，耳聋，**蓝实丸方**

蓝实 茯神去木 防风去叉。各一两一分 黄连去须。一两半④ 人参半两 菖蒲 远志去心。各三分

---

① 耳：明抄本、日本抄本、文瑞楼本同。乾隆本此后有"成"，于义为顺。
② 一：日本抄本、文瑞楼本同，明抄本、乾隆本作"半"。
③ 二：明抄本、日本抄本、文瑞楼本同，乾隆本作"三"。
④ 一两半：日本抄本、文瑞楼本同，明抄本、乾隆本作"一两"。

上七味，捣罗为末，炼蜜丸如梧桐子大。每服二十丸，空心温水下。

治汗后耳聋，**独圣散**方

零石有窍子如针眼者

上一味，捣研为细散。每服一钱匕，冷水调下。

卷第一百一十六

鼻病门

鼻病统论　鼻塞气息不通　鼻塞不闻香臭　齆鼻　鼻中生息肉
鼻痛　鼻渊　鼻流清涕　鼻中生疮　䘌虫蚀鼻生疮

鼻病门

鼻病统论

论曰：肺为五脏华盖，开窍于鼻，肺气和则鼻亦和。肺感风冷，则为清涕、为齆、为息肉、为不闻香臭；肺实热，则为疮、为痛；胆移热于脑，则浊涕不已，谓之鼻渊。惟证候不同，故治疗亦异。

鼻塞气息不通

论曰：鼻塞气息不通者，以肺感风寒，其气搏结，不得宣快，窒塞既甚，而息不能出入也。巢氏谓息肉生长，致气窒塞不通。盖有未尝生息肉，而气息不通者，宜析而治之。

治鼻塞，气息不通，**蜀椒汤方**

蜀椒去目及闭口者，炒出汗。半两　干姜炮。一分　附子炮裂，去皮脐。半两　桂去粗皮。一分　山芋三分　细辛去苗叶。半两　石斛去根。一分　山茱萸半两　杏仁五十粒。去皮尖、双仁，炒，研　麻黄去根节　白附子炮　甘草炙。各半两

上一十二味，剉如麻豆。每服二钱匕，水一盏，煎至七分，空心，去滓温服。

治肺风上攻，鼻塞不通，**人参汤方**

人参　白茯苓去黑皮　黄芩去黑心　陈橘皮汤浸，去白，炒　麻黄去根节　蜀椒去目及闭口者，炒出汗　羌活去芦头。各半两

上七味，粗捣筛。每服三钱匕，水一盏半，煎至七分，去滓，食后温服。

治肺伤寒气，咳嗽唾痰，声重鼻塞，补肺，**杏仁煎方**

杏仁_{去皮尖、双仁。二两。研} 枣肉_{煮去皮核。一升} 白蜜 酥 生姜汁_{各半升} 饧_{一升}

上六味，合和，于银石器中微火煎，搅候熟。每服一匙头，温酒调下，食后。

治肺风上攻，鼻塞不通，**人参丸方**

人参 防风_{去叉} 细辛_{去苗叶} 黄耆_锉 沙参 木通_锉 甘菊花_{微炒。各半两}

上七味，捣罗为末，炼蜜和丸如梧桐子大。每服十丸，温水下，日再。

治鼻窒塞，气息不通，**铛墨散方**

铛墨_{半两}

上一味，研罗为散。每服二钱匕，温水调下。

治鼻窒塞，气息不通，**小蓟汤方**

小蓟一①_{把。净洗}

上一味，细锉，以水二盏煎至八分，去滓温服。

治鼻中窒塞，气不通利，**木香膏**②方

木香 细辛_{去苗叶} 当归_{切，焙} 芎䓖 木通 蕤仁_研 白芷_{各半两}

上七味，细锉，内银石器中，入羊髓微火煎，候白芷色黄膏成，去滓，澄凝。每取小豆大内鼻中，日再，以差为度。

治鼻塞不通，**皂荚散方**

皂荚_{炙，去皮并子} 细辛_{去苗叶} 辛夷 蜀椒_{去目及闭口者，炒出汗} 附子_{炮裂，去皮脐。各一分}

上五味，捣罗为散。每以少许吹入鼻中。

治鼻塞不利，**当归膏方**

当归_{切，焙} 地熏草 木通 细辛_{去苗叶} 蕤仁_{研。各三}

---

① 一：明抄本、乾隆本、文瑞楼本同，日本抄本作"二"，旁注"二一作一"。

② 木香膏：日本抄本、文瑞楼本同，明抄本、乾隆本作"木通膏"。

分　芎䓖　白芷各半两

上七味，细剉，以羊髓四两同内银石器中，入诸药，微火煎，候白芷黄色，去滓，倾入合中澄凝。每以小豆大，绵裹塞入鼻中，日三。热者，以黄芩、栀子代当归、细辛。

治鼻窒塞，不得喘息，**菖蒲散方**

菖蒲　皂荚炙，去皮并子。各一分

上二味，捣罗为散。每用一钱匕，以绵裹时塞鼻中，仰卧少顷。

治鼻窒塞，气息不通，**瓜蒂散方**

瓜蒂二十七[①]枚

上一味，捣罗为散。以少许吹入鼻中，差。

治鼻窒塞，气息不通，**槐叶汤方**

槐叶一两

上一味，以水三[②]盏煮取二盏，去槐叶，下葱白二寸，豉一合，更煎五七沸，去滓。分温三服，不拘时。

鼻塞不闻香臭

论曰：鼻有生息肉不知香臭者，亦有无息肉不知香臭者，生息肉不知香臭已列方剂，此姑论鼻塞不闻香臭。盖鼻之窒塞，或冷风乘肺，或肺经壅热，冷热固异，其塞则一，皆肺脏不和，气不宣通故也。治塞者，当审其冷热。

治鼻塞不闻香臭，**款冬花丸方**

款冬花　槟榔剉　百合　麦门冬去心，焙　桔梗炒　天门冬去心，焙　地骨皮　羚羊角镑　贝母去心　山栀子仁　大黄剉，炒　黄芩去黑心　防风去叉　杏仁去皮尖、双仁，炒　郁李仁去皮，炒。各二两　人参　山芋　柴胡去苗。各一两半　百部　甘草炙　苦参各一两　桑根白皮剉　旋覆花各四两　牛黄研　木香各半

① 二十七：日本抄本、文瑞楼本同，明抄本、乾隆本作"七"。

② 三：明抄本、乾隆本、文瑞楼本同，日本抄本作"二"，旁注"一本'二'作'三'，一作'二'"。

两　蛤蚧一对，全者。酥炙

上二十六味，捣研为末，炼蜜丸如梧桐子大。每服二十丸，至三十丸，食后温浆水下。

治头旋鼻塞，不知香臭，**苁蓉丸方**

肉苁蓉酒浸一宿，切，焙　石钟乳研成粉　五味子　菟丝子酒浸，别捣　蛇床子炒　山芋各一两　泽泻　石斛去根　甘菊花　细辛去苗叶　续断　鹿茸去毛，酒浸，炙　防风去叉　秦艽去苗、土　黄耆剉　干姜炮　柏子仁别研。各三分

上一十七味，除别研外，捣罗为末同和匀，炼蜜丸如梧桐子大。每服二十丸，空心温酒下，日再。不饮酒，枣汤下。服药三日后，灸百会穴三七壮，即贴如神膏。

如神膏方

蓖麻子去壳　杏仁去皮尖　印子盐　芎䓖　防风去叉　松脂各一分　蜡半两　油一升

上八味，先入油于银器中，次将诸药作粗①散入油中，微火上煎成膏，滤去滓，瓷器盛。每用约大小贴之，日一换。

治鼻塞不闻香臭，**天门冬丸方**

天门冬去心，焙　白茯苓去黑皮。各五两　人参　枳实去瓤，麸炒　甘草炙。各三两　槟榔剉。二两

上六味，捣罗为末，炼蜜丸如梧桐子大。每服二十丸，食后浆水下，日再。暑月以牛乳下。

治肺实鼻塞，不闻香臭，**百部散方**

百部二两　款冬花　贝母去心　白薇各一两

上四味，捣罗为散。每服一钱匕，米饮调下。

治鼻塞不闻香臭，**防风汤方**

防风去叉。半两　栀子去皮。七枚　升麻一两　石膏碎。三

---

① 粗：日本抄本、文瑞楼本同，明抄本、乾隆本作"极细"。

两　麻黄去根节。三^①分　桂去粗皮。半两　木通剉。一两一分^②

上七味，粗捣筛。每服三钱匕，水一盏，煎至七分，去滓，空心温服，日再。

治鼻塞不通，不闻香臭，或生息肉生疮，**排风散方**

防风去叉　秦艽去苗、土　山芋　吴茱萸汤浸，焙，炒　天雄炮裂，去皮脐。各一两　羌活去芦头。半两

上六味，捣罗为散。每服二钱匕，空心温酒调下。

治鼻中不利，窒塞^③，不闻香臭，**通气膏方**

木通　当归切，焙　芎䓖　蕤仁　桂去粗皮。各半两　细辛去苗叶　白芷各三分

上七味，细剉，与羊髓三两同于银石器中微火煎，候白芷黄色，去滓，澄凝。每取小豆大塞鼻中，日再。

治鼻塞，不闻香臭，**甘遂散方**

甘遂　细辛去苗叶　附子炮裂，去皮脐　木通剉。各一分

上四味，捣罗为散。每以少许绵裹塞鼻中，当有清水出，病重者或清水下一二升。卧时安药，若微痛当忍之，勿触风冷。

治鼻塞，不闻香臭，**芎䓖散方**

芎䓖　辛夷各一两　细辛去苗叶。三分　木通剉。半两

上四味，捣罗为散。每以少许绵裹塞鼻中，湿即易之，五七日差。

治鼻塞，不闻香臭，**通顶散方**

滑石研　胡黄连末。各一分　瓜蒂为末。七枚　麝香研。半两　蟾酥研。一钱

上五味，同研匀。每以少许吹入鼻中即差。

治鼻塞，不闻香臭，**瓜蒂散方**

瓜蒂　藜芦各一分

---

　　①　三：明抄本、乾隆本、日本抄本、文瑞楼本同，日本抄本旁注"三一作二"。
　　②　一两一分：日本抄本、文瑞楼本同，明抄本、乾隆本作"一两"。
　　③　窒塞：日本抄本、文瑞楼本同，明抄本、乾隆本此后有"不通"。

上二味，捣罗为散。每以一钱匕，绵裹塞鼻中，日三易。

治鼻塞，不闻香臭，**细辛散方**

细辛去苗叶　瓜蒂各一分

上二味，捣罗为散。以少许吹鼻中。

齆　鼻

论曰：鼻和则知香臭。夫鼻为肺之窍，非能自和也，必肺气流通，然后鼻为用而香臭可知。若心经移热于肺，致肺脏不和，则其窍亦无以宣达，故为齆[①]鼻，此乃《内经》所谓心肺有病，则鼻为之不利者也。

治肺气壅塞，鼻齆不闻香臭，**茯神散方**

茯神去木。一两半　山芋　人参各二两　赤茯苓去黑皮　防风去叉　防己各一两半　蜀椒去目并合口者，炒出汗。一两　山茱萸一两半　甘菊花　桂去粗皮　细辛去苗叶　芎䓖　贯众　白术米泔浸一宿，剉碎，炒。各一两一分　干姜炮。一两　甘草炙。一两半

上一十六味，捣罗为散。每服二钱匕，空心温酒调下，日再。

治齆鼻，顺肺气，四时服食，**黄耆散方**

黄耆剉　人参　防风去叉　防己　生干地黄焙　桔梗炒　芍药　黄芩去黑心　泽泻　石南叶　紫菀去苗、土　桂去粗皮　白术米泔浸一宿，剉　甘草炙　牛膝酒浸一宿，切，焙　赤茯苓去黑皮。各三两

上一十六味，捣罗为散，每服一钱匕，温酒调下。如要丸，炼蜜丸如梧桐子大，每服三十丸，亦温酒下。

治齆鼻，**山茱萸丸方**

山茱萸　菊花　大黄剉，炒。各一两一分　独活去芦头。三分　甘草炙，剉　防风去叉　蔓荆实去白皮。各一两　秦艽去苗、土。一两半　栀子去皮，炒。一两　附子炮裂，去皮脐。三分　朴消三两三分

上一十一味，捣罗为末，炼蜜丸如梧桐子大。每服二十丸，

[①]　齆（wèng 瓮）：鼻塞不畅。

空心温水下。老人亦宜服。妊娠人去附子，加细辛半分。

治齆鼻，**雄黄丸**方

雄黄研。一钱　甘草炙，剉　附子炮裂，去皮脐　细辛去苗叶。
各一分

上四味，捣罗为末，用羊胆汁和丸如枣核大。以绵裹内鼻中，
移时出恶物，即差。

治齆鼻方

瓜蒂半两　细辛一分

上二味，捣罗为末，以绵裹如枣核大，塞鼻中，须臾即透。

治齆鼻不闻香臭，**甘遂丸**方

甘遂　细辛去苗叶　木通剉　附子炮裂，去皮脐。各一分

上四味，捣罗为末，以羊胆汁和如枣核大。以绵裹卧内鼻中，
觉微痛眼泪出，鼻清涕流，即通利。慎风冷。

治齆鼻不闻香臭，宜塞鼻，**细辛散**方

细辛去苗叶　甘草炙　木通剉　附子炮裂，去皮脐。各一分

上四味，捣罗为散。以羊胆汁和如枣核大，塞鼻中。

治齆鼻不闻香臭，窒塞，气不宣通，塞鼻，**瓜蒂散**方

瓜蒂一分

上一味，捣罗为散。以半钱匕，绵裹夜卧塞鼻中，旦即去之。

治齆鼻，气息不通，烦闷，灌鼻，**蒺藜苗汁**方

蒺藜子苗一把。车辗过者，无车辗过者，采取令车辗之

上一味，捣碎，以水浓煎，滤去滓，将汁入鼻中。或已有息
肉者，因喷嚏出如赤蛹子，差。

治齆鼻法

伏面临床，以新汲水淋玉枕上即差。

治齆鼻，吹鼻，**干姜散**方

干姜炮。半两

上一味，捣罗为散。以少许吹入鼻中。

治齆鼻，吹鼻，**皂荚散**方

皂荚一挺。炙，刮去皮子

上一味，捣罗为散。以一①字匕吹入鼻即差。

鼻中生息肉

论曰：鼻者，肺之窍，鼻和而知香臭。风寒客于肺经，则鼻气不利，致津液壅遏，血气搏结，附著鼻间，生若赘疣，有害于息，故名息肉。

治鼻中息肉，**羊肺散**方

羊肺一具。薄切，去筋膜，炙令干　木通剉。半两　白术米泔浸一宿，剉碎，炒黄。四两　肉苁蓉酒浸一宿，切，焙　干姜炮裂　芎藭各半两

上六味，捣罗为散。每服一钱匕，食后米饮调下，日二。

治鼻中息肉，傅鼻，**雄黄散**方

雄黄研　细辛去苗叶　木通剉　蕤仁研　皂荚炙，刮去皮并子。各一分　白矾煅过。半两　礜②石黄泥包煅过。半两　藜芦炙　地胆　瓜蒂　地榆洗去泥土　蔄茹各三分　巴豆十粒。去皮壳，炒黄

上一十三味，捣罗为散，煎细辛白芷汤和，涂傅息肉上，以胶清和涂之亦得，取差为度。

治鼻中息肉，吹鼻，**细辛散**方

细辛去苗叶　瓜蒂等分

上二味，捣罗为散。吹半钱入鼻中，须臾嚏出，频吹取差。

治鼻生息肉，**矾石丸**方

矾石熬令汁枯。四两　木通剉　细辛去苗叶。各半两　丹砂研。一分

上四味，捣研为末，和匀，面糊为丸如小豆大。每用一丸，绵裹内鼻中，一日一易，取下息肉则止。

治鼻中息肉，傅鼻，**地胆膏**方

生地胆　细辛去苗叶　白芷

---

① 一：日本抄本、文瑞楼本同，明抄本、乾隆本作"二"。
② 礜：日本抄本、文瑞楼本同，明抄本、乾隆本作"礜"。

上三味，等分，先捣罗白芷、细辛为散，将地胆压取汁和成膏，用少许涂傅息肉上。

治鼻中息肉，傅鼻，**地龙散方**

地龙去土，炒。一分　猪牙皂荚一挺

上二味，烧灰罗细，先洗鼻内令净，以蜜涂之，傅药少许在内，出清水尽，即息肉自除。

治鼻中息肉不通，傅鼻，**胡粉膏方**

胡粉炒　白矾烧令汁尽。等分

上二味，捣罗为末，用青羊脂和成膏，以少许涂傅息肉上。

治鼻中息肉，傅鼻，**瓜蒂膏方**

陈瓜蒂一分

上一味，捣罗为末，以羊脂和，时以少许傅息肉上。

治鼻中息肉不通利，傅鼻，**地胆汁方**

生地胆一枚[①]

上一味，取汁涂息肉上，一宿当消。无生者，捣干者为末，酒渍傅之。

治鼻生息肉，不得息，灌鼻，**藜芦散方**

藜芦微炙。一分　矾石烧令汁枯。一分　瓜蒂二七[②]枚　附子炮裂，去皮脐。半两

上四味，捣罗为散。以酒调半钱，内小竹筒中，灌入鼻孔，以绵塞之，日三易，佳。

治鼻中息肉，**雄黄散方**

雄黄五[③]两。置沙锅中，以醋煮三复时取出，薄醋洗过，夜露晓收，三度，细研如粉

上一味，每服二钱匕，温水调下，日再。不出半月，息肉自出，神效。

治鼻塞息肉不通方

---

① 枚：日本抄本、文瑞楼本同，明抄本、乾隆本作"分"。
② 二七：日本抄本、文瑞楼本同，明抄本、乾隆本作"七"。
③ 五：日本抄本、文瑞楼本同，明抄本、乾隆本作"三"。

上以细辛末少许，吹入鼻中自通。

治鼻有息肉，齆鼻，气息不通，烦闷，灌鼻，**蒺藜苗汁方**

蒺藜子苗一把。车辗过者，无车辗过者，采取令车辗

上一味，捣碎，以水浓煎，滤去滓。将汁入鼻中，息肉因喷嚏出，如赤蛹子，差。

鼻痛

论曰：九窍，气所通也，或塞之斯痛矣。况鼻之为窍，肺气所恃以出纳，若肺受风邪，与正气相搏，热气加之，不得宣通，则为出纳者窒矣。其窍既窒，而气之鼓作无已，所以干燥而痛也。

治风热壅塞，鼻干痛，脑闷头重，不知香臭，**五参散方**

人参　沙参　丹参　玄参　苦参　山芋　茯神去木。各一两半　独活去芦头　细辛去苗叶　麻黄去根节　木通剉　羚羊角镑　防风去叉　白鲜皮各一两一分　山茱萸　甘菊花　芎劳各一两

上一十七味，捣罗为散。每服三钱匕，米饮调下，早晚各一。

治鼻痛，**没药散方**

没药研。一分　乌蛇酒浸，去皮骨，炙。半两　干蝎去土，炒　天南星炮　雄黄别研　当归切，焙　白附子炮　丹砂别研　牛黄别研　胡黄连　白芷　麝香别研　丁香炒　甘草炙　桂去粗皮。各一分

上一十五味，除别研外捣罗为散，再同研匀。每服半钱匕，温酒调下，早晚食后服。

治肺壅气促，四肢痠疼，鼻塞及痛，**桑白皮汤方**

桑根白皮切　升麻　甘草炙　秦艽去苗、土　大黄剉，炒。各一两半　石膏碎　葛根各三两

上七味，粗捣筛。每服五钱匕，水一盏半，入竹沥一合，煎至一盏，去滓，早晚食后临卧温服。

治肺受风，面色枯白，颊时赤，皮肤干燥，鼻塞干痛，此为虚风，**白鲜皮汤方**

白鲜皮　麦门冬去心，焙　白茯苓去黑皮　白芷各一两半　桑

根白皮切　石膏碎。各二两　细辛去苗叶　杏仁去皮尖、双仁，炒，研。各一两半

上八味，粗捣筛。每服三钱匕，水三盏，煮大豆三合，取汁一盏，去豆下药，煎取七分，去滓，早晚食后临卧温服。

治因高声呼吸冷风，或因哀哭伤气，或饮食热气所冲，皆致伤肺，使气喘促，皮肤风痒，四肢痠疼，鼻塞干痛，**秦艽汤**方

秦艽去苗、土　石膏碎　桑根白皮剉　甘草炙　升麻　大黄剉，炒。各一两　枳壳去瓤，麸炒　葛根各三分

上八味，粗捣筛。每服三钱匕，水一盏，入淡竹沥半合，煎至七分，去滓温服。

治肺风面色干白，鼻燥塞痛，**羚羊角汤**方

羚羊角镑　桂去粗皮　白茯苓去黑皮　细辛去苗叶　杏仁去皮尖、双仁，炒，研　麻黄去根节　防风去叉　防己　麦门冬去心，焙。各一两

上九味，粗捣筛。每服三钱匕，以水一盏，煎至七分，去滓温服。

治鼻塞干痛油涂方

生油一盏

上一味，常以鸡羽扫涂鼻中，酥亦得。

治鼻塞疼痛脑闷方

苦葫芦子碎

上一味，以醇酒半升浸之，夏一日，冬七日，少少内鼻中。

鼻　渊

论曰：《内经》谓胆移热于脑，则辛頞鼻渊。鼻渊者，浊涕下不止也。夫脑为髓海，皆藏于[①]阴，故藏而不泻。今胆移邪热上入

---

① 于：文瑞楼本同，明抄本、乾隆本、日本抄本作"至"。

于脑，则阴气不固，而藏者泻矣，故脑液下^①渗于鼻。其证浊涕出不已，若水之有渊源也。治或失时，传为衄衊瞑目之患。

治脑热鼻渊，下浊涕不止，**防风散方**

防风去叉。一两半　黄芩去黑心　人参　甘草炙，剉　芎劳　天门冬去心，焙。各一两

上六味，捣罗为散。每服二钱匕，食后沸汤调下，日三。

治脑热鼻塞多涕，**前胡汤方**

前胡去芦头　木通剉　石膏各二两　黄芩去黑心　甘草炙，剉。各一两半　大黄剉，炒。一两

上六味，粗捣筛。每服三钱匕，水一盏，入葱白一寸，豉二十粒，生姜一枣大，切，煎至七分，去滓温服，不拘时。

治脑热肺壅，鼻渊多涕，**鸡苏丸方**

鸡苏叶干者　麦门冬去心，焙　桑根白皮剉　芎劳　黄耆炙，剉　甘草炙，剉。各一两　生干地黄切，焙。二两

上七味，捣罗为末，炼蜜和丸如梧桐子大。每服二十丸，食后临卧，人参汤下。

治脑热鼻渊多涕，**芎劳散方**

芎劳　莎草根炒。各二两　石膏研，水飞。一两　龙脑研。一分

上四味，捣研为散。每服二钱匕，食后荆芥腊茶清调下。

治肺壅脑热，鼻渊不止，**荆芥散方**

荆芥穗　藿香叶各一两　芎劳　莎草根炒，去毛。各二两　石膏研如粉。一两半　龙脑研。一钱

上六味，捣研为散。每服二钱匕，食后荆芥汤调下。

治肺热鼻塞多涕，**辛夷膏方**

辛夷一分　白芷三钱　藁本去苗、土　甘草　当归各半两^②

上五味，细剉，以清酒二盏、羊髓十两，银器内微火煎五七

①　下：日本抄本、文瑞楼本同，明抄本、乾隆本此后有"至"。
②　半两：日本抄本、文瑞楼本同，明抄本脱，乾隆本作"二钱"。

沸，倾入合中澄凝。每取豆许内鼻中，日夜各一。

鼻流清涕

论曰：五脏化液，遇热则干燥，遇寒则流衍[1]。鼻流清涕，至于不止，以肺脏感寒，寒气上达，故其液不能收制如此。且涕、泗、洟，皆鼻液也，以继泣则曰涕，以生于肺则曰泗，涕甚曰洟，此独言涕，与《宣明五气》言[2]肺为涕同意。

治鼻出清涕，**五味子汤方**

五味子　山芋各一两　半夏汤洗去滑。三分　鹿茸酒浸一宿，酥炙　白术米泔浸一宿，剉，炒。各一分　附子炮裂，去皮脐　牛膝酒浸，切，焙　甘草炙，剉　槟榔剉　熟干地黄焙　干姜炮裂。各半两　白豆蔻去皮　木香　丁香各一分　白茯苓去黑皮。三分

上一十五味，粗捣筛。每服二钱匕，水一盏，煎至七分，去滓，空心温服。

治脑冷鼻塞，时出清涕，**细辛丸内鼻方**

细辛去苗叶　桂去粗皮　甘遂炒　芎䓖　附子炮裂，去皮脐。各一分　辛夷半两　木通剉。二两

上七味，捣罗为末，炼蜜和，捻如枣核大。以绵裹内鼻中，勿令气泄。觉小痛，捣生姜汁和捻即愈。一方用狗胆和丸。

治鼻多清涕，**甘遂丸内鼻方**

甘遂一两　细辛去苗叶。一两半　附子炮裂，去皮脐　木通剉。各一两一分　干姜炮裂　吴茱萸汤浸，焙干，炒　桂去粗皮。各一两

上七味，捣罗为末，炼蜜和，捻如枣核大。以绵裹内鼻中，仰卧即涕出[3]，日三易之。避风，以差为度。

治鼻多清涕，**细辛膏方**

---

① 衍：文瑞楼本同，明抄本、乾隆本、日本抄本作"行"。

② 五气言：日本抄本、文瑞楼本同，日本抄本旁注"又五气言作论五脏化液"，明抄本、乾隆本作"论五脏化液"。

③ 出：日本抄本、文瑞楼本同。明抄本、乾隆本作"止"，义胜。

细辛去苗叶 蜀椒去目及闭口者，炒出汗 桂去粗皮 芎
劳 吴茱萸汤洗，焙，炒。各三分 皂荚炙，刮去皮并子。半
两 附子炮裂，去皮脐。二两

上七味，细剉，以醋浸一宿，入猪脂于银器中微火煎，候附
子色黄，去滓，倾入合中澄凝。以绵裹少许内鼻中，兼以摩顶上。

治鼻塞多清涕，**芎劳膏方**

芎劳 吴茱萸汤洗，焙干，炒 细辛去苗叶 蜀椒去目及闭口
者，炒出汗 干姜炮裂 皂荚炙，刮去皮并子。各三分

上六味，细剉，以醋浸一宿，内猪脂于银器中煎，候五七沸，
去滓，倾入合中澄凝，以绵裹少许内鼻中。

治鼻久塞，清涕不止，**杏仁膏方**

杏仁汤浸，去皮尖、双仁。二两 附子炮裂，去皮脐。一两
半 细辛去苗叶 蜀椒去目及闭口者，炒出汗。各一两

上四味，细剉，以醋浸一宿，用炼成猪脂一斤银器盛，微火
煎之，候附子黄色，去滓，倾入合中澄凝，以绵裹少许内鼻中。

治鼻塞多年，清水出不止，灌鼻，**黄连汁方**

黄连去须。二两 蒺藜苗二握

上二味，细剉，水二升，煎至一升。取一合灌鼻中，不过再
灌，大嚏即差。

治鼻塞，清水久不止，灌鼻，**蒺藜汁方**

蒺藜苗一握

上一味，细剉，以水三盏，煮至一盏，去滓。仰面先满口含
饭，取汁一合灌鼻中，不过再灌，嚏出息肉，差。

鼻中生疮

论曰：心肺有病，鼻为之不利，盖心肺在膈上，肺开窍于鼻，
心肺壅热，气熏于鼻间，蕴积不散。其证干燥而痛，甚则成疮也。
惟能平调心火，以利肺经，则疮可已。

治鼻中生疮，**乌犀丸方**

乌犀细镑。一两 羚羊角细镑。一两 胡黄连半两 贝母微炒，

去心。半两　知母焙。三分　麦门冬去心，焙。三分　天门冬去心，焙。半两　甘草炙。一分　黄芩去黑心。一分　人参半两　牛黄一两。别研　丹砂半两。别研　柴胡去苗。一两

上一十三味，除别研外捣罗为末，入别研药，更同细罗，炼蜜和丸如梧桐子大。每服二十丸，空心温酒下。

治鼻中生疮，咽喉闭塞，及干呕头痛，食饮不下，**前胡汤方**

前胡去芦头。三分　升麻一两　木通剉。一两　黄檗微炙。一两玄参一两　大青三分　麦门冬去心，焙。三分　芒消一两　青竹茹三分

上九味，粗捣筛。每服三钱匕，以水一盏，煎至七分，去滓。食后温服，日再。

治肺风虚热气胀，鼻中生疮，喘息促急，时复寒热，**白鲜皮汤方**

白鲜皮　玄参　葛根剉　白前　大黄剉碎，微炒。各二两　知母焙　鳖甲醋浸，炙去裙襕　秦艽去苗、土。各一两半

上八味，粗捣筛。每服三钱匕，以水一盏，入童子小便少许，同煎至七分，去滓温服，如人行四五里，再服。

治鼻干痒生疮，干呕，不下饮食，**升麻汤方**

升麻　桔梗炒　黄芩去黑心　犀角细镑　贝母微炮，去心　龙胆各半两　甘草炙。一分

上七味，粗捣筛。每服三钱匕，以水一盏，煎至七分，去滓温服，不拘时候，日三。

治鼻中生疮，**辛夷膏方**

辛夷一分　白芷半两　藁本去苗、土　甘草　当归去芦头。各三分

上五味，细剉，以清酒六合、羊髓十二两银石器盛，火上煎三五沸，去滓，倾入合中澄凝。以大豆许内鼻中，日夜各一。

治鼻生疮，痒痛不止，**地黄煎方**

生地黄汁一合　苦参剉。一两　酥三合　盐花二钱。后入　生姜汁一合

上五味，先以地黄、生姜汁浸苦参一宿，以酥和于铜石器中

煎，九上九下，候汁入酥尽，去滓，倾入合中。每以少许，滴于疮上。诸风热疮亦佳。其盐花至半即下。

治肺气风热，鼻内生疮，**栀子煎方**

山栀子去皮壳　苦参　木通各三两

上三味，细剉，以四两酥同煎令香，滤去滓，倾入合中。每以少许滴入鼻中。

治鼻中热气生疮，有脓臭，兼有虫，滴鼻，**矾石煎方**

矾石一两。熬枯　苦参　生地黄洗令净，研，绞取汁。三合

上三味，粗捣二味为末，以地黄汁并水二盏，煎至三合，绵滤去滓。少少滴鼻中，三五度差。

治鼻中生疮，傅鼻，**祀灶饭散方**

祀灶饭不限多少。烧为灰

上一味，细罗为散，以生油调涂傅之。

治鼻中生疮，傅鼻，**马绊绳散方**

马绊绳一条

上一味，烧为灰，研细罗。以少许掺傅疮上。

治鼻中热气生疮，有脓臭兼有虫，**黄檗饮方**

黄檗二两。去粗皮

上一味，以冷水浸一两日[①]，绞取浓汁一盏服之。

疳虫蚀鼻生疮

论曰：五脏皆有虫，虫得风则化。肺开窍于鼻，肺经既虚，风热乘之，鼻气壅塞，不得宣通，则疳虫因得侵蚀，疮生鼻间。

治鼻疳疮，侵蚀鼻柱，**乌香散方**

草乌头烧灰　麝香研。等分

上二味，同研细。以少许贴疮上。

治鼻中疳疮有虫，**矾石汤方**

矾石烧令汁枯，研　苦参各一两　生地黄三两

---

① 一两日：日本抄本、文瑞楼本同，明抄本、乾隆本作"二宿"。

上三味，剉二味如麻豆大，与矾石拌匀，以水八合煎取三合，新绵滤过，瓷器收盛，时点鼻内。

治疳虫蚀鼻生疮方

铜箸一只

上烧赤投醋中，以醋少少涂之。

治疳热，虫蚀鼻生疮，**黄檗汤方**

黄檗去粗皮。二两

上一味，细剉，以新水浸二日，绞取浓汁一盏，煎一沸，温服。

治鼻中疳疮，**杏仁膏**

杏仁去皮尖。不拘多少

上一味，研如膏，以乳汁和涂疮上。

治鼻中疳疮方

乌牛耳中垢

上一味，取少许傅疮上。

治鼻中疳疮方

牛鼻津

上一味，取涂疮上。

治疳虫蚀人口鼻，**椿根汤方**

椿根切。一升。去皮　盐半合　葱白切。半升　豉半升　椒去目及闭口者，炒出汗。一合

上五味，合和，以醋及清泔各三升煎十数沸，去滓，约及一升，分作三服，有恶物下即效。小儿量大小加减。

治疳虫蚀人口鼻唇颊，作疮穿透者，洗疮，**银屑方**

银屑十两

水三升，煎取一升，一日三四度洗疮，仍于铜器中煎用。

治疳虫蚀鼻生疮，及鼻下赤烂，**如圣散方**

胡粉半两　麝香研。一字　甜瓜蒂七枚。为末，入粉内同研

上三味，再同研匀。用蟾酥少许，水浸一宿，次日取蟾水，先和胡粉，次同和丸如绿豆大。每用二丸，水化傅疮上。鼻下赤

烂者，涂赤烂处。小儿每用一丸。

治疳虫蚀鼻生疮，及鼻涕淹溃，**青金散**方

铜青　白矾生研。等分

上二味，同研为散，每用少许傅疮上。小儿亦可用。

卷第一百一十七

口齿门

口齿门

口齿统论

论曰：足太阴脾之经，其气通于口，足阳明胃之经、手阳明大肠之经，其脉并夹于口，故其腑脏风邪湿热发于经脉，则于是有口吻之疾。牙齿者，骨之所终，髓之所养也，又手阳明之支脉入于齿，故骨髓之气不足，与夫阳明之脉虚，不能有所滋养，则于是有牙齿之疾。牙齿之疾，其候甚多，治疗之法，固不得略也。《养生方》云：鸡鸣时，常叩齿三十六下，食毕令啄齿，皆宜长行之，令齿不蠹①虫。又云：早朝未起，漱口中玉泉，令满口咽之，啄齿二七过②，去虫而牢齿。《千金》又曰：每旦以盐一捻内口中，以暖水揩漱，及叩齿百遍，为之不绝，不过五日即牢密。若此之类，皆简易可行，行之有效，不可忽也。

口　疮

论曰：口疮者，由心脾有热，气冲上焦，熏发口舌，故作疮也。又有胃气弱，谷气少，虚阳上发而为口疮者，不可执一而论，当求所受之本也。

治热毒发动，口疮，心烦躁，**玄参煎**方

生玄参汁　生葛汁各三升③　银十两　寒水石捣末　石膏捣末　滑石捣末　磁石煅，醋淬七遍，捣末。各一斤　升麻　羚羊角

---

① 蠹：文瑞楼本同，明抄本、乾隆本、日本抄本作"蠹去"，"去"属下读。
② 过：明抄本、文瑞楼本同，乾隆本、日本抄本作"遍"。
③ 三升：日本抄本、文瑞楼本同，明抄本作"三斤"，乾隆本作"二斤"。

镑　犀角镑　甘草剉。各二两　芒消一斤　牛黄研为细末。二两

上一十三味，除铤银、玄参、生葛、芒消、牛黄外，并粗捣筛，以水三斗，煎银、寒水石、石膏、滑石、磁石，以汁二斗，去滓。别以水五盏，煎升麻、羚羊、犀角、甘草至二盏，去滓，与玄参并生葛汁，一处都和，再煎如稀饧，然后下芒消搅匀，倾入瓷器中盛，却入牛黄末，再搅取匀停冷[①]黄黑色。每取两大匙，入蜜一合和匀，分四服，热汤调下，不拘时候。

治口疮，**槐枝煎方**

槐枝二三月采好者，剉　桑枝剉　柳枝剉。各一斗。三味以水五斗隔宿浸，次日入锅，文武火煎，约得一斗，去滓，再入铜铛，煎至五升，入后药　槐蠹虫一两　细辛去苗叶。半两　藁本去苗、土。一两　胡桐泪　升麻　莽草各半两　麝香研。一分

上一十味，将后七味捣罗为末，入前药汁内，更煎如饧。临卧净漱口，以药半匙傅痛处，有涎即吐之，临卧再用。

治口烂生疮，水浆不下，**当归膏方**

当归一两　射干　升麻　附子去皮脐，切。各半两　白蜜四合　猪脂五两

上六味，除蜜、脂外并剉，先煎脂化，去滓，入诸剉药，慢火煎，候附子色黄，又去滓入蜜，更煎如膏，以瓷器盛。每服如杏核大含之，日三五度，咽津不妨。

治口疮，及喉闭，吹喉，**朴消散方**

朴消　消石　胆矾　白矾　芒消五味皆枯干　寒水石烧　白僵蚕直者。炒　甘草炙，剉　青黛研。各等分

上九味，捣研为细散，和匀。每用少许掺疮上，遇喉闭，用笔管吹一字在喉中，立破。

治口疮，并咽喉塞，**黄连膏方**

黄连去须，剉。三两　猪脂一斤　白蜜四两　羊髓研。二两

上四味，先以慢火煎猪脂取油去滓，入黄连，又煎令黑色，

---

① 冷：日本抄本、文瑞楼本同，明抄本、乾隆本作"令"。

下羊髓，髓化以绵滤去滓，入蜜更煎数沸成膏，瓷合盛，候冷①。每含如②枣大，日三五度，咽津不妨。

治口疮多年不差，风热上攻，**蔷薇膏方**

蔷薇根　郁李根　水杨皮　牛蒡根并细切。各一斤　苍耳一升　露蜂房碎擘。三枚　生地黄切　升麻　当归洗，切。各一两　地骨皮　白芷　石胆研。各半两　熟铜粉研　麝香研。各一分

上一十四味，先以前六味细切，水二斗，煎至五升，葛布绞去滓，次入地黄、升麻、当归、地骨皮、白芷，再煎至二升，绵滤去滓，慢火又煎成膏，乘热下后三味研药，搅令匀，瓷器盛。每含如弹丸大，吐津。

治口疮，积年不差，**丹砂膏方**

丹砂研。一分　猪脂　蜜各三两③　杏仁汤浸，去皮尖、双仁，研。三七④粒　腻粉　白矾研　胡粉各一分　生地黄半两。切，焙　麝香研。一分

上九味，捣研七味为末，先煎脂蜜令化，去滓，次下诸药，更煎十余沸，以绵滤去滓，更煎，待膏就，瓷合盛。每用如杏仁大，绵裹，含吐津。

治久患口疮，不任食物，**鸡舌香丸方**

鸡舌香末　松脂研。各一分　胡椒为末。三七⑤粒　细辛为末。三分

上四味，用苏木浓煎汁和药，丸如梧桐子大。每以暖水研一丸，涂疮上。

治口疮久不差，**烧肝散方**

茵陈蒿　犀角屑　石斛去根　白术　柴胡去苗。各半两　芍

---

① 候冷：日本抄本、文瑞楼本同，日本抄本旁注"又无候冷二字"，明抄本、乾隆本无。

② 如：日本抄本、文瑞楼本同，日本抄本旁注"如下省'一'字"，明抄本、乾隆本作"一"。

③ 两：日本抄本、文瑞楼本同，明抄本、乾隆本作"分"。

④ 三七：日本抄本、文瑞楼本同，明抄本、乾隆本作"七"。

⑤ 三七：日本抄本、文瑞楼本同，明抄本、乾隆本作"七"。

药　紫参　桔梗剉，炒　防风去叉　桂去粗皮　吴茱萸汤浸三遍，焙，炒　人参　白芜荑各一分

上一十三味，捣罗为散。每服五钱匕，以白羊肝五两，细切去筋膜，入葱白三①茎，细擘，相和，湿纸三五重裹，慢火煨熟，空腹顿服，米汤下。

治口疮经年歇发②，饮食艰难，**蔷薇根散方**

蔷薇根剉。一握　蜀椒去目并闭口，炒出汗。四十九粒

上二味，捣罗为散，以浆水二盏煎五七沸，去滓，热含冷吐。

治牙疼口疮，积年不差，**蟾酥丸方**

蟾酥一片。水浸令软　麝香研。少许

上二味，细研，丸如粟米大。以绵裹一丸，于病处咬之，有涎即吐。

治口疮久不差方

蔷薇根一握

上一味，剉，用水一升，煎至半升，候冷含，稍咽之。冬用根，夏用茎叶。又宜同角蒿灰涂，有涎吐之。

治元脏虚冷，上攻口疮，**巴戟散方**

巴戟天去心。一两　白芷半两　高良姜为末。一钱匕

上三味，捣为细散。用猪腰子二只③去筋膜，每一只入药散一钱匕，用湿纸裹煨熟，乘热去纸，以口吸热气，有涎即吐，候冷细嚼服之。

治口疮，**杏仁丸方**

杏仁汤浸，去皮尖、双仁。十粒　蛇床子烧灰　白芷烧灰　腻粉各一分

上四味，研杏仁如膏，和三味为丸如鸡头实大。每细嚼五丸，

---

① 三：日本抄本、文瑞楼本同，日本抄本旁注"又三作一"，明抄本、乾隆本作"一"。

② 歇发：日本抄本、文瑞楼本同，明抄本、乾隆本作"不差发歇"。

③ 只：明抄本、乾隆本、日本抄本、文瑞楼本同，日本抄本旁注"只一作双。下同"。

不得咽津，吐涎出，立效。

治口疮，**甘草煎方**

甘草炙，为末。半两　猪膏四两　白蜜二两　黄连去须，为末。一两

上四味，先煎脂令沸，去滓，下蜜并药等，慢火熬成煎。每服一匙头，含咽津，以差为度。

治口疮，**白矾煎方**

白矾末　铅丹研。各一两　附子去皮脐，生为末　屋下火煤各半两

上四味，捣研为末，入白蜜三两，煎为煎，入竹筒盛，饭上炊一次。每用少许含，吐涎出，效。

治口疮，**黄檗煎方**

黄檗末。一①两　乱发洗去腻。三两　硫黄研。一②分　黄连末一③两　麻油半④斤

上五味，先将油煎发销，然后下黄檗等末，重煎，待凝成煎⑤。每含如杏仁大，吐津，不得咽。

治口疮疼痛，**石胆煎方**

石胆半钱。烧，研末　蜜一合⑥　黄檗末。一钱匕　蟾酥研。半钱

上四味，先于铛中慢火煎蜜，次下药末，煎如饧。每含如杏核大，吐津，不得咽。

治口疮，**杏仁煎方**

杏仁去皮尖、双仁，研。二七粒　胡粉研　铅丹研。各一分

---

① 一：明抄本、乾隆本、文瑞楼本同，日本抄本作“二”，旁注“二一作一”。

② 一：明抄本、乾隆本、文瑞楼本同，日本抄本作“二”，旁注“二一作一”。

③ 一：明抄本、乾隆本、文瑞楼本同，日本抄本作“二”，旁注“二一作一”。

④ 半：明抄本、乾隆本、文瑞楼本同，日本抄本作“三”，旁注“三一作半”。

⑤ 煎：日本抄本、文瑞楼本同，明抄本、乾隆本作“膏”。

⑥ 合：日本抄本、文瑞楼本同，明抄本、乾隆本作“分”。

上三味，用蜜五合调和，用竹筒盛，蒸一炊^①久，旋含之，吐津，不得咽。

治口疮，**麝香散方**

麝香研。一字　胡黄连一钱　槟榔生，到。一枚

上三味，捣研为细散，旋傅之。

治口疮，**滑石散方**

滑石　胆矾各一两

上二味，捣研为散。每用一钱匕，以绵裹含，吐津。

治口疮疼痛，**生姜煎方**

生姜取汁。一盏　白沙蜜三两

上二味，同煎十余沸，用瓷器盛。时时以熟水调一匙头，含咽之。

治口疮，**柳花散方**

黄檗一两　淀花半两

上二味为散，临卧干掺，误咽亦不妨。

治口疮，**麝香散方**

麝香少许　人中白一钱

上二味，研细，绵裹如绿豆大，含之咽津。

治口疮，**二物散方**

白僵蚕　黄连各等分

上二味为末，临卧掺口内。

治口疮，诸药不效，**碧玉散方**

胆矾半两。锅子内烧通赤，地上出火毒

上一味，细研。每取少许傅疮上，有清涎吐之。

治口疮，**附子涂脚方**

附子一枚。生为末

上一味，以姜汁和匀，摊脚心。

治口疮，**蘘荷根汤方**

蘘荷根二两

---

① 炊：原误作“次”，文瑞楼本同，明抄本无，据乾隆本、日本抄本改。

上一味，细剉，分为三分，每分以水二盏，煎三五沸，去滓，热含冷吐。

治口疮，**升麻含汁方**

升麻不拘多少

上一味，含一块咽津。

治口疮，**莽苊煎方**

莽苊三十枚

上一味，以薄绵裹，酒煮二十沸许，取出。每含一枚，良久嚼咽之，日三五度。

治口疮，**豆豉散方**

豆豉四两。炒

上一味，捣罗为散。每用绵裹一钱匕含之，日五七次。

治口疮，**干蟾散方**

干蟾炙。一枚

上一味，捣研为散。绵裹半钱匕含，吐津。

治口疮，**胡粉膏方**

胡粉炒，研。一两

上一味，以牛酥调如膏。每含如杏仁大，咽津。

治口疮，**马牙消散方**

马牙消研末。一两

上一味，每含一钱匕，咽津，日三五度。

治口疮，**槟榔散方**

槟榔剉

上一味为散，每取半钱匕，涂舌及唇上。

治口疮，**桑汁涂方**

桑条汁一合

上一味，早晨涂口舌上。

治口疮，**蒲黄散方**

蒲黄一两

上一味，每用一钱匕，傅口舌上咽之。

治口疮，**无食子散方**

无食子烧灰，细研。一两

上一味①，每取一钱匕，傅舌上，日三五次。

治口疮，**楸木汁方**

楸木白汁五合

上一味，每取一匙头，含咽。

治口疮，**蟾酥线方**

蟾酥二片

上一味，以水半盏，浸化为水，更入牛黄末一钱匕搅匀，以丝线五十条就药中浸一宿，阴干。每取一条含，吐津。

治口肥疮方

灶上饮食

上一味，炒令焦，研末傅之。

治下冷口疮，**神圣膏方**

吴茱萸一两

上一味，捣罗为末，用酸醋一大盏，调熬成膏，后入地龙末半两搅匀。每临卧时，先用葱椒汤洗足，拭干，用药遍涂两脚底心，或以手帛子系定。次日必减，未减再涂。

治口内生疮，齿龈肉烂，**升麻饮方**

升麻　黄连去须　羚羊角镑　玄参　黄芩去黑心　麦门冬去心，焙　葛根剉　大黄剉　羌活去芦头　防风去叉　甘菊花各半两　人参三分　甘草炙，剉　知母各一分

上一十四味，粗捣筛。每服三钱匕，水一盏，煎至七分，去滓温服，食后。

治口疮，众药不差者，**密陀僧散方**

密陀僧　黄檗去粗皮　甘草各一两。并以蜜涂炙香　蒲黄　黄药子各半两

上五味，捣研为散。时时傅之。

---

① 味：原误作"末"，明抄本、乾隆本无，据日本抄本、文瑞楼本改。

治久患口疮，**黄连膏方**

黄连去须　升麻　槐白皮　大青　苦竹叶各一两

上五味，细剉，以水二升，煎至半升，去滓取汁，入龙脑蜜，搅令匀，煎成膏。涂疮上，日三度。

治舌上生疮，**铅丹膏方**

生地黄汁三合　蜜三合　铅丹一两半　杏仁去皮尖、双仁，别研如面。七十枚

上四味，合和一处调匀，银器内煮，用槐枝搅，不得住手，看色紫即成。取少许口内含化，吐津。

治口疮久不差，**蟾酥线方**

真蟾酥五皂子大　蓬砂　龙脑　麝香各一皂子大

上四味，同研极细，以温汤半盏化令匀，入绯线秤半钱，蘸药汁晒干，再蘸再晒，候药汁尽，将线寸截。每用一条，贴于患疮处，有涎即吐，一日三五次易之，取差为度。

治大人小儿卒患口疮，**铅霜散方**

铅白霜研细。不拘多少

上取少许，涂傅痛处，一两度差。

治卒患口疮，**升麻汤方**

升麻剉　黄檗去粗皮，剉　大青各一两

上三味，粗捣筛。每服五钱匕，水二盏，煎取一盏，热漱冷吐。

治口舌生疮，久不差，**白芷散方**

白芷末一钱　铜绿一钱　白僵蚕四枚　干胭脂半钱

上四味，捣研为末。每用少许，以鸡翎子扫疮，有涎吐之，不得咽津。

治虚劳口疮，久不差，**秦艽散方**

秦艽去苗、土　柴胡去苗。各一两

上二味，捣罗为散。每服三钱匕，割猪肝三两片，用酒煮之，去肝取酒，调药温服，十服当愈。

治心肺壅热，口内生疮，胸膈痰逆，**玄参汤方**

玄参　茅根剉　羌活去芦头　竹茹　木通剉　羚羊角镑　升麻
各半两　黄连去须　人参　苦竹叶　半夏汤洗去滑。各三分　甘草
剉。一分

上一十二味，粗捣筛。每服三钱匕，水一盏，入生姜三片，
煎至六分，去滓温服，食后。

治口疮，久患不差，**铜绿散方**

铜绿研。一钱　铅丹炒，研。半两　白芷焙。一分。为末

上三味，合研令匀，取少许掺舌上即差。

治口疮痛，**茯苓汤方**

赤茯苓去黑皮　人参各一两

上二味，粗捣筛，分作四服。每服水二盏，煎至一盏，去滓
温服，日三，不过二剂。

治口疮，**玄参丸方**

玄参　天门冬去心，焙　麦门冬去心，焙。各一两

上三味，捣罗为末，炼蜜丸如弹子大。每用一丸，绵裹含化
咽津。

治口常有疮，**蒺藜子散方**

蒺藜子炒，去角　藊豆炒。各三①两

上二味，捣罗为散。如茶点吃。

口　糜

论曰：膀胱移热于小肠，膈肠不便，上为口糜。夫小肠之脉，
络心循咽，下膈抵胃，阴阳和平，水谷入胃，小肠受之，通调水
道，下输膀胱。今②热气厥逆，膀胱移热于小肠，胃之水谷不得传
输于下，则令肠膈塞而不便，上则令口生疮而糜烂也。大抵心胃
壅热，则必熏蒸于上，不可概以傅药，当求其本而治之。

治小肠热胀，口糜生疮，**柴胡泽泻汤方**

---

① 三：明抄本、乾隆本、文瑞楼本同，日本抄本作"二"。

② 今：明抄本、乾隆本、文瑞楼本同，日本抄本作"令"，旁注"又令
作今"。

柴胡去苗　泽泻　陈橘皮浸去白，焙　黄芩去黑心　枳实麸炒　旋覆花　升麻　芒消别研。各三两　生地黄一升

上九味，除芒消外，咬咀如麻豆大。每服五钱匕，水二盏，煎取一盏，去滓，下芒消末半钱匕，搅匀，食后温服。

治口糜生疮，久不差，及心脾中热，乍发乍退，**大青丸方**

大青去根　甘草炙，剉　枳壳去瓤，麸炒　苦参剉。各三分　黄连去须　生干地黄焙　升麻各一两

上七味，捣罗为末，炼蜜和丸如梧桐子大。每服二十丸，食后熟水下，日二服。

治口糜生疮，久不差，**大黄散方**

大黄煻灰火煨，剉　甘草炙，剉　黄檗炙，剉。各一两　密陀僧研　滑石研。各一分

上五味，捣研为散。每用一钱匕，绵裹含，有涎即吐。

治口糜生疮，**升麻丸方**

升麻　黄连去须　黄檗炙，剉　杏仁汤浸，去皮尖、双仁。各一两

上四味，将上三味捣罗为末，次研杏仁如膏，炼蜜三两，以药末并杏仁膏合和为丸如弹子大。每服一丸，含化咽津。

治大人小儿口糜生疮，**紫金散方**

黄檗蜜涂，慢火炙令紫色。半两　诃黎勒一枚。煨熟，去核　麝香研　腻粉研。各少许

上四味，捣研为散，再同研匀。每用半钱许掺疮上。

治口糜生疮，**大黄汤方**

大黄剉。一两　芒消研　黄连去须　黄檗炙。各半两

上四味，粗捣筛。每服三钱匕，水一盏，煎至六分，去滓，入蜜半匙、酥少许，细呷含咽。

治口糜生疮，痛不得食，**甘草丸方**

甘草一寸。炙赤色　杏仁二十枚。汤浸，去皮尖、双仁，研　黄连末一分

上三味，捣研为末，和匀。每服绵裹如杏仁大，含化咽津。

治口麋生疮，**柴胡汤方**

柴胡去苗　地骨皮各一两

上二味，粗捣筛。每服三钱匕，水一盏，煎至六分，去滓，细含咽之。

治口麋生疮，**黄檗散方**

黄檗蜜涂，炙干，去火毒　白僵蚕直者，置新瓦上，下以火焯蚕丝断，出火毒

上二味，等分，捣为细散。掺疮及舌上，吐涎。

治口麋生热疮，**杏仁饼子方**

杏仁汤浸，去皮尖、双仁。十四枚。别研细　腻粉一钱

上二味，和研匀如膏，每饼如钱眼①大，铅丹为衣。先用盐汤漱口，含一饼，涎出即吐。

治口麋生疮，**大黄蜜煎方**

大黄一两。切如指头大

上一味，以蜜煎五七沸，候冷取出。每含一块，咽津。

治口疮麋烂，**生蜜涂方**

蜜生使②

上一味，频用涂疮上，三五次即愈。

口吻疮

论曰：口吻疮者，其疮发于唇吻之间，疼痛微肿，湿烂有汁，世名燕口，又名肥疮。此由脾胃有热，随气熏发，上攻于口唇，与津液相搏所致。

治口吻疮，**芎藭丸方**

芎藭二两　白芷　陈橘皮汤浸，去白，焙　黄连去须。各半两

上四味，捣罗为末，炼蜜丸如梧桐子大。每服二十丸，甘草汤下，不拘时。

---

① 眼：日本抄本、文瑞楼本同，明抄本、乾隆本无。
② 生使：文瑞楼本同，明抄本残作"二"，乾隆本作"二两"，日本抄本无。

治口吻生疮，**乱发灰散方**

乱发灰　黄连去须　故絮灰各一两　干姜炮。半两

上四味，捣研为散，再研匀。不拘多少，傅疮上，日三五次，以差为度。

治口吻疮，久不差，**麝香散方**

人中白研　麝香研。各一钱

上二味，再研匀，涂疮上。

治口吻疮，**楸木皮傅方**

上取楸木白皮湿贴之，日三五度差。

治口吻疮，**葵根散方**

上取经年葵根一握，烧作灰，研为散傅之。

治口吻疮，**杨木汁涂方**

上取杨木嫩枝，放铁上烧取汁涂之，日三五上差。

治口吻疮，**槟榔散方**

上用白槟榔烧灰，细研为散，傅之，日三五度。

治口吻疮，**马齿苋汁涂方**

上捣马齿苋取汁涂之。

治口吻疮，**乌金散方**

上取蜣螂三枚，烧灰，细研为散，傅之。

口舌干焦

论曰：心主舌，脾主口，口舌干焦者，以心经蕴热，传之于脾，二脏俱受邪热，故口舌之间津液燥而干焦也。亦有多食五辛，饮酒过度，热积上焦，不能滋润于口舌，而致干焦者，治宜详之。

治口舌干焦，**葛根汤方**

葛根剉　甘草炙。各半两　人参三分　赤茯苓去黑皮。一两　天门冬去心，焙。三分　黄耆剉。一两　桂去粗皮。三分　犀角屑　生干地黄　芎䓖各半两　麻黄去根节。一两　牛黄研。一分　地骨皮剉。半两　麦门冬去心，焙。一两

上一十四味，粗捣筛。每服三钱匕，水一盏，煎至七分，去

滓温服，不拘时。

治口舌干焦，**干枣汤方**

干枣去核，焙　贝母去心。各一两半　生干地黄焙　胡桃瓤各二两　陈橘皮去白，焙。一两　牛膝酒浸，切，焙　葛根剉　鳖甲去裙襕，醋炙　柴胡去苗　桑根白皮各一两

上一十味，粗捣筛。每服五钱匕，水一盏半，煎至一盏，去滓温服，不拘时。

治心脾客热，口舌干焦生疮，**桂心散方**

桂去粗皮。半两　赤茯苓去黑皮。三分　黄连去须　栀子仁　杏仁去皮尖、双仁，研。各半两　黄芩去黑心　甘草炙，剉　大黄剉，炒。各三分　栝楼根半两　蔷薇根切。三分

上一十味，捣研为散。食后以温浆水调下二钱匕，日三服。

治口干渴燥，**栝楼根汤方**

栝楼根二两　石膏碎。三分　铅丹研。三分　赤石脂　白石脂各半两　泽泻三[①]分

上六味，粗捣筛。每服五钱匕，水一盏半，煎至一盏，去滓，入胡粉半钱匕，分温二服，不拘时。

治心热，舌干烦躁，**茯苓汤方**

白茯苓去黑皮　大黄剉，炒　升麻　麦门冬去心，焙　远志去心　人参　葛根剉　甘草炙，剉。各半两

上八味，粗捣筛。每服三钱匕，水一盏，煎至七分，去滓温服，不拘时。

治口干，**醋石榴汤方**

醋石榴子一两　酸枣去核　麦门冬去心，焙。各二两　覆盆子一两半　葛根三两　乌梅去核。五十[②]枚　甘草炙，剉。一两　栝楼根一两半

上八味，粗捣筛。每服五钱匕，水一盏半，煎至一盏，日三

---

① 三：明抄本、乾隆本、文瑞楼本同，日本抄本作"二"，旁注"二一作三"。

② 五十：日本抄本、文瑞楼本同，明抄本、乾隆本作"十五"。

服，不拘时。

治口干，舌上生疮，**五参丸方**

玄参　沙参　丹参　苦参　人参　秦艽去苗、土。各一两　干姜炮。半两　酸枣仁一两

上八味，捣罗为末，炼蜜丸如梧桐子大。每服二十丸，至三十丸，米饮下，不拘时。

治口干心热，**甘草丸方**

甘草炙，剉　人参　乌梅肉炒　枣肉焙　石膏碎。各一两　半夏汤洗去滑，生姜汁制。一分

上六味，捣罗为末，炼蜜丸如弹丸大。每服一丸，含化，不拘时。

治口中干燥，心膈痰壅，**柴胡散方**

柴胡去苗。一两　地骨皮　赤茯苓去黑皮　枳壳去瓤，麸炒　旋覆花各半两

上五味，捣罗为散。每服二钱匕，生姜汤调下，日三服，不拘时。

治口热，舌焦干，**杏仁煎方**

杏仁去皮尖、双仁，研。半两　生姜汁一合　甘草炙，剉为末。半两　枣去皮核，研。三十枚　蜜五合

上五味，先下姜汁与蜜，煎令烊，后入诸药，煎赤色如饧。每取一丸如枣核大，含化。

治口舌干燥，**干枣杏仁丸方**

干枣肉焙　杏仁去皮尖、双仁，研　乌梅肉焙　甘草炙，剉。各一两

上四味，捣研为末，炼蜜丸如弹子大。每服一丸，不拘时，含化。

治口舌干，除热下气，**石膏煎方**

石膏捣碎，绵裹。三两　蜜五两

上二味，先用水三盏煎石膏，至二盏，内蜜，更煎令稠。每用一匙头，含化，温汤调下亦得。

治口舌干燥，心热，**麦门冬汤**方

麦门冬去心，焙　栝楼根各一两

上二味，粗捣筛。每服三钱匕，水一盏，煎至七分，去滓温服，不拘时。

治口舌干燥生疮，心脾肠热，**藕豆汤**方

藕豆炒　蒺藜子炒。各二两

上二味，粗捣筛。每服五钱匕，水一盏半，煎至一盏，去滓，日三服，不拘时。

卷第一百一十八

口齿门

口舌生疮

论曰：口舌生疮者，心脾经蕴热所致也。盖口属脾，舌属心，心者火，脾者土，心火积热，传之脾土，二脏俱蓄热毒，不得发散，攻冲上焦，故令口舌之间生疮肿痛。

治口舌生疮，**乌犀汤**方

犀角屑三分　羚羊角屑三分　丹砂研。三分　黄耆剉。半两　大黄剉。一分　升麻半两　生干地黄焙。一两　射干一分　天门冬生者，去心，焙。一两　玄参三分　甘草炙，剉。一两

上一十二味，粗捣筛。每服三钱匕，水一盏，煎至六分，去滓，食后温服。

治口舌生疮，**升麻汤**方

升麻一两　大青去根。三分　射干三分　黄檗去粗皮。一两　山栀子仁半两　玄参三两　蔷薇根剉。三两

上七味，粗捣筛。每服五钱匕，水二盏，入竹叶七片，煎至一盏，去滓，入蜜少许、地黄汁一合，更煎三五沸，徐徐含咽。

治口舌生疮，**麝香散**方

麝香研。一分　干虾蟆烧灰，研。一两　黄檗去粗皮，炙，剉。一两　甘草炙，剉。三分　母丁香一分　甜瓜蒂一分　石胆研。一分

上七味，捣研为散。临卧以一钱匕糁①舌上，有涎吐出。

---

① 糁：日本抄本、文瑞楼本同，明抄本、乾隆本作"掺"。

治口舌生疮，**防风散方**

防风去叉。一两　龙胆一两　生地黄切，焙。二两　沉香剉。半两　升麻半两

上五味，捣罗为散。每用二钱匕，入盐少许，沸汤调匀，揩齿，含咽便睡。

治口舌生疮，齿动，**晚蚕蛾散方**

晚蚕蛾末二钱　干蟾半枚。烧灰，研　益母草半两　人中白半钱　白矾灰半钱

上五味，细研为散。先以绵缠手指，以温浆水洗去白皮，掺药于疮上，日三五次。

治口舌生疮，**密陀僧丸方**

密陀僧细研　石胆细研　白蜜各一两　生地黄一斤。捣绞取汁

上四味，合和令匀，以竹筒盛，于饭上蒸，候泣干即住，以饭为丸如梧桐子大。每含化一丸，有涎即吐出。

治口舌生疮，**杏仁丸方**

杏仁七枚。汤去皮尖、双仁　胡粉一钱

上二味，先研杏仁烂如膏，次入胡粉和丸如梧桐子大。每以绵裹三丸，含化咽津。

治积年口舌疮，诸方不差，**茯神丸方**

茯神去木。一两　白术一两　旋覆花半两　缩砂蜜去皮。三分　大黄煨，剉。半两　芍药半两　桂去粗皮。三分　郁李仁汤浸去皮。一两　大麻仁别研。二两　人参半两　枳壳去瓤，麸炒。三分　诃黎勒去核。一两　厚朴去粗皮，生姜汁炙。一两　白槟榔剉。三分　陈橘皮汤浸，去白，焙。一两　白鲜皮剉。半两　地骨白皮剉。半两

上一十七味，捣罗为末，炼蜜和丸如梧桐子大。每服二十丸，空心粥饮下，渐加至三十丸。

治口舌生疮，久不愈，**玄参丸方**

玄参　天门冬去心，焙　麦门冬去心，焙。各一两

上三味，捣罗为末，炼蜜和丸如弹子大。每以绵裹一^①丸，含化咽津。

治口舌生疮，久不差，**秦艽散方**

秦艽去苗、土　柴胡去苗。各一两

上二味，捣罗为散，空心，以猪子肝半具细切，煎酒一盏，投于肝中，盖定良久，取酒调服三钱匕。

治口舌生疮，久不差，**金粉丸方**

绿豆粉半两　荜拨半两

上二味，捣罗为末，糯米粥为丸如绿豆大。先用冷水漱口，后含化一丸，咽津无妨。

治口舌生疮，众药不差，**密陀僧散方**

密陀僧研　黄檗剉　甘草炙，剉。各一两　蒲黄　黄药各半两

上五味，捣研为散。每用一钱匕，傅于疮上。

治伤寒后口生疮，咽喉肿塞，**大青饮方**

大青去根。一两　吴蓝去根。半两　石膏研。一两　芍药一两

上四味，粗捣筛。每服三钱匕，以水一盏，入葱白、盐、豉各少许，煎至六分，去滓，临卧温服。

治口舌^②疮，**郁金散方**

郁金半两　白矾生，研。一分　铅霜研。一分　槟榔剉。半两

上四味，捣研为散。每用半钱匕，冷熟水调下，食后，日二服。

治口舌生疮，**卢会散方**

卢会研。半两　丹砂研。一分　丁香一分　麝香半分　牛黄研。半分　蟾酥半两　角蒿灰研。半两　瓜蒂二十枚　羊蹄花半两　干蜗牛研。三枚　熊胆研。一钱　细辛去苗叶。一分　马牙消研。三分　白矾灰研半分

上一十四味，捣研为散。先以头发裹指，于温水内蘸揩之，

软帛裹却脓水，取少许药末掺疮上，或轻可即去蟾酥、卢会。看病大小，以意加减用之。

口　臭

论曰：口者，脾之候。心脾感热，蕴积于胃，变为腐臊之气，府[①]聚不散，随气上出，熏发于口，故令臭也。

治口臭，去热毒，**五香丸方**

沉香　丁香各一两　薰陆香三分　麝香研。半分　木香三分　甘草炙，剉。一两　羚羊角屑三分　黄连去须。三分　鬼臼　黄芩去黑心。各半两　犀角屑三分　栀子仁半两

上一十二味，捣罗为末，炼蜜和丸如梧桐子大。每服七丸，浆水下，日二服，加至十丸。

治口臭，去热毒，**鸡舌香丸方**

鸡舌香一两　藿香半两　零陵香一分　甘松香一分　当归切，焙　桂去粗皮。各三分　木香半两　芎䓖三分　莎草根去毛。一分　草豆蔻仁半两　槟榔剉。五枚　白芷半两

上一十二味，捣罗为末，炼蜜和丸如鸡头大。绵裹含化咽津，以差为度。

治口臭湿蜃，蚀齿欲落，唇颊穿破，**青黛散方**

青黛研。一两　雄黄研。半两　丹砂研　莨菪子微炒　青矾石烧令汁尽　白矾石烧令汁尽　附子炮裂，去皮脐。各一分　苦参剉。半两　甘草炙，剉。一两　细辛去苗叶。半两　藜芦去芦头　麝香研。各一分

上一十二味，捣罗为散。先以绵拭令净，后用药贴之。

治口臭，**豆蔻散方**

肉豆蔻去壳　红豆蔻去皮　草豆蔻去皮　白豆蔻去皮。各半两　细辛去苗叶。一分　丁香半两　桂去粗皮。一两　甘草炙，剉　人参　赤茯苓去黑皮。各半两

---

① 府：明抄本、乾隆本、文瑞楼本同，日本抄本作"停"。

上一十味，捣罗为散。每服一钱匕，熟水调下，日三，不计时候。

治口臭，生肌长龈，**升麻散方**

升麻二两　防风去叉。一两　当归切，焙　白芷各半两　芎
藭　藁本去苗、土。各三分　麝香研。一分　甘草炙，剉。半
两　木香　细辛去苗叶。各一分

上一十味，捣罗为散，研细。每用一钱匕，傅齿根下。甚者
绵裹一钱，含化咽津即效。

治口臭䘌齿，下胸膈邪气，**升麻散方**

升麻一两　地骨皮　细辛去苗叶　菖蒲　地柏　射干　沉
香　草豆蔻仁各半①两　续断一分　寒水石研。一两

上一十味，捣罗为散。食后，以指揾药，揩齿，良久漱口。

治口及身臭，**七香丸方**

白豆蔻仁　丁香　藿香　零陵香　青木香　白芷　桂心
各一两　香附子二两　甘松香　当归各半两　槟榔二枚　沉香
一两

上一十二味，捣罗为末，炼蜜和丸。常含一丸如大豆大，咽
汁，日三夜一，亦可常含咽汁。五日口香，十日体香，二七日衣
被香，三七日下风人闻香，四七日洗手水落地香，五七日把他人
手亦香。慎五辛，下气去臭。

治口气臭秽，常服含，**丁**②**香丸方**

丁香半两　甘草三两　细辛　桂心各一两半

上四味，捣罗为末，炼蜜和丸如弹子大。每服二丸，临卧服，
含化。

治口臭揩齿方

沉香　升麻　白芷　藁本去苗、土　细辛去苗叶　丁香各半
两　寒水石研。二两

---

① 半：明抄本、乾隆本、日本抄本、文瑞楼本同，日本抄本旁注"半一
作三"。

② 丁：原无，日本抄本、文瑞楼本同，据明抄本、乾隆本补。

上七味，捣罗为散。每日早取柳枝咬枝头令软，撅药揩齿，暖水漱，复以绵揩令净。

治口臭生疮，**藁本散方**

藁本去苗、土　芎劳各半两　细辛去苗叶　桂去粗皮　当归切，焙　杏仁汤浸，去皮尖、双仁，生用　雄黄研。各一分

上七味，捣研为散。每用一钱匕，傅疮上，日三度。

治口臭，揩齿令香，**七宝散方**

钟乳研　丹砂研　海水沫研　白石英研　真珠末研　麝香研　珊瑚研。各一分

上七味，捣罗为散，再研细。以柳木篦子咬头令软，撅药揩齿。

治口臭齿疳，脱落漏龈，脓出不止，**抵圣散方**

铜绿　胆矾各一钱　蟾酥七片　腻粉两筒子　铅丹半钱　砒霜一钱

上六味，研匀，先以热汤漱口，次贴一字，表里拭之，候涎出尽，别用盐汤漱口。

治心虚寒口臭，虫蚀齿痛，**芎劳散方**

芎劳　白芷各一两　甘草炙，剉。三分　桂去粗皮　杜蘅各半两　当归切，焙。三分

上六味，捣罗为散。食前，暖酒调下一钱匕，日二服。三十日体皆香，即差。

治口臭血不止，**细辛散方**

细辛去苗叶。一分　菖蒲三分　干姜炮裂　枣肉焙干。各半两　鸡舌香一分

上五味，捣罗为散。每用半钱，绵裹如杏仁，含咽津，日三。

治口臭䘌齿，**丁香散方**

丁香研。二十枚　白矾烧灰　香附子各三分

上三味，捣罗为散。先用揩齿，次以散一钱傅之。

治口臭䘌齿，**矾石散方**

白矾烧灰。一分　麝香少许

上二味，细研为散。贴患处，日三五上。

治口臭，**椒桂散**方

蜀椒去目及闭口者，炒去汗　桂去粗皮。各一两

上二味，捣罗为散。每用五钱，水一盏，煎五七沸，和滓，热漱煠。

治心脾蕴热，随气上熏，发为口臭，**草豆蔻丸**方

草豆蔻仁　丁香各一两　麝香一分。研　藿香叶　桂去粗皮　零陵香　莎草根去毛　木香　白芷　当归切，焙　槟榔剉。各半两

上一十一味，捣罗为末，炼蜜为丸如鸡头实大。每含化一丸，咽津液，日三丸。

治口臭，辟除邪恶冷气，**含香**①**丸**方

零陵香一两　甘松洗净，焙。二两　沉香剉。三两　乳香四两。研　木香五两　草豆蔻仁六两　槟榔剉。七两　桂去粗皮。八两　赤茯苓去黑皮。九两　甘草炙，剉。十两

上一十味，捣研为末，炼蜜为丸如小弹子大。临卧及五更初，含化一丸。下注丹田，能生津液，语音清爽，颜色悦泽，鬓发乌黑，止小便，明目益智，补虚劳，除冷气，久服一生无患。

治腑脏蕴热上熏发为口臭方

芎䓖不以多少。剉小块子

上一味，含化咽津。

唇　疮

论曰：唇疮者，以脾胃有热，热气循经而外发于唇，故生疮也。盖足阳明之脉，下循鼻外，入上齿缝中，还出挟口环唇。《内经》谓脾之合肉也，其荣唇也，是故脾胃之经，与唇相应，热气乘经而冲发，所以唇为之生疮。

治脾胃客热，唇肿生疮，饮食妨闷，**琅玕散**方

---

① 含香：日本抄本、文瑞楼本同，明抄本、乾隆本作“零陵香”。

寒水石细研成粉。四两　青黛研。半分　马牙消细研。一分① 蓬砂细研。一钱　龙脑细研。一分

上五味，再同研令极细。每服一字或半钱，喉咽中干糁②，食后临卧。

治唇疮，**白敛膏方**

白敛一两　白及一两　白蜡三两　黄耆一分　麝香研。一分　乳香研。一分　牡丹皮一分　芍药一分　丁香一分　麻油半斤

上一十味，除油并研药外，并细剉，先用油煎十余沸，即下剉药，候黄耆赤黑色，用绵滤过，慢火煎十余沸，次下诸研药，搅不住手，候凝成膏，于瓷器中盛，下麝香搅令匀。每用少许，涂贴患处，日三五上，即差。

治唇疮，生肌，**藁本散方**

藁本去苗、土。半两　芎䓖半两　细辛去苗叶。半两　桂去粗皮。一分　当归焙干。半两　杏仁汤浸，去皮尖、双仁。一分　雄黄研。一分

上七味，捣罗六味为细散，入雄黄拌匀，傅疮上，日三五次。

治唇疮及紧唇疮，久不差，**硫黄膏方**

硫黄研　白矾枯研　丹砂研　水银　麝香研　黄檗为细末。各一分

上六味，同研，候水银星尽，用腊月猪脂和如泥。先拭唇令净，后以膏涂之，日三五上，即差。

治口唇生疮，**五倍子散方**

五倍子去心中虫　槐花择

上二味，等分为细散，每用蜜调傅唇上。如疮口干，以葱涎调涂之。

治唇疮方

东壁上土

---

① 分：日本抄本、文瑞楼本同，明抄本、乾隆本作"钱"。
② 糁：日本抄本、文瑞楼本同，明抄本、乾隆本作"掺"。

上一味，细研，傅之差。

又方

胡粉

上一味，傅疮上差。

又方

燕脂

上一味，以油调涂之差。

又方

豉

上一味，汤浸一宿，烂研，涂之差。

又方

白英去皮，酥炙赤色

上一味，捣末，贴疮上，虫出即差。

又方

大麻子烧灰

上一味，细研为末，用井华水调涂唇上。

治唇边生疮年深不差方

蓝叶

上一味，取八月生者，捣汁洗疮上。

治唇疮及紧唇疮方

鸡子一枚。煮熟

上一味，取白，细研令匀，贴疮上差。

又方

蟹腹底白皮一分

上一味，烧作灰，细研为散，贴之效。

治沈唇疮方

鲤鱼血

上一味，取血磨墨相和，涂之差。

又方

乱发　露蜂房

上二味，各取少许，并六畜毛少许，同烧灰，研令细，以猪脂和，涂之良。

又方

白矾熬沸[1]

上一味，细研为末，和胡粉傅之差。

又方

松脂

上一味，炙令软，捏作片子，贴疮上，以差为度。

治沈唇疮方

蛇皮烧灰

上一味，细研为末，先灸疮令热，傅之即差。

又方

葵根一握

上一味，烧灰，细研为散，傅之差。

又方

干蟾一枚。烧灰

上一味，细研为末，傅之差。

又方

鲤鱼胆一枚

上一味，取汁磨墨相和，涂之差。

唇生核

论曰：唇生核之候，大概与唇疮、紧唇相类。然其肿至于生核者，盖足阳明与太阴为表里，脏腑俱有风热，风热之气冲发二经，与血气相搏而为唇肿，外复为风冷所乘，血气凝结，聚而不散，故生核也。

治脾胃蕴积热气，复为风冷相[2]搏，唇边生核，结硬疼痛，**防**

---

① 熬沸：日本抄本、文瑞楼本同，明抄本、乾隆本作"熬枯"。
② 相：日本抄本、文瑞楼本同，明抄本、乾隆本作"所"。

风汤方

防风去叉。半两　菊花一两　升麻　独活去芦头　知母焙　黄芩去黑心　玄参　藁本去苗、土　大黄剉，炒　栀子去皮　前胡去芦头　桔梗剉，炒　甘草炙，剉　麦门冬去心，焙　生干地黄焙。各半两

上一十五味，粗捣筛。每用三钱匕，水一盏，煎至七分，去滓，食后服，日三。

治脾胃风热，唇生核，**地黄煎方**

生地黄汁。一升　生麦门冬去心　生天门冬去心　萎蕤各四两　细辛去苗叶　甘草炙　芎劳　白术各二两　黄耆　升麻各三两

上一十味，除地黄汁外，并剉细，以绵裹，苦酒浸一宿，取出更用猪膏三升煎，滤过，下地黄汁，并绵裹者药同煎，以膏鸣水脉尽为度，去滓，盛贮。每以少许，细细含化，缓咽之。

治脾胃有热，风冷相乘，唇肿生核疼痛，**升麻饮方**

升麻　前胡去芦头　犀角镑。各半两　龙胆　青竹皮　葛根剉。各一分　薏苡仁　甘草炙，剉。各半两

上八味，粗捣筛。每服五钱匕，水一盏半，煎至八分，去滓，食后服。

治脾胃积热，风冷乘之，唇肿结核，**黄连散方**

黄连去须　升麻　龙胆各一两

上三味，捣罗为散，绵裹如弹子大。临卧以新汲水浸过，含化咽津。

治唇肿生核，**恶实散方**

恶实炒　乌梅去核。各半两　甘草炙，剉。一分

上三味，捣罗为散。每服三钱匕，童子小便一盏，煎至三五沸，和滓乘热含漱，冷吐，日三。

治唇生核肿痛如弹方

牛膝烧灰存性，研

上一味，先以针刺出恶血，次用药少许，以新汲水调涂核上。

治唇黑肿生核，痛痒不可忍方

古铜钱青者。四文

上一味，于石上以腊月猪脂磨取汁，涂之。

紧　唇

论曰：紧唇之候，其本与唇疮同，疮未及差，热积在胃，复为风湿所搏，故令口唇发肿，疮紧而痛，湿溃出黄水，久而不愈，谓之紧唇。《脉经》论足阳明之脉所生病则曰唇紧者，盖阳明胃之脉侠口环唇，风热所客，则为紧唇之病。方书谓紧唇，亦为沈唇。

治紧唇，**顺脾养肌散方**

山芋一两　人参三两　桂去粗皮　白芷　甘草炙，剉　白术各一两　诃黎勒皮　白茯苓去黑皮　黄耆剉　木香各半两　肉豆蔻两枚。去皮

上一十一味，捣罗为末。每服一钱匕，如茶点热服。

治紧唇，**水银膏方**

水银研　乳香研。各一两　绿矾研。半两　苦参剉。二两　乱发如鸡子大①　细辛去苗叶。一两半

上六味，各捣研为末，先以绯帛一片裹发，麻油一斤，蜡五两，先煎十余沸，次下苦参、细辛，以绯帛发消尽去滓，又以水银、绿矾、乳香一处细研，投于膏中，搅令匀，慢火煎成膏。每用少许涂唇上，以差为度。

治紧唇，**刺蓟汁方**

刺蓟一握

上一味，捣汁，日暴之令浓。先揩口唇，令血出，以药汁涂之。兼疗刺风甚验。

治紧唇，**皂荚涂方**

皂荚末

上一味，每以少许水调涂之。

治紧唇，**大黄涂方**

---

① 如鸡子大：日本抄本、文瑞楼本同，明抄本、乾隆本作"一握"。

大黄一分

上一味，捣为末。每用少许，醋调涂。

治紧唇，牛膝灰傅方

牛膝切。一分

上一味，烧灰，细研为末，掺傅之。

治紧唇，猪脂涂方

腊月猪脂

上一味，每用少许涂之。

治紧唇，蛇皮灰涂方

蛇皮烧灰

上一味，研令细，生油调涂疮上。

治紧唇，案垢灰涂方

屠家肉案上垢

上一味，烧作灰涂之，日三两上，差。

治紧唇，马齿苋涂方

马齿苋

上一味，捣汁涂之。

治紧唇色黑痒痛方

青铜钱四文

上一味，于磨石上以腊月猪脂磨钱，泥和猪脂如膏，涂之验。

卷第一百一十九

口齿门

重　舌

论曰：重舌者，以心脾二经蕴伏热气，循缘经络，上冲舌本，遂令舌下血脉胀起如小舌状，故谓之重舌。盖心开窍于舌，足太阴之脉属脾络胃，上膈侠咽，连舌本，散舌下故也[①]。

治心脾有热，生重舌，**红雪煎方**

羚羊角镑　升麻　吴蓝　黄芩去黑心　芍药　人参　大青　淡竹叶切。各一两　槟榔为末。三两　木香为末。二两　木通剉　山栀子去皮　丹砂研　葛根　苏枋木椎碎，别煎。各一两　朴消研。一斤　桑根白皮一两　枳壳去瓤，麸炒。三分　麝香研。半两　甘草炙。二两

上二十味，除朴消、苏枋木、丹砂、木香、麝香、槟榔外，剉如麻豆大，以水二斗五升，煎至九升，滤去滓，再煎沸，下朴消，不住手以柳篦搅，候水脚欲尽，下苏枋木汁，更煎三五沸，于新砂盆中，次下木香、槟榔、麝香、丹砂等末，搅令匀。每服一钱匕，绵裹咽津，甚者蜜水调下一钱匕[②]，食后服。

治心脾积热，生重舌，及时行阴黄，丹石发动，一切热毒，**石膏煎方**

石膏　凝水石　滑石并碎。各一斤　郁金研　犀角镑屑。各一

[①] 也：日本抄本、文瑞楼本同，明抄本、乾隆本此后有小字注"紫雪服之甚效"。

[②] 一钱匕：文瑞楼本同，明抄本、乾隆本无，日本抄本作"二钱匕"，旁注"二作一"。

两　黄芩去黑心。五两　山栀子去皮。二两　升麻三两　黄连去须。
三两　芒消研。各一斤　马牙消研。半两

上一十一味，先以石膏、凝水石、滑石等，用水三斗，入金
十两，无金入银十两亦得，先煎金石药汁至一斗五升，澄清，次
入犀角、郁金草药等，再煎至七升，去滓，再煎，先下芒消，煎
三两沸，次下马牙消，搅令化，不住手搅，良久用一新瓦盆盛，
一两日凝结。每服一钱匕，用蜜水调下。大人小儿，以意加减服。

治重舌，**牛黄散方**

牛黄研　人参各半两　白茯苓去黑皮。三分　大黄剉，炒。半
两　当归切，焙。一分　甘草炙。半两　丹砂研。一分[1]　麝香研。半两

上八味，捣罗为细散。每服半钱匕，温水调下，甚者加至一
钱匕，食后服。

治重舌，及天行阴黄，丹石发动，一切热毒，**朴麝散方**

朴消研。五两　麝香研。一分　黄芩去黑心。半[2]两　山栀子去
皮。一两　甘草炙。一分　淡竹叶一握　芦根剉。一两

上七味，剉五味如麻豆大，入研者二味，以新汲水三升，将
药入铛中，煎约半升已来，去滓澄清，取瓷瓶一个，倾药汁在内，
以物盖定瓶口，用盐泥固济，慢火煅一复时，去火放冷，却将瓶
安在水中，无令水至瓶口，浸经一宿，至明日打破瓶子，取药如
金色，研为细散。每服半钱匕，冷水调服，绵裹咽津亦得。

治舌肿及重舌，**黄药汤方**

黄药　甘草炙，剉。各一两

上二味，粗捣筛。每服三钱匕，以水一盏，煎至七分，去滓，
食后温服。

舌肿强

论曰：心气通于舌，脾脉侠咽连舌本，散舌下，心脾二经受

---

① 一分：日本抄本、文瑞楼本同，明抄本、乾隆本作"半两"。
② 半：日本抄本、文瑞楼本同，明抄本、乾隆本作"一"。

风邪，则舌本强，不能卷舒。又或热气加之则肿，肿则脉筋胀急，势连咽喉，碍于呼吸。法宜刺之，泄去恶血，及饵以药。

治舌肿强，**白茯苓汤**方

白茯苓去黑皮　牛黄研。各三分　犀角屑。一分　甘草炙　人参　羚羊角屑　熟干地黄焙　白术　桂去粗皮。各半两

上九味，粗捣筛。每服三钱匕，水一盏，煎至七分，去滓温服，日三。

治木舌肿强，及天行病，丹石发动，一切热毒，**射干汤**方

射干　木通剉　大黄剉，炒　马蔺子各一两半　漏芦去芦头　升麻　当归切，焙　桂去粗皮　甘草炙。各一两

上九味，粗捣筛。每用五钱匕，水一盏半，煎至八分，去滓，分温二服，日三夜二。

治伤寒舌肿，**黄连汤**方

黄连去须　大黄生用。各一两　大青去根　升麻　黄药各半两　甘草炙。三分

上六味，粗捣筛。每服五钱匕，水二盏，入黑豆一撮，同煎至一盏，去滓，分温二服。病未退，每服更加芒消末半钱匕，汤成下，以微利为度。

治牙疼，连牙关急，口眼相引，木舌肿强不能转，**牡蛎散**方

牡蛎煅，研　伏龙肝　附子炮裂，去皮脐　白矾煅，研。各半两

上四味，捣研为散，以酒和如泥。每用一钱，于患处涂贴，吐津。

治舌本强，两边痛，**柴胡散**方

柴胡去苗　升麻各一两　栀子仁半两

上三味，捣罗为散。每服一钱匕，熟水调下，日三。

治舌忽紧硬，逡巡能塞煞人者，涂**百草霜**方

百草霜　好盐各半两

上二味，同研匀，表里涂之，立效。

治舌强不能语，**矾石散**方

白矾研　桂去粗皮。各一两

上二味，捣罗为散。每用一钱匕或半钱匕，安舌下。

治舌肿满口，言语不得，**䗪虫散**方

䗪虫五^①枚。炙　盐半两

上二味，细研为散，以水二盏，煎十余沸，去滓，热含冷吐，以差为度。

治舌强不语，**麝香散**方

麝香　皂荚各半两

上二味，研捣为散。每用半钱掺舌肿上，吐津。

又方

蛇胆一枚。焙干

上一味，碾为末，傅舌上，有涎吐之。

治木舌肿强，**螵蛸散**方

桑螵蛸十二月者。炙黄

上一味为散，每服半钱匕，莱菔汁调下。

治舌肿满口，气息不通，须臾杀人，急以手指刺破，溃去恶血，亦可用微针决破，次用**半夏酒**方

半夏十枚

上一味，以苦酒一升煮取八合，稍稍漱口，热含冷吐。半夏动人咽喉，以姜汁解之。

治舌肿满，塞喉欲死，**蚯蚓涂**方

蚯蚓一条

上一味，以少许盐花化为水，以涂咽喉、舌上，良久渐消。

治舌卒肿起，满口塞喉，气息不通，顷刻杀人，以针决舌下两边第一大脉出血，以铜箸烧令赤，熨疮数遍，令血绝，仍以**甘草汤**治之方

甘草不拘多少

上一味，浓煎汤，热含冷吐。未差，更以釜底炱煤，和苦酒

---

① 五：日本抄本、文瑞楼本同，明抄本、乾隆本作"五十"。

调涂舌上下，脱去更涂，须臾即消。

牙齿历蠹

论曰：牙齿历蠹者，肾气虚弱，骨髓不固，气血衰耗，不能荣润于牙齿，故令牙齿黯黑，谓之历蠹。

治牙齿历蠹黯黑，**皂盐散方**

皂荚一挺。酥炙，去皮子　盐花　槐白皮各半两　升麻　白矾熬令汁枯　甘松香　细辛去苗叶。各一分

上七味为细散。先以盐揩齿，后用药半钱匕匀傅之。

治齿历蠹，**谷精草散方**

谷精草烧灰　白矾灰。一分　蟾酥一片。炙干　麝香少许

上四味，细研为散。于宣露处贴之。

治齿历蠹，**柳枝膏方**

柳枝剉。一握　防风去叉，剉　细辛去苗叶，剉　盐花各一分

上四味，用水三盏，煎至一盏半，去滓，更煎成膏，以瓷器收。每用薄纸，剪如柳叶，涂药，贴齿上。

治齿历①蠹，**麝香散方**

麝香一字　定粉一钱　黄蜡半两

上先细研前二味，后熔蜡调之，摊在纸上。每临卧时，剪作片子，贴所患齿龈上。

治牙齿历蠹，脆坏欲尽方

白矾不拘多少

上一味，新绵裹之，以所患齿咬定，有涎即吐。

治牙齿历蠹，齿根黯黑，**升麻散方**

升麻　槐枝灰各半两　白附子炮　密陀僧煅　露蜂房各一分

上五味，为细散，入地黄汁一合和匀，阴干，每用揩齿。

治牙齿历蠹，齿根黯黑，**胡桐泪散方**

---

① 齿历：原误作"历齿"，文瑞楼本同，据明抄本、乾隆本、日本抄本乙正。

胡桐泪一两　丹砂半两　麝香一分

上三味，同研极细，常用揩齿。

牙齿疼痛

论曰：牙齿疼痛有二，手阳明脉虚，风冷乘之而痛者，谓之风痛；虫居齿根，侵蚀不已，传受余齿而痛者，谓之虫痛。二者不同，古方有涂傅漱渫之药，治风去虫，用之各有法也。

治牙痛，**藁本汤**方

藁本去苗、土　芎䓖　防风去叉　蔓荆实去皮　细辛去苗叶　羌活去芦头　升麻　木通剉。各三两[①]　杨白皮细切。二两　露蜂房炙，擘碎　狼牙草切　莽草去梗　盐各半两　大豆炒令香熟。二合

上一十四味，粗捣筛。每用五钱匕，水一盏，入生地黄汁少许，煎十余沸，去滓，热漱冷吐。

治牙齿疼痛，**芎䓖汤**方

芎䓖三分　莽草去枝。半两　独活去芦头，剉。一两　防风去叉。三分　细辛去苗叶。半两　郁李仁微炒，去皮。三分　莨菪子炒令熟。一分

上七味，粗捣筛。每用五钱匕，以酒一升，煎三五沸，去滓，热漱冷吐。

治牙齿疼痛，**茯神散**方

茯神去木。一分　白茯苓去黑皮。一分　松脂一分。熬　青蒿子半两。炒令焦　白矾一两。熬令汁枯　丹砂一分。研　麝香半两。研　乳香一分。研

上八味，捣罗为散。贴于牙齿疼痛处。

治牙齿痛，**丁香膏**方

丁香三两。好者，以水三升煎至半升　黄蜡三两　沉香二两。水三升煎至半升　麝香一两。别研　松脂一两。炼　黄耆剉。一分　丹砂半两。研如粉　细辛三两。去苗叶，水三升，煎至半升　硫

① 三两：文瑞楼本同，明抄本、乾隆本作"二两"，日本抄本作"三分"。

黄一两。研如粉　铅丹三两

上一十味，先以银器中煎丁香、沉香汁，次入细辛汁，煎一半以来，次入松脂又煎，次下诸药末，候药无水气，即入好麻油五两，以柳木篦子搅，不得住手，候膏成，即入银器中盛之。如牙齿疼痛，以涂绢可牙齿大小贴之，立效。贴药后，或龈肿，出脓血，并是病虫出也。

治牙齿痛，**定愈散方**

乳香半两　白矾一两。烧灰　松脂一两。熬汁尽　青葙子一两。熬令熟，不得焦　麝香三分。好者　丹砂半两。研如粉　黄蓍半两。剉　琥珀一两

上八味，捣研为散，更别捣乳香炼熟为汁，入前药中。如有疼痛，虫孔之处干贴之，不用诸物。贴药之时，未得用水，其痛立止。

治牙齿疼痛，**草乌头散方**

草乌头米泔浸一宿，去皮，切作片，炒。一两　高良姜半两　细辛去苗叶。半两　荜拨半两　白僵蚕半两　五灵脂半两　乳香一钱

上七味，捣罗为散。凡用一字揩牙，合口少时，去涎尽，以盐汤漱口。

治牙齿痛，塞鼻，**乳香丸方**

乳香　雄黄　硫黄　砒霜各一分　阿魏　麝香各半分

上六味，研罗为末，炊饼皮丸如鸡头实大。如左边痛，即用药一丸，以薄绵裹，塞左鼻窍内，痛止即去之。右边亦然。

治牙齿疼痛，生龈肉，去热毒，解外风，**升麻散方**

升麻　当归切，焙　防风去叉。各一两　藁本去苗、土　甘草炙　白芷　细辛去苗叶　芎䓖各半两　木香一分

上九味，捣罗为散，更于乳钵中研令细，涂贴齿龈。粗者，以水二①盏，药五钱匕，煎三五沸，去滓，热漱冷吐即差。

治牙齿疼痛，**防风汤方**

---

① 二：日本抄本、文瑞楼本同，明抄本、乾隆本作“三”。

防风去叉　当归切，焙　芎䓖　细辛去苗叶。各一两　附子炮裂。半两

上五味，咬咀如麻豆。每用药五钱匕，以水一盏，入生姜五片，煎十余沸，去滓，热漱冷吐。

治牙齿疼痛，头面浮肿，吃冷热物不得，**细辛散方**

细辛去苗叶　芎䓖　藁本去苗、土　独活去芦头。各一两　地骨皮半两　蒺藜子三分

上六味，捣罗为散，绵裹如江豆大，含化咽津，每日三五度易之，去膈间风热。若患头风鼻塞，先以油涂顶心，以手摩一二百遍，次用散一钱匕，又摩顶心，依前摩数遍，必差。

治牙齿疼痛，吃物不得，**地骨皮汤方**

地骨皮一两　细辛去苗叶。半两　生干地黄切。一两　戎盐研。一分

上四味，粗捣筛。每用五钱匕，以水二盏，煎三五沸，去滓，热漱冷吐，以差为度。

治牙齿疼痛，**槐枝汤方**

槐枝五握。剉　升麻　莽草　胡桐泪各一两

上四味，粗捣筛，分三服。每服水三盏，煎三两沸，通口漱渫，大止牙痛。

治牙齿疼痛，**铅丹丸方**

铅丹一两　蜀椒去目并闭口者，炒去汗。一分　莽草半两　附子半生半熟。一枚

上四味，捣罗为末，以面糊丸如芥子大。用绵裹一丸，内虫孔中即差。

治牙齿疼痛，**桃白皮汤方**

桃白皮　槐白皮　柳白皮各二两

上三味，剉如麻豆，分为六贴。每贴以酒一升，浸一宿，煎三五沸，去滓，热漱冷吐。

治牙齿疼痛，**藜芦散方**

藜芦去芦头。半两　附子炮裂，去皮脐。一分　麝香一分。研

上三味，捣罗为散。每用半钱匕，掺于齿上。如牙有虫孔，即以绵裹少许内之。

治牙齿疼痛，**地龙散方**

地龙去土　延胡索　荜拨

上三味，等分，捣罗为散。如左牙疼，用药一字入左耳内；右牙疼，入右耳内。

治牙齿疼痛，**蜀椒汤方**

蜀椒去目并闭口，炒出汗　盐研　土蜂房各一分

上三味，粗捣筛。每服五钱匕，以水三盏，入葱白三寸，拍破，煎十余沸，热漱冷吐，日三五度。

治牙齿疼痛，**乳香丸方**

乳香一块，如豌豆大　白矾一块，如皂荚子大

上二味，以铁匙先于炭火中熔白矾成汁，次下乳香安心中。急以手就丸乳香在矾内，以绵裹疼处，牙咬之，有涎即吐却。

治牙齿疼风肿，时复发歇，**青盐散方**

青盐研　乌头粗剉。各二两

上二味，一处入铫子内，文武火炒，候皆紫色即住火，待冷，却入臼中，捣罗为散，瓷器中盛。临睡如常揩齿，温水漱口，久患者不过五七遍，永差。

治牙齿疼，**吴茱萸散方**

吴茱萸汤洗，焙，炒　白芷

上二味，等分，捣罗为散，用沸汤浸药一钱匕，漱疼处。

治牙齿痛不可忍，**乳香散方**

乳香半钱。研　蜀椒轻炒取红为细末。一钱

上二味，合研为散。每用半字一字，揩贴痛处良久，温荆芥汤漱口，立效。

治牙齿疼痛，**荜拨丸方**

荜拨　胡椒

上二味，等分，捣罗为末，化蜡丸如麻子大。每用一丸内蚛孔中。

治牙齿痛，久不差，**细辛汤方**

细辛去苗叶　荜拨

上二味，等分，粗捣筛。每用半钱匕，水一盏，煎十数沸，热漱冷吐。

治牙齿痛，**干地黄汤方**

生干地黄焙。三两　独活去芦头。一两

上二味，㕮咀如麻豆。每用五钱匕，以酒一盏，浸一宿，煎十余沸，去滓，热漱冷吐，以差为度。

治牙齿痛，**地龙丸方**

地龙末　麝香各一分

上二味，于乳钵中细研为末，销蜡为丸如粟米大。每用一丸，内虫孔中即差。

治牙齿痛，**细辛汤方**

细辛去苗叶　苦参各一两①

上二味，剉如麻豆，以水一盏，药五钱匕，煎五七沸，去滓，热漱冷吐。

治牙齿痛，**苍耳汤方**

苍耳子一合。用根亦佳

上一味，粗捣筛，以水二盏，煎十余沸，入盐少许，去滓，热漱冷吐。

治牙齿痛，**地黄饼方**

地黄五斤

上一味，净择去苗后，于甑内蒸，先铺布一重，以土一层密闭令熟，出暴之，当日干。如此经三度，以生地黄汁二升洒之，却暴干，然后捣为饼子含化。一治齿，二生津液，三变白髭鬓，其功极妙。

治牙齿疼痛，**无食子散方**

无食子不拘多少

① 苦参各一两：日本抄本、文瑞楼本同，明抄本、乾隆本作"麝香各一分"。

上一味，捣罗为散。以绵裹一钱，当痛处咬之即定，有涎吐之。

治牙齿疼痛，**槐枝烙方**

槐枝烧令热

上于痛处齿缝中烙之，即差。

治牙齿痛，**李木皮方**

李木皮不拘多少

上取细嚼汁，浸痛处，不过三五次即差。

治牙齿痛，**白杨醋方**

白杨皮一握。细剉

上以醋二升，煎十余沸，去滓，热漱，冷即吐。

治牙齿痛，**松节汤方**

松节细剉如麻豆。一合

上一味，以水三盏，煎药二盏许，去滓，漱牙，立止。

治牙齿痛，**瓜蒂散方**

瓜蒂七枚

上一味，炒黄，碾散，以麝香相和，新绵裹病牙处咬之。

治牙齿疼，久不差，**橘针汤方**

臭橘针不拘多少

上一味，剉如麻豆。每用一合，水一碗，煎五七沸，热漱牙疼处，立效。

治齿痛舌痒，食物不得，**防风饮方**

防风去叉　升麻　桂去粗皮　白石脂研　当归切，焙　槟榔剉　桑根白皮剉，炒　干木瓜　人参　黄连去须　羌活去芦头　芎䓖剉　天雄炮裂，去皮脐。各二两　黄芩去黑心。一两　远志去心。半两

上一十五味，粗捣筛。每服三钱匕，以水一盏，生姜五片，煎取七分，去滓温服。

治齿痛连牙颔① 疼，**柳枝汤方**

---

① 颔：文瑞楼本同，明抄本、乾隆本作"颔"，日本抄本作"领"，旁注"领作颔"。

柳枝切　槐枝切　黑豆各一合　蜀椒去目并合口，炒出汗。半两　盐　细辛去苗叶　羌活去芦头。各一分

上七味，除椒盐外并粗捣筛，先以水六盏煎取二盏，去滓，入椒盐，再煎取一盏。通口漱之，不拘时，以差为度。

治牙齿疼痛，**升麻散方**

川升麻半两　莽草一分　桑寄生一分　地骨皮半两　槐白皮半两。剉　防风半两。去芦头　藁本一分　柳枝一握。剉

上八味，捣筛为散。每用五钱匕，以水二大盏，入盐末一钱、荆芥五穗，煎至一盏，去滓，热含冷吐，日三用。

治牙齿疼痛方

槐白皮一握　荆芥穗半两

上二味，以醋一升，煎至五合，入盐少许，热含冷吐，以差为度。

又方

猪牙皂荚一挺。炙，去皮子　川椒七粒

上二味，捣罗为细散。每用一钱匕，绵裹于痛处咬之，有涎即吐却。

齿　䘌

论曰：齿䘌，谓如疳䘌虫蚀之证，齿根宣露坏烂，脓血俱出，口内气息。盖缘脏腑壅滞，熏发上焦，攻冲齿牙。又有嗜肥甘过多，或宿食在齿根，不能漱去，致腐臭之气淹溃而成者。

治齿䘌，虫蚀牙齿，**雄黄膏方**

雄黄别研。半两　牛酥五两　黄蜡　白蜜各一两　丹砂别研。一分　藁本去苗、土。三分　藜芦去芦头。一分　杏仁汤浸，去皮尖、双仁，焙　升麻　芎䓖　白芷各半两

上一十一味，除别研药并蜜、蜡外，余细剉，先于铛中以酥煎所剉药，候杏仁赤黑色，滤去滓，下蜜、蜡煎一二十沸，候膏成，续下别研药，搅勿住手，候凝成膏，于瓷器中盛。每以少许涂齿病处，或点虫孔中，大验。

治䘌齿，齿龈紫黑，皱痒臭烂，**附子散方**

附子炮裂，去皮脐　升麻　桂去粗皮　细辛去苗叶　麻黄去根节　人参　干姜炮　黄芩去黑心　甘草炙，剉　当归切，焙。各一分

上一十味，捣罗为散。每用少许贴齿龈上，日三五遍，咽津不妨。

治齿䘌，**麝香散方**

麝香研。一分　白矾研　蒲黄　细辛去苗叶　丁香各半两　附子炮裂，去皮脐。一分　青蒲一两

上七味，捣罗为散。绵裹一钱匕，于患处咬之，咽津不妨，日三五遍。

治风䘌口疮，**白矾散方**

白矾烧灰，研。半两　升麻一两　细辛去苗叶。一两　丹砂研。一分　麝香研。半钱　甘草炙，剉。一分

上六味，捣研为散。先以盐浆水洗漱，后用熟水调药，鸡毛涂之，日三五遍。

治齿䘌，**蔷薇根膏方**

蔷薇根二两　地骨皮一两　葱根一两　胡粉一两　蜡一分

上五味，前三味都剉，以水二大盏，煎至半盏，以重抄纸半张浸之，曝干，更①浸，汁尽为度，干了以粉蜡涂之于上，剪作条子。夜卧贴之，神效。

治齿䘌，齿根腐烂，**细辛散方**

细辛二两　川升麻二两　地骨皮二两　角蒿二两　牛膝三②两。去苗　生地黄五两

上六味，都烧为灰，细研。每夜临卧傅齿根，或以蜡纸上贴之，至旦即去。

治齿䘌，日夜疼痛不止，**青黛散方**

---

① 更：日本抄本、文瑞楼本同，日本抄本旁注"又有湿字"，明抄本、乾隆本此后有"湿"。

② 三：日本抄本、文瑞楼本同，明抄本、乾隆本作"二"。

青黛一两　柑子皮一两　干虾蟆一枚，五月五日者。烧

上三味，捣罗为细散，以生地黄汁调，贴龈上，日二换之。

治疳䘌，齿根宣露，**黄矾散方**

黄矾烧，研。一分　麝香研。一钱　干蛤壳烧灰，研。一分　防风去叉　独活去芦头。各一两

上五味，除别研外捣罗为散，再和匀。以暖浆水漱口，后用药贴齿根上，有涎即吐出，日再贴即差。

治齿疳风䘌，**皂荚散方**

皂荚不蚛者。二①两　升麻一两。二味入瓶子内固济，留一孔，烧令烟绝，取出细研　杏仁去皮尖、双仁，研。一两　凝水石捣末。二两

上四味，共研匀。每用一钱匕，患处贴之。

治齿䘌，**细辛散方**

细辛去苗叶　蟾酥炙干　瓜蒂　黄连去须。各一分

上四味，捣罗为散。每用一钱匕，涂贴齿龈上，日三五度。

治齿疳风䘌，疼痛不止，**藜芦散方**

藜芦去芦头　蜀椒去目并闭口，炒出汗　附子炮裂，去皮脐。各一分　麝香研。一钱

上四味，先将三味捣罗为散，次入麝香和匀。每用一钱匕，绵裹置所患处，有涎吐之。

治齿疳及口生疮，眼涩体重，虫蚀脏腑，**苦参汤方**

苦参切　桃白皮切　槐白皮切。各一两

上三味，粗捣筛。每用五钱匕，以水二盏，煎十余沸，去滓，热含漱冷吐，日三五度。

治疳䘌齿根血出，**白矾散方**

白矾烧灰，研。三分　蚺蛇胆研。一钱

上二味，同研匀，先以布揩齿令血尽，每用半钱匕，掺于患处，勿咽津。

---

① 二：日本抄本、文瑞楼本同，明抄本、乾隆本作"一"。

卷第一百二十

口齿门

虫蚀牙齿　肾虚齿风痛　齿风肿痛　齿龈肿　风疳

口齿门

虫蚀牙齿

论曰：字书谓凡动皆风，虫以风化[1]。盖手阳明支脉入于齿，其经虚损，骨髓不荣，风邪乘之，攻入于齿，毒气与湿相搏而生虫，故云虫蚀牙齿也。其状齿根有窍，或作疼痛，甚则摇动宣露，浮肿作臭，世俗亦呼为䘌牙。

治虫蚀牙齿蛀䘌，风痒摇动疼痛，及牙宣出血，气息浮肿等疾，**玉池散方**

地骨皮　白芷　升麻　防风去叉　细辛去苗叶　芎䓖　槐花　当归切，炒　藁本去苗、土　甘草炙，剉

上一十味，等分，捣罗为散。常用揩牙，良久以温水漱，次用药二钱匕、水一盏、生姜三片、黑豆三十粒，同煎至七分，热含冷吐。

治风䘌牙疼及牙宣，**七香散丸**

蔓荆实去皮　荆芥穗　地骨皮　防风去叉　莎草根炒，去毛　白芷各一分　草乌头三枚　麝香研。少许

上八味，捣研为散。每用三钱匕，水一盏，煎沸，热含冷吐。

治久患牙疼及齿䘌，**附子丸方**

附子一两。去皮脐，生用　胡椒[2]　荜拨　黄蜡各一分

上四味，捣罗三味为末，熔蜡和丸如梧桐子大。每用绵裹一

---

① 化：明抄本、日本抄本、文瑞楼本同，乾隆本作"动"。
② 胡椒：乾隆本、日本抄本、文瑞楼本同，明抄本作"蜀椒"。

丸，以患牙咬之。如蚛，安在蚛窍内。

治牙齿蛀蚛，牢牙，**秘精补益，漱咽，青盐散方**

青盐　龙骨生。各四两　湿鸡头一升。以青盐拌一宿，炒令通黑

上三味，捣罗为散。平旦及临卧，先漱口令净，以药散如常揩齿，良久以温酒漱咽。

治风蚛牙疼，**乌头散方**

乌头二枚。坐①正角多者，生，去皮脐　干姜生用，去皮　甘草二味各用一枣子大

上三味，捣罗为散。每用半字，含水搐鼻，左疼搐右，右疼搐左，以差为度。

治蚛牙疼痛不可忍者，**乳香丸方**

乳香研　胡椒　阿魏各等分

上三味，捣研为末，煎皂荚子胶和丸如绿豆大。每用绵裹一丸，安在蚛牙内，吐涎，以差为度。

治牙齿痛有虫，**蜂房汤方**

蜂房一枚。炙，碎擘　豉四十九粒　蜀椒去目并合口。二七粒

上三味，以水二盏半，煎十余沸，去滓，热含冷吐。此药若有肿尤易见效。

治牙齿虫疼痛，**蜀椒汤方**

蜀椒去目并闭口者　桂去粗皮。各一两　白矾烧灰。半两

上三味，粗捣筛。每用三钱匕，水一盏，煎三五沸，去滓，热含冷吐，以差为度。

治牙疼蚛蚛，风虚上攻，连脑疼痛，**乳香散方**

乳香一分　补骨脂炒。半两

上二味，捣研为散。每取少许揩疼处。有蚛眼，则用软饭和药作梃子，塞蚛孔中，其痛立止。

治虫蚀牙齿，片片自落，**麝胆散方**

---

① 坐：明抄本、文瑞楼本同，乾隆本、日本抄本作"剉"。

麝香　石胆各一分

上二味，细研为散。每用一字，掺傅患处，日三，以差为度。

治风蛀牙痛，**立止丸方**

肥皂荚去皮子取肉　草乌头不去尖。各一两　乳香研。一钱

上三味，捣研为末，薄面糊丸如梧桐子大。每用一丸，入蛀孔中，涎出即吐。

治牙齿虫痛，**地龙丸方**

干地龙末。三分　麝香研。一分

上二味，和匀，熔蜡丸如麻子大。每有牙虫孔，即以一丸内之，候药发热，虫死立差。

治一切风蛀牙痛不可忍者，**白虎散方**

砒霜　铅丹各一分

上二味，先取砒研细，入青葱梢内，轻轻扎定，次入杆草内，如缚粽子样，以草火烧透，取砒如金色一梃子，次取铅丹同研匀细。每用时以灯心点药一米许，入于耳内。左则左用，右则右用。

治牙疼不止，去风蛀，神仙功效，**比金散方**

雄黄不拘多少

上一味，研细，随左右疼处，以剜耳子送入耳中，立止。

治牙齿风蛀疼痛方

乌头炮裂，去皮脐　芎藭　甘草炙，剉　地骨皮　细辛去苗叶　白芷　高良姜等分

上七味，捣罗为散。以指点药，揩于痛处，出涎，以温水漱三五度即差。

治风蛀牙齿疼痛方

猪牙皂荚炙，去皮子　露蜂房炒　蜀椒去目并合口，炒　细辛去苗叶。等分

上四味，捣罗为散。每服一钱匕，水一盏，煎沸，热含冷吐，不拘时。

治齿痛蛀孔，**二白丸方**

白僵蚕炒　白矾熬枯。各半两

上二味，捣研为细末，以腊月猪脂丸，内于蚛孔中。

治蚛牙有孔疼痛方

巴豆一粒。去皮，炒　石亭脂少许。研　干姜少许。为末　麝香研。少许

上四味，同研为细末，熔蜡和丸如芥子大。每用绵裹一丸，内蚛孔中。

治蚛牙疼痛方

附子一枚。生，去皮脐，捣为末

上一味，熔蜡丸如粟米大。每用绵裹一丸，内蚛孔中。

治蚛牙疼痛久不已方

上捣莨菪子末，内蚛孔中。

肾虚齿风痛

论曰：肾生骨髓，齿者骨之余，而髓之所养也。足少阴经虚，气血不能荣养骨髓，故因呼吸风冷，或漱寒水，则令齿痛而不已。

治肾虚齿痛，**天雄散方**

天雄炮裂，去皮脐　当归切，焙　细辛去苗叶　附子炮裂，去皮脐　甘草炙，剉　干姜炮　生地黄切，焙　苦参　藜芦去苗。各半两

上九味，捣罗为细散。揩贴齿痛处，日三五上，勿咽津，每药尽即以水漱。

治肾脏虚，食冷热物齿皆痛，**地黄丸方**

生地黄切，焙。一两　白茯苓去黑皮　防风去叉　独活去芦头　枸杞子　山芋各半两

上六味，捣罗为细末，炼蜜丸如梧桐子大。空心，煎枣汤下十丸至十五丸。

治肾虚牙齿龈肿，膈上热，**柴胡汤方**

柴胡去苗。一两　枳壳去瓤，麸炒　厚朴去粗皮，生姜汁炙烟

尽。各三分　黄连去须。半两

上四味，粗捣筛。每用五钱匕，水二盏，煎至一盏，去滓，食后，分二服。

治肾虚齿痛，**戎盐汤方**

戎盐一分　地骨皮一两　细辛去苗叶。半两　生地黄切，焙。一两

上四味，粗捣筛。每服五钱匕，水一盏，煎十余沸，去滓，热漱，日三。

治肾虚，气攻牙齿血出，牙龈痒痛，揩齿，**骨碎补散方**

骨碎补炒黑色。二两

上一味，捣罗为细散。盥漱后，揩齿根下，良久吐之，临卧再用，咽津不妨。

治肾虚齿痛，揩齿，黑髭，**无食子散方**

无食子　干马齿苋　莲子草　石榴皮　巨胜子　生地黄　柳皮取白　羌活去芦头　诃黎勒皮　牛膝去苗　生姜皮　生胡桃皮　白芷各一分　青盐半两　皂荚一挺。不蛀者，去皮，炙

上一十五味，剉如麻豆大，瓷瓶子盛，密盖，泥封头，炭火烧令赤，候冷取出，捣罗为细散，更以湿纸摊，用盆盖一复时，出火毒。每用柳枝汤漱口毕，揩齿。

治肾虚齿痛，揩牙，乌髭鬓，驻颜，**鸡肠草散方**

鸡肠草　白矾碎　诃黎勒皮　蘹香子　旱莲子　晚蚕沙　青盐　茜根　皂荚各一两　麻䊆^①半两

上一十味，除矾并青盐、蘹香、蚕沙外，各剉长半寸，用藏瓶一枚，开口入诸药在内，纸筋盐泥固济，以炭火半秤煅尽火，放冷，取出研如粉。早晨食后夜卧，揩三两上，顷之漱口。

治肾虚齿痛，乌髭鬓，揩齿，**地黄散方**

生地黄沉水肥好者，细切，焙。三两　升麻剉。一两　诃黎

---

① 䊆：日本抄本旁注"䊆，音莘，粉滓也"。

勒捣。二枚　白盐花半分　麻䴢末第一遍打者。四合　粟馈饭一大
合　丹砂一两。细研，临烧时，以沙牛粪汁调之，免飞上

上七味，拌匀，以净沙瓶中盛，密封泥裹，阴干，以炭火七
斤烧炭尽，取药细研为散。每欲用，先以生姜一块烂嚼吐，却以
左手指揩三五遍，就点药揩十数遍，含津不吐，两手取津涂髭发，
待辛辣定则咽之。兼治脚气、肠风。

治肾虚齿痛，揩齿乌髭，**莽草散方**

莽草　生姜　干漆　猪牙皂荚　胡麻子乌麻是　生地黄　菟
丝子

上七味，各四两，剉如麻豆大，入藏瓶内，盐泥固济，火煅
一日后，入地一尺二寸深埋，三复时取出，露三夜，不得著日气，
研罗为细散。用如齿药法揩牙。

治肾虚齿痛，**三枝散方**

槐枝　柳枝　桑枝各七两。焙干　麻䴢七两。将一枚取中心
者　晚蚕沙五两　青盐三两半

上六味，除蚕沙、青盐外，剉如麻豆大，盐泥固济一罐子，
暴干后，入诸药在内，歇口，于地坑子内，四面炭火簇烧令通赤。
时用柳①枝搅拨转，烧令均匀，烟尽去炭火，用湿纸三五重盖罐
口，候冷出药，研为散，瓷合盛。每日揩齿，日久良。

治肾虚齿痛，揩齿，**麝香散方**

麝香研。一分　小豆面微炒。三两　蜀椒去闭口并目，炒出汗，
为末。一两　青盐研。一两

上四味，再细研为散，用揩齿，后以温水漱之。

齿风肿痛

论曰：齿风肿痛者，齿根虚浮，牙齿疼痛，或遇呼吸风冷，
其痛愈甚，则龈龂肿赤，乃至动摇。此盖手阳明经虚，风客其脉，
流注齿间，故为齿风肿痛之患也。

---

① 柳：乾隆本、日本抄本、文瑞楼本同，明抄本作"槐柳"。

治风齿肿痛，**雄黄丸方**

雄黄研　丹砂研　麝香研　桂去粗皮。各一分　槟榔一枚　附子炮裂，去皮脐。一枚　鹿茸酒炙，去毛　干姜炮　防风去叉　天南星炮　黄耆剉　白茯苓去黑皮　半夏洗去滑　白附子①炮　白僵蚕②炒。各一分

上一十五味，捣罗为末，炼蜜和丸如梧桐子大。每服十丸，空心酒下。

治牙齿风痛，**地骨皮汤方**

地骨皮去土。一两　白杨皮切。一握　生地黄汁一合　细辛去苗叶　蜀椒去目并闭口者，炒出汗。各一分　杏仁去皮尖、双仁，炒。二十枚　盐研。二钱　苍耳半两

上八味，捣筛七味为粗末。每服五钱匕，以水一盏半，入生地黄汁半合，煎至一盏，去滓，热漱冷吐，日三五度。

治齿痛风肿摇动，发作不时，兼蚛牙，**白矾汤方**

白矾烧令汁尽，研　干姜炮。各半两　藜芦去芦头　蛇床子各一分　甘草炙　细辛去苗叶。各半两　蜀椒去目并闭口，炒出汗。一分　防风去叉。半两

上八味，粗捣筛。每用二钱匕，以酒一盏调匀，煎三五沸，热漱冷吐。

治牙齿风痛，不得眠睡，**附子汤方**

附子生用。一枚　防风去叉。一两　细辛去苗叶　独活去芦头　甘草炙。各三分　莽草炒。一分　芎藭半两

上七味，捣筛为粗末。每用五钱匕，以水二盏，煎十余沸，去滓，热漱冷吐，日三五度。

治风牙疼，**莽草散方**

莽草一两　白芷三分　细辛去苗叶　荆芥穗各一两半　芎藭半两　升麻一两

---

① 白附子：乾隆本、日本抄本、文瑞楼本同，明抄本作"附子"。
② 白僵蚕：乾隆本、日本抄本、文瑞楼本剂量同，明抄本作"一两"。

上六味，捣罗为散。揩齿良久，以盐汤漱口。

治风壅齿痛不可忍，或牙齿动摇，并口内生疮者，**香芎汤方**

芎䓖　羌活去芦头　细辛去苗叶　防风去叉　莽草　郁李仁去皮，研。各半两

上六味，捣为粗末。每用五钱匕，以水一盏半煎三五沸，热漱冷吐。

治风蚛牙疼不可忍者方

白芥子　胡椒各四十九粒　白僵蚕七枚　草乌头尖七枚　干蝎七枚　乳香一块，酸枣大

上六味，捣罗为散。每用真酥调少许如膏，点在疼处。

治风齿肿疼，及头面肿痛，口急不开，**荫藋汤方**

荫藋二两　蜀椒去目及闭口者，炒出汗。一分　吴茱萸汤浸，焙。半两　乌贼鱼骨去甲。一两　桂去粗皮。半两　桃胶一两

上六味，捣为粗末。每用五钱匕，以水一盏，煎十余沸，去滓，更入酒半盏，又煎十余沸，热漱冷吐。

治牙齿风痛不止，**当归汤方**

当归　细辛去苗叶　桂去粗皮　甘草生用。各半两　矾石生用。一分

上五味，捣为粗末。每用五钱匕，以水二盏，煎十余沸，去滓，热漱冷吐，日三五度。

治风齿疼肿及口臭，**芎䓖汤方**

芎䓖　当归切，焙干　独活去芦头　细辛去苗叶　白芷各一两

上五味，捣为粗末。每用五钱匕，以水一盏，煎至七分，去滓，热含冷吐。如此三五易，取差为度。

治风齿及蚛牙疼痛不可忍方

狼牙草根半两　槐枝半两　柳蚛屑一两　皂荚一分。去黑皮，炙令焦黄　莨菪子半分。水淘去浮者，炒令黑色

上五味，细剉，和匀，分为三度。每度以浆水二大盏，煎至七分，去滓，热含冷吐。

治风齿疼痛不可忍，**蛇蜕皮散方**

蛇蜕皮一两。炙黄　蚕沙一两。微炒　柳枝一两　吴茱萸半两。洗三遍　槐枝一两

上五味，细剉。每服五钱匕，水一大盏，煎至七分，净盐漱，稍热含之，冷则吐，神效。

治风齿疼痛，**湿生虫丸方**

湿生虫一枚　胡椒一颗　巴豆一枚。去皮

上三味，先研胡椒细，次下巴豆、湿生虫，研令匀，用软饭和丸如绿豆大。以绵裹一丸咬之，良久涎出，逐旋吐，立效。

治齿风疼肿，**芎附汤方**

芎䓖二两　附子炮裂，去皮脐。一分

上二味，捣为粗末。每用三钱匕，水一盏，煎至八分，去滓，热漱冷吐之。

治风牙齿疼痛，**独活酒方**

独活去芦头　莽草切　细辛去苗叶　防风去叉。各半两　附子一枚。生，去皮脐

上五味，细剉，以酒一升半，煎至一升，热漱冷吐。

治热毒风攻牙齿疼痛方

附子烧灰。一枚　矾石烧灰。一分

上二味，同研为细末。每用少许揩齿，差。

治齿风肿痛，呼吸风冷，其痛愈甚，龈腭肿赤，**郁李酒方**

郁李根　细辛去苗叶。各一两　椒去闭口及目，炒出汗。半两　槐白皮　柳白皮各一把

上五味，除椒外细剉，每用药一两，酒升半①，煎三五沸，去滓，热漱冷吐。

治诸阳气虚，风攻牙齿疼痛，不任寒热，嚼物隐痛，**荜拨散方**

荜拨　苦参　防风去叉　升麻各一两　藁本去苗、土。一分

上五味，捣罗为散。每用三钱匕，水一盏，煎六七沸，热漱

---

① 升半：乾隆本、日本抄本、文瑞楼本同，明抄本作"二升半"。

冷吐。

治一切风齿疼痛，**升麻汤**方

升麻一两　细辛去苗叶　甘松去土　防风去叉　露蜂房去尘　甘草生，剉。各二两　地骨皮去土。八两　鸡苏叶去土。四两

上八味，同为粗末。每服三钱匕，水一盏，同煎七分，放温漱，冷吐。

治风齿痛不可忍，**蜀椒汤**方

蜀椒去闭口及目，炒出汗。三十粒　莽草炙　细辛去苗叶　菖蒲　牛膝去苗，焙　枳壳根皮剉，焙。各半两

上六味，剉如麻豆大，以水三盏，煎三五沸，热漱冷吐。

治一切风齿疼痛，**巴豆丸**方

巴豆去皮心，出油　胡椒各十粒　高良姜　乌头生用，去皮　桂去粗皮。各一分　麝香少许。别研

上六味，捣研为细末，炼蜜和丸如梧桐子大。以绵裹置于痛处咬之，勿咽津液。

治牙齿风热肿痛方

莽草　雀李根　独活去芦头　芎䓖　细辛去苗叶　防风去叉。等分

上六味，剉细，以浆水煎数沸，去滓，逐旋温漱冷吐。

治风肿牙疼，疏风毒，**升麻丸**方

升麻　细辛去苗叶　防己　羌活去芦头　枳壳去瓤，麸炒。各一两　大黄剉，微炒　麻仁研　牵牛子炒，捣取细末　大腹煨，剉　郁李仁生，去皮。三两

上十味，捣研为末，炼蜜和丸如梧桐子大。每服三十丸，温酒下，空心食前，日二。

治久患风牙疼痛，疳䘌，**细辛散**方

细辛去苗叶　羌活去芦头　藁本去苗、土　当归切，焙　附子炮裂，去皮脐　牛膝酒浸，切，焙　木香　甘草炙，剉。各半两　矾石枯。少许　皂荚入盐烧灰。少许

上一十味，捣罗为散。常用揩牙，永差。

治一切风齿疼痛，饮食艰难，揩擦，**草乌头散**方

草乌头三枚。炮 胆矾研 细辛去苗叶。各一钱

上三味，捣研为细散。每用一字，以指头揩擦，有涎吐之。

治一切风齿疼痛及蚰牙，**细辛丸**方

细辛去苗叶 草乌头尖 乳香

上三味，等分，捣研为末，熔黄蜡和，捻作细条。临使时，旋于火坑上丸，塞蚰牙孔中。

治诸风齿疼痛，**皂荚汤**方

皂荚一挺。去皮子，炙令黄黑色，细剉 露蜂房一枚。擘碎 盐一分

上三味，擘剉，分为三贴。每贴以浆水一盏煎十余沸，去滓，热漱冷吐。

齿龈肿

论曰：足阳明之脉起于鼻之交频中，旁约太阳之脉，下循鼻外，入上齿中；手阳明之脉其支者，从缺盆直入上颈①贯颊，下入齿缝中。若其经虚，风热所袭，传流齿牙，攻注龈肉，则致肿痒，甚者与龈间津液相搏，化为浓汁或血，宣而不已。

治风齿龈肿痛有血，**地骨皮丸**方

地骨皮 白芷 升麻 防风去叉 赤芍药各半两 柴胡去苗。一两 生干地黄焙。一两半 大黄剉，炒 黄芩去黑心 枳壳去瓤，麸炒 芎䓖 知母焙 葳蕤 槟榔剉 细辛去苗叶 甘菊花 藁本去苗、土 牵牛子炒 马牙消研 犀角屑。各半两 胡黄连 甘草炙。各一两

上二十二味，捣罗为末，炼蜜和丸如梧桐子大。食后夜卧，熟水下三十丸，以利为度。

治骨槽风，牙龈肿痒，及风冷痛齿宣有血，牢牙，**乌金散**方

槐白皮剉 猪牙皂荚 威灵仙去土 生干地黄 醋石榴皮

① 颈：明抄本、日本抄本、文瑞楼本同，乾隆本作"头"。

剉　何首乌　青盐各一两。已上七味剉碎，泥固济，入罐子内，用瓦一片盖口，炭火十斤烧赤，放冷取出研末　细辛去苗叶　升麻各半两。并捣罗为细末　麝香一两。别研

上一十味，捣研为细末，相和令匀。每临卧，用水调药半钱涂在纸上，于牙龈上贴之，贴三两次即愈。

又方

赤小豆二合。炒熟　黑豆二合。炒熟　柳枝一握。剉　地骨皮一两　柳蠹末半合

上五味，捣筛为散。每用四钱匕，水一大盏，煎至七分，去滓，热含冷吐。

又方

郁李根一两　川椒一分　柳枝二两。剉　槐枝二两。剉　莨菪子半两　蔷薇根二两。剉

上六味，捣筛为粗散。每用四钱匕，水一大盏，煎至七分，去滓，热含冷吐。

又方

白矾一两。烧灰

上一味，研为细末。每用半钱，傅齿根下即愈。

治骨槽风痛，龈肿齿疏，**胡桐泪散**方

胡桐泪一两　槐树根五两　白蔷薇根五两　垂柳梢五两　李树根五两

上五味，捣筛为粗散。每用半两，水二大盏，煎至一盏，去滓，热含冷吐。

又方

松节一两　细辛半两　胡桐泪一两　蜀椒一分。去目及闭口者，微炒

上四味，捣碎为五度用。每度以酒二盏煎十余沸，去滓，热含冷吐。

又方

生地黄一斤。取汁　胡桐泪半两。细研　白矾半两。枯研　麝

香一分。细研

上四味，研为极细末，与生地黄汁相和令匀，于银器中都以文武火慢慢煎成膏。临时以药于牙龈上涂之，有津即咽。每用一字，食后夜卧。

治齿龈肿痛及虫蚀，**黄芩汤方**

黄芩去黑心　甘草　当归切，焙　细辛去苗叶。各一两　蛇床子炒　桂心各一两

上六味，捣筛粗末。每用五钱匕，以酸浆二^①盏，煎十余沸，去滓，热漱冷吐。

治风齿牙龈肿痛，热毒上攻，头面肿，**地黄膏方**

生地黄汁五合　当归切，焙。半两　白芷半钱　盐花研。二钱　细辛去苗叶。一分

上五味，捣研四味为末，以地黄汁于银器中慢火熬成膏。临时涂患处，日三五度。

治牙龈肿痛，宣露有血，牢牙揩齿^②，乌髭鬓，**黑鹤散方**

青盐四两　血余一分　皂荚五^③两　荆芥三十束。去梗　地骨皮一分

上五味，入瓦罐子内，盐泥固济，用炭火煅，烟青为度，放冷出药，细研。每用半钱，揩齿良久，温水漱之。

治骨髓风，牙齿宣露，肿痒浮动，疼痛作时，或龈烂生疮，兼大人小儿口疮，**地骨皮散方**

地骨皮　麦蘖各一两　猪牙皂荚半两　青盐一分

上四味，同捣碎，入锅炒，捣罗为散。每用先以盐浆水漱口，掺擦。

治大人小儿唇口并齿龈有疮肿，疼痛臭气，及一切恶疮，**消毒散方**

---

① 二：乾隆本、文瑞楼本同，明抄本、日本抄本作"一"。
② 牢牙揩齿：日本抄本、文瑞楼本同，明抄本"牢"字有残而作"宀牙揩齿"，乾隆本作"令牙齿坚固兼"，"兼"属后读。
③ 五：乾隆本、日本抄本、文瑞楼本同，明抄本作"三"。

晚蚕蛾　五倍子　密陀僧

上三味，等分，捣罗为散，每用少许掺贴。

治风牙龈疼肿，痛不可忍，**蜀椒散**方

蜀椒去目并闭口，炒出汗。半两　猪牙皂荚去黑皮。一分

上二味，捣罗为散。每用半钱，绵裹置疼处咬之，良久涎出立效。

治牙齿肿痛，**露蜂房汤**方

露蜂房大者，炙　矾石烧灰。各一两

上二味，捣为粗末。每用二钱匕，水一中盏，煎十余沸，热渫冷吐。

风疳

论曰：风疳之病，其候齗龈虚肿，牙齿动摇，侵蚀齿根，腐臭脱落，下攻龈颊损烂，脓血俱出者是也。盖缘手足阳明之经气虚，风邪热毒在胃蕴积日久，上熏胸间，攻发口齿，故成斯疾。

治风疳，龈肿，牙齿浮动，**沉香散**方

沉香一分。剉　麝香研。半两　地骨皮一两　当归切，焙　升麻　防风去叉。各半两　芎䓖三分　桂去粗皮。一分　甘草炙，剉　黄檗去粗皮，蜜炙。各半两　凝水石研。一两

上一十一味，捣研为散，合研令匀。每用一钱匕，傅齿根，或以绵裹如弹子大，含化咽津。

治风疳，**独活汤**

独活去芦头　当归切，焙　杏仁汤浸，去皮尖、双仁，炒　藁本去苗、土　生干地黄焙。各一分　甘草剉，炙　细辛去苗叶。各半两

上七味，粗捣筛。每用三钱匕，水一盏，煎十余沸，热漱冷吐。

治风疳宣露，出血不止，脱落口臭，**芡实散**方

鸡头实干者　桑条剉　槐枝剉　柳枝剉　盐　猪牙皂荚剉。各一升　生干地黄焙　地骨皮各一斤

上八味，盛于新瓦罐中，以碗盖口，纸筋盐泥固济令密，暴干，炭火烧通赤，候冷取出，捣罗为末，旋入麝香少许。揩齿，温水漱，早晨日午临卧用。

治风疳齿齼，口内诸疾，**牛酥膏方**

牛酥半斤　蜡二两　雄黄研　丹砂研　藜芦去芦头　芎䓖　白芷　升麻各半两　鳗鲡鱼一枚　杏仁汤浸，去皮尖、双仁，麸炒　藁本去苗、土。各一两

上一十一味，先于铛中煎酥令沸，即下鳗鲡鱼，煎令黄熟，去鱼，下诸药，候杏仁赤色，以绵滤去滓，安瓷器中，下雄黄、丹砂末，搅之勿住手，至冷成膏。每用少许涂患处。

治风疳动摇，挺出隐痛，虫蚀，**干姜散方**

干姜炮　白矾烧　蛇床子微炒　甘草炙，剉　细辛去苗叶　蜀椒去目并闭口，炒出汗　附子炮裂，去皮脐　防风去叉。各一两　藜芦去芦头。一分①

上九味，捣罗为散。每用一钱匕，热酒调，热漱冷吐，日三。

治风疳，虫蚀齿痛，**升麻散方**

升麻　当归切，焙　防风去叉。各一两　藁本去苗、土　甘草炙，剉　白芷　细辛一两　芎䓖一两　地骨皮一两　独活一两

上一十味，捣筛为粗散。每用五钱，以水二大盏，煎至一盏，去滓，热含冷吐。

治牙齿风疳，血出疼痛，**揩齿散方**

细辛半两　白蒺藜半两。微炒　露蜂房半两。微炒　川升麻半两　槐柳枝如箸粗者，长二②寸。各三七茎。烧勿令过火　黄檗半两。剉　白矾半两。一半烧令汁尽，一半生用，研令细

上八味，捣罗为细散，研令匀，用瓷合盛。用时先以热盐水漱口三五度，后一如揩齿药用之，揩龈上微觉痛即止，有津即

① 分：乾隆本、日本抄本、文瑞楼本同，明抄本作"两"。
② 二：明抄本、日本抄本、文瑞楼本同，乾隆本作"一"。

吐之。

治牙齿风疳，脓血出，牙根有虫，**鹤虱散方**

鹤虱半两　细辛半两　露蜂房半两。烧灰　腻粉一分[1]　麝香一
分。细研

上五味，除麝香、腻粉外捣罗为细末，后入麝香、腻粉，在
前药中研令匀。每临卧时，剪纸如柳枝叶样，涂药贴于所患处。

治风疳宣露，脓汁臭气，**防风散方**

防风去叉　羌活去芦头　槐白皮　黄芩去黑心　地骨皮　当归
切，焙。各三分　升麻一两

上七味，捣罗为散。每用三钱匕，水一盏，入盐少许，煎
三五沸，热漱冷吐，以差为度。

治风疳痒痛，侵蚀龈烂，**升麻细辛散方**

升麻　细辛去苗叶　藁本去苗、土　防风去叉　芎䓖　凝水石
研。各一两　甘草炙，剉。半两

上七味，捣研为散。取少许贴齿痒处，又取一钱匕绵裹含化
咽津，常令药味相接为佳。

治风疳，宣露口臭，**皂荚散方**

皂荚去皮，炙。一挺　硇砂研　白矾熬令汁枯　甘松　细辛去
苗叶。各一分　盐花研　槐白皮剉。各半两

上七味，捣研为散。先用盐揩齿，后用散一钱傅患处。

治风疳，虫蚀肉尽，**甘松散方**

甘松一分　猪肾薄批，炙干。一对　卢会研。半两　腻粉研。
一分

上四味，捣研为散。临卧时，先以浆水净漱口，后以药贴患
处，有涎即吐之。

治风疳出血，及牙齿浮动，**牢牙散方**

皂荚五挺。烧存性。小者用十挺　附子一枚。生　乳香研。半
两　麝香研。少许

---

① 分：乾隆本、日本抄本、文瑞楼本同，明抄本作“两”。

上四味，捣研为散。如常揩齿，良久漱之，频用为妙。

治风虫疳蚀，牙齿疼痛，**藜芦丸**方

藜芦去芦头。一分　蜀椒去目并闭口者，炒出汗。半两　麝香研。少许　附子炮裂，去皮脐。一分

上四味，捣罗为末，熔蜡和丸如麻子大。每用绵裹一丸，内虫孔中，吐津立效。

治风疳，齿肉相离，疼痛不得食，**枸杞汤**方

枸杞细剉　槐枝细剉　柳枝细剉。各一握　黑豆粗捣。三合

上四味，同于铛中微炒令黄。每用五钱匕，酒一盏，水一盏，同煎十余沸，去滓，热漱冷吐。

治齿痒风疳，**牛膝散**方

牛膝烧灰　细辛去苗叶。各一两　丁香三分

上三味，捣罗为散，更研令细。每用一钱匕，可患处贴之，日三。

治齿疳，蚀颊骨破，及下部疳痔亦主之，**青黛散**方

青黛研。二两　雄黄研　青矾研　黄矾烧，研　白矾烧，研　莨菪子熬令香　附子炮裂，去皮脐　苦参　细辛去苗叶　藜芦去芦头　麝香研　甘草炙。各一两①

上一十二味，捣罗为细散，更研如面，以绵裹贴齿。若痔病，绵裹内下部中；若下部有虫，浸甘草、苦参各一两，煎为汤，和散半钱匕，灌之便止。

治齿疳，虫蚀牙齿，成片自落，**盐绿散**方

盐绿研　黄连去须　麝香研。各一分　石胆研。半分

上四味，捣研极细，用绵裹齿孔痛处咬之差，不过十遍。

---

① 两：乾隆本、日本抄本、文瑞楼本同，明抄本作"分"。

卷第一百二十一

口齿门

齿间出血

论曰：风邪僭热在上，流传于手阳明支脉，注于齿间则令齿龂虚肿，甚者齿间血出，盖血性得温则宣流故也。

治齿龂血出及肿痒风冷疼痛，**乌金散方**

槐白皮　猪牙皂荚　威灵仙去土　生干地黄　酸石榴皮　何首乌　青盐各一两。七味同入一瓶子，外用泥固济，烧令通赤，取出放冷，细研，入后药　细辛去苗叶　升麻各半两　麝香细研。一分

上一十味，捣罗二味为细末，入前烧者药，并麝香同研令匀。每用半钱匕，揩牙良久，以温汤漱口，如早作齿药用尤妙。

治齿龂血出，**柳枝散方**

柳枝　桑枝　槐枝各一握。烧灰　皂荚不蚛者，炙令赤。一分　丹砂研入。一分　生干地黄焙。半两　麝香研。一钱　凝水石研。二两　小蓟根半两

上九味，捣研为细散，每用揩齿良。

治牙齿摇动，血出宣露，口臭，不能饮食，**棘刺散方**

棘刺烧灰　当归切，焙　细辛去苗叶　菖蒲　莎草根炒　鸡舌香各半两　青木香　青黛研　胡桐泪研　干姜炮。各一分

上一十味，捣罗为细散。以绵裹半钱匕含化，有涎吐之。

治齿龂血出，牙根有虫，**鹤虱散方**

鹤虱半两　细辛去苗叶。半两　露蜂房一枚。烧灰，研　腻粉二钱　麝香研。一钱

上五味，除研药外，捣罗为细散，入研药和匀。临卧时，以湿帛子掺药半钱匕，患处贴之，差。

治齿痛宣露，血出不止，**角蒿散方**

角蒿剉　细辛去苗叶　升麻各半两　地骨皮去土　牛膝各一分

上五味，藏瓶内烧灰存性，捣罗为散。每用一钱匕，掺湿纸上，患处贴之。

治牙齿疼痛，断间血出，去口气，辟风冷，**龙脑散方**

龙脑研。一分　蔓荆实　细辛去苗叶　升麻各一两

上四味，捣罗三味为细散，入龙脑拌匀。每用半钱匕，揩牙良久，以温汤漱口。

治酒后牙齿血涌出，**当归汤方**

当归焙干。一两　桂去粗皮　甘草炙。各半两　矾石一分。熬枯

上四味，粗捣筛。每用三钱匕，水一盏，煎五七沸，去滓，热漱冷吐，日三两度即差。

治牙缝血出，**神效散方**

草乌头　青盐　皂荚各一分

上三味，瓦器内烧灰存性。每用一字，揩牙立效。

治齿断出血，**生地黄汤方**

生地黄二两。切　大豆三合。炒香熟　柳枝切。一合

上三味，将豆及柳枝炒令焦，以无灰酒四盏沃之，即下地黄，更煎五六沸，去滓，热漱冷吐。

治牙宣，血出不止，**胡粉散方**

胡粉半两　麝香研。半钱

上二味，同研为细散。临卧，净揩牙漱口讫，干贴。兼能牢牙。

治牙痛肉烂，血出不止，**细辛散方**

细辛去苗叶。一两　草乌头罐子内烧存性。一两

上二味，捣罗为细散，用少许揩牙，出涎。

又方

草乌头大者，去皮脐，高良姜等分为散。先用温盐汤净漱口

了，掺药少许揩齿，涎出立效。

治牙齿宣露及血出不止方

莽草一斤。剉碎

上用水五升，煮至三升，去莽草，热漱冷吐。

齿龂宣露

论曰：牙齿虽为骨之所终，髓之所养，得龂肉而固济，可以坚牢。今气血不足，揩理无方，风邪袭虚，客于齿间，则令肌寒血弱，龂肉缩落，渐至宣露，永不附着齿根也。

治牙齿宣露，龂肉腐烂，**升麻散方**

升麻一两半　防风去叉。三分　藁本去苗、土。半两　细辛去苗叶。一分　白芷半两　地骨皮一分　露蜂房微炙。三分　木香　甘松去土　丁香各一分　沉香各一分　柳枝心切，炒。一两

上一十二味，捣罗为散。以一钱匕贴患处齿龂上，咽津，以差为度。

治齿龂宣露，口臭血出，**茜根散方**

茜根　升麻　甘松去土　牛膝剉　细辛去苗叶　羌活去芦头　硫黄研　槐白皮　皂荚　盐花研　芎䓖　地骨皮各一分

上一十二味，细剉，同入瓶子内烧，勿令烟尽，取出去火毒后，捣研为散，揩齿甚妙。

治牙齿宣露，口臭血出，不能饮食，**鸡舌香散方**

鸡舌香　当归切，焙　青葙子　干姜炮裂　菖蒲　莎草根去毛　木香　青黛研　胡桐泪研。各一两　棘刺烧灰，研。半两

上一十味，捣研为散。每用绵裹半钱匕，含化咽津，更于患处可齿龂贴之亦得。

治口齿宣露，䘌蚀肿痒，**地黄散方**

生干地黄二两　牛膝酒浸，切，焙。一两半　地骨皮一两　升麻三分　羌活去芦头　芎䓖　藁本去土　细辛去苗叶。各一两　胡桐泪半两。研

上九味，捣罗为散。先用温盐汤净漱口，次以药揩之，揩了

更不漱，早起、临卧用之。

治牙齿宣露疼痛，并齿浮动，**红绵散方**

柳絮一两 麋角镑，煮过，焙。半两 紫石英研。半两 凝水石研。一两 海蛤红者。半两 丹砂研。半两 龙脑一两 白石英半两

上八味，捣研为散。每服半钱匕，揩牙良久，漱口，不计时候用。

治牙齿浮肿宣露，鲜血不止，**芎劳散方**

芎劳 胡桐泪 石律 防风去叉 白芷 莽草各一两

上六味，捣罗为散。每用半钱匕，揩牙，盐汤漱之。

治风牙肿疼宣露，**细辛汤方**

细辛去苗叶。三分 升麻 芎劳 荆芥穗 木通剉。各半两 莎草根去毛。一两 莽草半两

上七味，捣为粗末。每用五钱匕，水一盏，煎至七分，热漱冷吐之，日三两次。

治牙齿宣露，**白杨皮汤方**

白杨皮一握 地骨皮一两 防风去叉。半两 细辛去苗叶。一两 蔓荆实一两 杏仁去皮尖、双仁，生用。三十枚 生干地黄焙。二两

上七味，剉如麻豆。每用五钱匕，以水二盏煎至一盏，去滓，留八合，入酒一盏，更煎三五沸，热漱冷吐，即差。

治牙断宣露，**牢牙散方**

栝楼根二两。用沙锅子内甘草水煮软，取出，令干，为末 白芷半两 鸡舌香七枚 白檀香一两 麝香研。一分

上五味，捣罗为散。每用半钱匕，揩牙。久使牢牙，误咽无妨。

治齿断宣露及骨槽风，小儿急疳，断肉肿烂，**黄矾散方**

黄矾甘锅烧通赤，研入。一两 生干地黄焙 胡桐泪 升麻各半两 干虾蟆头二枚。炙焦

上五味，捣研为散。每用半钱匕干贴，良久吐津，甘草水漱

口，一两服立效。

治牙断宣露，疳䘌虫蚀，**芎藭散方**

芎藭　木香　乳香研　丁香各一分　烧盐研。半两

上五味，捣研为散。每用少许，患处傅贴，日三五上即差。

治牙断宣露，痒疼血出，**地黄散方**

生干地黄二两　细辛去苗叶　白芷　皂荚不蚛者，去皮子。各一两

上四味，同入藏瓶内，以纸泥固济，暴干，用炭火烧令烟尽，取出放冷，研令极细；次入白僵蚕末一分、甘草末二钱，再研令匀。早晨或临卧，以少许揩牙断，良久以温水漱口。

治牙齿浮动，宣露疼痛，**细辛散方**

细辛去苗叶　荆芥去梗　莽草　升麻各一两　胡桐泪半两

上五味，同为粗末。每用五钱匕，水二盏，入槐枝十数茎、盐二钱匕，同煎令浓，热漱冷吐。

治牙齿宣露肿痒，**松节汤方**

松节剉。一两　细辛去苗叶。半两　蜀椒去目闭口者。一分　胡桐泪研。半两

上四味，剉如麻豆。每用五钱匕，以水二盏煎十余沸，热漱冷吐，以差为度。

治牙齿宣露，**海蛤散方**

海蛤一枚。烧灰　硫黄研。半两　干漆炒令烟尽，研细。半两

上三味，更入麝香少许，细研为散。先用净帛拭患处，以药傅之，有涎吐却即愈。

治风冷乘于齿间，发歇疼痛，口气宣露，**鸡舌香散方**

鸡舌香　射干各一两　麝香细研。一分

上三味，捣罗为散，入麝香再拌和令匀。每用少许揩齿，良久，以温汤漱口。

治齿断宣露，**青黛散方**

青黛研　桦皮烧灰　虾蟆取五月五日者烧灰。各一两。研

上三味，于乳钵中研令细。每用少许，傅齿宣露处，立验，有津吐之。

治风毒壅滞，齿龂虚肿出血，宣露疼痛，**白僵蚕散方**

白僵蚕八两。温水洗过，入盐末八两，逐旋入银石器内，趁润炒令黄，去盐不用，捣为细末　麝香细研。半两

上二味，同研令匀。每用少许揩齿，良久，以荆芥汤稍热漱口，冷吐去。

治齿龂宣露风痒，**牛膝散方**

牛膝烧灰。半两　细辛生用，为末。一分

上二味，捣罗为散，更于乳钵中细研。傅于宣露处，日三五上，即验。

治齿疳蚀齿及唇鼻风疼，齿龂宣露，**牢齿膏方**

猪脂五两　羊脂二两　野驼脂一两　黄蜡三分半　盐炒。半两　雄黄研。一两　茛菪子炒。一分　丁香二十枚　白芷半两　黄檗去粗皮，熬　青木香三分　细辛去苗叶。一分　蜀椒去目及闭口，炒出汗　桂去粗皮。半分　松节一分　沉香半两　乳香研。半两　麝香研。一分　芎劳三分　藁本去苗、土。三分　当归剉，焙。半两　升麻三分　莎草根半两　甘草炙。半两

上二十四味，除脂及研药外，捣罗为细散，入研药重研细如面，然后取三般脂煎熔入药，匙搅勿住手，待至欲凝即膏成，以瓷器贮之。腊日合妙，当于静处，勿令鸡犬、妇人见之。每取少许，傅齿上良。

治风齿血弱，龂肉缩，渐至宣露，**地黄散方**

生干地黄　莽草　生姜切作片，焙干　干漆　猪牙皂荚　皂麻子胡麻亦可　菟丝子

上七味，各四两。入瓶内，以黄泥固济，火煅一日后，入地一尺二寸深窖却三复时，取出合子盛，露三夜，不得见日气，捣罗为散。如齿药用之。

治齿齲宣露，**去风散方**

升麻一两半　白芷　藁本去苗、土　沉香剉　细辛去苗叶　丁香各一两　凝水石研。二两。

上七味，捣罗为细散，再研匀。揩齿。

治牙齿风龋，断肿宣露，脓出气臭，**藁本散方**

藁本去苗叶　升麻　皂荚不蚛者，烧灰存性。各半两　石膏一两半

上四味，捣罗为散。临卧时，以手揩蘸，揩搽齿上，微漱，存药气。

治牙齿断宣露，有脓血出及小儿虫疳蚀断方

葶苈　胡桐泪各半两

上二味，捣罗为散，于患处掺之即差。

齿　龋

论曰：齿龋之病，由风热邪气客于手足阳明二经，其状断肿，或脓出而臭，久则侵蚀，齿断宣露。一名风龋。

治齿龋断肿，脓出疼痛，**独活丸**

独活去芦头　防风去叉　黄芩去黑心　零陵香　芎䓖　细辛去苗叶　当归切，焙。各半两　沉香剉　鸡舌香　升麻　甘草炙，剉。各一两

上一十一味，捣罗为末，熔蜡和丸如小豆大。用绵裹一粒，于痛处含化咽津，消尽即再用。

治齿龋疼痛，**虾蟆散方**

干虾蟆一枚。烧灰　麝香研。半钱　柑皮　细辛去苗叶。各半两　白鸡屎烧灰　青黛研　干姜炮　雄黄研。各一分

上八味，捣罗为散，绵裹如黍米大，内虫孔中。无虫孔者，贴一字于患处，有涎即吐。

治牙齿风龋疼痛，虫蚀挺出，**矾石汤方**

白矾烧灰　藜芦去芦头　干姜炮　白术　蜀椒去目并闭口者，炒出汗　附子去皮脐，生用　甘草炙，剉。各半两　防风去叉　细辛去苗叶。各三分　蛇床子一分

上一十味，捣为粗末。每用三钱匕，清酒一升，煎三五沸，热漱冷吐，日二三度。

治牙齿风龋疼痛，**蜀椒汤方**

蜀椒去目并闭口者，炒出汗　芎藭　细辛去苗叶　升麻　莽
草　防风去叉　黄芩去黑心。各一分

上七味，粗捣筛。每用五钱匕，水二盏，煎三五沸，去滓，
热漱冷吐。

治牙齿风䘌，宣露疼痛，痻䘌，**藜芦散方**

藜芦去芦头　莽草各半两　细辛去苗叶　垣衣　盐各一两　棘
刺四十九枚。有钩者

上六味，捣末，水调成剂，以荞麦面四两和作饼子裹之，烧
令通赤，于醋中蘸过，焙干，再捣罗为散。用柳杖子咬头令软，
揾散置齿间，良久温水漱，早晨临卧用之。

治䘌齿痛及虫蚀，**白附子散方**

白附子炮　知母焙　细辛去苗叶　高良姜各一分　芎藭三分

上五味，捣罗为散。每用半钱匕，量患处贴之，有涎即吐，
日三五度。

治牙齿风䘌疼痛，**麝香散方**

麝香研　硇砂研。各半钱　细辛去苗叶　青黛研　升麻各一分

上五味，捣研为散。先以针拨开风虫处，点药于虫孔中，药
行痛即止。

治䘌齿断肿，出脓汁，**白矾散方**

白矾一分。烧灰　蟾酥半分　干虾蟆一枚。焚灰　麝香半
分　雄黄半分　熊胆一分

上六味，捣罗为细末。每用半钱，傅牙根。

治牙齿风䘌疼痛，**白附子散方**

白附子一分。生使　莽草一分　细辛一分　芎藭一分　高良姜
一分。剉

上五味，捣罗为散。以绵裹少许着䘌齿上，有汁勿咽。

治牙齿风䘌疼痛，解骨膌毒气，**牛膝散方**

牛膝一两。烧为灰

上一味，捣罗为末，以少许着齿间含之。

又方

上取郁李根一握，切，水一盏，煎至六分，去滓，热含之，吐出虫，长六分黑头，虫出即差。

治牙齿风䶥，疼痛作臭，血出脓，**雄黄煎方**

雄黄研　葶苈纸上炒为末。各一钱　麝香研。半钱　卢会研。半分

上四味，先以腊月猪脂三两煎化，去滓，次下葶苈末，煎少顷；次下三味研药，搅勿住手，候凝成煎，瓷合盛。先刮齿令净，针出恶血，以绵拭干，涂煎，仍用铁篦子熨烙，日三两度，次用后方。

芎䓖　升麻　藁本去苗、土。各半两　独活去芦头　细辛去苗叶。各一分

上五味，捣罗为散，量患处贴之。

治牙齿风䶥疼痛，**松脂汤方**

松脂二两　皂荚炙，去皮子。一梃　盐一分

上三味，粗捣筛。每服五钱匕，水二盏，煎五七沸，去滓，热漱冷吐。

治牙齿风䶥疼痛，**乌头汤方**

乌头炮制，去皮脐　独活去芦头　郁李仁汤去皮。各半两

上三味，剉如麻豆。每用五钱匕，好酒一升，绵裹药于酒中浸一宿，煎十余沸，热漱冷吐。

治牙齿风䶥疼痛，**乌头丸方**

乌头炮制，去皮脐。半两　五灵脂一两

上二味，捣罗为末。以醋一升，煮大枣二十枚，醋尽为度，取枣肉和药，丸如绿豆大。用绵裹一丸，于痛处咬，勿咽津。

治牙齿风䶥肿痛，脓汁不止，**细辛汤方**

细辛去苗叶　附子去皮脐，生用。各半两　芎䓖一两

上三味，剉如麻豆。每服五钱匕，水二盏，煎十余沸，去滓，热漱冷吐。

治牙齿风䶥，**吴茱萸丸方**

吴茱萸汤洗，焙干，炒　夜明砂炒。各一分

上二味，捣罗为末，以蟾酥和丸如麻子大。绵裹一丸，于痛处咬，勿咽津，以差为度。

治牙齿风龋，隐痛动摇，齿龂宣露，**柳枝汤**方

柳枝一握。剉　地骨皮一两　细辛一两　防风一两。去芦头　杏仁一两。汤浸，去皮尖、双仁　盐半两　生地黄一两。剉　蔓荆子一两

上八味，都细剉如麻豆，和匀。每用一两，水一大盏半，同煎至一盏，去滓，热含，就于患处良久，倦即吐之，含尽为度，日二。尽此一剂永差，更不再发。

牙齿动摇

论曰：手阳明支脉入于齿，足阳明①之脉又遍于齿，为骨之所终，髓之所养。若经脉虚，风邪乘之，血气损少，不能荣润，故令动摇也。

治牙齿动摇疼痛，**蜀椒散**方

蜀椒二十粒　枳根皮　莽草　细辛　菖蒲　牛膝以上各一两

上六味，捣罗为散。以水四升煮取二升，去滓，细细含之，以差为度。

又方

芎䓖二两　细辛一两　防风一两。去芦头　薏苡仁二两　地骨皮一两　柳枝一两。剉

上六味，捣筛为散。每用半两，水二大盏，煎至一盏，去滓，热含冷吐。

治牙齿动摇疼痛，齿龂宣露，咬物不得，宜用**细辛汤**方

细辛二两　柳枝皮四两

上二味，细剉，于铫中炒令黄，内大豆一升，和柳皮更炒，候爆声绝，于瓷器中盛，用好酒五升浸，经一宿。暖一大盏，热

---

① 足阳明：原作"足太阳"，明抄本、乾隆本、日本抄本、文瑞楼本同，据《诸病源候论》卷二十九"牙齿病诸候"改。

含冷吐，以差为度。

又方

李根白皮三两　苍耳子三合

上二味，剉碎。每用一两，水煎，热含冷吐。

治齿风动摇，捍齿劳牙方

丹砂别研。一两　青矾别研。半两　白矾别研。半两　马牙消别研。半两　防风去叉。半两　细辛去苗叶。半两　蜡一两　麻油三两　松节剉。半两　当归切，焙。一两　松脂二两　黄耆剉。一两　腊月猪脂半斤

上一十三味，除脂、蜡、油外，并细剉。先于铛中煎脂，滤去滓；次下油，煎三两沸，续下剉药，煎十余沸，以棉滤过，去滓；更下蜡并别研药，慢火养成膏，于瓷合盛。每用少许，涂傅患处即差。

治齿动，吃食不稳，地骨皮散方

地骨白皮微炒。一两　当归切，焙干。三分　升麻半两　桂去粗皮。一分　芎䓖三分　甘草炙黄赤色。半两　紫矿炙。半两　寒水石二两半　莨菪子炒香熟。半两

上九味，捣罗为散。每用一钱匕，涂齿根下。甚者，绵裹如弹子大，日吞三两丸。欲得口中含化亦妙。

治齿根出露，摇动疼痛，宜含防风汤方

防风一两　蔓荆子一两　细辛半两　川升麻半两　地骨皮半两　赤茯苓半两　芎䓖一两

上七味，都细剉，和匀。每用半两，以水一大盏、酒一盏，同煎至一盏，去滓。热含，就于患处，良久冷即吐，含尽为度，日二。尽此一剂，永差矣。

又方

莽草不以多少

上一味，捣罗为末。以绵裹内蛀孔中，或于痛处咬之，低头吐津，勿咽之，痛便定。

治牙齿动摇，根腐肉烂，细辛散方

细辛去苗　川升麻一两　地骨皮　角蒿各三两　牛膝三两。去苗　生地黄五两

上六味，为末。先以荆芥盐汤漱口良久，揩疼处，令热为度，有涎吐之，每日早晨夜卧用。

治牙齿动摇，解骨槽毒气，令齿坚牢，**麝脐散方**

麝脐十个。无香者。皮子细切　牛膝去芦头，细切。一斤　木律①四两　郁李仁二两　黄茄子秋熟出子者。二枚。切细

上五味，入铁臼内，捣令相着，握作团。入罐子内，上用瓦子盖口，留一小窍，用盐泥固济，烧令通赤，候烟白色即取去火，新土罨一复时取出，入麝香一钱，再同研细。每日早晨临卧，揩牙动处，须臾，温水漱口。

治牙齿疼，动摇，作臭血出，**石菖蒲散方**

石菖蒲　棘针烧灰　细辛去苗叶。各半两　干姜炮裂　鸡舌香各一分

上五味，捣罗为散。以绵裹一钱匕，贴牙龂上，有涎吐之。

治齿动摇，**地黄丸方**

生地黄五斤。粗者。取汁　山芋四两　枸杞根三两。粗大者　白茯苓去黑皮。四两　人参四两

上五味，先煎生地黄汁，捣诸药末，用好酒一斗，别煎至三升。去滓，入煎下地黄汁，同再煎入白蜜一斤、酥少许，煎候可丸即成，丸如小豆大。每服酒下二十丸，一日三服，渐加至五服。

治牙齿动摇疼痛及骨槽风，**草乌头散方**

草乌头实大者，一两。分作三分，一分烧存性，二分烧黑色为度　细辛去苗叶。半两　青盐半两　地龙去土。一分

上四味，捣罗为散。早夜，如齿药揩牙齿动摇处。

治风冲牙齿摇动，**芎䓖汤方**

芎䓖剉。一两半　细辛去苗叶。半两　防风去叉。一两　薏苡仁一两

---

① 木律：胡桐泪之别名。

上四味，粗捣筛。每用五钱匕，以水三盏煎一二十沸，去滓。热含冷吐，咽津无妨。

治牙齿动摇，**黑圣散方**

草乌头三两。烧令赤，地上用碗合定，良久取出　蓬砂研。半两

上二味，捣罗研细。每用一钱匕，沸汤点，先洁牙，后用药少许，揩牙齿动摇处，日三五度。

治齿动摇欲堕方

上取生地黄肥者，细切，以绵裹如弹丸大，于所患齿处嚼之，咽汁尽即更用，日三度。

又方

上以皂荚不蚛者，不计多少，烧存性，捣罗为末，代齿药揩之。

又方

上以皂荚不限多少，烧作黑灰色便研，然后以地黄汁和如鸡子大，又烧令通赤，捣罗讫，又以地黄汁和，又烧。如此者三遍，捣罗为散。贴齿痛神效。

治牙齿动摇，乌髭明目，**牢牙方**

黑铅半斤。大锅内熔成汁，旋入桑条灰，柳木槌研令成沙

上一味，以熟绢罗为末。每日早晨如常揩牙，后用温水漱在盂子内，却用其水洗眼，亦治诸般眼疾。髭黄白者用之，皆变黑也。

治齿风摇动，或食物伤，**捍齿膏方**

腊月猪脂二两　丹砂研　青矾研　绿矾研　白矾熬枯　马牙消　防风去叉　细辛去苗叶。各一两一分　蜡一两　黄耆细剉。一两三分　当归剉，焙。一两　脂麻油三两　松脂二两

上一十三味，捣罗为细散，先煎油沸，次下猪脂及蜡，次下诸药，如鱼眼沸，三上三下，入瓷器收，旋揩齿。仍取腊日合即妙。

治牙齿摇动，齿龂宣露，口气腥臭，不能饮食，宜贴**棘刺**

散方

棘刺炒　当归剉，焙　青葙子　干姜炮　菖蒲　莎草根炮　鸡舌香　青木香　青黛研　胡桐泪各等分

上一十味，捣罗为细散。绵裹半钱匕，贴齿上。

治牙齿疼痛，风龋虫蚀，挺出摇落者，**矾石散**方

白矾熬枯　藜芦去芦头　防风去叉　细辛去苗叶　干姜炮　白术　蜀椒去目及闭口者，炒出汗　蛇床子微炒　附子炮制，去皮脐　甘草炙，剉

上一十味，等分，捣罗为细散。温酒调三钱匕，热漱冷吐，勿咽汁，日三两次。

治牙齿摇落，复安令着，**坚齿散**方

熟铜末，细研。二两半　当归切，焙。三分　地骨皮　细辛去苗叶　防风去叉。各半两

上五味，捣研为细末，再同研如粉。齿才落时，热黏齿槽中，贴药齿上，五日即定。一月内不得咬硬物。

牙齿黄黑

论曰：肾主骨。齿者，骨之余也。人之肾气强盛，骨髓坚固则齿牙莹白璀璨。今肾气虚弱，无以荣于骨髓，故令牙齿枯槁而黄黑。

治齿黄黑，**龙花蕊散**方

龙花蕊二两　郁李仁根刮去皮，切　升麻　黄芩去黑心　地骨皮剉碎，微炒　白蒺藜炒　地柏炙，切　吴蓝去根。各一两　龙脑别研。半钱　麝香别研。半钱

上一十味，除脑、麝外捣罗为散，次入脑、麝细研。凡口齿之疾，无不治。每欲贴时，先以柳枝净揩齿，以新汲水漱口，更以盐花于齿断内外揩之，有涎唾即吐，不要漱口，便取白薄纸剪作片子，阔如薤叶，以水蘸纸，掺药末少许贴齿断上，咽津亦得。

治风热牙齿黄黑，**细辛散**方

细辛去苗叶。一分　升麻　藁本去苗、土　芎𦬊　防风去

又　甘草炙。各一分　凝水石研。半两

上七味，捣罗为散。取少许傅齿，更取一钱匕，绵裹含化，咽津无妨。

治齿黑黄，揩齿令白，**升麻散方**

升麻　防风去叉　细辛去苗叶。各一分　钟乳研。一两　凝水石研。半两　白石英研　丹砂研。各半两　沉香一分。剉　丁香三分　麝香研。一分

上一十味，捣研为细散。每用少许，揩齿甚佳。

治齿黑黄并口臭，**揩齿石膏散方**

石膏研。一两　凝水石研。二两　丹砂研。一分　升麻半两　白芷一两　细辛去苗叶　藁本去苗、土。各半两　沉香一两。剉

上八味，并捣罗为散。每日揩齿，用柳枝咬头令软，点药末揩齿，常令鲜净。去恶气，更入麝香少许甚佳。

治齿黑黄，揩令白净，**升麻散方**

升麻三分　白芷　藁本去苗、土　沉香剉　细辛去苗叶　丁香各半两　凝水石研。一两

上七味，捣罗为散。每早晨临卧时揩齿良。

治牙齿黑黄，揩令鲜明润泽，**钟乳散方**

钟乳研　海蛤　丹砂研　浮石　白石英研　真珠研末　麝香研　珊瑚研。各一分

上八味，捣研为细散，再研令匀。用柳枝咬头令软，点药揩齿甚妙。

治齿黑黄，揩令白净，**空青散方**

空青一分　皂荚炙，去皮子。一挺　曾青　铜绿　石膏研。各一分　戎盐半两　丹砂半分　麝香一分

上八味，除丹砂、麝香外研为散，用湿纸三五重裹，以黄泥再裹，炭火中烧令通赤。候冷去泥，入丹砂、麝香，研令细，用柳枝点揩之。

治齿黄黑，洗齿，**白芷散方**

白芷　白敛　莎草根去毛　白石英研　细辛去苗叶　芎藭

上六味，各等分，捣研为散。常用揩齿。

治齿黑黄，揩齿**胡桐泪散**方

胡桐泪研。半两　丹砂研。一分　麝香研。一分

上三味，细研为散，常用揩齿。

治齿黑黄揩齿方

桑根白皮剉。不拘多少

上一味，以醋浸三日，用揩齿。

牙齿不生

论曰：牙齿不生者，由风疳齿䘌诸疾，遂致脱落，久而不生也。夫肾主骨，齿者，骨之所终，髓之所养也。凡人血气强盛，骨髓坚固，齿虽脱落则必复生；若血气衰微，骨髓虚弱则齿不能更生也。《内经》谓男子八岁，肾气盛，齿更发长，至于八八则齿发去是也。治法宜填骨髓，养肾气，则齿可复生也。

治大人小儿牙齿不生，**雄雌散**方

雄鸡屎十四颗　雌鸡屎十四颗

上二味，焙干，同研如粉，入麝香少许。先以针挑破损齿根下，血出，将散傅之。年高者不过二十日生，年少者十日，不拘伤损及自堕落者，皆生。

治牙齿不生，**露蜂房散**方

露蜂房炙黄　荆芥　川椒去目及闭口者，微炒去汗　地骨皮　松节剉　青盐　白矾灰各一两

上七味，捣罗为散。每用半钱匕，绵裹于病处咬之，有涎即吐却，立差。

治牙齿不生及齿风连面疼痛，**细辛汤**方

细辛一两　白芷　芎䓖　露蜂房各一分

上四味，捣筛为散，以水一碗煎十余沸，去滓，热含冷吐。

治牙齿不生及齿风宣露，**川升麻散**方

川升麻　白附子各一两。炮裂

上二味，捣罗为末，再入乳钵，研药末极细，取八月生地黄

四斤，洗去土，绞汁二大盏，即下别研药，搅令匀，于瓷器中盛。每用以柳枝绵裹一头，点药炙令热，烙齿根下缝中，更涂膏少许即验。

治齿风动摇，嚼物不稳，坚齿牢牙，**青矾膏方**

青矾研。半两　丹砂研。一两一分　绿矾研。半两　白矾研。半两　马牙消研。一两　防风去叉。一两　细辛去苗叶。一两　蜡二两　猪脂一斤　黄耆剉。一两　当归切，焙　麻油各三两　松脂一两

上一十三味，捣罗为末，先煎脂化，去滓，次下油蜡，然后下诸药，更煎令凝，膏成于瓷合内盛。每用如樱桃大，涂患处。如腊日合，可久停。

牙齿挺出

论曰：牙齿挺出者，手阳明经虚，受于风冷，与断间津液相搏，化为脓汁则断肉落缩，齿根宣露，故令牙齿挺出也。

治牙齿根挺出及脱落，疳湿攻唇，穿破侵蚀，䘌齿，**青黛散方**

青黛研　苦参剉　甘草炙。各一两　雄黄研　丹砂研　莨菪子炒　矾石烧灰　附子炮裂，去皮脐　藜芦去芦头　细辛去苗叶　麝香研。各半两

上一十一味，捣罗为散。每用半钱匕，以绵裹贴齿痛处，有涎即吐。疳湿䘌者，空腹，井华水调半钱匕服之。

治牙齿风虫，齿根挺出，动摇疼痛，**地骨皮汤**方

地骨皮　防风去叉　盐　细辛去苗叶　杏仁汤去皮尖、双仁，炒　蔓荆实　生干地黄焙。各一两　白杨皮一握。切

上八味，粗捣筛。每服五钱匕，水一盏半，同煎十余沸，去滓，热漱冷吐。

治牙齿挺出，疼痛不可忍，**甘草膏方**

甘草生捣，末　雄黄研。各半两　羊肾膈脂三两。炼过　泔淀一合　牛屎汁一合　青黛研。半分

上六味，先于铜器中微火煎三味脂汁五七沸，次下三味药末

搅匀，慢火熬成膏。取桃枝如箸大，以绵裹头点药，热烙齿缝中十余遍，日三，好肉生即止。

治牙齿风，挺出疼痛，**郁李根汤**方

郁李根剉　芎藭　细辛去苗叶　生干地黄切。各一两

上四味，捣为粗末。每用五钱匕，水三盏，入盐一钱匕，煎十余沸，去滓，热漱冷吐。

治牙齿根挺出，动摇疼痛，**杏仁煮散**方

杏仁汤去皮尖、双仁　细辛去苗叶　地骨皮各半两　胡椒一分

上四味，捣罗为散。量牙齿患处长短作绢袋子盛药缝合，用浆水二盏煎三五沸，取药袋子，乘热咬之，冷即易去。

治牙齿脱落疼痛，**细辛汤**方

细辛去苗叶　羌活去芦头。各一两

上二味，捣为粗末。每用五钱匕，清酒一盏，煎十余沸，去滓，热漱冷吐。

治牙齿根挺出摇动，痛不可忍，**细辛汤**方

细辛去苗叶。一两　胡椒一分

上二味，粗捣筛。每用三钱匕，浆水一盏，煎五七沸，去滓，热漱冷吐。

治齿根挺出，牙断消烂痒痛，血出不止，**紫金散**方

蛇黄二两。煅令通赤，酽醋淬七遍，醋内淘过，控干

上一味，研令极细。漱口令净，手蘸药末，轻揩患处，热漱冷吐，不拘时候，频用为妙。

治牙齿根欲脱方

生地黄不拘多少

上一味，研，以绵裹着齿上咬嚼以渍齿，日三。

揩　齿

论曰：齿者，骨之所终，髓之所养。摧伏诸谷，号为玉池，揩理盥漱，叩琢导引，务要津液荣流，涤除腐气，令牙齿坚牢，断䶦固密，诸疾不生也。《圣惠》论或缘揩理无方，招风致病者，

盖用之失宜，反以为害，不可不知也。

揩齿，**细辛散方**

细辛去苗叶　升麻　甘松香去土　零陵香　藿香叶　当归切，焙　铅丹研　白芷　地骨皮　凝水石　笋灰　牛膝切，焙　麝香别研。各一分　白檀香剉。一两

上一十四味，捣研为末，与麝香同研令匀。每用少许揩齿，温水漱之。

揩齿，**龙脑散方**

龙脑研　细辛去苗叶　石膏　藁本去苗、土　白芷　芎䓖　升麻各一分　龙葵花无花以海蛤代之。半两　凝水石末　盐花研。各半两

上一十味，捣研为散，以瓷器盛。别用生地黄三斤，以竹刀切细暴干，入盐花水拌，于铜器中炒令黑色。又取巨胜子五两，炒，猪牙皂荚三斤，以盐水浸一宿，炙，胡桐泪半两，牛膝半斤，切，捣罗为散，与前散和令匀。每日早晨、临卧，以指点揩齿上。

揩齿，**秦椒散方**

秦椒去目及闭口，炒出汗。一分　马齿苋重午日收，阴干。半两　干漆炒烟尽　生干地黄焙　石榴皮　柳枝　桑根白皮　胡桃皮　白刺皮各一分

上九味，细剉，入瓷瓶内，以盐泥固济，用炭火十斤烧，以炭销为度，待冷细研。每日早晚揩齿，髭发白即变黑。

揩齿，**贝齿散方**

贝齿研　文蛤研　石膏捣末　凝水石捣末　石决明各一两　丹砂研。半两　龙脑研。一分　海蛤研。三分

上八味，捣研为散。早晨、临卧以指点药揩齿，去口气，益牙齿。

揩齿，**丹砂散方**

丹砂研。一两　麝香研。少许　白檀香半两　丁香皮　藿香叶　茅香　莎草根炒，去毛　甘松去土　白芷　升麻　铅丹各一两　猪牙皂荚烧存性。二两　石膏末。四两　凝水石末。一斤　零

陵香半两

上一十五味，捣研为末令细。每日如常揩齿。

揩齿，**防风散方**

防风去叉　升麻　细辛去苗叶。各一分　钟乳粉　凝水石捣　白石英捣。各半两　丹砂研　沉香剉　丁香　麝香研。各一分

上一十味，捣研为散取细。每日如常揩齿。

揩齿，**白芷散方**

白芷一分　升麻三分　藁本去苗、土　细辛去苗叶　沉香剉　丁香　石膏研　贝齿研　麝香研。各一分　猪牙皂荚烧存性　凝水石研。一两

上一十一味，捣研为细散。早夜用。如常揩，益牙齿，去恶气。

揩齿，**皂荚散方**

皂荚二梃。去皮　空青　曾青　胡桐泪　戎盐研　石膏研　丹砂研。各半两　麝香研。一钱

上八味，除丹砂、麝香外捣罗为散，用湿纸三五重裹，更以黄土泥外裹，用炭火烧通赤，去火候冷，去泥，入丹砂、麝香，同研为散。每日如常揩齿。

揩齿，**白石英散方**

白石英一两　珊瑚　海蛤　琥珀各半两　海水沫　丹砂　钟乳研。各一分

上七味，捣研为细散。每用少许，揩齿鲜白。

揩齿，**细辛散方**

细辛去苗叶　藜芦去芦头，烧。各一两　莽草　曲头棘烧灰　东墙衣炒。各半两　盐花研。三合　荞麦面炒。三合

上七味，捣罗为散取细。每日如常揩齿。

揩齿，**牛膝散方**

牛膝焙干　生地黄切　地骨白皮　马齿苋焙　盐研　猪牙皂荚去皮子。各一分　兰香根半两　馈饭暴干。一两

上八味，捣罗为散，以面裹，炭火烧令烟尽，取出去面，细研为末。每用揩齿。

揩齿，**细辛散方**

细辛去苗叶　升麻　白芷　藁本去苗、土　沉香剉　丁香　石膏研。各一分

上七味，捣研为散。每日用柳枝咬头令软，点药揩齿为妙。

揩齿，**升麻散方**

升麻　生干地黄　皂荚　干石榴子　柳枝　巨胜各半两

上六味，剉细，入瓷油瓶中，以盐泥固济，炭火烧通赤，候冷，捣研为散。如常揩齿。

揩齿，**金牙散方**

金牙入瓷瓶内，泥固济，火烧一日，研。五两　蟾酥少许　细辛去苗叶　黄芩去黑心　白芷各半两　升麻一两

上六味，捣研为末。别用荞麦面四两，以新麻油和成片，将前药末裹作团，顿砖上，四畔以炭火烧一饭久，取出候冷，和团再捣罗为细末。别研龙脑、麝香各少许，丹砂、雄黄各半两，再同研匀，用瓷合盛。逐日点药揩齿上，即以暖水漱之。如牙齿疼血出，揩三五上差。久揩黑髭发。

揩齿，**莲子草散方**

莲子草　升麻剉　牛膝切　茜草切　丁香各半两　生地黄切。二两

上六味，入瓶子内，用泥封头，烧令通赤，取出捣罗为散。每如常揩齿。

揩齿治蟹疼，齿根宣露，揩齿，**白芷散方**

白芷　芎藭　甘草炙　地骨皮　石菖蒲各一分

上五味，捣罗为散。每日常以白杨枝搌药揩齿上。

揩齿，**桑椹散方**

干桑椹　升麻　皂荚盐水浸一宿，焙干　生干地黄　槐白皮各一两

上五味，细剉，用糯米饭和为团，以炭火烧令通赤后细研为散。先以浆水漱口，早晨临卧，以指点搌药揩齿，令光润，黑髭。

揩齿，**槐枝散方**

槐枝一两　皂荚两梃　巨胜子炒　青盐研　生干地黄各一两

上五味，并细剉，入新瓷瓶内盛，固济，于瓶口上只留一孔如钱大，后以文武火烧，候药烟绝为度，便取出细捣罗为散。每用揩齿。

牢牙益齿，**大圣散方**

皂荚剉。二梃　诃黎勒皮　盐各一两

上三味，捣碎，以面裹成团，用槐枝火烧，烟尽为度。别入升麻、细辛各一两，同研为末。每日早夜揩牙，温水漱口。

揩齿，**皂荚散方**

皂荚不蚛者　鸡肠草烧。各半斤　青盐二两

上三味，细研为散。每用揩齿。

揩齿，**龙花蕊散方**

龙花蕊二两。龙葵花是　凝水石捣研。四两　生干地黄焙。二两

上三味，捣为散。日常用揩齿。

揩齿，**胡桃灰散方**

胡桃仁烧作灰，研　贝母去心。各一两

上二味，捣研为散。每用揩齿。

揩齿令白净，**七宝散方**

海蛤　琥珀　真珠　白石英　玛瑙　光明砂各一两　麝香一分

上七味，捣罗为细散，于乳钵内重研令细。每日取柳枝打碎一头，点药揩齿甚良，及咽津无碍。

揩齿，乌髭鬓，兼治牙齿一切疾病，**黑金散方**

麻䴤三斤。细杵，不用罗　地黄三斤。拣择匀停好者，晒干，剉　青盐二两。杵碎，不用罗　皂荚九梃。肥好不蚛者，截作三段为度　东引桃枝　柳枝　桑枝各十截，如指阔，各长一寸　马齿一斤。取墙头上生者良，采时不得令他人见，鸡犬不闻，须自身采取，于净室内阴干，秤数收用之

上八味，取盛三升以来，瓦罐子一只，将前件药物随味分作三处，随一味一重，重下于罐子内放药。绝用新瓦一片，可罐子口盖复。瓦先穿一小窍，外以纸筋泥固济，候干，炭火烧通赤，候窍子烟出火，塞窍子，用冷黄土培一两宿，取出。更用升麻、

白芷各一两，同前药一处细捣罗为末，以新瓷器密收。逐旋取，不以旦暮揩齿表里。久用髭鬓黑润，牙齿坚白，除口气。

揩齿，变白髭，**槐枝散方**

槐枝　乌贼鱼骨捣末　无食子捣末　马齿苋　生干地黄　胡桃烧灰　青橘皮去白　地黄花　皂荚　槲叶　葱须各一分

上一十一味，并细剉，入瓷瓶内，盖口，火烧烟出，细研为散。每日三上揩齿。

揩齿，髭鬓变白为黑，**芡实花散方**

芡实花阴干　糯米花阴干　黯子花阴干。各五两　乌菱三七枚　胡桃三七枚。取油入内　不蚛皂荚剉寸段，两梃　麝香三分

上七味，除麝香外捣罗为细末，用糯米饭搜为团，以炭火烧令通赤，候冷，入麝香三分，都研令细。每日早晨及夜临卧，先以浆水漱口，后揩齿。

揩齿，乌髭鬓及治牙齿诸疾。若用此药，永不患牙病，**华山石刻散方**

鸡肠草　旱莲草　茜草根　晚蚕砂　白矾　青盐　不蚛皂荚　诃子以上各等分

上八味，咬咀如麻豆，入瓶子内，外用盐泥固济，口上留一窍如皂子大，用木炭五升煅之，烟尽为度，杵为细末。每日三二次揩牙，热微痫气少时，用浆水漱口内，髭发黄白者皆黑。

揩牙乌髭及治牙疳出血，久不差，**当归散方**

当归末　鲫鱼洗去腹中物，留鳞，内当归末令满

上二味，以纸裹泥固济，烧成黑灰，入烧盐同和揩牙，如常漱之。

卷第一百二十二

咽喉门

咽喉门

咽喉统论

论曰：咽门者，胃气之道路；喉咙者，肺气之往来。一身之中，气之升降出入，莫急乎是。详考经络流注，则咽喉所系，非特肺胃为然，故孙思邈曰：应五脏六腑往还，神气阴阳通塞之道也。人之气血与天地相为流通，咽喉尤为出纳之要，故《内经》曰：喉主天气，咽主地气。若脏热则咽门闭而气塞，若腑寒则咽门破而声嘶，以致肿痛、喉痹、生疮、悬痈之属，与夫哽哽如有物妨闷痛痒，多涎唾，其证不一，不可概以实热为治。大率热则通之，寒则补之，不热不寒，依经调之。汤剂荡涤之外，复有针刺等法，要皆急去之不可缓。非若脏腑积久之病，磨化调养，有非一朝一夕之功也。

咽喉闭塞不通

论曰：咽喉闭塞不通者，由脾肺不利，风邪热毒，攻冲咽喉，故令肿痛，甚则闭塞不通，宜急治之。盖咽喉者，呼吸之道路，气之所出入也。

治心肺蕴热，咽喉闭塞不通，**二参汤方**

玄参　紫参　白药　大黄剉，炒　山栀子去皮　地骨皮洗，焙　甘草炙，剉　柴胡去苗　桑根白皮剉，炒　防风去叉。各一两

上一十味，粗捣筛。每服三钱匕，水一盏，煎至七分，食后，去滓温服。

治咽喉闭塞不通，**泄热汤方**

大黄炮　甘草炙。各一两　芒消研　防风去叉。各半两

上四味，粗捣筛。每服三钱匕，水一盏，煎至八分，去滓温服，不计时候。

治喉中痛，闭塞不通，**升麻汤方**

升麻剉　木通各一两　射干　络石　羚羊角镑。各三分　芍药　淡竹叶洗　杏仁汤浸，去皮尖、双仁，炒。各半两

上八味，除竹叶外粗捣筛。每服三钱匕，水一盏，入竹叶七片，煎至六分，去滓温服，日三。

治心肺客热，虚烦多痰，咽喉不利，**真珠丸方**

真珠研如粉。半两　甘草生，末。一两一分　龙脑研。三钱　蓬砂研。半两　凝水石六两。煅令赤，候冷，以纸裹埋地坑内一宿，出火毒，研取。四两　马牙消二两。用腻粉半两于纸内同拌匀裹定，安在一新砖上，以火煅烟尽，放冷，入在瓷合子内，埋地坑，入地可一尺深，候一宿，研。半两

上六味，再研令匀，煮糯米粥和丸如鸡头实大。每服一丸，食后临卧，含化咽津。

治咽嗌闭塞，**蓬砂散方**

蓬砂研　胆矾研。各一分　马牙消研。半两　龙脑一钱　铅白霜三钱

上五味，研令细。每以箸头点于悬痈子两边，如开口不得，以笔管吹之，立效。

治喉咽闭塞不利，**茯苓汤方**

赤茯苓去黑皮　前胡去芦头。二两　生干地黄　人参　桂去粗皮　芍药　甘草炙，剉。各一两　麦门冬去心，焙。三两

上八味，粗捣筛。每服三钱匕，水一盏，入枣二枚，擘，煎至六分，去滓温服，日三，不计时候。

治咽喉闭塞不通，**比金散方**

白僵蚕直者。生用　蛇蜕皮烧灰

上二味，等分，细研为散。每用半钱匕，掺咽内，咽津无妨，不计时候。

治一切喉风闭塞，咽喉诸疾，**去毒丸方**

青绿信州者。煅微赤　胡粉

上二味，等分，研为末，醋煮面糊为丸如皂子大。每服一丸，薄荷暖酒磨化下。如口不开，用白僵蚕末一字吹入鼻内，口即开，吐下毒，立止。

治咽喉闭塞不通方

马蔺根不拘多少

上一味，捣取自然汁，热暖三合服即通。

治咽喉闭塞不通方

红蓝花不拘多少

上一味，捣取自然汁。每服三合，旋旋咽下。无生花，以干者浸搅浓汁，温服亦通。

治咽喉闭塞不通，**立通散方**

蚰蜒阴干。二七条　矾石半生半烧。一分　白梅肉炒燥。二七枚

上三味，捣罗为散。每用半钱匕吹入喉内，或水调下，得吐立通。

治咽喉闭塞不通方

桑上白耳不拘多少

上一味，捣罗为末，以生蜜浸。每用半匙，绵裹含化，旋旋咽下，须臾即通。

喉痹

论曰：喉痹，谓喉里肿塞痹痛，水浆不得入也，治稍缓杀人。盖由脾肺不利，蕴积热毒，外犯寒邪，二经壅热，结于喉间，痹而不通，其状身热恶寒。治法有先针而后药者，可谓知急先务矣。

治喉痹肿塞，**射干丸方**

射干一两　豉一合　杏仁汤浸，去皮尖、双仁，炒　芎䓖　犀角屑。各半两　升麻一两　甘草炙。半两

上七味，捣罗为末，炼蜜和丸如小弹丸大。每服一丸，含化

咽津，日可三五服，差。

治缠喉风及喉痹，**如圣丸方**

大黄末一分　蜗牛二七枚　白矾末　马勃　陈白梅皮各一分

上五味，于五月五日午时，用白梅皮、蜗牛同研和丸如楝实大。如患者开口不得，即以水磨，用竹管子吹下入喉中立差。如轻者，以绵裹含化一丸。

治走马缠喉风及喉痹，**开关散方**

消石六两　铅丹四两　白矾　砒霜各半两

上四味，各细研，用瓷罐子一个，先入消石二两铺底，次下砒霜。又入消石二两，方下白矾。更入消石二两，方下铅丹。后用圆瓦一片盖口，于净地上，用方砖一片衬药罐子，以炭火五斤煅令通赤，罐子固济，镕成水，以炭条子搅令彻底匀，方去火放冷于地上经宿。打罐子取药，研如粉。患者用箸头蘸冷水惹药，深点咽喉内，渐渐咽津，至甚者不过三两度点。

治喉痹，**伏龙肝散方**

伏龙肝半两　白矾煅过　白僵蚕直者。炒　甘草生。各一分

上四味，捣罗为散。每服一钱匕，如茶点服，吐出涎立效。未吐，更进一服。

治喉痹，**比金丸方**

铅白霜半两　青黛一两　甘草半两

上三味，捣罗为末，醋糊为丸如鸡头实大。含化咽津，痰出立效。

治男子妇人喉痹，口噤，牙关紧，**透关散方**

雄黄研　豬牙皂荚蜜炙，去皮　藜芦各一分

上三味，捣研为细散。每用一字，分弹入两鼻中，关透涎出，差。

治急喉痹，**丹砂酒方**

丹砂研　桂去粗皮　绛矾各一钱

上三味，捣研为末。以绵裹，用好酒少许浸良久，含饮即差。

治喉痹，**如圣散方**

白僵蚕直者。炒　天南星炮。各半两

上二味，捣罗为散。每服一字，以生姜自然汁调下。如咽喉大段不通，即以小竹筒灌之，涎出后，用生姜一片，略炙，含化咽津。

治缠喉风、喉痹，**乌头散方**

乌头尖生　胆矾各一分

上二味，捣罗为散。每以一字，酒少许调服，良久即愈。如口噤，即于鼻内吹一字，立效。

治缠喉风，一切喉痹危急，**僵蚕散方**

白僵蚕三枚　枯矾一分

上二味，捣罗为散。生姜蜜水调下一钱匕，细呷。

治咽喉卒肿，喉痹，**胜金散方**

戎盐一两　青黛半钱

上二味，同研匀。每服半钱匕或一字，用小竹筒吹入喉咽，咽津效。

治喉痹危急者，**万金丹方**

巴豆一枚。和皮以纸裹，当中腰截断

上一味，以线系，分塞左右鼻窍中熏之，须臾喉通即取出。

治缠喉风，一切喉痹危急，**如圣散方**

白僵蚕不拘多少，直者。新瓦上炒

上一味，为末，用生姜自然汁和丸如鸡头实大，含化。急者，生姜汁调一大钱，以竹筒子灌入喉中，立效。

治急喉痹逡巡不救方

皂荚去皮子，生。半两

上一味，捣为末。每服少许，箸头点在肿处，更以醋调药末厚涂项下，须臾便破，少血出，即愈。

治急喉痹方

蠡鱼胆腊月收，阴干

上一味，为末。每取少许点患处，药至即差。病在深处则水化灌之。

治喉痹方

蛇蜕皮不以多少

上一味，揉碎，以香炉一个烧烟，令患人用竹筒子吸入喉咽内熏破。

治急喉痹方

生油一合

上一味，急灌之立愈。若未差，急解发令散，当顶心取方寸许，急捉痛拔之，少顷当通。如更急则喉下当咽管口灸一壮如麦粒大，火至即差。气虽似绝，但心下暖者亦可救，此数法皆神验。

治咽喉痹痛，不能喘息，水浆不得入，**金消丸方**

郁金剉　马牙消研　甘草剉　山栀子去皮　栝楼根各二两　大黄剉　玄参　白矾研　蓬砂研。各一分

上九味，捣研为末，炼蜜和丸如鸡头实大。每用一丸，绵裹含化咽津。

治喉痹咽塞热痛，**二砂丸方**

沙参　丹砂研　硇砂研　人参　玄参　丹参

上六味，等分，捣研为末，炼蜜丸如鸡头实大。食后临卧，含一丸化之。

治缠喉风方

马牙消半两　丹砂一钱　龙脑　麝香各一字

上四味，细研如粉，用鲩鱼胆和丸如绿豆大。每边鼻内深送一丸，良久，两牙关出涎，差。

又方

白僵蚕　玄参　白矾研。各一钱　甘草半钱

上四味，捣研为末，用鲩鱼胆和丸如赤小豆大。每服十丸，冷生姜汤下。

治喉痹方

蛇蜕　白梅　白僵蚕　甘草各等分

上四味，捣罗为末，绵裹含化咽津。

治喉痹方

白矾烧令汁枯，研　白附子捣末。各等分

上二味，研令匀，涂在舌上咽津。

治喉痹方

上用黄颡鱼颊骨，不计多少，烧灰出火毒，以茶清调下三钱匕。

又方

上用大盐球子捣为末，以赤糖为丸如弹子大，含之。

治喉痹肿塞，**散毒汤方**

桔梗微炒　甘草微炙，剉。各二两

上二味，粗捣筛。每服五钱匕，水一盏半，煎至八分，去滓温服。

治喉痹水浆不入方

上取石蟹，冷水磨饮之，兼涂喉上，差。

又方

上取生恶实茎叶，研涂喉上，兼椎一茎，令头破，内喉中，差。

又方

上生研糯米，入蜜饮之。

又方

上以糯米半升炒焦碾末，水调成膏，贴喉上，再换，肿即消。

治喉痹，**射干汤方**

射干

上一味，细剉。每服五钱匕，水一盏半，煎至八分，去滓，入蜜少许，旋旋服。

马喉痹

论曰：马喉痹之状，势如奔马，喉间痹痛，肿连颊骨，壮热烦满，数数吐气者是也。此盖脾肺不利，热毒攻冲，发于咽喉所致。

治热冲喉间，连颊肿，数出气，烦满，**生犀丸方**

犀角镑 枳实去瓤，麸炒 射干 海藻洗去咸，焙 升麻各一两 杏仁汤浸，去皮尖、双仁，研。三分 百合 胡黄连 蒺藜子炒。各三分 白附子炮。半两

上一十味，捣罗为末，炼蜜丸如弹子大。每服一丸，绵裹咽津，不计时。

治咽喉肿痛连舌颊，牙根赤肿，心烦，咽干多渴，眠睡不稳，**龙脑丹砂丸方**

龙脑研。一钱 丹砂研。半两 人参 白茯苓去黑皮。各一两 羚羊角镑 犀角镑 甘草炙，剉 升麻 恶实炒。各半两 麦门冬去心，焙。一两半 马牙消研 黄药各一分

上一十二味，捣研为末，再同和匀，炼蜜丸如鸡头实大。每服一丸，含化咽津，食后临卧。

治咽喉连颊颔肿，日数深远，咽津液热，发歇疼痛，**龙脑丸方**

龙脑研 升麻 甘草 马牙消研。各一分 玄明粉研。三分 麝香研 石膏碎 大黄剉 黄耆剉。各一分 生地黄二两。绞取汁

上一十味，除地黄汁外捣罗为末，以地黄汁和，如干，更入炼过蜜少许为丸如小弹子大。用绵裹，含化咽津，日四五次，不计时。

治马喉痹，咽喉肿痛，唇焦舌干，腮颊连肿，**天门冬丸方**

天门冬去心，焙 玄参 恶实炒。各一两 百药煎 紫苏叶各半两 甘草炙，剉。一两半 人参 蓬砂研 龙脑研。各一分

上九味，捣研为细末，炼蜜和丸如皂子大。每服一丸，食后临卧细嚼，温熟水下。

治口干咽肿，喉颊胀痛，**生银丸方**

人参半两 丹砂研 铅霜研 锡蔺脂 朴消研 升麻各一分 蓬砂研。三钱 龙脑研。一钱

上八味，捣研为末和匀，炼蜜为丸如皂子大。每服一丸，含

化咽津。

治马喉痹，咽颊肿痛，吐气不快，**七圣散方**

白矾二钱　马牙消五钱　消石一两　铅丹三钱　硇砂一钱　蛇蜕半条　巴豆两枚。去壳

上七味，先研白矾、牙消、硇砂三味入罐子内，次入硝石，次掺铅丹于上面，只用平瓦一小片盖，以慢火烧成汁，便用竹片子夹蛇蜕搅五七度。又入巴豆，更搅五七度，取出候冷，研为散。如小可咽喉肿痛，咽津妨碍及口疮，只干掺一字；或大段喉痹及马喉痹，或腮颐生瘀肉侵咽喉，即干掺半钱，安稳仰卧，其喉痛肿处自破，立差。

治热结喉间，连颊肿不消，心膈烦满，**绛雪散方**

木通剉　桔梗剉，炒　槟榔各二两　枳壳去瓤，麸炒　犀角镑。各一两半　柴胡去苗　升麻　木香　赤茯苓去黑皮。各二两　桑根白皮剉　山栀子仁各四两　桂去粗皮　人参各二两　诃黎勒去核。五枚　苏枋木五两　朴消研。一斤　丹砂研。一两　麝香研。一分

上一十八味，除朴消、丹砂、麝香外各细剉，以水二斗，于银器内慢火熬至七升，以生绢滤去滓，再煎至五升。下朴消，以柳木篦搅，勿住手。候稍凝即去火，倾入盆中，将丹砂、麝香末拌令匀，瓷器盛之，勿令透气。每服一钱或二钱，以冷蜜汤调下，食后临卧，看老少加减。

治马喉痹，喉中连颊㿠肿，**犀角汤方**

犀角镑　甘草炙，剉　升麻各半两　射干　桔梗炒　马蔺根剉。各三分

上六味，粗捣筛。每服三钱匕，水一盏，入竹叶七片，煎至七分，去滓，入马牙消末半钱匕，搅令匀，细细呷服。

治毒气壅塞，咽喉不利，颊颔连肿，**玉液丸方**

百药煎一两　麝香研　朴消各半钱　丹砂二钱。研　龙脑研　甘草末各一钱

上六味，各研为末，再同研匀细，以水浸蒸饼心为丸如梧桐子大，更用丹砂为衣，阴干。含化一丸。

治咽候中壅塞如核，连颊肿痛，**胡黄连散方**

胡黄连一分　升麻半两　铅霜研。一分

上三味，除铅霜外捣罗为散，再同和匀。每服半钱匕，绵裹含化咽津，日三五度，不计时候。

治马喉痹，肿连颊，**吐气方**

马衔铁一具

上以水三升，煎至一升，细细含咽。

又方

马鞭草根一握

上截去两头，捣取汁服之，愈。

又方

生姜二斤。取汁　蜜三两

上二味，以微火煎令得所。每服一合，日四五服，含咽。

治马喉痹，颊咽痛，**龙脑散方**

白龙脑细研　牛黄细研　犀角屑　羚羊角屑　马牙消细研　玄参　沉香　朱砂细研　甘草炙微赤，剉。以上各一分　川升麻半两　蓬砂一钱。细研

上一十一味，除龙脑、牙消捣筛为散。每服三钱匕，水一盏，竹叶七片，煎至六分，去滓，温入龙脑、马牙消一钱，搅令匀，细细含咽。

又方

五倍子半两　黄檗半两。剉　川升麻三分　甘草一分。炙微赤，剉　射干半两

上五味，捣筛为散。每服三钱匕，水一小盏，煎至四分，去滓，不计时候，温服。

烟方

白僵蚕三七枚，直者　乳香一分

上二味，捣罗为末。每用一钱匕，香炉上烧，开口，令烟熏入喉中，涎出效。

治马喉痹，势如奔马，肿痛烦满，数数吐气，**橘皮汤方**

陈橘皮汤浸，去白，焙　青竹茹　生地黄切，焙　黄芩去黑心　山栀子仁各三两　赤茯苓去黑皮。二两　桂去粗皮。一两　白术三两　芒消研，汤成下

上九味，除芒消外粗捣筛。每服三钱匕，以水一盏，入生姜半分，拍碎，枣二枚，擘破，煎至五分，去滓，下芒消末一钱匕，搅匀。温服，食后，日三。

治缠喉风，卒然喉痹，急如奔马，喉颊俱肿，名为马喉痹，**凝水石散方**

凝水石　甜消各半两。并用无油瓷合盛，火煅通赤，合于地上出火毒一宿　白僵蚕麸炒黄，研如粉。一两

上三味，同研令匀。每取少许，掺咽喉中。病甚，每服二钱匕，温水调下。若牙关紧急，只于鼻中吸入。

咽喉肿痛

论曰：足太阴之脉，属脾络胃，上膈侠咽连舌本；足阳明之脉，其支者从大迎前下人迎，循喉咙。是知喉咽者，脾胃之候也。脾胃有热，风毒乘之，其气上冲，经络胥应，故喉咽为之肿痛，甚则水浆不下，便能杀人。其候有使人寒热似伤寒者，宜急治之。

治喉咽肿痛，热毒气上攻，**络石汤方**

络石　木通剉　升麻　射干各一两　犀角镑　玄参　竹茹　栀子仁各半两　桔梗炒　赤芍药各三分

上一十味，粗捣筛。每服三钱匕，水一盏，煎至六分，去滓，内马牙消一钱搅匀。食后细细含咽，日三五服。

治脾胃有热，风毒相乘，上攻咽喉肿痛，**丹砂玫瑰丸方**

丹砂二两。研　人参　蓬砂研　半夏为末，生姜汁作饼，暴干　雄黄研。各半两　麦门冬去心，焙。一两半　甘草生，剉　乌梅肉各一两　赤茯苓去黑皮　白梅肉各三分　麝香研　龙脑研　紫雪各一分

上一十三味，捣研为末，以乳糖和丸如鸡头大，金箔为衣。每服一丸，紫苏熟水嚼下，含化咽津亦得，食后临卧服。

治脾胃毒热上攻，咽喉肿痛，化涎生津，**消毒丸方**

五倍子　马牙消各一两　甘草三分。生，剉　蓬砂　白矾熬令汁枯　升麻　马勃各半两　丹砂研　麝香研　龙脑研。各一分

上一十味，捣研为末，糯米饭为丸如鸡头大。每服一丸，含化，不拘时。

治喉肿热塞不通，脾热上冲，**射干膏方**

射干三两　芍药　羚羊角镑　木通各一两　蔷薇根　升麻　生地黄切，焙。各二两　艾叶一分　猪脂一斤。腊月收者

上九味，将八味细剉，绵裹，以醋二盏浸一宿，内猪脂，微火煎，醋尽为度，去滓。每服如杏仁许，绵裹内喉中，细细咽之。

治咽喉肿痛，**知母饮方**

知母　麦门冬去心，焙　山栀子仁　人参各半两　黄芩去黑心　赤茯苓去黑皮。各一分　天门冬去心，焙。一两　甘草炙，剉。三分

上八味，粗捣筛。每服三钱匕，水一盏，煎至六分，去滓温服。病甚者倍之。

治咽喉肿痛，风毒冲心胸，**犀角汤方**

犀角镑　杏仁汤浸，去皮尖、双仁，炒　甘草炙，剉　射干各一两　羚羊角镑。三分　芍药一两半　栀子仁四枚　升麻二两

上八味，粗捣筛。每服五钱匕，水一盏半，煎至八分，下豉二十粒，再煎一二沸，去滓温服。

治咽喉肿痛，解脏腑诸毒，化涎，**丹砂牛黄丸方**

丹砂研　蓬砂研。各半两　生甘草末一分　牛黄研　矾蝴蝶研　龙脑研。各三钱　印子盐二十粒。细研　凝水石烧赤，出火毒，研。半两

上八味，将七味同研令匀，用甘草末熬煎和丸如鸡头大。每服一丸，食后，含化咽津。

治脾热，喉中肿痛，热塞不通，**羚羊角汤方**

羚羊角镑。一两　射干　络石碎　大黄剉　升麻各三分　木通剉　芍药各一两半　生地黄二两。切，焙

上八味，粗捣筛。每服五钱匕，水一盏半，煎至八分，去滓，下芒消末一钱匕，搅匀，温服，得利即差。

治上膈壅实，咽喉肿痛，**天门冬丸**方

天门冬去心，焙　玄参焙　恶实炒。各一两　甘草炙，剉。一两半　人参　蓬砂研　龙脑研。各一分

上七味，捣罗五味为细末，与别研二味拌匀，炼蜜和剂，捣三百杵丸如皂子大。每服一丸，食后临卧，淡生姜汤嚼下。

治咽喉痛，舌上结热，此是心脾壅积，宜服**地骨皮汤**方

地骨皮　黄耆剉　桔梗剉，炒　山栀子仁　竹茹　犀角镑。各半两　甘草炙，剉。一分

上七味，粗捣筛。每服三钱匕，水一盏，生姜一枣大，拍碎，煎至五分，去滓，食后温服，日三。

治喉中肿痛，**竹茹汤**方

竹茹　桂去粗皮　甘草炙，剉。各一分　桔梗剉，炒　犀角镑　黄耆剉　栝楼根各半两

上七味，粗捣筛。每服三钱匕，水一盏，煎至六分，去滓，食后温服，日三。

治咽喉肿痛，胸满，心下坚，妨闷刺痛，坐卧不安，**木通汤**方

木通剉。一两　赤茯苓去黑皮　桑根白皮剉　射干　百合各三分　大腹三枚

上六味，粗捣筛。每服三钱匕，水一盏，煎至六分，去滓，下朴消一钱匕搅匀，食后温服，良久再服。

治咽喉肿痛，咽物不得，**络石射干汤**方

络石三分　射干一两半　芍药　升麻各一两一分　露蜂房炙　蒺藜子炒，去角。各一两

上六味，粗捣筛。每服三钱匕，水一盏，煎至六分，去滓，入马牙消一钱匕，搅匀，食后临卧温服，细细含咽亦得。

治咽喉肿痛，**五香饮**方

沉香　木香　鸡舌香　薰陆香各一两　麝香三分。研　连翘

二两

上六味，除五香各捣研为末外，粗捣筛。每服三钱匕，水一盏半，煎至一盏，去滓，入五香末一钱半匕，再煎至八分，温服，不拘时。

治咽喉肿痛及走马喉痹，**蓬砂丸方**

蓬砂 马牙消各一分 丹砂半分 斑猫二枚。去头翅足，炒

上四味，同研为末，以生姜自然汁煮面糊和丸如梧桐子大，腊茶为衣。每服二丸，腊茶下。

治手足心烦热壅闷，咽喉肿痛，**真珠丸方**

真珠末一钱匕 太阴玄精石煅赤，研末。四两 不灰木用牛粪烧赤取末。四两

上三味，同研匀细，用糯米粥为丸如鸡头大。每服一丸，食后，用生地黄汁粟米泔研化下，日二。

治咽喉肿痛及缠喉风，粥饮难下者，**龙胆膏方**

龙胆一两 胆矾研 乳香研。各一分

上三味，捣研令匀，炼砂糖和丸如豌豆大。每服一丸，绵裹，含化咽津，未差再服。

治脾肺壅热，咽膈肿疼不利，**三解汤方**

恶实隔纸炒香。一两 甘草炙，剉。一分 荆芥穗半两

上三味，粗捣筛。每服三钱匕，水一盏，煎至七分，去滓温服。

治咽喉肿并喉闭，**附子散方**

附子一枚。炮裂，去皮脐，作四片，酥炙 恶实炒。三分 马蔺子一两

上三味，捣罗为散。每服一钱匕，空心温水调下，渐加至一钱半。

治咽喉肿痛，咽物不得，**蛇蜕散方**

蛇蜕皮一条。烧令烟尽 马勃一分

上二味，捣罗为散。每服一钱匕，以绵裹含，徐徐咽津，立差。

治咽喉肿痛，咽物妨闷，**丹砂散方**

丹砂一分。研，水飞　芒消一两半。研

上二味，再同研匀。每用一字，时时吹入喉中。

治咽喉痛方

射干洗

上一味，剉如大豆许。每含一粒，咽津，时时大开口吐气，频拽两耳即差。

治喉咽卒肿，食饮不通，**捣薤膏方**

薤一握

上一味，烂捣醋和，傅肿上，冷复易，佳。

又方

薏苡仁七枚

上以水吞之即差。

治大人小儿喉咽肿痛，**鹤顶丹方**

甜消四两

上一味，炒过研细，先掘地作坑子，揩净，入甜消在内一时辰，出火毒，取出。入熟甘草末半两、麝香、生龙脑各一钱，蓬砂二钱半，马牙消一两，丹砂一钱半，一处细研，滴水丸如鸡头大。每服一丸，含化咽津。小儿只作散，新汲水调下半钱匕。

治咽喉肿痛，**甘露散方**

白僵蚕炒　天南星

上二味，等分为细散。每服一钱匕，生姜薄荷汤调下。

治风热上攻，咽喉肿痛，**通喉散方**

黄连去须　猪牙皂荚去皮子　矾石

上三味等分，于瓦器内煅过成细散。每用一字匕，吹在喉中，取出涎，差。甚者，半钱匕。合时勿令妇人、鸡犬见。

治男女长幼咽喉肿痛，气息难通，**绛雪散**

硇砂研　白矾研。各一钱　马牙消研。一分　消石研。四两　铅丹研。半两　巴豆去皮。六枚

上六味，将五味入罐子内烧，候有大焰乃入巴豆，良久，又入蛇蜕皮一条，煅熟取出，放冷，研末。每用少许，吹入喉中。

合时勿令妇人、鸡犬见，腊月合尤佳。

治咽喉卒肿痛，不治杀人，**如圣丸方**

大黄末　白矾末　马勃末　陈白梅肉各一分　蜗牛二七枚

上五味，于五月五日午时取白梅肉、蜗牛同研极烂，与三味末和匀，丸如楝实大。每用一丸，轻者绵裹含化，重者水磨，用竹管子透下喉中。

治咽喉紧肿疼痛，**蓬砂散方**

蓬砂　甘草剉。一分　马牙消　人参各半两

上四味，捣研为细散。每服半钱匕，含化咽津，不拘时候。

治咽喉风毒肿痛，热毒气攻，心胸满闷，**络石叶饮方**

络石叶　赤芍药　桔梗剉，炒。各一两半　射干　玄参　升麻　青竹茹各一两　木通剉　马牙消各二两　生犀角镑　栀子仁各三分

上一十一味，粗捣筛。每服五钱匕，水一盏半，煎至八分，去滓温服，以通利为度。

治脾肺热毒上冲，咽喉肿痛不利，**桔梗汤方**

桔梗一两。剉，炒　甘草半两。炙，剉

上二味，粗捣筛。每服五钱匕，水一盏半，煎至七分，去滓，食后温服。

治风热客于肺经，上搏咽喉，气壅肿痛，语声不出，**黄芩汤方**

黄芩去黑心。一两半　枳实去瓤，麸炒。一两半　升麻一两　木通剉。一两　芍药一两　柴胡去苗。一两　杏仁汤浸，去皮尖、双仁，炒。一两　羚羊角镑。一两　石膏碎。二两

上九味，粗捣筛。每服三钱匕，以水一盏，煎至五分，去滓温服。热毒大盛，加大黄一两。

治咽喉肿痛，水浆不入，**射干丸方**

射干半两　柑皮半两　山大豆一分　苦药子一分　升麻半两　消石研。一分　甘草炙，剉。一分

上七味，捣罗为细末，炼白饧和丸如弹丸大。每取一丸，含

化咽津，不计时候。

治咽喉肿痛，喉痹及咽喉诸疾，**乳香丸方**

乳香研 石亭脂研 阿魏 密陀僧 安息香各一分 砒霜研。半分 麝香研。半两

上七味，除安息香外捣研为末，酒煮安息香和丸如绿豆大。每服五丸，茶清下，空心服。良久，以热茶投令吐。更欲服，只用姜汤。

治风热客搏于肺脾经，血脉壅遏，喉间肿痛，语声不出，**射干汤方**

射干 紫菀去苗、土 款冬花各一两半 麻黄去根节。二两 细辛去苗叶 五味子炒。各一两 半夏汤洗七遍。半分

上七味，粗捣筛。每三钱匕，以水一盏，入枣二枚，擘破，煎至五分，去滓，入地黄汁半合，分温二服，食后临卧。

治风热咽喉肿痛，饮食妨闷，**一捻金散方**

恶实炒 马牙消研 矾蝴蝶研。各一分 甘草炙，剉。半两

上四味，捣研为散。每掺一字匕于舌上。

治脾胃风热，咽喉肿痛，**五香汤方**

薰陆香半两 麝香研。一分 木香 鸡舌香 沉香剉。各一两

上五味，除麝香外粗捣筛。每服二钱匕，以水五分，煎至三分，去滓，入麝香末半钱匕，温服，日三。

治风热客于脾肺经，喉间肿痛，语不出，**麻黄汤方**

麻黄去根节 干姜炮。各二两 细辛去苗叶。一两半 五味子炒。一两 桂去粗皮。半两 半夏汤洗七遍。一分

上六味，粗捣筛。每服三钱匕，用水一盏，煎至七分，去滓温服，食后，日三。

卷第一百二十三

咽喉门

喉中生谷贼

论曰：喉中生谷贼者，喉中结肿，疼痛不通，饮食妨闷。此由禾中有短穗，误作米食之，涩搏咽喉如鱼鲠，不上不下，风热加之则结肿不消。若不急疗，亦能杀人。

治咽喉生谷贼，咽物妨闷，**升麻汤方**

升麻　木通剉　黄檗去粗皮，涂蜜炙　玄参　麦门冬去心，焙。各一两　竹茹　前胡去芦头　大青各三分　芒消别研，汤成下

上九味，除芒消外粗捣筛。每服三钱匕，水一盏，煎至六分，去滓，下芒消末半钱匕，搅令匀，食后温服，日三。

治咽喉生谷贼，咽物妨闷，**射干汤方**

射干　升麻各三分　桔梗剉，炒。一两　玄参　木通剉。各三分　甘草炙，剉。半两

上六味，粗捣筛。每服三钱匕，水一盏，入竹叶七片，煎至六分，去滓，食后温服。如要通利，加大黄一两，以利为度。

治喉中生谷贼，若不急治，亦能杀人，**乳香丸方**

乳香半分　硇砂一分　琥珀　松脂各半两

上四味，各研为末，再同和匀，熔白蜡为丸如鸡头大。每服一丸，含化咽津，以差为度。

治谷贼冲咽喉，两颊、上腭、舌下暴肿，咽物妨闷疼痛方

矾石生用

上一味，研为末，少少敷肿处，以差为度，有涎即吐之。

又方

马牙消研

上一味为末，以绵裹半钱匕，含化咽津，以差为度。

又方

上以针刺破令黑血出后，含马牙消一小块，咽津即差。

治喉中生谷贼，结肿疼痛，饮食妨闷，**茯苓散方**

赤茯苓去黑皮　贯众　缩砂仁　甘草炙。各一两

上四味，捣罗为细散。每用一钱匕掺喉中，以水送下，立效。

治咽喉中生谷贼如鲠状，不上不下，疼痛妨闷，**象牙散方**

象牙末一分　甘草大者，一寸　滑石半分　绿豆粉二两　郁金小者，半块·　乳香研　蓬砂研　麝香研。各半分

上八味，捣研为散。每服半钱匕，新汲水调下。

治咽喉中生谷贼，结肿疼痛，妨害饮食，**五味子汤方**

五味子炒。一两半　干姜炮　麦门冬去心，焙　桂去粗皮。各一两　桑根白皮剉，炒。三两　粳米炒。一合

上六味，粗捣筛。每服三钱匕，水一盏，煎至五分，去滓温服，日三，不计时候。

咽喉肿痛语声不出

论曰：咽喉肿痛，语声不出者，风邪壅热客于脾肺之经，邪热随经上搏于咽喉则血脉壅遏，故令喉间肿痛，甚则气道窒塞，语声不出也。

治咽喉肿痛不得语，卒中风毒，入于喉间，舌强，头面身体疼痛，咽喉闭塞，气欲绝者，**沉香汤方**

沉香剉　木香　射干　防风去叉　升麻　甘草炙　当归切，焙　黄芩去黑心　薰陆香　藿香叶　鸡舌香各一两　独活去芦头。三两　麻黄去根节，先煎掠去沫，焙。三分　大黄剉，生用。二两

上一十四味，粗捣筛。每服三钱匕，水一盏，煎至六分，去滓，食后温服，日三。

治喉中如有物噎塞，声气不出，**竹皮汤方**

竹皮　甘草炙。各一两　人参　赤茯苓去黑皮　麻黄去根节，先煎，掠去沫，焙　桂去粗皮　五味子　木通剉。各三分

上八味，粗捣筛。每服三钱匕，水一盏，入生姜半分，拍破，煎至六分，去滓，放温，不计时候服，日三。

治咽喉中肿痒，微嗽，声不出，**黄耆汤方**

黄耆剉。二两　人参一两　赤茯苓去黑皮。一两半　桂去粗皮。半两　甘草炙。一两

上五味，粗捣筛。每服三钱匕，水一盏，生姜半分，拍破，枣二枚，擘，煎至五分，去滓，空腹、食前各一服。

治咽喉肿痛，语声不出，**菖蒲丸方**

菖蒲二两　孔公孽细研。一两　木通剉。二两　皂荚一挺，长一尺者。去黑皮，涂酥炙令焦黄，去子

上四味，捣研为末，炼蜜和丸如梧桐子大。每服二十丸至三十丸，煎鬼箭羽汤下，不计时候。

治咽喉噎塞，咳嗽，**杏仁丸方**

杏仁汤浸，去皮尖、双仁，炒。三分。研　桂去粗皮。一分

上二味，捣研为末，炼蜜和丸如杏仁大。每服含化一丸，细细咽津。

治喉痹肿盛，语声不出方

马蔺根汁。三合

上一味，入白蜜一合相和，慢火煎成煎，徐徐咽之，日可五七度。

治喉痹肿盛，语声不出，**桔梗汤方**

桔梗炒。一两

上一味，粗捣筛。每服三钱匕，水一盏，煎至六分，去滓温服，不计时候，日三。

治喉痹肿盛，语声不出方

生姜汁五合　蜜三合

上二味相和，慢火煎成煎。每服取半匙尖，含化服。

咽喉卒肿痛

论曰：咽喉卒肿痛者，脾肺暴热，胸膈壅滞，上攻咽喉，故发肿痛也。亦有服饵丹石过度，毒气在胃，多嗜五辛酒面，冲于脾肺，皆致斯疾。源虽不同，其为热则一。

治咽喉卒肿痛，**龙脑散方**

龙脑研。一分　犀角镑　丹砂研　白药子各三分　真珠研　黄耆剉　甘草炙。各半两　牙消研。一两

上八味，捣研为散，拌匀再罗。每服二钱匕，新汲水调下，不拘时候。

治风热毒气攻咽喉，卒肿痛，头面肿，涂傅方

杏仁汤浸，去皮尖、双仁。半两　鸡子一枚。去壳

上二味，同研匀，傅肿处即消。若浓黄汁出者，醋调伏龙肝涂之。

治咽喉卒肿痛，不下食方

蕹根一把。切

上一味，炒至焦，捣烂，于肿处贴，以帛子系之。

治咽喉卒肿痛，不下食方

附子半枚。生，捣

上一味，细罗为散，入竹管内吹入喉中。

治咽喉卒肿痛，不下食方

生地龙十四枚

上一味，烂捣涂喉外，以帛系之。兼治痈发喉中。

治咽喉卒肿痛，不下食方

鸡子一枚。去壳

上搅令黄白匀，服之。

治咽喉卒肿痛，不下食方

白面不计多少

上一味，以苦酒和，涂喉外肿处。

治咽喉卒肿痛，不下食方

大豆一合

上一味，以水一大盏，煮取七分，去滓，含咽。一方用豉。

治咽喉卒肿痛，不下食方

桂去粗皮。半两

上一味，捣罗为散。绵裹一钱，放舌下，咽津即差。

治咽喉卒肿痛，不下食方

白矾少许

上一味，研碎。以绵裹含，咽津即差。

治上焦壅热，咽喉卒肿疼痛不利，**恶实散方**

恶实微炒令香。一两　甘草炙。一分　荆芥去梗。半两

上三味，捣罗为细散。每服二钱匕，水五分一盏，煎令沸，温服，沸汤点服亦得。

咽喉生痈

论曰：肺气上通于喉咙，胃经外连于咽嗌，其气和平，则呼吸咽纳无所妨碍。若脾肺壅热，熏发上焦，攻于咽喉，结聚肿痛，不得消散，热气炽盛，致结成痈，妨害吐纳。古方论一寸为疖，二寸至五寸为痈。其候使人寒战，咳唾稠浊。善用针者，辨其可刺宜速破之，仍施以点饵之剂。

治喉痈，咽嗌不利，**天门冬煎方**

生天门冬汁。二升　人参一两　生麦门冬汁。一升　生姜汁。一升　生地黄汁。一升　桂去粗皮。一两　赤苓去黑皮。三两　半夏汤洗七遍，暴干。一两　甘草炙。三分　牛黄研。半两

上一十味，除四味汁外，余六味为末，先以天门冬、麦门冬汁煎减半，次入生姜汁又煎减半，次又入地黄汁并余六味末同煎。汁欲尽，即入白蜜一斤、酥四两同煎成煎，以瓷合盛。不拘时，以温水调下一匙，以差为度。

治喉痈，咽嗌肿塞及心肺热极，吐纳不利，**射干汤方**

射干半两　升麻　大黄剉，生用　恶实生用。各一两　马蔺子

炒。半两　木通剉。三分

上六味，粗捣筛。每服三钱匕，水一盏，竹叶七片，煎至七分，去滓，下马牙消半钱匕，搅令匀。不拘时，细细温服。

治喉痈及咽喉垂倒等，**防风散方**

防风去叉。一两　白附子三分　地骨皮半两　真麝香研。三分　丹砂研　腻粉研　白术　马牙消研　桂去粗皮。各一分　赤茯苓去黑皮。一两

上一十味，捣研为散。每服半钱匕，温酒调下。

治喉痈及悬痈等，**盐花散方**

盐花　白矾烧令汁尽。各一两

上二味，同研细，以箸头点在痈上。

治喉痈及伤寒热病后，咽痛，闭塞不通，毒气上冲，**马牙消散方**

马牙消半两

上一味，细研为散。每服一钱匕，绵裹含咽津，以通为度。

咽喉生疮

论曰：咽喉生疮，或白或赤，痰唾稠浊，喉中腥臭疼痛。此盖上焦有热，脾肺不和，热搏其经，熏发咽喉故也。

治咽喉疼痛生疮，**黄耆汤方**

黄耆炙，剉　甘草炙　麦门冬去心，焙　山栀子仁各半两　黄芩去黑心　人参　赤茯苓去黑皮　槟榔煨，剉　贝母去心，麸炒　紫菀去苗。各一分

上一十味，粗捣筛。每服二钱匕，水一盏，煎至六分，去滓温服，食后，日三。

治喉中疮并口疮，**龙胆煎方**

龙胆　黄连去须　黄檗去皮，蜜炙　升麻去土　苦竹叶切　槐白皮　大青各一两　白蜜半合　酥半合

上九味，细剉七味如麻豆，以水三升半，煮取七合，绞去滓，内蜜及酥，再煎五六沸。每服一匙头，含化咽津，日可

五六服，差。

治喉中生疮，咽嗌痛，咽物有妨，**桃红散**方

金箔十片　银箔十片　丹砂研　马牙消研　甘草炙，捣末。各一两　铅白霜研。少许　凝水石四两　太阴玄精石二两。二味椎碎，入一盒子内，煅令通赤取出，黄土内埋一宿

上八味，同研令细。每服一字，甘草水调下。如要丸，以稀糯米粥和为丸如豌豆大，含化咽津。

治咽喉中生疮，唾血不下食，**地黄汤**方

生地黄细切。二两半　竹茹　玄参　鸡苏苗各一两　赤茯苓去黑皮　升麻　麦门冬去心，焙。各一两半

上七味，除地黄外粗捣筛，入地黄拌匀。每服三钱匕，水一盏，煎至五分，去滓温服，食后临卧。如不能多服，细细含咽。

治咽喉生疮，嗽唾如鲠，语声不出，**半夏汤**方

半夏汤浸去滑，七遍。二两　射干　干姜炮　杏仁汤浸，去皮尖、双仁，炒　麻黄去节，煎，掠去沫，焙　吴茱萸汤洗，焙干，炒　紫菀去苗、土　桂去粗皮　当归切，焙　陈橘皮汤浸，去白，焙　独活去芦头。各一两

上一十一味，粗捣筛。每服五钱匕，水一盏半，煎至一盏，去滓温服。初病一二日，可发汗；病久者，可加大黄一两半；初秋夏月暴雨冷及天行暴热，喜怒伏于内，宜加生姜二两、干姜、茱萸、枳实各一两，修制如前法。

治喉中有疮，咳嗽，**白药丸**方

白药子　黄药子　玄参　射干　甘草炙　桔梗炒。各半两

上六味，捣罗为末，炼蜜为丸如弹子大。绵裹含化咽津。

治咽中生疮，语声不出，**苦酒汤**方

半夏五枚。汤洗七度去滑，切，焙　鸡子一枚。敲破，泻去黄

上二味，以苦酒并半夏内于鸡子壳中，于火上煎三五沸，候温，去半夏，就壳分为二服饮之，差。

治咽喉及舌生疮烂，**杏仁丸**方

杏仁汤浸，去皮尖，炒。半两。研　黄连去须，为末　甘草炙，

为末。各一分

上三味，捣研和匀，绵裹如枣大含之，差。

又方

白矾熬令汁尽。二两　黄连去须。一分

上二味，捣罗为末。每服一钱匕，绵裹含化咽津，差。

治风壅毒气上攻，咽喉舌颊肿痛生疮，噎闷，化涎解躁，**牛黄金露丸方**

牛黄研　龙脑研。各一钱　人参末。二两　甘草生，为末。半两　丹砂研，水飞。一两　甜消研。半两

上六味，同研细，以软糯米饭和丸如鸡头实大。每服一丸，含化咽津。

治脾胃热毒上攻心肺，喉咽有疮并缠喉风，**救命散方**

大黄剉，炒　黄连去须　白僵蚕直者。炒　甘草生。各半两　腻粉三钱匕　五倍子一分

上六味，捣研为细散。每服一字，大人以竹筒子吸之，小儿以竹筒子吹之。如余毒攻心肺，咽有疮，用儿孩儿奶汁，调药一字，以鸡翎探之，呕者生，不呕者死。

治喉咽生疮连舌颊，痛不可忍者，**蔷薇根饮方**

蔷薇根皮一两　升麻三分　生干地黄　黄檗各半两　铅白霜研。一钱

上五味，捣罗四味为末，入铅霜研匀。每服二钱匕，水一盏，入蜜半匙，煎至七分。稍通口，热漱咽嗌，冷即吐之，及时用药末掺疮上。

治咽喉生疮，**升麻汤方**

升麻剉　甘草炙　石膏研　牡丹皮各一两

上四味，粗捣筛。每服三钱匕，以水一盏，煎至六分，去滓，细细服。

治喉中生疮，久患积劳不下食，日渐羸瘦，**黄连汤方**

黄连去须。半分　豉半合　薤白切。四茎　猪胆半个

上四味，先以童子小便八合煎黄连、豉、薤白，取四合，去

滓，下猪胆煎至三合，空腹顿服。每隔日依法再服。

治咽喉内生疮疼痛，**桔梗汤方**

桔梗剉，炒　甘草生　恶实微炒。各一两

上三味，粗捣筛。每服三钱匕，水一盏，入竹叶十片，煎至六分，去滓，不计时温服。

治咽喉生疮肿痛方

硇砂半钱

上一味，以绵裹，细细咽汁，差。

又方

腊月猪尾一枚

上一味，烧灰，细研为散。每服半钱匕，水调服，不计时。

治上焦有热，咽喉生疮，赤根白头，痰唾稠浊，口中腥臭，化涎生津去毒，**玫瑰丸方**

五倍子　红雪研。各一两　马勃　升麻　矾蝴蝶研　蓬砂研。各半两　丹砂研　麝香研　龙脑研。各一分　甘草生用。三分

上一十味，捣研为细末，糯米饭和丸如鸡头实大。每服一丸，含化，不计时候。

治咽喉生疮，腥臭疼痛，**蓬砂散方**

蓬砂研。一分　马牙消研。半两　人参半两　甘草炙，剉。一分

上四味，捣罗二味为细末，入研药二味和匀。每用半钱匕，不以时候，含化咽津。

悬痈肿

论曰：喉咙者，呼吸之道路，气之所上下也。悬痈为音声之关。脏腑有伏热，气上攻冲喉咽，气血壅遏，结于悬痈，毒气不散，故肿痛妨闷，甚者或长数寸，随喉出入，不得食息，宜急治之。

治悬痈肿，生息肉，**干姜散方**

干姜炮裂　半夏汤洗七遍。各一分

上二味，捣罗为散。盐豉和涂所患处。

治悬痈咽中妨闷，悬长，**白矾散方**

白矾烧令汁尽　盐花别研过。各半两

上二味，同研极细，箸头点悬痈上。

治悬痈肿，长生息肉及舌肿方

羊蹄草

上一味，煮汁含之。或以盐豉和涂之。

又方

盐　豉等分

上二味，以盐和豉涂患处，日三五次。

又方

童子小便四五岁者。一合

上一味，并铜钱二文含之。

治悬痈肿长数寸，随喉出入，不得食方

上令病人大开口，以箸按舌下，烧小烙针，于竹管中烙之，令破即愈。少根不尽，渐更烙之，即以盐涂烙处。

又方

盐

上一味，捣令细，绵缠箸头，揾盐点之，日六七次。

治风热客搏上焦，悬痈肿痛，**启关散方**

恶实炒　甘草生。各一两

上二味，捣罗为散。每服二钱匕，水一盏，煎六分，旋含之，良久咽下。

尸咽喉

论曰：道家服药，务先去三虫者，以其为人害也。尸咽之病亦本于此。《巢氏》谓腹中尸虫上蚀咽喉，能令生疮，或痒或痛，如蜃之候者是也。善摄生者，倘未能除去，亦当服药治之，勿使妄动则善矣。

治尸咽喉闭塞出疮及干呕头痛，食不下，**黄檗汤方**

黄檗去粗皮，炙。半两　升麻　木通剉。各一两　麦门冬去心，焙。一两半　竹茹三分　玄参一两　前胡去芦头　大青各三分

上八味，粗捣筛。每服三钱匕，水一盏，煎至七分，去滓，入芒消末一钱，搅令匀，温服。如鼻中有疮，以地黄汁少许滴于鼻中，日三五服，不计时候。要通利加芒消，不欲利去之。

治尸咽及走马喉闭，或脑内生痈，**一捻金散方**

雄黄研　藜芦　猪牙皂荚去皮并子。各一分

上三味，捣研为散。先含水一口，用药一米许搐鼻内，即吐去水，少时立效。

治尸咽喉疼痛，**蛇蜕散方**

蛇蜕皮　白梅肉　甘草生用。各一分　恶实半两。炒

上四味，捣罗为散。每用绵裹一钱匕，汤浸润，含化咽津，不计时。

治尸咽喉内痛欲失声，**杏仁散方**

杏仁汤浸，去皮尖、双仁，研　桂去粗皮。各二两　芜荑仁炒。一两

上三味，捣研为散。每服一钱匕，绵裹含化咽津，消尽再用，日三五服。

治尸咽喉痛方

杏仁汤浸，去皮尖、双仁，炒　桂去粗皮。各二两　芜荑仁炒。一两　榧实去皮。半

上四味，捣罗为末，炼蜜为丸如弹丸大。含化咽津，消尽再用，日二三服。

治尸咽喉闭塞，喘息不通，须臾欲绝方

桃皮一握。切

上一味，以水一盏，煎至五分，去滓温服。

治尸咽喉中痛痒，如得蛊毒方

生姜切。如半枣大

上一味，含化咽津液，以差为度。

麻黄不拘多少

上一味，以青布裹，内竹筒中烧，乘烟熏咽中，愈。

又方

麻子

上一味，烧取脂，酒调一钱匕服之，差。

又方

故鞋鼻绳

上一味，烧作灰。每服一钱匕，温水调服。

狗　咽

论曰：狗咽者，喉中忽觉结塞不通，如喉痹状是也。阴阳之气，出于肺，循喉咙而上下。若风热毒气客于喉间，气结蕴积而生热，故有结塞之候。俗云此疾由误咽狗毛所致。治法亦有将饭与狗分食取差者，禳去之法也。

治咽喉中壅闷，气塞不通，状如喉痹者，**昆布丸方**

昆布洗去咸味。一两　诃黎勒皮二两　槟榔剉。一两　松萝　干姜炮裂，剉　桂去粗皮　海藻洗去咸味。一两　木通剉。二两

上八味，捣罗为末，炼蜜为丸如梧桐子大。每服温酒下二十丸，食后临卧服。

治狗咽气塞肿痛气欲绝者，**马牙消煎方**

马牙消　木通剉　升麻　瞿麦穗　犀角屑　马蔺子各一两半　射干　玄参各一两

上八味，细剉，以水五盏，煎至一盏半，去滓，下白蜜二两，再煎成煎。每服一匙头，含化咽津。

治狗咽气塞，**玄参散方**

玄参　杏仁汤浸，去皮尖、双仁，炒　甘草炙　赤茯苓去黑皮　白术　桔梗炒　人参各半两

上七味，捣罗为散。每服二钱匕，热汤调下，日三五服。

治狗咽，喉中忽觉结塞，**丹砂酒方**

丹砂　桂去粗皮　绛矾各半钱

上三味，为末，绵裹，用好酒少许浸良久，含之即差。

治风热上攻喉咽，忽觉结塞不通，**附子散方**

附子一枚。生，去皮脐，切四片，涂蜜炙令黄　马蔺子生用　恶实生用。各一两

上三味，捣罗为散。每服一钱匕，温水调下，日三五服。

治缠喉风及狗咽，**二灰散方**

灯心烧灰　炭上白灰　白僵蚕直者。炒。各等分

上三味，同研为散。生姜蜜水调下一钱匕。

治狗咽及咽喉紧急，**如圣散方**

赤芍药一两　防风去叉。三分　天麻半两

上三味，捣罗为散。每服一钱匕，冷茶调下，不拘时服。

治狗咽，**黄白散方**

芒消研。一两半　硫黄研。一两

上二味，先将芒消于铫子内熬令沸，澄清，下硫黄末于铫子内，搅令焰出绝，倾在新碗内放冷，细研如粉。每服半钱匕，新汲水调下。

治缠喉风及狗咽，**石胆散方**

石胆一钱半。烧，研　白芷一钱。为末

上二味，再研匀细。每服半钱匕，温浆水调下，取出涎后转一两行，差。

治狗咽，**鸡子法**

半夏一钱。末，姜汁搜为饼子，焙干，研细　鸡子一枚

上二味，先开鸡子头去黄，又盛苦酒一半，入半夏末壳中搅令匀。安鸡子于煻灰火中，慢煎沸，熟取出，后稍冷，就壳分温三服。

治狗咽喉方

粟饭三合

上一味，以手团为一块，与狗分而食之即愈。

治咽喉忽觉气塞，喘息不通，须臾欲绝方

独颗蒜一枚

上一味，削去两头，可塞鼻窍。患左塞右鼻，患右塞左鼻，喉口中脓血出，立效。

治风热闭塞咽喉，**恶实散**方

恶实一合。半生半炒

上一味，捣罗为散。酒调下一钱匕，立差。

治喉中忽然结塞不通，**如神丸**方

蜗牛二七枚　白矾末　马勃末　陈白梅肉　大黄末各一分

上五味，于端午日午时同研和丸如苦楝子大。每遇患开口不得者，取一丸，以水磨，用竹管子吹下入喉中即差。轻可只以绵裹含化一丸。

卷第一百二十四

咽喉门

咽喉中如有物妨闷

论曰：咽者，胃之系，故咽主咽物。天气通于肺，故喉主通气。咽喉中妨闷如有物者，乃肺胃壅滞，风热客搏结于咽喉使然。故《圣惠》谓忧愁思虑，气逆痰结，皆生是疾。

治咽喉中如有物妨闷，**桔梗汤**方

桔梗炒。二两　半夏汤洗七遍，切，焙。一两　人参　甘草炙，剉。各半两

上四味，粗捣筛。每服三钱匕，水一大盏，入生姜五片，同煎至六分，去滓温服，食后临卧。

治咽喉中如有物妨闷噎塞，胸膈痰滞，**防风散**方

防风去叉　人参　白术　独活去芦头　草豆蔻去皮。各三分　天麻　芎䓖　白芷　赤茯苓去黑皮。各一两　细辛去苗叶　高良姜　青橘皮汤浸，去白，焙　甘草炙。各半两　京三棱炮，剉。一两半　厚朴去粗皮，生姜汁炙。三钱

上一十五味，捣罗为散。每服三钱匕，温酒调下，枣汤亦得，日三，不拘时。

治咽喉噎滞如有物妨闷，**木香汤**方

木香　陈橘皮汤浸，去白，焙　厚朴去粗皮，生姜汁炙　半夏生姜汁浸一宿，汤洗三遍，切，焙　白术　甘草炙　桂去粗皮　大腹皮各半两　黄耆剉　人参　桔梗炒　芍药各三分

上一十二味，粗捣筛。每服三钱匕，水一盏，入生姜一枣大，拍碎，煎至六分，去滓，食后热服，日三。

治咽喉如有物噎塞，**人参汤**方

人参 诃黎勒皮各一两 甘草炙 射干去毛 陈橘皮汤浸，去白，焙 桂去粗皮 乌梅去核。各半两 陈曲炒。三分

上八味，粗捣筛。每服三钱匕，水一盏，煎至六分，去滓温服，不拘时候。

治咽喉如有物妨闷，食即噎塞不下，**羚羊角汤**方

羚羊角屑 赤茯苓去黑皮 半夏汤洗七遍去滑，炒 木通剉 射干各半两 仓粟米炒。二合 桔梗炒。一分 芦根剉。一两

上八味，粗捣筛。每服五钱匕，水一盏半，入生姜一枣大，拍碎，煎至八分，去滓，食后温服，日三。

治咽喉中如有物噎塞不下，**射干汤**方

射干 升麻 紫菀去苗、土 百合各半两 木通剉。一两 桔梗炒 赤茯苓去黑皮。各三分

上七味，粗捣筛。每服三钱匕，水一盏，煎至六分，去滓，食后温服。如要通利，每服加朴消末一钱匕，去滓，后入，搅匀服之。

治咽喉如有物噎塞，**黄芩射干汤**方

黄芩去黑心 射干各一两 枳实去瓤，麸炒 半夏汤洗七遍去滑，焙 甘草炙，剉。各三分 升麻一两半 桂去粗皮。一两一分

上七味，粗捣筛。每服五钱匕，水一盏半，入生姜五片，同煎至八分，去滓温服，日三。

治咽喉中如有物噎塞，**络石汤**方

络石 紫菀去苗、土。各半两 升麻 射干各三分 桔梗炒 木通剉 赤茯苓去黑皮。各一两

上七味，粗捣筛。每服五钱匕，水一盏半，煎至八分，去滓，食后温服。如要通利，即汤成加芒消末一钱匕，搅匀服之。

治咽喉如有物噎塞，饮食妨闷，**半夏木通汤**方

半夏汤洗七遍去滑，焙 木通剉，炒 干姜炮。各半两 芍药 桑根白皮炙，剉。各① 一两

---

① 炙剉各：原作"炙各剉"，明抄本、乾隆本无，日本抄本作"炙各"，据文瑞楼本及文义乙正。

上五味，粗捣筛。每服三钱匕，水一盏，入盐少许，煎至六分，去滓热服。一方捣罗为末，炼蜜丸如梧桐子大，每服十五丸，食后生姜汤下，渐加至二十丸。

治咽喉似有物噎，胸中满，胁下气上冲，饮食减少，**黄耆甘草汤方**

黄耆　甘草炙。各一两半　桂去粗皮。半两　人参一两　芍药　赤茯苓去黑皮。各二两

上六味，咬咀如麻豆。每服五钱匕，水一盏半，入生姜三片，大枣二枚，去核，同煎至八分，去滓，内饧糖少许，煎化热服，良久，以稀粥投之。

治咽喉如有物，妨塞气噎，饮食不下，**人参丸方**

人参一两　桂去粗皮　甘草炙，剉　陈橘皮汤浸，去白，焙。各半两

上四味，捣罗为末，炼蜜和丸如梧桐子大。每服二十丸，食后生姜汤下，渐加至三十丸，日再。

治咽喉中如有物，咽吐不利，**四味汤方**

半夏生姜汁浸一宿，汤洗，切，焙　厚朴去粗皮，生姜汁炙　陈橘皮汤浸，去白，焙。各一两　赤茯苓去黑皮。二两

上四味，粗捣筛。每服三钱匕，水一盏，入生姜一枣大，拍碎，煎至六分，去滓，食后温服。

治咽喉中如有物，**厚朴汤方**

厚朴去粗皮，生姜汁炙　赤茯苓去黑皮。各二两　半夏汤洗七遍，切，焙。一两半　紫苏叶焙。一两

上四味，粗捣筛。每服三钱匕，水一盏，入生姜三片，同煎至六分，去滓，食后服，日三。

治咽喉食即噎塞，如有物不下，**杏仁丸方**

杏仁汤浸，去皮尖、双仁，炒。半两　桂去粗皮　人参　枇杷叶拭去毛，炙。各一两

上四味，捣罗为末，炼蜜和丸如樱桃大。每服一丸，含化咽津，以差为度。

治咽喉如有物噎塞，饮食不下，**石莲汤**方

石莲子炒，取肉　人参　杵头糠各一分

上三味，粗捣筛。每服三钱匕，水一盏，煎至六分，去滓温服，食后，日三。

治咽喉中如有炙脔，食即噎塞，**杵糠丸**方

碓杵头细糠二分

上一味，捣罗为末，炼蜜和丸如弹丸大。空腹含化一丸，微微咽津。

治肺胃壅滞，咽喉中如有物妨闷，**杏仁煎**方

杏仁汤浸，去皮尖、双仁，炒黄　桑根白皮剉，炒　贝母去心。各一两半　生姜汁一合半　地黄汁二合半　酥半两　大枣六十枚。去核　紫菀去苗。三分　甘草炙　桔梗炒　五味子炒　赤茯苓去黑皮　地骨皮各一两　人参三分

上一十四味，先研杏仁，以水五升滤取汁，将草药细剉，同煎至二升，以绵滤去滓，续下酥及地黄汁，慢火煎成膏。每食后含一匙头，细细咽津。

治风热搏于咽喉，如有物妨闷，**桔梗汤**方

桔梗炒　半夏汤洗去滑，十遍，焙

上二味，等分，剉如麻豆。每服五钱匕，水二盏，生姜七片，同煎至七分，去滓温服。

治肺胃气壅，风热客搏，咽喉妨闷，**麦门冬汤**方

麦门冬去心，焙。三两　半夏汤洗七遍，焙干　人参　甘草炙。各一两　仓粳米炒。一合

上五味，粗捣筛。每服三钱匕，以水一盏，入枣一枚，擘破，煎至五分，去滓温服，日三，不计时候。

治咽喉中如有物妨闷，**半夏汤**方

半夏汤洗七遍，切，焙。一两　人参　甘草炙，剉　栝楼根剉　桂去粗皮。各三分　石膏一两一分　小麦　吴茱萸汤洗，焙干。各一两半　赤小豆一分

上九味，剉如麻豆大。每服五钱匕，水一盏半，入生姜三片，

大枣二枚，擘破，同煎至八分，去滓温服。

咽 干

论曰：脾肺不利，上焦有热，则津液枯燥，搏于喉咽，故令干痛，甚则生疮。

治上膈虚热，咽干，**龙脑鸡苏丸方**

龙脑研。一分　鸡苏　甘草炙　乌梅用肉　紫苏叶各一两　麦门冬去心，焙　白梅用肉　人参各半两　天门冬去心，焙。半分　麝香研　甜消研。各一钱

上一十一味，捣研为细末，再同研匀，炼砂糖和丸如鸡头实大。每服一丸，食后，人参汤嚼下。

治咽干，涕唾如胶，或肾气不足，心中悒悒，目视眈眈，少气耳聋，消渴黄疸，一身悉痒，骨中疼痛，小肠拘急，**甘草汤方**

甘草炙。半两　磁石煅，醋淬三遍。二两　玄参　防风去叉。各一两半　五味子　牡丹皮　桂去粗皮。各一两　附子炮裂，去皮脐。半两　黑豆半合

上九味，粗捣筛。每服五钱匕，水一盏半，入生姜半分，拍碎，煎至一盏，去滓，食后服，日再。

治咽干，口疮牙痛，心肺热盛，**射干膏方**

射干　升麻　栀子仁　玄参　小豆卷各一两半　黄檗去粗皮。二两　赤蜜　地黄汁各三合　大枣去核。十枚

上九味，除蜜并地黄汁外，细剉如麻豆，以水五升，煎至一升半，去滓，下蜜与地黄汁，慢火煎成膏。细细含化，咽津。

治咽干口燥，上焦虚热，咳嗽气促痰壅，**贝母汤方**

贝母麸炒，去心　百合各三分　紫菀去苗、土　桑根白皮炙，剉　桔梗剉，炒。各半两　麦门冬去心，焙。三分　大黄炒，剉。一分　甘草炙，剉。一两半

上八味，粗捣筛。每服五钱匕，水一盏半，煎至一盏，去滓，分温二服，食后。

治咽喉干痛，风气不能食，**干地黄丸方**

生干地黄焙。一两　人参　赤苓去黑皮。各三分　天门冬去心，焙。一两

上四味，捣罗为末，炼蜜和丸如梧子大。每服十丸，米饮下，日三。

治咽喉干痛，心腹满闷，不能饮食，**厚朴汤**方

厚朴去粗皮，生姜汁炙　赤茯苓去粗皮。各一两半　陈橘皮汤浸，去白，焙　人参各一两

上四味，粗捣筛。每服五钱匕，水一盏半，入生姜半分，拍破，煎至一盏，去滓，分温二服。

治膈热咽干，风毒攻心，狂闷，**如雪汤**方

朴消　黑豆皮生。一两　木香一两　大黄生。半两

上四味，除朴消外粗捣筛。每服五钱匕，水一盏半，煎至一盏，去滓，下朴消一钱，搅令匀，不计时，温服，以微利为度。

治咽喉干痛，吐咽不利，**桔梗汤**方

桔梗剉，炒　甘草生　恶实炒。各一两

上三味，粗捣筛。每服二钱匕，水一盏，入竹茹一弹丸大，煎至六分，去滓温服，不计时候。

治咽喉中干，肺热咳嗽多痰，**贝母丸**方

贝母去心。一两半　甘草炙。三分　杏仁汤浸，去皮尖，炒。一两半

上三味，捣罗为末，炼蜜丸如弹子大。含化咽津。

治咽喉干，肺壅咳嗽，胸中满而振寒，脉数，时时涕唾脓涎，**如圣汤**方

桔梗剉，炒。一两　甘草半两

上二味，粗捣筛。每服三钱匕，水一盏，煎至五分，去滓温服，日二，不拘时。

治上焦有热，津液燥少，喉咽干痛，**鸡苏人参汤**方

鸡苏叶　恶实炒　玄参　甘草炙，剉。各一两　防风去叉　人参　天门冬去心，焙。各半两

上七味，粗捣筛。每服三钱匕，水一盏，入梨二片，同煎至六分，食后，去滓温呷。

治喉热干燥，津液不足，**龙脑散方**

龙脑研。一钱　鸡苏去梗，焙干　荆芥穗一两半　白豆蔻去皮。一分　甘草炙，剉。一两

上五味，捣罗为细散。每用半钱匕，温水调下。合时且各自贴之，临用旋合和，取半钱匕服，气味尤全。

喉咽诸疾

论曰：喉咙者，气之所上下。若腑脏和平，阴阳升降则呼吸去来，无所滞碍。一或不调，病有寒热之证，热则喉肿闭塞，或连颔颊痛，妨害饮食；寒则语声嘶嗄，或喉中哽哽如有物状。其候甚众，不可不察。

治咽喉肿痛，语声不出，痰唾稠浊，**苦参丸方**

苦参一分　白矾烧枯。半两　山栀子仁一两　木通剉　杏仁汤浸，去皮尖、双仁，炒。各半两　甘菊花三分　大黄生，剉。一两　防风去叉。半两　射干　玄参　甘草炙，剉　恶实炒　白药各一分　马勃二分

上一十四味，捣罗为末，炼蜜丸如酸枣大。每服绵裹一丸，夜后含化咽津。如喉不闭者，去白矾。

治咽喉不利，肺脏风热，涕唾稠黏，**犀角汤方**

犀角镑　玄参　枳实去瓤，麸炒　人参　木通剉　麦门冬去心，焙　射干　马兜铃　防风去叉　防己各三分　升麻一两　桃仁汤浸，去皮尖、双仁，炒　甘草炙，剉　马牙消别研。各三分

上一十四味，粗捣筛十三味，每服三钱匕，以水一盏，煎至五分，去滓，入马牙消少许，再煎沸。临卧食后温服，日再。

治咽喉肿塞，**天门冬煎丸方**

天门冬去心，焙　麦门冬去心，焙。各一两半　款冬花半两　贝母去心，炒　紫菀去苗、土。各一两　赤茯苓去黑皮。一两

半 升麻一两 生地黄汁一升 白蜜五两 酥一合

上一十味，将前七味细剉，以水三升，煎取一升，绞去滓，内地黄汁，再煎至一升，内酥蜜，于银器中重汤上煎成膏，丸如弹丸大。每服一丸，含化咽津。

治咽喉痒咳嗽，**紫菀汤方**

紫菀去苗、土 贝母去心，炒 桑根白皮剉，炒 桔梗炒 柴胡去苗 麦门冬去心，焙 赤茯苓去黑皮 百部各三分 杏仁汤浸，去皮尖、双仁，炒。一两 甘草炙，剉。一分

上一十味，粗捣筛。每服三钱匕，水一盏，煎至七分，去滓，食后温服，日三。

治咽喉凝唾不出，如胶塞喉，**茯苓汤方**

赤茯苓去黑皮 桂去粗皮。各二两 人参 甘草炙，剉 生干地黄焙 芍药 前胡去芦头。各一两 麦门冬去心，焙。五两

上八味，粗捣筛。每服三钱匕，水一盏，入枣二枚，擘破，同煎至七分，去滓，食后温服。

治喉中有血，肺痿咳嗽气喘，宜服**犀角汤方**

犀角镑。半两 桔梗炒 柴胡去苗。各三分 竹茹半两 天门冬去心，焙。一两 黄芩去黑心。三分

上六味，粗捣筛。每服三钱匕，水一盏，煎至七分，去滓，下朴消末一钱匕搅匀，温服，食后。

治咽喉中痒嗽，状如伤寒，调中**人参丸方**

人参 青木香 桂去粗皮 羌活去芦头 大麻仁 酸枣仁去皮。各一分

上六味，捣罗为细末，炼蜜丸如梧子大。每服二十丸，食后生姜汤下，日二。

治喉中热塞及舌上腭生疮，**大青煎方**

大青 黄檗去粗皮，蜜炙 升麻 射干 蔷薇根各①半两 苦竹叶细切。一握 生地黄半两 玄参一两 天门冬去心，焙。半

① 各：原无，明抄本、乾隆本、日本抄本同，据文瑞楼本及文义补。

两　白蜜二两

上一十味，除蜜外细判，用水三升，煎取一升，去滓，下蜜，再煎成膏。每服半匙头，含化咽津，不计时。

治咽喉痛，多痰，**凉膈甘露丸**方

蓬砂研。半两　丹砂研。一分　百药煎椎碎，焙干，研。一两　龙脑研。一字　甘草炙。一两半。为细末

上五味，再研匀，用糯米粥清和如梧桐子大。非时含化一丸。

治咽喉痛，**桃红散**方

龙脑研。一钱　丹砂研　寒水石煅，研如粉。各半两　蓬砂研。一钱　马牙消研。半钱

上五味，再同细研为末。每用一字掺咽喉中，咽津。

治咽喉唇肿，口舌糜烂，口甘面热，**泻脾大青汤**方

大青　升麻　大黄判，炒。各二两　生干地黄切，焙。三两

上四味，粗捣筛。每服二钱匕，以水一盏，煎至七分，去滓温服，利即愈。

治咽喉中如有物妨闷，咯唾脓血，肺气上喘，**桔梗汤**方

桔梗判，炒。一两半　甘草炙，判。半两

上二味，粗捣筛。每服三钱匕，以水一盏，煎至七分，食后去滓温服。

治喉痹口噤，水浆不下，风邪恍惚如有鬼神，身体强直，面目变色，**菖蒲汤**方

菖蒲　秦艽去苗、土　桂去粗皮　禹余粮煅，醋淬　人参　当归切，焙　甘草炙，判　附子炮裂，去皮脐　黄芩去黑心　远志去心　防风去叉　龙骨各半两　赤石脂　芎䓖　赤芍药　赤茯苓去黑皮　防己各一两半

上一十七味，判如麻豆。每服三钱匕，以水一盏，煎至七分，去滓，空腹服，日再。

治喉痹肿塞不通，**赤茯苓汤**方

赤茯苓去黑皮　木通判。各一两　升麻　羚羊角镑　前胡去芦头。各三分　马蔺根判　桑根白皮判。各一两　大黄判，炒。一两

上八味，粗捣筛。每服五钱匕，以水二盏，煎至一盏，去滓，入芒消一钱匕，食后，分温二服，晚再服。

治喉痹肿塞不通疼痛，不下饮食，并诸毒发动，**射干汤方**

射干　当归切，焙。各一两　升麻半两　白芷一两　甘草炙，剉　犀角镑　杏仁汤浸，去皮尖、双仁，炒。各半两

上七味，粗捣筛。每服三钱匕，以水一盏，煎至七分，去滓温服，日三。

治喉痹若胃中虚饥状，少气不足以息，四逆泄注，腹胀喜噫，食则欲呕，泄癖溏下，口干，四肢重，好怒，不欲闻人声，诊其脉，右手关上阴阳俱虚者，脾胃虚也，宜服**禹余粮汤方**

禹余粮煅，醋淬　大麻仁各二两　干姜炮。一两　黄连去须。半两　白术一两　枣十枚。焙，取肉　桑根白皮剉。二两

上七味，粗捣筛。每服三钱匕，水一盏，煎至五分，去滓温服，食后，日三。

治喉痹胸满，噎塞不通，**黄芩汤方**

黄芩去黑心　升麻　射干　木通剉。各三分　甘草炙，剉　犀角镑。各半两

上六味，粗捣筛。每服五钱匕，以水二盏，煎至一盏，去滓，下芒消一钱匕，细细温呷。

治喉痹气隔胸满，咽肿生脓，**通气汤方**

犀角镑。半两　射干　桔梗炒　马蔺切。各三分　甘草炙，剉。半两

上五味，粗捣筛。每服三钱匕，以水一盏，入竹叶七片，煎至七分，去滓，下马牙消一钱匕，搅令匀，细细温呷。

治缠喉风，**龙脑丸方**

龙脑一分　丹砂一钱　芒消半两　麝香半钱

上四味，细研为末，用鲤鱼胆汁和丸如绿豆大。鼻两孔各内一丸，良久，牙关开涎出，差。

治缠喉风，**玄参丸方**。

玄参　白僵蚕　白矾生用。各一分　甘草生用。半分

上四味，捣研为细散，用鲤鱼胆汁和丸如赤小豆大。每服十丸，食后温生姜汤下，日三服。

骨 鲠

论曰：用药之法，有不取于气味，特以意为用者，若鱼网虎骨之治骨鲠是也。然网能制鱼，乃鱼之所畏；虎能伏兽，乃兽之所畏。其所制伏既不同，则用之亦异矣。

治物鲠，宽喉灵砂散方

灵砂 丹砂 附子生，去皮脐 铅丹 雄黄各一分 苧荔半两 金箔七片 巴豆一粒。去皮心，取肉，擘为十二段，每擘以口吹之，研，去油尽

上八味，同研如粉。若咽钱及鱼骨等在喉咽内，每服一字，先取蓖麻子三枚，去皮，研，以汤半盏，搅滤取汁，调药服之便下。

治一切骨鲠，或竹木刺喉中不下，鳜胆煎方

鳜鱼胆

上一味，腊月取挂于北檐下阴干。每有鱼鲠，即取一皂子许，以酒一合煎化呷。若得逆便吐，骨随涎出。未吐，更饮温酒，以吐为度。又未出，更煎一服，无不出者。此药应是鲠在脏腑中，日久疼痛黄瘦甚者，服之皆出。若卒无鳜鱼，蠡鱼、鲩鱼、鲫鱼亦可，惟腊月收者最佳。

治骨鲠在喉中，附子丸方

附子一枚。炮裂，去皮脐 桂去粗皮 细辛去苗叶 陈橘皮汤浸，去白，焙 消石 青橘皮汤浸，去白，焙。各一分

上六味，捣罗为末，炼蜜丸如小皂子大。每含一丸咽津，如两茶久未应，即用桂末煎汤助之，其骨立出。

治骨鲠在喉中不出，磁石丸方

磁石煅，醋淬，研 陈橘皮汤浸，去白，焙 白矾灰 恶实炒 浆水脚多年者，晒干，炒紫色。各一分

上五味，捣研为散，别用浆水脚和丸如芡实大。每含一丸，

咽津。

治骨鲠在喉中不出，**矾灰散方**

白矾灰　乌贼鱼骨去甲　桂去粗皮　陈橘皮汤浸，去白，焙　浆水脚多年者，晒干，炒紫色。各一分

上五味，捣研，同炒黑色，候冷，细研为散。每服一钱匕，温酒调下，仍益酒令醉。又以绵裹一钱匕，含咽，盖覆，纴鼻，嚏喷即出。

治喉咽诸鲠，**软骨散方**

赤茯苓去黑皮　陈橘皮浸去白，焙。各半两　甘草炙，剉　缩砂仁各一分

上四味，捣罗为散。每用二钱匕先掺口中，次用新水一盏咽下。

治骨鲠在喉中不出，**马勃丸方**

马勃　白矾灰　恶实炒　陈橘皮汤浸，去白，焙。各半两

上四味，捣研为末，浆水和丸如樱桃大，含化咽津。又一方无陈橘皮。

治骨鲠在喉中不出，**象牙丸方**

象牙屑　乌贼鱼骨去甲　陈橘皮汤浸，去白，焙。各一分

上三味，捣罗为末，用寒食稠饧和丸如鸡头实大，含化咽津。

治骨鲠在喉中不出，**橘糖丸方**

陈橘皮汤浸，去白，焙。半两　乌贼鱼骨去甲　砂糖各一分

上三味，捣罗为末，炼蜜和丸如皂子大，绵裹含咽。

治诸骨鲠在喉不出，**栗皮丸方**

栗子肉上皮半两。为末　乳香研　鲶鱼肝各一分

上三味，同研为丸如梧桐子大。看骨远近，绵裹一丸，水润，外留绵线，吞之即钓出。

治一切骨鲠，或竹木签刺喉中不下，**玉错散方**

蓖麻子去壳。一两　凝水石研如粉。二两

上二味，先研蓖麻为膏，旋入石末，同研成散即止。每取一

捻置舌根深处，以冷水咽之，其鲠自然不见。

治一切鲠，**蓖麻丸方**

蓖麻仁　红曲

上二味，等分。研细，用砂糖和丸如皂子大，以绵裹含之，痰出立效。

治诸鱼骨鲠在喉中方

蜜不拘多少

上一味，煎化，乘热用绵一两蘸熨鲠处。又以瓠炙热熨绵上，未出再作，仍取皂荚末少许吹鼻中即出。

治诸鱼骨鲠在喉中，**筍须散方**

筍须已捕鱼者

上一味，烧灰，研细。每服一钱匕，粥饮调下。

治诸鱼骨鲠在喉中，**獭骨方**

獭骨一片

上一味，含之咽津，立下。一方烧灰，水调服。

治诸鱼骨鲠在喉中，**鱼鳞散方**

鲤鱼皮鳞不拘多少

上一味，烧灰，研细。每服二钱匕，新汲水调下，未出更服。

治诸鱼骨鲠在喉中，**饴糖丸方**

饴糖不拘多少

上一味，为丸如鸡子黄大，吞之。又渐作大丸，再吞即效。

治诸鱼骨鲠在喉中，**鱼网散方**

捕鱼网一片

上一味，烧灰研细。每服一钱匕，新水调下。一方以鱼网覆鲠人头上即下。

治诸鱼骨鲠在喉中，**鱼骨引方**

鱼骨一片

上一味，潜令人将置鲠人被头，勿令觉之，即下。

治诸鱼骨鲠在喉中，**獭爪爬方**

獭爪一枚

上一物，将于喉咙外爬之，即下。

治诸鱼骨鲠在喉中，**鸬鹚散方**

鸬鹚毛翅十片

上一味，烧灰研细。每服一钱匕，浓煎橘皮汤调下，或以绵裹含咽即下。

治诸鱼骨鲠在喉中，**薤白嚼方**

薤白

上一味，嚼令柔，取粗线系之，持线一端，吞薤到鲠处，引之随出。

治诸鱼骨鲠在喉中，**鸡足散方**

鸡足二枚。烧灰

上一味，研为散。每服一钱匕，酒调下，立出。

治诸鱼骨鲠在喉中，**艾蒿酒方**

艾蒿一握。切

上一味，以水、酒各一盏，煎至八分，去滓，分温二服。

治诸鱼骨鲠在喉中，**揉筋引方**

鹿筋不拘多少

上一味，渍之令软，索如弹丸，持一端，吞之至鲠处，徐徐引出，大效。

治诸鱼骨鲠在喉中，**蔷薇散方**

蔷薇根不拘多少

上一味，捣为散。每服一钱匕，水调下，日三。亦疗折箭刺入膜囊不出及鼠瘘等患，服之十日，皆穿皮出。

治诸鱼骨鲠在喉中，**百合散方**

百合五两

上一味，捣罗为散，用蜜水调涂帛上，匝项系之，甚者不过三五上。

治诸鱼骨鲠在喉中，**鱼尾引方**

鱼尾一枚

上一味，取置衣领中即差。

治诸鱼骨鲠在喉中，**立竹汤**方

上取立死竹，从地高二尺以上，刮去皮，细劈如算子，三七茎，用水二盏，煎七分，去滓顿服。

治鹅鸭及鸡骨鲠在喉中，**桂香散**方

桂去粗皮。半两　陈橘皮汤浸，去白，焙。一分

上二味，捣罗为散。每用一钱匕，绵裹含咽十度，其骨软，渐消。

治食肉鲠，**鹰灰散**方

鹰粪烧灰

上一味，细研为散。每服一钱匕，水调下。虎狼雕粪，皆可服之。

治诸兽骨鲠，**虎骨散**方

虎骨

上一味，捣研细。每服一钱匕，水调下。狸骨亦得。

治食鲠咽不下，**鸡翮散**方

白雄鸡左右翅大毛各一枚

上一味，就铜器中烧作灰。每服一钱匕，米饮调下。

治食中发鲠，不下绕喉，**血余散**方

乱发一团。烧灰

上一味，研为细散。每服一钱匕，粥饮调下。

治铁棘竹木诸鲠在喉中不下及刺在肉中折不出，**半夏散**方

半夏汤洗七遍　白蔹各二两

上二味，捣罗为散。每服半钱匕，酒调下，日三。半夏戟人喉，以生姜汁解之。

治诸鲠，**二白散**方

白芷　白蔹各一分

上二味，捣罗为散。每服一钱匕，水调下。

治诸鲠，**半夏白芷散**方

半夏汤洗七遍　白芷各半两

上二味，捣罗为散。每服一钱匕，水调下即呕出。

治诸鲠，**猪膏吞方**

猪膏

上一味，吞如杏核大，未下再吞。

治诸鲠，**咽蜜方**

上以好蜜一匙，稍稍咽下，良。

治诸鲠并刺不出，**蝼蛄散方**

蝼蛄头一枚

上一味，为散，以绵裹咽津，勿令鲠人知。若刺不出者，以涂刺疮上自出耳。

治诸骨鲠在喉不出，**红椹咽方**

椹子将红者。不拘多少

上一味，卧时细嚼，先以咽津，后尽咽滓，用新水吞下。如无新者，只欲红，阴干为末用之。

治诸鲠方

上以木炭皮为末，研令极细。如无炭皮，但坚炭亦可。粥饮调下二钱匕，日四五服，以鲠下为度。

治鱼骨鲠方

象牙一两

上一味，不以多少，捣罗为末，砂糖丸如鸡头实大。每含化一丸，咽津。

误吞诸物

论曰：误吞诸物，若金银针钩之类，虽非病之自内，然无术以出之，久则害人。若旧梳治发，磁石出针，皆意为之主，不特取其性味，治疗之工可谓用心精微者矣。

治咽物误置喉中不出，**如圣散方**

栝楼用瓢。二枚　杏仁去皮尖、双仁，炒。一两半　甘草炙。三分　皂荚炙。一寸。与甘草同为末

上四味，先研栝楼、杏仁烂，次以甘草、皂荚末和为饼子，铛中煿令干，重捣为细末。每服一钱匕，腊茶一钱匕调下，黄蜡

少许，水一盏，同煎七分，热服亦得，未效再服。

治误吞金银物或钱在腹内不下方

石炭光明者，一杏核大　硫黄一皂子大

上二味，同研为末。酒调下，不拘时。

治误吞钩绳在喉中不出方

若钩绳在手中者莫引之，但益以珠珰、薏苡子等，就贯着绳，稍稍推至钩处，小引之即出也。

治误吞珠或铜钱，鲠在喉中不下方

弩铜牙

上一味，烧令通赤，内酒中，饮酒立下。

治误吞针及箭镞等方

肥猪脂肉不以多少

上一味，煮令熟软，恣意饱食即下。

治误吞针方

磁石一弹大

上一味，口含之即出。

治误吞钱不出方

葵菜不以多少

上一味，绞取汁，冷饮之，即出。